《医院网络安全建设指引》编委会

医院网络安全

建设指引

郭扬帆　魏书山　主编

暨南大學出版社
JINAN UNIVERSITY PRESS

中国·广州

图书在版编目（CIP）数据

医院网络安全建设指引/郭扬帆，魏书山主编. —广州：暨南大学出版社，2019.10
ISBN 978-7-5668-2727-2

Ⅰ.①医…　Ⅱ.①郭…②魏…　Ⅲ.①医院—互联网络—网络安全—建设—研究
Ⅳ.①R197.324

中国版本图书馆CIP数据核字（2019）第202781号

医院网络安全建设指引
YIYUAN WANGLUO ANQUAN JIANSHE ZHIYIN
主　编：郭扬帆　魏书山

出 版 人：徐义雄
策划编辑：曾鑫华
责任编辑：陈俞潼　曾小利
责任校对：傅　迪　林　琼
责任印制：汤慧君　周一丹

出版发行：暨南大学出版社（510630）
电　　话：总编室（8620）85221601
　　　　　营销部（8620）85225284　85228291　85228292（邮购）
传　　真：（8620）85221583（办公室）　85223774（营销部）
网　　址：http://www.jnupress.com
排　　版：广州市天河星辰文化发展部照排中心
印　　刷：广州市穗彩印务有限公司
开　　本：787mm×1092mm　1/16
印　　张：25.5
字　　数：617千
版　　次：2019年10月第1版
印　　次：2019年10月第1次
定　　价：78.00元

序

近年来，随着信息化建设的快速发展和互联网的普及应用，网络安全威胁逐渐升级，安全事件触目惊心，安全问题不胜枚举，安全风险比比皆是，安全形势剑拔弩张，如疯狂猖獗的勒索病毒，不仅性质恶劣、危害极大，而且蛰伏来袭、防不胜防；臭名昭著的震网病毒，定向侵入、悄然袭击、超级破坏，史无前例；火焰病毒，跟踪潜伏、长期隐藏、智能攻击，堪比武器；“永恒之蓝”“永恒之石”“熊猫烧香”等，病毒名称举不胜举，但攻击的隐蔽性、目的性、传播性、感染性、潜伏性、激发性、表现性和破坏性，可谓兵燹之祸、疮痍弥目，无不令人发指。

医疗卫生机构作为治病救人、保障民众健康的特殊行业，历来都是黑客入侵的重要之地，是网络攻击的首选目标之一，是非法者绞尽脑汁、费尽心机猎取的重要资源。因此，医院网络安全问题一触即发，危如累卵。诸如数据泄露事件频发，病毒入侵网络瘫痪，敲诈勒索控制系统，种种危象屡见不鲜。在攻与防、矛与盾的博弈之中，存在着你来我往、斗智斗勇的较量之战。

特别是在当下，医疗卫生信息化建设负重涉远，不仅肩负着“健康中国2030”、深化医药卫生体制改革、全民医疗健康保障、改善医疗服务等多维使命，而且还担负着跨区域、跨机构、跨部门、跨专业的医疗信息交换共享，医联体建设，分级诊疗，智慧医疗，互联网医院等数不胜数的重任，网络安全更是首当其冲。

面对网络攻击的自动化和智能化程度越来越高，攻击的工具和技术越来越复杂，攻击的手段和方式越来越多，攻击的速度越来越快，攻击的破坏性越来越大，攻击的对象和范围越来越广，攻击的隐蔽性和持久性越来越强的趋势，一群有抱负、有责任和有担当的医院领导者们，深刻认识到网络安全的重要性和必要性，力排众议，敢作敢当，在强力推进医院信息化建设的同时，狠抓医院网络安全基础建设和机制建设；还有一群有理想、有情怀的信息中心负责人和工程师们，他们始终战斗在医院网络安全第一线，更加清楚网络安全是医院信息化建设和发展的“生命线”。因而，他们一直在思索、在实践、在成长，并逐渐形成一套卓有成效的网络安全建设理念和管理方法，即紧紧围绕网络安全这个底线，以安全等级保护测评为抓手，整体规划、精心设计医院网络安全架构体系、运维体系和管控体系，建立健全网络安全技术支撑体系，逐步完善网络安全管控生态圈。他们将自己的网络安全管理观点或实践经验以著书立说的形式加以传播推广，供更多有志于网络安全的人们参考借鉴和学习交流。

虽然本书在内容编排和写作水平上仍存在不足，部分章节略显生涩，但我们对于这群年轻人拥有的创新精神和勇气，仍要给予充分的肯定、鼓励与支持，期待他们能在后续的实践中不断总结、不断完善和不断前进!

随着互联网医疗、远程医疗、医疗物联网、医疗健康大数据和医疗人工智能等信息技术的蜂拥而至，医院网络安全面临着许多新挑战，还会出现许多新情况，发现许多新问题。我们一定要与时俱进，紧跟时代发展的步伐和信息技术前沿趋势，在实践中找问题，在创新中找思路，在发展中求突破，使医院信息化建设与网络安全同频共振，继续谱写医院网络安全新篇章。

李华才
2019 年 4 月于北京

前　言

20 年前，我们还在为医院要不要建设信息化而给院领导做思想工作；10 年前，全国 80% 以上的县级医院都建设了基础的收费系统和电子病历；当前，信息化已成为医院最基础的设施，与水电气一样是不可或缺的内容。临床数据、运营数据和科研数据，让数据说话已成为现代化医院管理的支撑。医院打开了局域网的边界，互联网应用从物理层面到应用层面，已全面突破医疗信息坚固的围栏，共享、互联互通将是我们今后建设的主方向。

那么，安全问题怎么办呢？

我们都知道，病历不只是记录患者的诊疗过程，更是法律文书，亦是患者个人的隐私信息。2017 年 6 月 1 日施行的《中华人民共和国网络安全法》规定，泄密 50 条以上他人个人信息的即可入刑，并追究单位负责人的法律责任。医院信息部门作为统管全院信息数据的建设者和守门人，负有直接的网络安全责任。在此之前，公安部也要求各医院进行信息安全的等级保护测评（简称等保测评），并根据医院级别及保护内容不同，分成不同的等级测评要求。例如：三级医院的电子病历系统定为等保三级，每年必须复检一次。但这种合规性检查，并没有从医院整体网络安全架构出发，很多医院完成了等保测评要求的规定内容，就可以得到公安部门的备案证书，但这并没有解决医院网络安全该如何建设的问题，因此通过等保的医院仍然存在较大的网络安全风险。本书将站在医院信息部门的角度，重新梳理规划医院网络安全整体架构。同时，医院因建设资金限制，安全建设并非一次性投入，甚至每年投入甚少。那么我们能否清晰地界定出当前网络安全投入保护了哪些范围、哪些内容，保护的强度如何，还存在哪些风险，下期投入的重点在哪里，如何来进行分步建设等。

本书主要讲述了五部分内容：第一部分是医院网络安全分类概述，主要从应用和管理的角度分八个章节讲解。第二部分是医院分级分类网络安全建设，是本书的重点，我们按照国内医院不同级别和类型分别对其网络安全建设内容进行讲解，旨在指引各级医院都可针对性地了解各自建设的内容。里面会有部分重复的内容，但每个人只看对自己适用的章节即可。第三部分是专项网络安全管理，主要介绍一些相对独立的应用系统或有一定特殊应用的安全技术，供有需要的安全技术人员进行更深入地研究使用。第四部分是网络安全制度和教育，信息部门经常到处找制度范文模板，我们按照等保测评要求，将二级和三级医院所有的制度和表单都列示出来，以供参考。网络安全不是信息部门一家的事情，需要全员参与，所以离不开网络安全教育和培训。第五部分是网络安全闭环管理，以使信息部门自证清白，同时也防止个别技术人员监守自盗，败坏名声。IT 审计和电子存证将是我们做网络安全最后的证明，信息溯源、留痕、抗抵赖、可验证，让自己安心做事，让领导放心让我们做事。

在本书编写过程中，离不开网络安全厂商和集成商的大力支持，在此特别鸣谢广东网安科技有限公司，他们参与本书的策划、统稿，并提供了大量的安全素材、专家意见和写作思路。特别鸣谢福建省海峡信息技术有限公司，他们提供了专家资源，参与统稿和章节编写工作。特别鸣谢深信服科技股份有限公司、东软集团股份有限公司、广州赛姆科技资讯股份有限公司、成都市锐信安信息安全技术有限公司、福建中信网安信息科技有限公司、燕麦云（深圳企业云科技股份有限公司）、深圳昂楷科技有限公司等，他们亦提供了专家并参与章节编写工作。网络安全不同于其他 IT 领域，首先，网络安全事件在医院并不是经常发生，所以在方案撰写和安全技术上公司更胜一筹。其次，安全并非一家公司包打天下，更多的是需要各公司产品配合使用，相互补充，交叉防御，才能达到最佳效果。因此，我们联合多家公司编写本书正是为此。在此感谢《中国数字医学》杂志社李华才执行主编为本书作序；感谢国内同行一直关心和支持本书出版；感谢我的家人给了我更多的时间用于本书的思考和写作。最后，安全是一个大课题，安全永远在路上。由于编者能力有限，且部分工作在一线的信息主任、工程师和企业技术人员等在写作水平上尚有不足，且时间较为仓促，本书不免有错漏和不足之处，敬请读者批评指正。

本书适合从事医疗信息的主管、技术人员和网络安全企业的技术、市场人员阅读，也适合作为高校计算机类专业参考用书。

郭扬帆

2019 年 4 月 21 日于顺德

目　录

第一章　医院网络安全整体架构思考

本章导读：

当前医院网络安全建设迎来黄金时期，但我们仍然在意识、方法、技术、人员、专业安全、公司经营理念等方面存在诸多问题。很少有医院真正从整体架构来思考网络安全建设，大都以合乎等保测评为主流，建设内容条块分割无法形成合力。各专业安全公司之间竞争不断，所谓解决方案都是以自身产品为注脚。本书包括本章正是基于此现状，从而提出一些思考或建设路径指引。

中国医院信息化已走过30年的历程，之前我们都是围绕HIS应用系统建设，在小型局域网内，很少考虑网络安全问题，杀毒软件都是单机版。社保系统的接入打破了医院局域网的围墙，开始逐步使用防火墙。随着互联网应用越来越广泛，我们又引入了上网行为管理、网闸、入侵检测、漏洞扫描、桌面终端安全管理等边界安全设备。移动医护的发展加强了无线网络安全。为打击医院药品统方行为，催生了中国独特的网络安全产品——防统方管理系统。为防数据被破坏、丢失、篡改，我们又使用了数据库防火墙、防水坝、数据审计、日志审计等工具，甚至在勒索病毒肆虐全球时，很多公司对应开发出防勒索专项产品。

对于医院网络安全，在面对日益严峻的网络信息共享时代，在HIS应用系统扩展之途，我们不知不觉已上线使用不同公司的许多安全产品。

那么，我们医院的信息系统真的安全么？

第一节　医院网络安全现状及痛点

一、医院网络安全现状

（一）网络安全设备多而杂

每家医院网络安全建设都不可能一步到位，安全建设永远在路上。限于资金预算不足或政策性安全投入的缺乏，我们每段时期或许都会增加不同用途的安全设备，这些安全设备有医院自筹资金购买的，有政府部门或卫生主管部门下发的，也有公司捐赠，种类多、品牌多、安装运维的公司也多。但这些安全设备有一个共同的特点，就是每家公司只做自己的产品，只防护自己的范围。

（二）设备自验收之后，配置基本没变

设备上线之初，安全公司技术人员会针对医院网络现状做好相应的配置，但医院网络在后继运行过程中，会发生很多改变，很少有医院会再去优化安全设备的配置，甚至直到报废都没有变动过也是常见现象。

（三）设备规则库等没有升级

很多安全设备都有内置的规则库、病毒库、特征代码库等，并且也提供在线或离线升级服务，但医院安全设备一般都不会主动连接到互联网，不发生问题时或不被明确要求升级时，都不会主动去升级设备的内部软件。

（四）在效率和麻烦中很多安全产品形同虚设

安全与效率是一对矛盾体，要安全一定会牺牲效率，增加麻烦。医院领导和信息部门人员的管理初衷是一定要保证医院信息系统的绝对安全，但在实际操作过程中，却屡遭困难和破坏。医院领导和信息部门人员作为网络安全的特权人士都难以执行严格的安全规则，而临床科室人员，更是以诸多理由要求开放更大的网络安全限制范围，例如U盘的使用。信息部门封堵所有USB接口禁用U盘，甚至采用胶水等物理方法封堵，往往防护最麻烦的其实是防护得最好的。一旦有例外解封，同类情况的都会找信息部门解封，而信息部门有时也磨不开同事之间的情面，大开方便之门时有发生。久而久之，发现医院信息网络也没有出多大的安全事故，信息部门就疏于管理，导致很多安全产品最终形同虚设。

（五）安全运维“三天打鱼两天晒网”

目前医院的安全运维现状就是：出现问题时，重视整改，包括一些无法整改的遗留问题都制定好了相关制度，要持续关注并寻求整改方法，但实际上这次问题处理结束后，不再出现问题就基本上不进行持续地风险检测与改进了。大部分的医院都未设置专职的信息安全工作岗位，只是聘请了兼职的安全工程师。在此种工作状态下，医院制定信息安全运维管理体系都只是放在抽屉中的一纸文书，无法有效地按照管理要求进行相关安全运维工作，都是在出现安全事件或者迎接相关检查的时候，才会对相关的安全问题及措施进行优化改进。信息安全工作是一项需要实时监测、定期检查、持续改进的任务，不能“三天打鱼两天晒网”，这样无法构建持续有效的防御体系与风险管理体系，也会导致前面所有的信息安全投入无法达到预期目标，当出现信息安全事件后，不仅前面的努力付之东流，还要承担相应的责任。

（六）只注重合规性建设

2017年6月1日，《中华人民共和国网络安全法》（简称《网络安全法》）颁布之后，医院又掀起一波等保测评的热潮。我们所遇到的等保测评公司，都是在进行合规性检测，然后让医院对漏项的风控点进行整改，这些工作都是集中在某一点上，没有从医院整体网络安全的架构上来考虑和建议。这也是很多医院过了等保测评二级或三级，但网络安全事故照发不误的原因。安全管理一样遵循木桶理论，只要信息系统有一块短板或一个漏洞，其他防护再高，桶里面的水照样不能保全。

二、医院网络安全痛点

（一）没有整体规划，缺乏分级分类建设方案

网络安全有点像“头痛医头，脚痛医脚”。在不断地攻防之间，我们迷失了方向，每家安全产品公司都自称有完整的医院解决方案，其实都是为自身产品堆砌寻找的卖点。

我们不否认一些大型网络安全公司具有强大的研发能力，他们也开发出来众多的产品，但术业有专攻，这些大型公司的某些产品有时也是应景应标而做出来的，并非有实际有效的功能，或许还比不上专注于这方面产品研究的小型公司。但每家公司都希望用户全部使用自己的产品，所谓的解决方案，都是为卖更多产品而设的注脚。

这种只从产品和利益出发而做出的解决方案，不是医院真正需要的方案。那么，什么是医院真正需要的方案呢？

不同类型，不同级别，甚至不同地域的医院，对网络安全的要求是不一样的。军队医院和地方医院的要求不一样，三级医院和二级医院的要求不一样，专科医院也有自己的特点。另外还有两个决定性因素，一是医院信息化建设资金是否充裕；二是医院领导是否支持。

所以，解决方案是解决医院的网络安全问题，而不是解决公司销售产品的问题。本章第三节会详述相关的整体规划和建设方案。

（二）医院网络安全技术水平低下

在今后很长的一段时间，医院信息部门技术水平低下的情况都不会改变，其实也不需要改变。网络安全不同于医院的 HIS 系统、数据库、网络、服务器等，平常不会有哪家医院经常出现网络安全事故，所以信息部门的网络安全专员，没有太多问题需要处理，技术水平自然也不会增长。而医院信息技术人员又缺乏外出进修培训的机会，除非个人爱好，往往他们的技术水平与公司人员会相差甚远。网络安全技术受病毒日新月异的影响而不断更新变化，这也是医院网络安全专员无从学起又永远跟不上的重要原因。

目前网络安全技术分支越来越细，医院不可能招聘和培养不同类型的安全专员，而购买公司的网络安全运维服务，如同买保险一样，不发生问题时看不到效益。很多医院又舍不得花钱，因为 HIS 系统很多模块都还没有建设和完善，医院自然不愿把钱投入安全保障方面。没钱、没人、没技术，这是共性痛点。

第二节　安全厂商面临的机遇与不足

可以说，当前网络安全厂商、集成商们遇到了最好的发展机遇。网络安全已上升到国家安全层面，而医院的信息数据，更是重要的民生内容，商家们逐渐从原来的极不重视转变到现在的极度重视。

机遇与风险是孪生兄弟，原来医院没钱投入网络安全建设中，出了问题自然有一堆说辞，医院领导也不便追究。但现在投入了经费，甚至投入了大量经费，结果还是出了问题，那么这个风险由谁来承担呢？

买保险的理论仍适用于医院网络安全建设，我们有很多理由要求医院必须上哪些安全产品，公司亦不遗余力夸大某些方面的风险隐患，好像医院不采购这些产品就会身处一群盗贼与病毒之中。所以现在网络安全公司的业务比以前好做很多，有钱的医院也配合公司将自身逐步武装到牙齿，浑身都是盔甲包裹，手中还有各色武器，但仍然会中毒或数据被盗取。究其原因，还是安全产品各自为政，缺乏联动，缺乏交叉验证，缺乏统一协调。

出了问题，或许有公司会找很多理由为自身开脱，甚至还可以化危为机，再卖更多安全产品给医院；或者会把责任归咎于其他厂家提供的安全产品；或者是医院网络安全专员没有尽到维护的责任。这些理由都可能成立或勉强成立，但在目前网络安全重大利好的机遇面前，我们网络安全专业公司到底要如何自处？这已不是一个简单的技术问题，而是关乎职业道德的原则性问题。

医院做网络安全建设如同买保险，但网络安全公司一定不要有侥幸心理，不要指望医院用了其产品，然后祈祷不要出事，或事后推责。医院把最重要的身家性命都交给了网络安全公司，网络安全公司一定要有良心、负责任、有技术、有担当，有与用户荣辱与共的企业精神。能认清这一点并愿意吃亏的公司，一定可以在市场混乱之后走得更远。

当然，网络安全厂商一路摸爬滚打成长不易，很多历史原因也导致其成长不足。

以前安全厂商不像一个技术型的或者说软件型的公司，倒一直像在卖硬件设备的厂商。本来纯软件可以解决的安全问题，硬是要整一套硬件设备集成在里面。不是说这样做不好，而是一直误导了市场对安全厂商的认知。所以，最终导致对安全厂商的价值认定都体现在这台设备卖多少钱，而不是技术服务值多少钱。

另一点不足就是安全厂商各自为政，以市场为目的，自己定义了很多独有的协议或规则，导致行业内不能共享，既浪费了用户的资金又限制了行业的发展。

当前网络安全已不是一个单位、一家公司、一个国家的事情，而是全球性的问题，一种病毒蔓延到世界各地不用一周的时间。而全世界为此付出的代价，却是惊人的。

回到医院网络安全的话题。医院网络安全已不是一家公司可以全部解决的问题，而是需要联合多方，共同防御，交叉验证，不留死角地来解决。让技术问题回归到技术来解决，而不是靠产品来堆砌。

新时期下网络安全，哪家公司能够认识到自身不足，开放自己，与竞争对手合作，优势互补，真正为用户考虑，真正靠技术服务赢得用户的尊重，谁就能在网络安全行业走得更远。

第三节　构建务实的医院网络安全整体架构

一、网络安全与成本效率之间的平衡

我们规划出一套十分完美的网络安全防御体系或许并不难，因为这是理想状态下的网络安全建设。事实上，除了国防和军事需要，医院这种事业单位很难投入大笔资金把医院信息系统打造成铜墙铁壁。而医院本身就是一个全年永不休息、永远敞开大门的单位，同时医院也是一个讲求效率和效果的单位。医院对网络应用不能太严苛，否则会引起医生们的反感，失去了使用网络的初衷。

（一）在安全与效率上找到平衡

安全越高，成本越高，效率越低。每家医院管理的理念不同，互联网对临床开放的程度也不相同，对安全级别要求也不尽相同，对安全投入资金也各不相同，所以每家医院都有一个安全与效率的动态平衡点，只有找准这个平衡点，网络安全工作才能很好地执行下去。

互联网开放程度，跟医院沿袭也有很大关系。例如某医院十多年来，利用上网行为管理，以开放白名单的方式，让全院联网电脑都可以访问经专业公司检测过的医学类网站、科研课题申报网站、业务工作直报网页等。这很受临床人员欢迎，也未发生过较大的网络安全事故。也有医院从一开始就全面禁用互联网出入口、禁用 U 盘光盘、禁止安装程序、禁止修改 C 盘内容等。当前仍有很多医院不惜成本建设二套网络，内外网分开。但在实际使用过程中，临床科室人员仍觉得极不方便。也有接入两张网卡，内外网互换，但硬盘共用仍无法避免病毒传播。也有安装两套操作系统，在逻辑上进行分离，但驻留在内存中的病毒仍存在隐患。医院办公没有绝对的内外网隔离，总会在某些电脑上存在

内外网数据传递，包括U盘拷贝文件。所以，这个问题一直纠缠着医院信息部门。其实，当今社会已经是互联网时代，我们做得再安全也无法避免出现问题，与其堵不如疏，不如做好常规防护，然后重要的是提高在出现问题时可迅速处理的能力，将危险威胁控制在局部小范围之内，在萌芽状态时解决掉。这样既体现了信息技术人员的价值，也方便临床科室使用，并减少成本投入。

（二）在投入与产出上找到平衡

网络安全永远在路上，世上没有绝对的安全，防御总被动于进攻，往往都是新的病毒或木马出现并大肆破坏后，才被发现并研发出针对性的安全产品。所以，医院有限的资金不能全部都用在安全防护上面，我们必须在投入与产出上找到平衡。

我们必须明白，哪些是医院最核心的数据资产，哪里是医院最薄弱的风控点，哪些地方只需要少许投入就可以获得较大的安全保障，哪些地方加大人力巡查就可以防范得很好，哪些可以通过行政命令同样可以取得较好的安全效果，等等。

我们需要把钱花在刀刃上，特别对于信息化预算不足的医院。

数据库安全应是重中之重，即便全院信息系统瘫痪，也可以启用手工，只要数据库数据没有丢失，就是万幸，这也是IT技术人员的底线。所以，医院即便再缺乏经费，也要为数据库做好备份，给操作系统和数据库打好补丁，进行加固处理。经费充足的医院可以做异地容灾，可以上数据库防火墙、数据审计、日志审计系统，可以使用堡垒机限制和监控访问等。

一般来说，医院的级别越高，数据的价值就越高，投入还要跟医院自身的信息量匹配。

二、如何构建务实的医院网络安全整体架构

（一）遵从等保测评要求

无可否认，目前网络安全等级保护测评，仍是最完善的安全建设要求。从建设绩效来讲，符合并取得等保测评认证证书，仍是医院网络安全建设的一个目的。

现在有很多成熟的测评工具，接入医院内网，即可侦测出医院网络诸多漏洞和防护不完善的地方。等保测评报告都是根据这些风控点的不足而形成的文字报告，人为检查的内容都是制度、流程和执行落实情况。

测评的目的在于发现问题，并针对这些问题，测评公司做出整改的建议。这些建议往往都只注重对风控点的补漏，很难从全局和成本的角度来考虑用户如何来整改。我们需要测评出不足的内容，但如何整改则必须从实际出发。

（二）将风控点分级分类处理

一家医院测评出来的安全问题可能很多，我们需要将问题进行分级分类，以便后期整改，分级分类的好处在于，让我们知道问题的难易程度、轻重缓急，哪些是当前可以解决的，哪些是投入预算就可以完成的，哪些是即便投入预算也不容易完成的，还有哪些是根本不可能完成的、目前不需要做的。

例如，我们可以把问题分为：数据库方面的、服务器操作系统方面的、终端管理方面的、无线安全方面的、Web网站方面的和HIS应用软件方面的等。有些问题我们只需要做一些加固或端口封堵即可以解决，有些需要采购专项安全产品才可以解决，如日志要求保留6个月，购买日志审计系统即可以解决。而有些当前不着急解决，例如Web网站，现在访问量很少，平时做好异地备份，一旦网站被黑，全盘恢复过去也花不了2个小时，关键时期网站还可以临时关闭。有些属于HIS应用软件方面的不足，即便是花钱，HIS公司也不愿意修正以符合安全。有些当前没有太多经费投入，如终端接入安全，采用简单粗暴的方式，封堵禁用，也可以保证医院信息系统安全，这未尝不是一种解决问题的方式。

(三) 分级分类建设路径

在医院有限的信息安全预算投入下，我们心中要十分清楚，应该先建什么内容，后建什么内容，并且要让医院领导也明白，目前安全防护了哪些方面，防护到什么级别，没有防护到的地方有哪些，它们有什么影响，可以通过什么手段避免或控制等。

这就回答了我们之前的问题：安全不投入没问题，投入了出了问题是谁的问题？

世上没有绝对的安全，我们必须让医院领导明白，投入安全是必需的，但并不能保证投入后信息系统一定是安全的。我们要把每一笔安全投资都明明白白告诉领导，我们做了哪些方面的防护，可以防护的内容是什么，可以抵挡什么类型的网络威胁，还有什么不足可能导致功亏一篑，出现这种问题我们如何解决，如何能将损失控制在最低范围。

我们不用怕出现网络安全事故，最重要的是如何能快速地将事故控制在最小范围之内，不使之蔓延扩散，这才是网络安全建设最核心的内容。

每家医院不同，关注点或痛点不同，正在使用的安全设备不同，所投入的资金和人力不同，所以解决的方案也不同。为医院量身打造的、符合实际情况的、能落地可执行的方案，然后分年度分批进行建设，这才是真正务实的医院网络安全建设路径指引。

(四) 交叉验证，不留隐患

当前网络安全单体产品的功能越来越多，除了原来主要功能以外，又增加了很多附带功能，而这些附带功能可能又是另外一个产品的主要功能。例如，很多防火墙都带有防病毒功能，但这是杀毒软件公司的强项。实际上我们都可以开启这些辅助功能，达成交叉查杀的效果。

没有一家网络安全公司，能穷尽所有已知的病毒库，新型病毒产生时，每家公司更新的时间有快有慢，所以我们不建议所有安全产品采用一家公司的，这样可能在部署上减少一些麻烦，甚至可以部署得更完美，但却存在一个完美的缺陷，即如果这家公司在安全上存在某个致命的漏洞，则所有的部署都将一无所用。

采用不同公司的产品，可以有重叠的功能、重叠的边界、重叠的应用，可以进行第二次或第三次检验，以防漏网之鱼钻了空子。目前，能做到这一点的医院不多，或许有诸多原因，如技术能力不足、怕麻烦不愿意尝试、公司产品之间的竞争关系等，导致我们安全产品的利用率不高，配合度不高，这是值得所有人深思的问题。

(五) 整体规划，统一布局

“不谋全局者，不足以谋一域。”做好医院网络安全建设一定要有全局观，从大处着眼，从小处着手，如同排兵布阵，有负责进攻的，有负责防守的，有负责侦察的，有负责诱捕的，有负责补漏的，有负责加固的等。高明的医院信息主任如同主帅，胸中有丘壑才能稳坐中军帐，决胜于千里之外。

医院信息中心主任必须明白当前有多少人员可用，有多少工具可用，有多少资金可用，并与医院信息化整体发展相适应。例如，医院计划使用移动医护系统，那么就必须建设无线网络，同时要配套无线安全管理。安全产品日新月异，提前买了用不上，后面又要花大笔升级费用，而该买的又没有钱来购买，徒增人力运维成本。

以往我们安全建设都以局部安全为主，例如做数据库安全防护就只做数据库，不管终端访问的安全，不与终端访问安全产品进行联动。每一个安全产品或者说每家公司的产品，与其他公司很少做统一配置，都是各防各的，这不是一个整体，很容易出现漏洞或防护空白地带。

统一布局最大的益处，就是提前预设某个产品适合放在某个位置，起到什么作用，也就是提前做好功能配置。医院网络安全如同一张大网，某个环节产品配备到位了，就如同站好了点位，便能发挥应有的作用。先逐步将重要点位都安装到位，然后在辅助部位再补充完善，这样就构成医院网络安全整体防护大网。

（六）安全运维永远在路上

医院安全的核心是数据安全，而基础资产是这些核心数据的载体，所以在构建安全运维服务体系的基础工作，首先应该做好基础资产的发现和管理，如果连基础的资产发现与管理都存在问题，安全运维就漏洞百出了。

持续的风险监测、检测与处置是安全运维的核心，风险检测主要包括系统基础服务相关的通用漏洞和服务配置不当的风险；应用风险检测主要包括一些第三方应用的漏洞和自主研发（包含委外研发）的应用风险。针对监测与检测出来的风险要制订持续的改进计划与措施，并且要持续跟进，形成常态化的风险持续管理与处置制度。

安全事件的处理要建立一个及时有效的处理流程，首先从发现问题开始，接下来是进行风险通告到相关业务部门，同时与业务部门共同进行风险整改与处置，最后修复处理完毕后还要进行及时的回归测试。

总结来说，安全运维要基于对资产与资产的风险生命周期进行持续的管理与改进，制定切实可行的风险管理流程体系，明确责任人与 KPI 考核指标。安全运维永远在路上，没有终点。

第四节　关于医院网络安全建设的思考

医院网络安全建设已从单机版走向网络版，从局域网走向广域网，从我们粗浅的认知走向更加变幻莫测的未知。网络安全，如悬在我们头顶上的达摩克利斯之剑，如生怕被触动的潘多拉魔盒。我们必须重新思考，网络安全应该如何来建？

技术永远解决不完层出不穷的问题，所以规划和方法更重要。医院信息中心主任需要形成全院网络安全一盘棋的整体思维，如何布局，何处落子，坚壁清野，铁壁围城，宁错勿滥，丢车保帅，既是技巧方法，也是管理艺术。

网络安全公司，必须持一颗良心和敬畏之心，才能做好安全事业。凭自己精湛的技术、优质的服务，敢于承担责任，开放兼容同行，扎根行业，勇于吃亏。这样的企业才值得尊重和信赖，才值得医院将网络安全为之托付。

（本章作者：郭扬帆、王华峰）

第二章　物理安全

本章导读：

在医院网络安全中，物理安全是整个安全的基础。本章节首先对物理安全及技术以及物理安全所面临的威胁做了简略的说明；其次对目前医院传统的机房建设，比如物理环境和动力安全做了比较详细的说明和简介；最后对根据目前市场上比较流行的创新技术——模块化机房建设也做了简要的介绍，重点对比了机柜电源模块化的优缺点，希望对读者建设机房和机柜选购等信息方面有一定的帮助。

第一节　物理安全概述

一、物理安全

（一）物理安全定义

物理安全又称实体安全，是保护计算机设备、设施（网络及通信线路）免遭地震、水灾、火灾、有害气体和其他环境事故（如电磁污染等）破坏的措施和过程。

物理安全主要考虑的问题是环境、场地和设备的安全及实体访问控制与应急处理计划等。保证计算机及网络系统机房的安全，以及保证所有组成信息系统的设备、场地、环境及通信线路的物理安全，是整个计算机信息系统安全的前提。如果物理安全得不到保证，整个计算机信息系统的安全也就不可能实现。

物理安全是保护一些比较重要的设备不被接触。物理安全比较难防，因为攻击者往往是来自能够接触到物理设备的用户。

（二）物理安全技术定义

物理安全技术主要是指对计算机及网络系统的环境、场地、设备和通信线路等采取的安全技术措施。物理安全技术实施的目的是保护计算机、网络服务器、打印机等硬件实体和通信设施免受自然灾害、人为失误、犯罪行为的破坏，确保系统有一个良好的电磁兼容工作环境，建立完备的安全管理制度，防止非法进入计算机工作环境和各种偷窃、破坏活动的发生。

（三）影响物理安全的主要因素

（1）计算机及其网络系统自身存在的脆弱性因素。

（2）各种自然灾害导致的安全问题。

（3）人为的错误操作及各种计算机犯罪导致的安全问题。

（4）物理安全风险。

服务器本身和外部设备乃至网络和通信线路，组成了医院信息系统的物理实体。对于网络安全来说，物理安全是基础，这就是所谓的“皮之不存，毛将焉附”。物理实体面临着各种风险，如上述所说的自然灾害等各种不同类型的不安全因素所致的物质财产损失、数据资料损失等。

二、物理安全的内容及威胁

物理安全包括环境安全、设备安全、电源系统安全和通信线路安全。

（一）环境安全

计算机网络通信系统的运行环境应按照国家有关标准设计实施，应具备消防报警、安全照明、不间断供电、温湿度控制系统和防盗报警，以保护系统免受水、火、有害气体、地震、静电的危害。

（二）设备安全

要保证硬件设备随时处于良好的工作状态，建立健全的使用管理规章制度，做好设备运行日志。同时要注意保护存储介质的安全性，包括存储介质自身和数据的安全。存储介质本身的安全主要是安全保管、防盗、防毁和防霉，数据安全是指防止数据被非法复制和非法销毁，关于存储与数据安全这一问题将在第三章进行具体介绍和解决。

（三）电源系统安全

电源是所有电子设备正常工作的能量源泉，在信息系统中占有重要地位。电源安全主要包括电力能源供应、输电线路安全、电源的稳定性等。

（四）通信线路安全

通信设备和通信线路的装置安装要稳固牢靠，具有一定对抗自然因素和人为因素破坏的能力，包括防止电磁信息的泄露、线路截获以及抗电磁干扰。

医院网络的物理安全面临多种威胁，可能面临自然、环境、技术故障等非人为因素的威胁，也可能面临人员失误和恶意攻击等人为因素的威胁，这些威胁通过破坏信息的保密性（如电磁泄漏类威胁）、完整性（如各种自然灾难类威胁）、可用性（如各种破技术类威胁），进而威胁信息的安全。造成威胁的因素可分为环境因素和人为因素。环境因素包括自然界不可抗的因素和其他物理因素。根据威胁的动机，人为因素又可分为恶意和非恶意两种。上述物理安全威胁分类如表 2－1 所示。

表 2－1 物理安全威胁分类

种类	描述
自然灾害	鼠蚁虫害、洪灾、火灾、地震等
电磁环境影响	断电、电压波动、静电、电磁干扰等
物理环境影响	灰尘、潮湿、温度等
软硬件故障	设备硬件故障、通信链路中断、系统本身或者软件缺陷
物理攻击	物理接触、物理破坏、盗窃
无作为或操作失误	无意间执行的错误的操作或者未执行应该执行的操作
恶意代码或病毒	改变物理设备环境，破坏设备硬件电路
网络攻击	利用工具、技术等，非法占用系统资源等手段
越权或滥用	非法设备接入、设备非法外联

三、物理安全等级要求

物理安全是医院网络安全的基础，以 GB 17859—1999 对于五个安全等级的划分为基础，依据 GB/T 20271—2006 五个安全等级中对于物理安全技术的不同要求，结合当前我国计算机、网络和信息安全技术发展的具体情况，根据适度保护的原则，将物理安全技术等级分为四个不同级别（因信息系统安全等级保护中的第五级对信息系统各方面的要求都近乎苛刻，本文不作介绍），并对信息系统安全提出了物理安全技术方面的要求。

每一级别中又分为设备物理安全、环境物理安全和系统物理安全。不同安全等级的物理安全平台为相对应安全等级的信息系统提供应有的物理安全保护能力（见表 2－2）。随着物理安全等级的依次提高，信息系统物理安全的可信度随之增加，信息系统所面对的物理安全风险也逐渐减少。

表 2－2　物理安全等级要求

内容	第一级物理安全	第二级物理安全	第三级物理安全	第四级物理安全
物理安全平台	第一级用户保护级提供基本的物理安全保护	第二级系统审计保护级提供适当的物理安全保护	第三级安全标记保护级提供较高程度的物理安全保护	第四级机构化保护级提供更高程度的物理安全保护
设备物理安全	保障设备的基本运行、抗电强度、泄漏电流、绝缘电阻对静电放电、电磁辐射等的初级强度电磁干扰有基本抗扰能力	在前一级基础上，增加电源适应能力，对电磁辐射、浪涌的电磁干扰有抗扰能力，对电磁辐射骚扰具有基本的限制能力	在前一级基础上，抗感应传导、电压变化的电磁干扰，限制设备及部件产生的电磁传骚扰，增加设备防过热能力、温湿度、振动、冲击、碰撞适应性能力	在前一级基础上，抗工频磁场，脉冲磁场的电磁干扰，以及对各种电磁干扰有较强的抗扰能力，增加设备防爆裂的能力
环境物理安全	对场地选择、防火、防雷电	在前一级基础上，增加了机房建设、记录介质、人员要求、机房综合布线、通信线路的适应要求，机房应具备防火、防雷、防盗防毁、防静电、电磁防护能力，温湿度控制能力，应急供配电能力	在前一级基础上，增加出入口电子门禁、机房屏蔽、监控报警，机房具有较高的防火、防雷等能力，较强的应急供配电能力，提出了对安全防范中心的要求	在前一级基础上，要求将具备更高的防火、防雷等能力，更强的应急配供电能力，并建立完善的安全防范管理系统

（续上表）

内容	第一级物理安全	第二级物理安全	第三级物理安全	第四级物理安全
系统物理安全	有基本的灾难备份与恢复、设备管理，应用备份介质降低灾难带来的安全威胁，管理设备信息、软件信息等资源信息	在前一级基础上，增加设备备份、网络性能监测、设备运行状态监测、告警监测，对易受损的计算机和网络设备应有一定的备份，对网络环境进行监测且具备告警能力	在前一级基础上，对灾难备份与恢复增加了灾难备份中心、网络设备备份，对设备管理增加了网络拓扑、设备部件状态、故障定位、设备监控中心，对设备物理访问、网络边界保护、设备保护、资源利用提出基本要求	在前一级基础上，对灾难备份与恢复增加了异地灾难备份中心、网络路径备份要求，设备管理增加性能分析、故障自动恢复以及建立多层分级设备监控中心，并对设备物理访问、网络边界保护、设备保护、资源利用有较高的要求

第二节　环境安全

在医院中心机房的建设过程中，网络中心的选址、内部布局、装修设计、灵敏的监控报警系统等都是十分重要的，而这一切我们称为环境安全。

选址要综合考虑机房的用电安全、设备安全和线路安全等，还要考虑布线的难易程度、光缆和双绞线出入方便以及双绞线汇集后是否超出长度许可范围等；网络中心要放置不间断电源（UPS）、机柜、服务器、工作站及其他配套设施；机房配电箱的放置位置对机房安全起着关键性作用。配电箱应放置在离门较近、容易控制的地方。UPS应离配电箱近点，离服务器和交换机相对远点，一方面，防止电源干扰；另一方面，方便维护服务器和交换机，不用考虑意外触电问题。交换机和服务器的距离在许可的范围内要相对远点，因为交换机一般都放置在机柜内，而且交换机一般设置好后几乎不再做调整，但服务器则可能要不断地更新内容和修改设置，两者距离太近会影响操作。服务器和交换机都有较大的噪音，为了维护服务器时免受噪音干扰和尽量少地吸收电磁辐射，服务器和交换机的距离应尽量远；机房内装修是整个机房的基础，机房内装修材料以防火、防潮、保温、不起尘、经久耐用为条件，在保证机房密封、地面无尘、墙体保温、光线充足的前提下，机房内也需要装修得美观大方实用，并且在众多的条件下达到性能比最优；机房的环境安全是物理安全中比较重要的一个环节，而动力安全又是在环境安全中比较重要的一部分，因此动力安全将在后续单独讲解，下面将具体对上述环境安全中各个方面做出详细的说明。

一、机房环境装修

机房环境装修内容包括机房建筑、墙面、吊顶、隔断、门窗、地面及竖井设备等。

1. 机房建筑

机房建筑装修是整个机房的基础，它起着功能区划分和强弱电分流以及地面承重等作用，不仅包括铺设抗静电地板、安装微孔回风吊顶，还包括铺设强弱电管道，预留外接线缆的通道，以及合理划分以交换机、服务器和环境应用系统等不同应用为基础的功能区。其主要内容包括机房地面工程、机房顶棚装修、机房内墙面装修、机房隔断、机房门窗以及机房的密闭和保温等内容。

2. 墙面

机房内墙面装修的主要目的是为机房内设备的运行提供环境保证，同时为工作人员创造一个舒适、美观和整洁的工作环境。内墙的装饰主要考虑功能性与装饰性，主要由材质和色彩等因素决定，机房墙面装饰中最常用的是铝塑板、彩钢板等贴墙材料。现在医院网络核心机房在墙体基层做防潮处理后，采用铝塑板作面材。夹层填充隔热材料，使内墙表面平整、不起尘、易清洁，同时经过合理的安装，保证了良好的气密性，较好地起到屏蔽、保温和隔热效果。机房环境如图 2－1 所示。

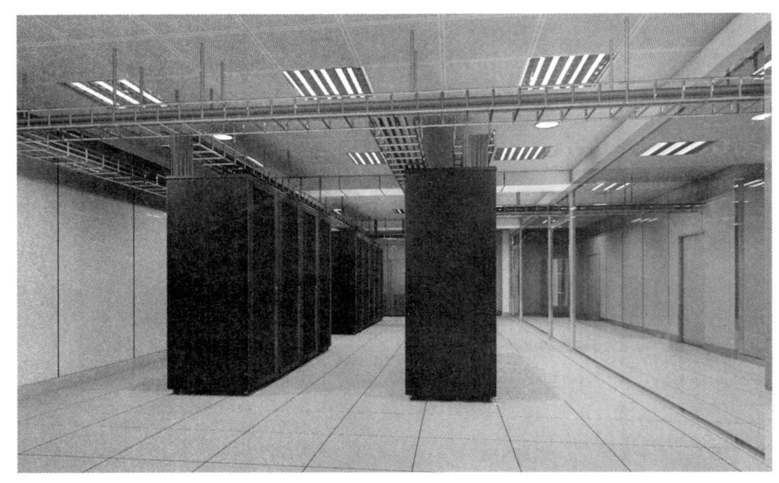

图 2－1　机房环境

3. 吊顶

吊顶宜选用不起尘的吸声材料，吊顶的空间可作机房的静压送风箱、铺设管线、安装风口、探测器、灯栏等用途。吊顶还可防尘、防火、防潮、吸音、防眩光。机房内的监控室、走道、室外机室均采用 600mm × 600mm 微孔板吊顶。

4. 隔断

机房内的监控室与服务器机房之间采用防火全玻隔断；服务器机房与线缆、网络、程控机房之间采用防火全玻隔断；线缆、网络、程控机房与 UPS 室之间采用钢化全玻隔断；运营商机房与备用室间采用钢化全玻隔断。

5. 门窗

机房内的服务器机房各个出入口均采用不锈钢防火玻璃门；布线、网络、程控机房以及 UPS 电源室、运营商机房、备用室均采用不锈钢防火玻璃门；室外机室门采用木质双开门并面贴彩钢板，各扇门均配置闭门器。

6. 地面

计算机中心机房内的服务器机房为精密空调服务区，楼板面应采用找平处理，刷防尘漆 2 遍，在防尘漆上依次铺设 18mm 厚的橡塑保温层，0.5mm 厚的防静电铝板，600mm×600mm×35mm 的钢质抗静电活动地板，活动地板架空高度为 400mm。计算机中心机房内其他功能间的楼板面采用找平处理，并刷防尘漆 2 遍，然后再铺设 600mm×600mm×35mm 的钢质抗静电活动地板，活动地板架空高度为 400mm。缓冲区的装修材料与走廊一致，斜坡采用花岗石材料并开防滑槽。机房地面效果如图 2－2 所示。

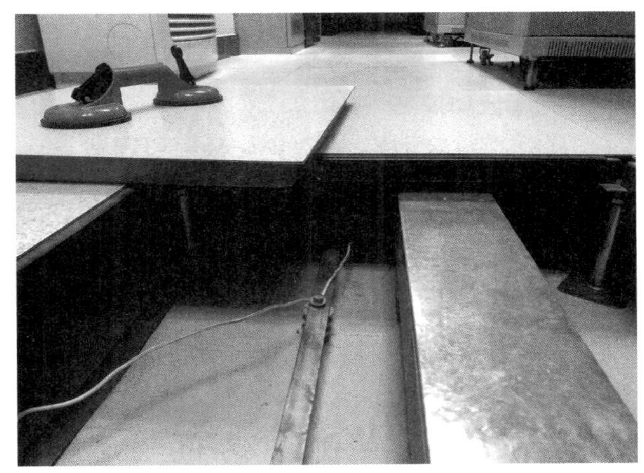

图 2－2　机房地面效果

7. 竖井设备

分布在信息中心外的各配线架竖井关系到各门诊、住院、行政楼是否能正常工作，也应得到足够重视，同样是网络安全工作的重点。首先，各竖井应安装锁具，钥匙由专人管理，并且定期检查巡视；其次，竖井中配有交换机等电力设施，同样应做好防火防水工作，竖井最好不要建在强电、水管隔层；最后，为了防止电力故障引起的断电对交换机模块的损害，每个竖井应安装 UPS 系统。

二、空气控制

空气环境的好坏对机房的安全运行至关重要，空气环境的调节主要依靠空调制冷系统和新风置换系统来实现。其中空调制冷系统的主要作用是调节机房的温度、湿度，新风置换系统的主要作用是向机房输送具有一定洁净度的新鲜空气。

（一）空调系统

机房对温度、湿度及通风等都有比较严格的要求。首先，机房温度不恒定会缩短电子元器件的使用寿命，温度过热会导致电子设备突然关机等；其次，机房湿度过高会产生冷凝水，导致微电路局部短路，湿度过低会产生有破坏性的静电，导致设备运行失常；再次，风量不足和过滤器效果差，机房洁净度不够，灰尘的聚集会造成电子设备散热困难，容易过热和腐蚀。因此，中心机房的建设必须使用专用空调，它能实现普通空调无法实现的重要功能。

机房空调系统的任务是降低机房内设备及其他热源所散发的热量，自动调节机房内空气湿度，维持机房内恒温恒湿状态，控制机房空气的含尘量，保证机房内电子设备能够持续、稳定地运行。为此，机房空调系统应具有送回风、恒温、恒湿及净化等功能。

医院网络机房是大量交换机和服务器等高级电子设备工作的场所，并且设备运行密度非常高，设备运行时会产生大量的热量。有些单位使用普通空调，认为只要能够降温就行。然而，在实际使用过程中，降温的同时必然增加了空气中的湿度，过高的空气湿度对网络设备影响很大：轻则设备运行不稳定，造成网络速率下降，数据存储故障；重则损坏设备。为使机房常年保持恒定的温度和湿度，就需要对空调系统提出更高的要求，必须选用机房专用的精密空调。

机房对温湿度要求较高，根据国标 GB 50174—93 文件，中心机房的温湿度最好达到以下要求（见表 3 -2）：

（1）保持温度恒定［温度波动控制在 24℃ ±（1℃ ~2℃）］。

（2）保持湿度恒定（相对湿度波动控制在 50% ±5% RH）。

（3）空气洁净度应在每升的空气中，大于等于 0. 5um 的颗粒小于 18 000 个。

（4）换气次数/小时 >30，即在给定的机房内，空调的风量和机房容积的比值大于 30。

（5）中心机房必须维持一定的正压。中心机房与其他房间、走廊间的压差不应小于 4. 9Pa，与室外静压差不应小于 9. 8Pa。

（6）空调设备具备远程监控及来电自启动功能。

表 2 -3　机房温、湿度控制表

级别	A 级		B 级
项目	夏季	冬季	全年
湿度	(23 ±2)℃	(20 ±2)℃	18℃ ~28℃
相对湿度	45% ~65%		40% ~70%

（二）新风系统

机房新风系统主要有两个作用：一是给机房提供足够的新鲜空气，为工作人员创造良好的工作环境；二是维持机房对室外的正压差，避免灰尘进入，保证机房有良好的洁净度。

机房中电子设备运行时会吸附大量的静电灰，可能导致电子设备散热不良，尤其在干湿变化大的环境中，甚至会引起短路或击穿。所以，机房必须补充新风，来调节机房内部空气的干湿比。同时，环境中的灰尘要严格控制，室外的空气只有通过新风系统过滤处理后才能进入机房，通过风口控制形成内部循环，使机房内相对机房外维持一定的正压以防止室外灰尘进入，使机房内部空气达到一定的洁净度。

新风系统的风管及风口位置应配合空调系统和机房结构来合理布局，机房内的气流组织形式也应结合机房内设备的要求和建筑条件综合考虑，其风量应根据空调送风量大小而定。

（三）防尘

防尘是机房空气调节应考虑的重要因素。如果一个机房的空气洁净度不够，设备表面就会吸附灰尘，影响散热，在夏天，灰尘碰到冷凝水会产生酸性或碱性的混合物腐蚀设备，进而危害设备的安全运行。因此，应采取一定措施保证机房的密闭性，防止灰尘进入。实践经验表明，比较有效并且节能的措施是对机房的空间围护结构采取密封措施，特别应注意活动地板下和吊顶内的密封，所有穿过机房围护结构的管线敷设后均应将孔洞封堵严密防止漏风。

三、防雷接地系统

（一）防雷系统

机房防雷系统分为直击雷和感应雷防护。对直击雷的防护主要由建筑物所装的避雷针完成。机房的防雷包括电源系统和信息系统防雷，其主要是防止感应雷引起的雷电浪涌和其他原因引起的过电压。

机房应采用 OBO 三级防雷方案。一级防雷采用建筑物原有的避雷装置，在网络机房总电源入口设置并联 V20 - C/3 + NPE - AS 二级防雷装置，在设备电源接入点设置并联 UK - 30 - TVSS 三级防雷装置，可以防止雷击时产生的感应雷对设备的损坏。

（二）接地系统

网络机房接地一般有 4 种方式：计算机专用直流逻辑地、交流工作地、安全保护地、防雷保护地。其中，交流工作地和安全保护地的接地电阻均应小于 4Ω，直流逻辑地的接地电阻应按计算机系统具体要求确定，防雷保护地应执行《建筑物防雷设计规范》国家标准。

机房由于设备复杂且数量众多，我们考虑采用综合接地方式，交流工作地和安全保护地合并，与直流逻辑地、防雷保护地分别用各自独立的接地铜芯线引出，并将它们与机房等电位体连接。这样，它们的电位相同，在雷击时不会发生雷电反击。同时综合接地电阻小于 1Ω，保证了接地线之间不产生电位差、不相互干扰。

（三）等电位体

等电位体是防雷系统中重要的组成部分，它会直接影响感应雷电流的释放效果。我们在机房防静电地板下，沿地面布置了 40mm × 3mm 紫铜排，形成闭合环路接地汇流母排。同时对防静电地板的金属支架采用 10mm 的两根铜芯线进行多点等电位连接，统一用螺栓紧固连接至接地汇流母排，形成网络机房等电位体。接地汇流母排与防雷地桩或建筑物的等电位地接入端子连接起来，能够快速有效地泄漏掉因雷击所产生的感应雷电流，保证了整个防雷系统的安全。

四、消防预警系统

机房装饰材料、通风管道保温材料选择不当，耐火等级低；电气设备线路短路、超负荷；计算机设备长时间连续工作，绝缘击穿，电源短路、元器件接触不良发热；防静电措施不到位而产生静电火花，这些都可能引起机房出现火情，所以在进行机房工程施工时必须充分考虑建筑材料的选用和消防设施的配置。

（一）建筑装饰材料防火安全

医院建筑的防火等级要求为一级，计算机中心机房需要进行专业装修，因此在选择装饰材料时，应根据国家有关消防安全要求，选择难燃的、不燃的防火的材料，如吊顶龙骨尽可能采用金属材料，墙面材料采用塑钢板、铝板之类的材料，地板也需选用防火材料，电气线路采用 WDZN - YJ（F）低烟无卤辐照交联型的产品，保温材料防火等级应达到 A 级，门和隔墙的耐火极限不应低于一小时。这样即使某地意外出现小的火情，也难以蔓延开来，同时为抢救赢得时间。

（二）机房消防设施配置

机房不仅重要，而且具有其特殊性，由于计算机网络、服务器等设备非常昂贵，一旦出现火情，不能采用自来水进行灭火，否则将毁坏这些设备。因此机房内不能安装自动喷淋，小型机房配置足够数量的干粉类的无腐蚀性的灭火器，较大的机房需配置自动气体灭火装置。另外机房内应按规定设置足够数量的、灵敏性高的、可靠性好的烟感探测器，一旦出现火情能及时报警。通过防火分隔墙的风管上要装设防火阀，以隔断其他区域出现火情而殃及计算机机房。消防器材和设备必须是国家授权的检测中心确认的合格产品。

（三）机房其他消防安全

机房不得临近存储易燃易爆危险品的房间，机房与其他房间用防火墙分隔。另外机房内一些配套的柜、架等设施应采用不燃材料制作。机房内严禁吸烟、存放或带入易燃易爆物品。机房吊顶内尽量减少各种水管通过，更不要安装水阀门，以避免漏水而影响网络设备正常工作。

五、其他安全系统

（一）防静电

由于计算机中心机房是一个极其重要的场所，其内部设备非常精密，承载大量的数据计算和交换，在实际使用操作和管理过程中难免会产生静电，这样很可能引起计算机设备的误码和故障。因此，计算机机房应采用性能较好的防静电地板，防静电地板的支架必须有良好的接地，接地电阻应符合国家相关规定，这样，即使产生少量的静电，也能通过接地系统引入大地。直流系统接地与防雷系统接地之间要有一定距离（不应小于5m），各种接地之间尽可能拉开距离，更不允许短接和混接。

（二）监控系统

监控系统可以集机房断电监控、UPS 状态监控、局域网网络监控、机房温湿度监控、烟雾监控以及门窗监控、出入监控、门禁系统于一体，为机房的安全提供高效预警机制。

（三）机房管理规章制度和人员职责

1. 健全管理制度

机房要建立信息系统服务器机房安全管理制度、操作权限管理制度等相关规章制度，规范机房的管理。对 HIS 要建立信息系统操作流程、网络安全管理制度等相关的规章制度，所有人员必须按照规章制度、操作权限和操作规程进行操作。

2. 明确人员职责

机房、服务器的管理要专人负责，无关人员不得越权访问服务器，以免造成数据丢失，服务器专管人员应定期更换操作口令，严禁任何人泄露管理员口令。

3. 做好文件记录

定期检查系统日志文件以及关键配置文件，建立安全事故的报告与响应制度并严格实施，同时要建立完整的设备故障及处理记录。

（四）电磁屏蔽

计算机及网络设备运行时存在着大量的电磁辐射和电磁泄漏，对工作人员的人身安全、各种设备的运行安全以及信息网络的信息安全都构成了重大威胁。因此，在进行机房建设时，必须做好机房的电磁屏蔽工作，防止电磁辐射和电磁泄漏。

电磁屏蔽是以电磁屏蔽体隔离的原理控制电磁场干扰由一个区域向另一个区域感应和辐射传播。如果电磁屏蔽做得好，则既可以防止来自机房外部的电磁辐射干扰，又可以防止机房内部产生的数据信息通过电磁辐射向外传播。电磁屏蔽的建设主要包括两方面的工作：一是屏蔽层的设立，二是屏蔽层的接地。

屏蔽层的设立。设立屏蔽层的关键在于屏蔽材料的选择，屏蔽材料一般可选取铜、铅、铝、铁等导电率较高的普通金属材料，要求较高的也可以采用坡莫合金、铁硅硼合金、磁钢等比较高端的材料。在实际应用中，由于资金以及施工工艺的限制，不可能将面积达上百平方米甚至几百平方米的机房使用金属屏蔽层包裹起来，通常的做法是天花采用铝合金板吊顶，地板采用含金属屏蔽层的防静电地板，机房四壁则采用在墙壁内埋设镀锌铁丝网来作为网状屏蔽材料，这样在机房空间的六个面就形成了一个封闭的屏蔽层。

屏蔽层的接地。屏蔽层要有良好的接地才能达到理想的屏蔽效果，因此屏蔽层建设要充分考虑接地问题。对于墙壁内的网状屏蔽层而言，四个立面的屏蔽层之间要采取焊接的方式连接在一起，以保证等电位；每隔3m左右还要设置接地引线，引线必须与屏蔽网焊接牢固，以确保屏蔽网成功接地。铝合金吊顶骨架和防静电地板的支撑架同样要连续接地。实施机房屏蔽层接地工作还需要注意，机房屏蔽层接地不能与防雷接地连接，也不能与机房设备接地连接，以防止雷电入侵和影响机房设备的正常运行。

第三节　动力安全

医院网络安全最重要的是医院数据中心的安全，而为数据中心提供源源不断的“动力”的是其电力系统。机房的电源是保障医院网络及信息系统的重要组成部分，如何提供一个优质的电力系统，是整个网络安全建设的重中之重。只有在安全的电力系统上，才能谈及网络的可靠性保证。

一、电源布置和系统设计

机房常用的供电方式是UPS供电。由于采用了脉宽调频技术、高效功率器件的成熟、微处理器的发展等因素，UPS已经成为计算机房供电的主要手段。UPS最大的特点在于它的不间断性，而且能最大限度地提供稳定电压，隔离外电网的干扰。外电网一旦停电，UPS能在设备所允许的极短时间内（微秒至毫秒级）自动从备用能源经逆变器变换成电压、频率和相位都与原供电电源相同的电能，并继续向计算机供电。或者平时由逆变器供电，只在逆变器发生故障时，由静态电子开关自动将计算机瞬时切换到外电网供电或切换到另一台与之并联的UPS上，实现不间断供电。UPS提供的电源具有较高的电压和频率稳定性，波形失真也较小，干扰更优于外电网，是计算机系统最理想的供电方式。几乎所有的重要计算机设备都采用UPS供电。

设计和施工必须充分了解并掌握供电对象，充分搜集机房设备和系统的资料才能做好电源布置和系统设计，从而合理地满足机房的用电需要。机房应设单独电源管理间，用符合防火要求的隔墙与弱电设备隔离，避免电源管理间噪声、蓄电池酸碱液渗漏和电气火灾等事故蔓延到计算机设备机房内。计算机设备机房与电源管理间设单扇朝电源管理间方向开启的连通门，还可考虑设置玻璃观察视窗。电源管理间应做水泥地面，为防潮、防湿可砌高0.3~0.5m的水泥平台搁置配电柜和UPS电源等。作为国家A类标准的计算机机房都要求具备双路市电电源接入供电，但双路电源的切换开关（ATS0最好要安装在UPS输入的附近，这样的接法相比在远端的配电柜切换，可以消除从配电间到UPS之间动力线路，开关等引起的故障）。机房供配电的安全可靠性牵涉的问题很多，从市电输入到 UPS，从 UPS 输出到各级 ATS、各级开关到输出端的各个接线盒及插座，每一个环节都十分重要，特别是处于供配电上游的 UPS 输入总开关和输出总开关以及 ATS。

配电必须充分考虑到今后的发展余量。如一台普通服务器，每台高配功率为 lkW，一个机柜若装 6 台就是 6kW，假如预期机房在今后会装到最多 40 个机柜那就是 240kW；UPS 一般可按照设备容量的 1.3 倍计算，就是 312kW，再加上适当的余量，选用 3 台 200kW 的 UPS 冗余供电是一种较为理想的方案。

又如：UPS 的供电总容量 2 台 200kW 冗余 UPS 算 400kW，精密空调单台的实际耗电功率为 20kW，假如配置 10 台精密空调的话，总功率为 10 × 20 = 200kW，机房 UPS、空调总功率为 400 + 200 = 600kW，机房供配电要考虑到日后的发展余量等因素，一般可按照 UPS 与空调容量总和的 150% 配置，就是 600 × 1.5 = 900kW，另外再加上新风机 4kW、照明等的用电算 8kW，则机房总的配电容量应为 912kW，其中由应急柜供电的为 UPS 和精密空调。

UPS 主供：主机设备、网络设备、保安监控设备、多媒体、消防、应急照明等。

市电主供：空调设备、普通照明和给排风、维修插座、一般动力等。

二、动力供配电系统

由总配电柜馈出的动力供配电系统采用 50Hz 交流电，380/220V 三相五线电源，TN - S接地方式，零线和地线分开设置且零地线之间电压小于 1V。动力配电柜、照明配电箱采用放射式配电直接配至各用电设备。

机房内所有线缆需设计钢制桥架、线槽或钢管敷设。由于精密空调的供电电流大、负载动态范围宽，为防止干扰，应考虑另选路径单独敷设电缆。

动力配电柜（见图 2 - 3）具有火警联动保护功能，出现火警时可与消防系统联动，及时切断电源，关闭防烟防火阀，并且在值班室安装手动电源切断装置。动力柜、照明箱内的开关和主要元器件采用优质产品，并设置有效的防雷装置。有条件时，大型机房最好采用专用电力变压器供电。

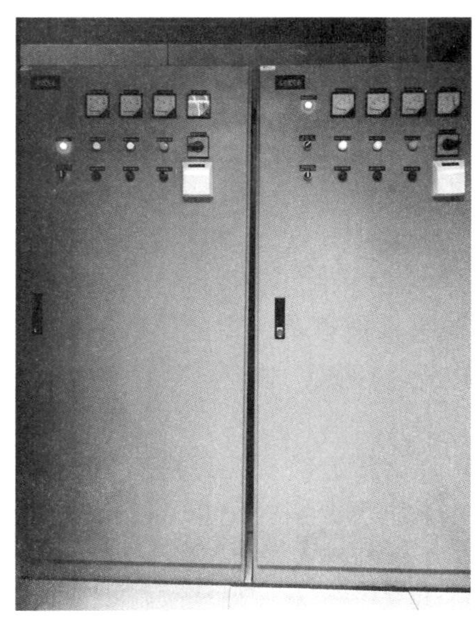

图 2 - 3　动力配电柜

三、UPS 供配电系统

UPS 供配电系统的供电范围是计算机设备（主机和附属设备）、通信设备、网络设备、保安监控设备、消防系统、应急照明等。UPS 输出配电回路（每个配电控制开关为一个回路，见图 2－4）需按机房内设备要求设置，小型机/服务器、网络核心交换机及重要路由器要由独立双回路供电，其他计算机设备可用一个回路带 3 个至 4 个插座，固定于地板下。UPS 电源分别送到主机房配电柜（末端），既可靠又方便使用。还应该考虑为数据中心关键的负载设备安装电源分配单元 PDU，这些设施是合并了几个组件功能到一起的一个装置，通常体积很小，比分开安装几个独立的面板和变压器更有效。如果机房细分为不同的房间或空间，每一个房间或空间是由它们各自独立的紧急电源开关 EPO 所支持，那么这些空间应该拥有自己独立的水平分布区域。

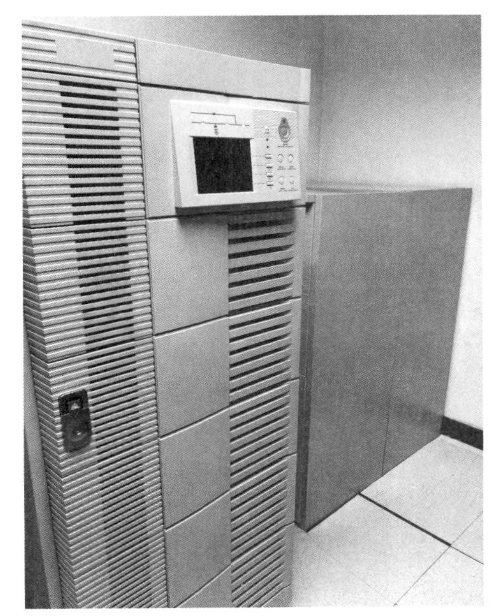

图 2－4　UPS 电源柜

电源分配单元集成了独立的变压器、瞬时电压浪涌抑制（TVSS）、输出面板和电源控制的功能，并提供了更多的优点。一个典型的 PDU 包括以下组件：

（1）离线变压器：双输入断路器应被视为允许连接一个临时接驳，允许维护或资源再分布时不用关闭关键的负载。

（2）变压器：尽可能靠近负载以减少从地线到零线之间的共模噪声，减少电压源接地和信号源接地之间的差别。当变压器位于 PDU 装置内时，就达到了最近的位置。

（3）瞬时电压浪涌抑制：当导线长度尽可能短时，最好低于 200m，瞬时电压浪涌抑制装置的效率将大大地提高。通过提供在同一个装置中瞬时电压浪涌抑制作为分配面板，可以提高效率。

（4）分配面板：可以将面板与变压器安装在同一个机柜中或在需要更多面板的情况下，可以使用一个远程的电源面板。

（5）计量、监测、警报和远程控制：当提供一个传统的面板系统时，通常意味着大量的空间要求。

(6) 紧急电源关闭（EPO）控制：单点接地总线应该用电源分配单元将电源分配到关键的负载上。在需要额外分支电路的地方，面板可以是次级反馈的。应该提供两个冗余 PDU 给每个机架供电，每一个 PDU 最好采用不同的 UPS 系统供电；提供给单相或三相计算机设备一个可以安装在机架上的快速转换开关或每一个 PDU 馈给的静态开关。选择性地，可以提供给单线和三线设备，从分开的 UPS 系统馈给的双馈给静态开关式 PDU，尽管这种安排提供稍微少一些冗余和灵活性。应该考虑用彩色的表示牌和馈给电缆来区别 A 和 B 分布，例如，所有的 A 侧用白色，所有的 B 侧用蓝色。

一条电路不应该服务超过一个机架，防止一条电路对多个机架产生电路故障。为了提供冗余，每一个机架和机柜应该各自独有的、两个专用的、从两个不同的电源分配单元或供电面板来的 16A、220V 的电路。对于高密度的机架可能要求更高的安培容量，一些新服务器可能要求一个或多个、单相或三相插座，额定电流要求 50A 或更高。每一个插座应该用服务于它的 PDU 或电路号来标识。

UPS 电池装置如图 2－5 所示。

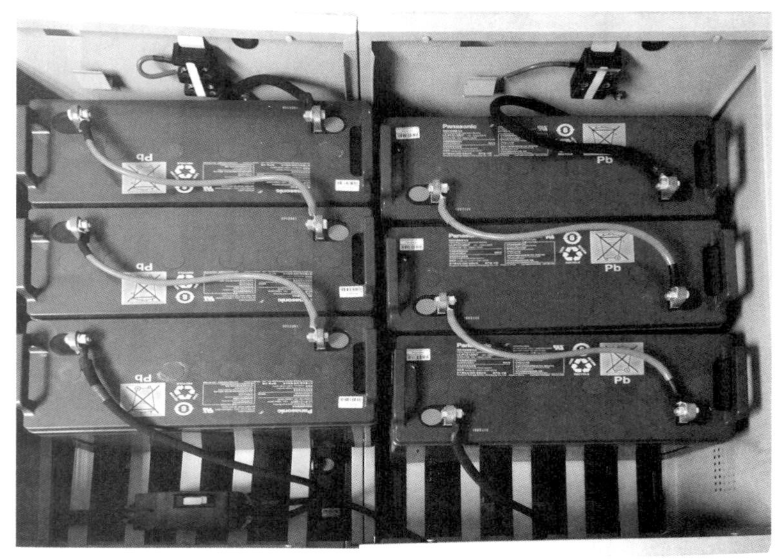

图 2－5 UPS 电池装置

四、配电设备的安装和线路敷设问题

在机房设备布局确定的前提下，按照电气设备用途和设计图纸进行设备安装、线路敷设和可靠接地。

（一）设备安装

机房配电柜、UPS 电源柜落地安装；动力配电箱、照明配电箱底边距地 1.4m 墙上安装；根据机房内设备负荷容量和分布情况，机柜（箱）内元器件配置做到排列有序、安装牢固、理线整齐、接线正确、标志明显、外观良好、内外清洁。分设单相、三相回路，配用小型真空断路器，如 C65N 等线路保护开关。箱内设置辅助等电位接地母排。电源柜及其他电气装置的底座应与建筑楼地面牢靠固定。电气接线盒内无残留物，盖板整齐、严密、紧贴墙面。同类电气设备安装高度应一致。吊顶内电气装置应安装在便于维修处。特种电源配电装置应有明显标志，并注明频率、电压。照明箱或开关面板安装在机房出入口附近墙面的方便位置。分体空调插座设置在机房内墙面上距地1.8m处。

主机房内应分别设置维修和测试用电源插座，两者应有明显的区别标志。测试用电源插座应由计算机主机电源系统供电。其他房间内应适当设置维修用电源插座。单相检修电源回路要在电源管理间各墙面距地0.3m设置检修电源插座，禁止使用2kW以上大功率电感性电动工具。如需使用这类工具以及三相检修设备，应使用施工移动式配电盘从机房所在楼层附近的动力或照明配电箱接取电源。

（二）线路敷设

供电距离尽量短，主要是从供电安全考虑，电子计算机电源间应靠近主机房设备。主机房内活动地板下部的低压配电线路应采用铜芯屏蔽导线或铜芯屏蔽电缆。机房内的电源线、信号线和通信线应分别铺设，排列整齐，捆扎固定，长度留有余量。UPS电源配电箱引出的配电线路，穿薄皮钢管或阻燃PVC管，沿机房活动地板下敷设至各排机柜和配线架的背面，经带穿线孔的活动地板引上，穿管保护金属导轨式插座线槽、机柜或配线架。控制台或设备桌后的敷线，用金属导轨式插座线槽并用螺栓固定，安装在设备桌背面距活动地板0.1~0.3m处。

信号线缆在活动地板下从机柜、配线架至各设备，应采用金属线槽沿设备周围或主机房从设备背面的活动地板穿线孔引入的设备（注意不得与电源线路共用活动地板穿线孔，且间距大于0.1m），信号线缆避免沿机房墙边敷设以防与强电线管交叉。活动地板下部的电源线应尽可能地远离计算机信号线，并避免并排敷设。当不能避免时，应采取相应的屏蔽措施。桌上设备之间的信号连线是短线的（长度小于3m）应沿设备背部桌面明敷，但不得悬吊在设备桌背侧空中；是长线的（长度大于3m）应从活动地板穿线孔翻下（上）穿薄皮钢管在活动地板下敷设。机房照明负荷和普通空调负荷，由电源管理间分别引出动力和照明回路供电。照明和空调负荷线路均沿吊顶内或墙面敷设，避免在弱电机房。

（三）可靠接地

总配电柜、UPS电源柜、动力配电箱、照明配电箱的金属框架及基础型钢必须接地（PE）或接零（PEN）可靠。门和框架的接地端子间用裸编铜线连接。柜、箱内配线整齐。照明配电箱内的漏电保护器的动作电流不大于30mmA，动作时间不大于0.1s。接地或接零支线必须单独与接地或接零干线相连接，不得串联连接。UPS电源柜输出端的中性线（N极），必须与由接地装置直接引来的接地干线连接，作重复接地，接地电阻小于4Ω。当灯具距地面高度小于2.4m时，灯具的可接近裸露导体必须接地或接零可靠，并应有专用接地螺栓和标识。外电源进线至机房电源管理间时，应将电缆的金属外皮与接地装置连接。从楼外引入的铠装信号电缆和屏蔽信号线，进入弱电机房前也应注意采取防雷击措施，避免沿建筑外墙或防雷引线引雷入室而遭受雷击和高频电磁干扰。同轴电缆的屏蔽层必须与机壳一起接地。

上述线缆进入机房后，应设金属接线箱（盒），并将线缆金属（屏蔽）外皮连接避雷器或浪涌电压抑止器（SPD），然后与机房等电位接地母排，用截面积不小于16mm^{2}的铜芯绝缘线连通。这样可以有效地抑制线缆接收到的电磁干扰信号，从而保证信号传输的质量。从机房送出的信号线路应采用金属线槽沿墙并在吊顶内敷设，避免与其他电气管路平行紧贴。尽量避开空调、消防、暖气和给排水等管道，与它们的间距按相关规范执行。

金属电缆桥架及其支架和引入或引出的金属电缆导管必须接地或接零可靠，且必须符合下列规定：

①金属电缆桥架及其支架全长应不少于2处与接地或接零干线相连接。

②电缆桥架间连接板的两端跨接铜芯接地线，接地线最小允许截面积不小于6mm^2。

③接地或接零干线在插座间不串联连接。工程实施中按上述做法可以较好地保障机房供电的可靠和安全，各种不同电压和频率的信号线缆敷设安全、相互隔离度好、整齐、美观并方便维护管理。

④消防系统的要求。消防系统的设备动力电缆，控制电缆、电线，按规范要求选用耐火型电缆、电线。其他弱电系统所用电缆、电线均采用阻燃型。在设备选择及线路敷设时，应充分考虑电磁兼容问题。

五、模块化EPS应急电源系统

EPS全称为Emergency Power Supply（紧急电力供应），广泛适用于市电中断时各类一级和特别重要负荷的交流应急供电，如各类重要计算机系统的供电、各类建筑的工作供电和消防供电、医院安全供电、交通系统等各类不能断电的生产、实验设备的供电，是设备要求纯净正弦波高质量供电电源。

（一）EPS应急电源系统组成部分

EPS应急电源系统主要包括整流充电器、蓄电池组、逆变器、互投装置和系统控制器等部分。其中逆变器是核心，通常采用DSP或单片CPU对逆变部分进行SPWM调制控制，使之获得良好的交流波形输出；整流充电器的作用是在市电输入正常时，实现对蓄电池组适时充电；逆变器的作用则是在市电非正常时，将蓄电池组存储的直流电能变换成交流电输出，供给负载设备稳定持续的电力；互投装置保证负载在市电及逆变器输出间的顺利切换；系统控制器对整个系统进行实时控制，并可以发出故障告警信号和接收远程联动控制信号，并可通过标准通信接口由上位机实现EPS系统的远程监控。

其原理为：当市电正常时，由市电经过输出切换装置给重要负荷供电，同时充电器为蓄电池进行充电或浮充；当市电断电后或电压超出供电范围，控制器启动逆变器，同时输出切换装置将市电供电状态立即切换到逆变器供电，为负荷设备提供应急供电；当市电恢复时，应急电源将恢复为市电供电。

模块化EPS应急电源系统其核心部件包括四大模块：

1. STS切换模块

①STS模块核心电路板采用已经市场多年检验的成熟产品线路板，性能稳定可靠。其中“静态开关”采用大容量高速的SCR组成，用于将负载在逆变器供电和主电供电之间进行快速切换，切换时间有4～100ms可选，满足多种应用场合需求。

②模块内含有风机故障检测功能，信号转接功能，便于远程在线检测维护。

③独立模块化设计，便于后期快速维护及更换。

④控制功能：手/自动开关功能、强制启动功能、自动月检/年检功能、模拟主电故障功能、复位功能、消防联动功能。

2. 充电模块

①充电模块具备电压线性调节，充电电流有5A、10A两档设置，可根据实际需求灵活调节。

②标准机型支持4~6个模块并联，10~40kW最大可并联4个，50~100kW最大可并联6个，增大后备时间，加快电池充满。

③具备输入过压、输出过压、输出短路、过温保护、防倒灌保护以及温度补偿功能。带有数码管显示电压和电流，操作按键和LED指示灯。

④输出接口采用标准接插件。

⑤每个模块即使出现故障，也可单独拔出，不影响其他模块运行。

⑥主机不需断电可在线更换模块，便于后期快速维护及更换。

3. 逆变模块

①逆变模块核心电路板沿用成熟产品线路板，性能稳定可靠；采用高效率功率器件，效率接近于1。

②模块内含有风机故障检测功能，便于在线检测维护。

③独立模块化设计，便于后期快速维护及更换。

4. 监控模块

①监控模块采用全彩TFT－LCD触摸显示屏，拥有功能键、指示灯、USB接口、RS48、LAN网口通信以及输出干接点；并同时支持触摸操作和按键操作，满足不同操作习惯的需求，简单方便。

②监控模块自带实时时钟和存储器，可记录1 000条事件记录和其他的设置信息，便于监测和维护。

③主机不需断电可在线更换模块，便于后期快速维护与更换。

（二）EPS的优势特点

1. 高可靠性

拥有成熟的全数字化DSP控制技术，独到的风道设计，完善的软硬件保护，超强的过载持续运行能力。系统集成度高，控制性能优越，抗干扰能力强，可靠性高并具有自检功能。采用工频逆变技术，带有输出隔离变压器，安全耐用。

2. 高智能性

拥有变频启动模式，可以节省与发电机的容量配比。消防设备应急电源和应急照明集中电源可通过监控设置灵活切换；输出方式直通输出、持续性输出、非持续性输出、受控输出、强切输出可选，并可全选。可实现消防联动控制和楼宇控制，具有远程控制功能，客户端实现开关机。显示屏支持触摸操作和按键操作，满足不同操作要求，满足客户各种需求，显示模块自带实时时钟和存储器，可记录1 000条事件记录和其他的设置信息。

3. 节能环保

后备式运行模式，正常运行时逆变器不工作，故障率低，有效率高达99%，高效节能。产品整个使用生命周期完成后，各部件都可进行无污染回收处理，减少土地和水源污染，环保安全。产品占地面积小，可以安装在空间比较狭窄的地方，节省空间及使用成本。

4. 环境适应性强

宽输入电压范围和宽输入频率范围，方便燃油发电机或其他发电设备接入。进风通道安装除尘过滤网，内部风道与核心部件隔离，且模块内部风道分层设计，可在40℃环境下满载持续运行，能适用于高速公路、隧道、室外等恶劣场所。

5. 丰富的选配功能

LAN网口、RS485、干接点等多种通信接口监测EPS运行状态，同时，预留RS485接口可与智能通信设备连接，具有消防联动功能。可选配扩展更多功能，双电源输入、多充电模块、电池智能管理功能、分配电智能监控功能、输出分路，输入、输出干接点，远程控制等功能，满足用户多种需求。

6. 易维护设计

逆变单元、充电单元、监控单元、切换单元全部模块化结构设计，维护时间低至0.5h以内，方便、快捷；维护时对客户端的影响降至最小。产品占地面积小，可以安装在空间比较狭窄的地方，方便维护。

（三）EPS与传统UPS及发电机组比较（见表2-4和表2-5）

表2-4 EPS与UPS比较

项目	EPS电源	UPS电源
保障性	保障人身安全	保障设备安全
带载设备	消防设备	信息化电子设备
输出供应	1	0.7~0.9
带载能力	120%过载能长期工作	120%过载十分钟
效率	市电运行99%	主路运行90%
切换时间	4~100ms（可设置）	0ms
强启功能	有	无
消防联运功能	有	无
运行模式	正常旁路运行	正常在线运行

表2-5 EPS与传统发电机组比较

系统构成	EPS电源	发电机组+噪音治理+基建面积等
电网质量	电压、频率均稳定	电压、频率不稳定
启动时间	4~100ms（可设置）	5~30s
占地面积	占用空间小	占用空间大
环保	低噪音、无污染、无排放	高噪音、高污染、高排放
使用维护	集中监控、维护检修方便	维护检修麻烦、人工成本高
造价	成本偏高	成本低
消防	无消防隐患	柴油有消防隐患

在医院供配电系统设计过程中，不仅需要满足建筑工程的功能要求，同时还应该满足设备、人员安全的实际需要。医院属于电能消耗大户，在供配电系统设计过程中，应该注意合理确定供电负荷，合理划分医疗场所及设施的类别，并根据医疗建筑中不同分

区，优化供配电系统设计，积极采用先进的用电设备，并贯彻落实节能降耗理念，促进医院供配电系统设计水平的提升，实现较高的社会经济效益。

第四节 物理安全技术与模块化机房建设

一、物理安全与物理安全技术

传统意义的物理安全包括设备安全、环境安全以及介质安全。

设备安全包括设备的标志和标记，防止电磁信息泄露、抗电磁干扰、电源保护以及设备震动、碰撞、冲击适应性等方面。

环境安全包括机房场地选择、机房屏蔽、防火、防水、防雷、防鼠、防盗防毁、供配电系统、空调系统、综合布线、区域防护等方面。

介质安全包括介质自身安全以及介质数据的安全。

以上物理安全涉及的安全技术解决了由于设备、设施、环境、介质的硬件条件引发的信息系统物理安全威胁问题，从网络安全的角度看，这一层的物理安全是狭义的物理安全，是物理安全的最基本内容。广义的物理安全还包括由软件、硬件、操作人员组成的整个医院网络以及信息系统的物理安全，即包含网络物理安全和系统物理安全。

网络物理安全是整个网络系统安全的前提。在医院网络工程建设中，由于网络系统属于弱电工程，耐压值很低。因此，在网络工程的设计和施工中，必须优先考虑保护人和网络设备不受电、火灾和雷击的侵害；考虑布线系统与照明电线、动力电线、通信线路、暖气管道及冷热空气管道之间的距离；考虑布线系统和绝缘线、裸体线以及接地与焊接的安全；必须建设防雷系统，防雷系统不仅要考虑建筑物防雷，还必须考虑计算机及其他弱电耐压设备的防雷。总体来说物理安全的风险主要有地震、水灾、火灾等环境事故，电源故障，人为操作失误或错误，设备被盗、被毁；电磁干扰，线路截获；高可用性的硬件，双机多冗余的设计，机房环境及报警系统、安全意识等，因此要注意这些安全隐患，同时还要尽量避免网络的物理安全风险。

信息系统安全从物理层面出发，系统物理安全技术应确保信息系统的保密性、完整性、可用性三方面。例如，通过边界保护、配置管理、设备管理等措施保护信息系统的保密性；通过设备访问控制、边界保护、设备及网络资源管理等措施确保信息系统的完整性；通过容错、故障恢复、系统灾难备份等措施确保信息系统的可用性。

二、等保 1.0 与等保 2.0 中物理安全的对比

2008 年发布的 GB/T 22239—2008《信息安全技术 信息系统安全等级保护基本要求》简称为等保 1.0。2018 年 6 月 27 日，公安部会同有关部门起草了《网络安全等级保护条例（征求意见稿）》，向社会公开征求意见，而这一条例也就是我们所说的等保 2.0。

网络安全等级保护基本要求包括通用要求技术部分与信息安全等级保护基本要求技术部分，结构由原来的五个层面：物理安全、网络安全、主机安全、应用安全、数据安全，调整为四个部分：物理和环境安全、网络和通信安全、设备和计算安全、应用和数据安全。技术上“从面到点”提出安全要求，“物理和环境安全”主要对机房设施提出要求，“网络和通信安全”主要对网络整体提出要求，“设备和计算安全”主要对构成节点（包括网络设备、安全设备、操作系统、数据库、中间件等）提出要求，“应用和数

据安全”主要对业务应用和数据提出要求。

等保 1.0 物理安全对比等保 2.0 物理和环境安全（三级等保），控制点未发生变化，要求项数由原来的 32 项调整为 22 项。控制点要求项数修改情况如表 2 – 6 所示。

表 2 – 6　等保 1.0 与等保 2.0 中物理安全控制点变化

项目	原控制点	项数	项目	新控制点	项数
物理安全	物理位置的选择	2	物理和环境安全	物理位置的选择	2
	物理访问控制	4		物理访问控制	1
	防盗窃和防破坏	6		防盗窃和防破坏	3
	防雷击	3		防雷击	2
	防火	3		防火	3
	防水和防潮	4		防水和防潮	3
	防静电	2		防静电	2
	温湿度控制	1		温湿度控制	1
	电力供应	4		电力供应	3
	电磁防护	3		电磁防护	2

根据表 2 – 6 所对应三级等保要求项的变化具体如表 2 – 7 所示。

表 2 – 7　等保 1.0 与等保 2.0 的物理安全三级等保详细对比

信息安全等级保护基本要求 物理安全（三级）		网络安全等级保护基本要求通用要求 物理和环境安全（三级）	
物理位置的选择	①机房和办公场地应选择在具有防震、防风和防雨等能力的建筑内 ②机房场地应避免设在建筑物的高层或地下室，以及用水设备的下层或隔壁	物理位置的选择	①机房和办公场地应选择在具有防震、防风和防雨等能力的建筑内 ②机房场地应避免设在建筑物的顶层或地下室，否则应加强防水和防潮措施
物理访问控制	①机房出入口应安排专人值守，控制、鉴别和记录进入的人员 ②需进入机房的来访人员应经过申请和审批流程，并限制和监控其活动范围 ③应对机房划分区域进行管理，区域和区域之间设置物理隔离装置，在重要区域前设置交付或安装等过渡区域 ④重要区域应配置电子门禁系统，控制、鉴别和记录进入的人员	物理访问控制	机房出入口应配置电子门禁系统，控制、鉴理记录进入的人员

（续上表）

<table>
<tr><th colspan="2">信息安全等级保护基本要求
物理安全（三级）</th><th colspan="2">网络安全等级保护基本要求通用要求
物理和环境安全（三级）</th></tr>
<tr><td>防盗窃和防破坏</td><td>①应将主要设备放置在机房内
②应将设备或主要部件进行固定，并设置明显防盗窃的不易除去的标记
③应将通信线缆铺设在隐蔽处，可铺设在地下或管道中
④应对介质分类标识，存储在介质库或档案室中
⑤应利用光、电等技术设置机房防盗报警系统
⑥应对机房设置监控报警系统</td><td>防盗窃和防破坏</td><td>①应将设备或主要部件进行固定，并设置明显防盗窃的不易除去的标记
②应将通信线缆铺设在隐蔽处，可铺设在地下或管道中
③应设置机房防盗报警系统或有专人值守的视频监控系统</td></tr>
<tr><td>防雷击</td><td>①机房建筑应设置避雷装置
②应设置防雷保安器，防止感应雷
③机房应设置交流电源地线</td><td>防雷击</td><td>①应将各类机柜、设施和设备等通过接地系统避雷安全接地
②应采取措施防止感应雷，例如设置防雷保安器或过压保护装置等</td></tr>
<tr><td>防火</td><td>①机房应设置火灾自动消防系统，能够自动检测火情、自动报警，并自动灭火
②机房及相关的工作房间和辅助房应采用具有耐火等级的建筑材料
③机房应采取区域隔离防火措施，将重要设备间设置隔离防火措施</td><td>防火</td><td>①机房应设置火灾自动消防系统，能够自动检测火情、自动报警，并自动灭火
②机房及相关的工作房间和辅助房应采用具有耐火等级的建筑材料
③应对机房划分区域进行管理，区域和区域之间与其他设备隔离开</td></tr>
<tr><td>防水和防潮</td><td>①水管安装不得穿过机房屋顶和活动地板，防止水墙壁渗透
②应采取措施防止雨水通过机房窗户、屋顶和对机房水进行转移与渗透
③应采取措施防止机房内水蒸气结露和地下进行防水检测和报警
④应安装对水敏感的检测仪表或元件，对机房进行防水检测和报警</td><td>防水和防潮</td><td>①应采取措施防止雨水通过机房窗户、屋顶
②应采取措施防止机房内水蒸气结露和地下墙壁渗透
③应安装对水敏感的检测仪表或元件，对机房水进行转移与渗透</td></tr>
</table>

（续上表）

信息安全等级保护基本要求 物理安全（三级）		网络安全等级保护基本要求通用要求 物理和环境安全（三级）	
防静电	①主要设备应采用必要的接地防静电措施 ②机房应采用防静电地板	防静电	①应安装防静电地板并采用必要的接地防静电措施 ②应采取措施防止静电的产生，例如采用静电消除器、佩戴防静电手环等（新增）
温湿度控制	机房应设置温、湿度自动调节设施，使机房温、湿度的变化在设备运行所允许的范围之内	温湿度控制	机房应设置温、湿度自动调节设施，使机房温、湿度的变化在设备运行所允许的范围之内
电力供应	①应在机房供电线路上配置稳压器和过电压防电力护设备 ②应提供短期的备用电力供应，至少满足主要设备在断电情况下的正常运行要求 ③应设置冗余或并行的电力电缆线路为计算机系统供电 ④应建立备用供电系统	电力供应	①应在机房供电线路上配置稳压器和过电压防力护设备 ②应提供短期的备用电力供应，至少满足设备在断电情况下的正常运行要求 ③应设置冗余或并行的电力电缆线路为计算机系统供电
电磁防护	①应采用接地方式防止外界电磁干扰和设备寄生耦合干扰 ②电源线和通信线缆应隔离铺设，避免互相干扰 ③应对关键设备和磁介质实施电磁屏蔽	电磁防护	①电源线和通信线缆应隔离铺设，避免互相干扰 ②应对关键设备实施电磁屏蔽

通过表 2－6 和表 2－7 的对比，等保 2.0 在之前的基础上对于物理安全的要求基本没有大的变化，总体上来讲减少和合并了一些要求，使其在参照和应用上来说更加专业、严密。

三、模块化机房建设解决方案

（一）机房基础设施建设

随着医院信息系统的迅猛发展，网络连接一切将成为未来的趋势，网络中心机房基础设施建设将面临巨大的挑战，这也对机房的安全性、可靠性、扩容性、综合管理、规划设计等有了更高的要求（见图 2－6）。

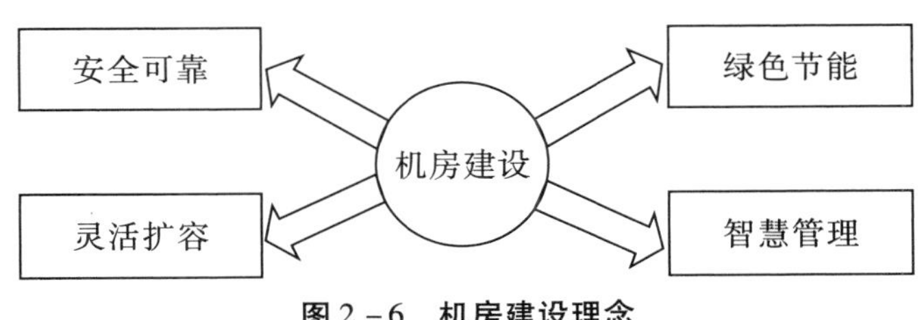

图 2-6 机房建设理念

机房基础设施建设是一个系统工程，涉及供配电系统、制冷系统、综合管理系统、消防系统、综合布线系统等各个子系统，需要各个子系统协同配合保证数据中心安全可靠、稳定节能地运行（见图 2-7）。

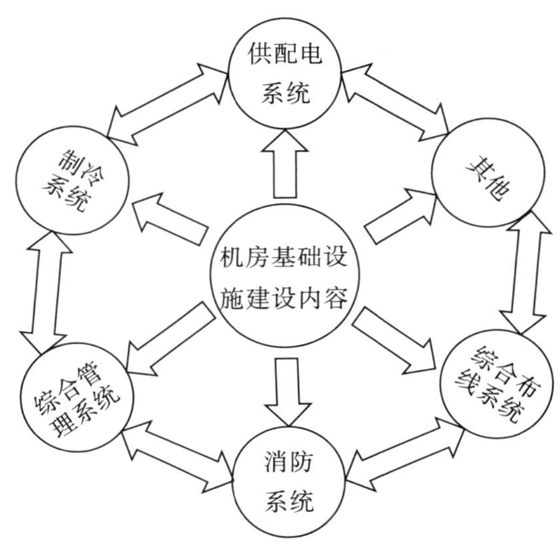

图 2-7 基础设施建设内容

在基本的建设理念和建设内容下，我们也要按照相关的标准建设：

《电子信息系统机房设计规范》（GB 50174—2008）是数据中心建设领域最基础、最重要的国家标准，是各个系统规划设计遵循的根据。

《数据中心通信基础设施标准》（TIA—942）是由美国国家标准学会和美国通信工业协会颁布的数据中心通信基础设施标准，是数据中心建设通用参考标准。

（二）供配电系统

供配电系统是机房中最基础、最重要的子系统之一，前期规划设计应当充分考虑安全性、可靠性、系统升级扩容能力、方案类型、可用性、经济性等。

机房供配电系统由高压端供电系统和低压端分配电系统组成，由不同的供电方案和分配电方案自由组合形成完整的供电线路。根据不同项目实际情况，灵活组合成多种完整的供配电系统。供配电系统典型组合方案如下：

（1）双市电输入 + 双后备电源供配电系统（典型的 2N 系统）。

（2）单市电输入 + 双后备电源供配电系统。

（3）单市电输入 + 单后备电源双路供配电系统。

(4) 单市电输入+单后备电源单路供配电系统。

(三) 制冷系统

1. 制冷方案形式

与常规暖通空调系统不同，机房具有建筑围护结构密封、全年不间断运行、内部发热量大等特点，这决定了数据中心无须采用供暖措施，而必须建设不间断运行的高可靠、绿色节能型的制冷系统。制冷方案主要形式如表2-8所示。

表2-8 制冷方案主要形式

形式	原理	优缺点	适用
风冷直接膨胀式	风冷直接膨胀就是自身带有压缩机，自成一套制冷系统，完全独立，无单点故障，其冷却系统使用室外的空气进行冷却	房间无水进入，布局灵活，利于分期建设，系统运维方便简单、系统独立可靠性高，在扩容性等方面有不可比拟的优势，低密度小规模数据中心最为常用	数据中心规模不大（小于1 000m²），总制冷量需求在1 000kW以下
水冷直接膨胀式	水冷空调内部结构与风冷空调类似，不同的是增加了一套水与冷媒的热交换设备	作为对风冷直接膨胀式冷却系统的一种补充，水泵可克服距离和高度差的影响	水冷直接膨胀式解决了风冷式室内机与室外机距离长可能造成的影响，空调和水冷冷凝器合二为一，制冷系统只在室内机中循环，用水泵带动水循环冷却制冷系统
冷冻水式	热量由制冷机冷凝器进入冷却水系统后（风冷直接传递到空气），再通过冷却塔把热量送入室外大气中，分别有风冷冷冻水和水冷冷冻水，据统计，全球大型的数据中心95%均采用冷冻水集中供冷的冷源架构	采用冷冻机组（Chiller）+机房空调单元的方式制冷，首先通过温度较低的冷冻水把热量带出到制冷机的蒸发器，经过制冷剂热量传递	适用于1 000m²以上数据中心，是目前大型数据中心最为成熟、应用最广泛的集中供冷的解决方式

2. 气流组织和空调末端形式

热量的传递主要通过对流、传导、辐射方式，对于机房空气来说，传导速度太慢（空气是不良导体），辐射效果更弱（高温效果才明显），所以机房内温度的降低主要靠机房内空调的对流，即良好的气流组织。对流分强制对流和自然对流，而由于机房发热量大，所以必须靠强制对流才能把热量传递出去。

影响强制对流的主要因素有：送风方式、送风速度、送风障碍、风量等。针对机房热密度的不同，可适用如表2-9所示的形式。

表 2-9 气流组织和空调末端形式对比

形式	优缺点	应用	适用
低热密度 下送风、大空间自由回风	回风距离不宜太远，且应注意冷热气流的汇聚	低热密度机房 （一般用于机柜热密度为 3kW 以下的场合）	房间级中大型机组
低热密度 下送风、天花隔层回风	回风效果较好，机房整体美观，对层高有一定的要求	低热密度机房 （一般用于机柜热密度为 5kW 以下的场合）	房间级中大型机组
低热密度 下送风、风管回风	回风效果好，避免了冷热气流汇聚，但机房整体美观有所欠缺	①低热密度机房 （局部管道回风：一般用于机柜热密度为 5kW 以下的场合） ②低热密度机房 （全管道回风：一般用于机柜热密度为 8kW 以下的场合）	一般选用房间级中大型机组
低热密度 风帽、风管上送风	送风距离受比较大限制，且冷热气流容易汇聚	①低热密度机房 （风帽上送风：一般用于机柜热密度为 3kW 以下的场合） ②低热密度机房 （风管上送风：一般用于机柜热密度为 5kW 以下的场合）	中大机房一般选用房间级中大型机组； 小机房一般选用房间级中小型机组
中热密度 冷热通道遏制 （房间级）	冷通道遏制：施工简单、成本较低，利于现有机房升级改造； 热通道遏制：施工较复杂、成本较高、更节能，适用新建机房	中热密度机房 （机柜功率 5～12kW）	房间级中大型精密空调 + 冷热通道气流遏制
中热密度/高热密度 冷热通道遏制（行间级）	贴近机柜近端冷却，冷量按需匹配，在确保有效冷却的基础上，降低总体能效	中热密度/高热密度机房 （机柜功率 5～25kW）	行间级精密空调 + 冷热通道气流遏制
高热密度 机柜级遏制	点对点精确冷却方案，效率更高	高热密度机房 （机柜功率 10～30kW 甚至更高）	机柜级精密空调 + 冷水背板或热管背板

总之，制冷系统的气流组织形式可根据机房的实际要求、能效、总成本等因素进行权衡对比，择优选择。总体来说，随着单服务器机柜热密度越来越高，冷却方式和气流组织形式也会随之变化。

（四）模块化机柜

模块化机柜将配电、UPS、电池、机架式精密空调、应急通风、消防、机柜及气流管理、布线、监控管理系统等网络机房基础设备集中在一个或两个封闭式的机柜内，一套机柜即相当于一个完整的小机房（见图2－8）。可以自由组装成一排排机柜，将两排设备配合封闭冷通道组成一排网络机柜，内含配电系统、UPS系统、环境管理系统、气流管理系统、监控和管理系统、综合布线系统等。

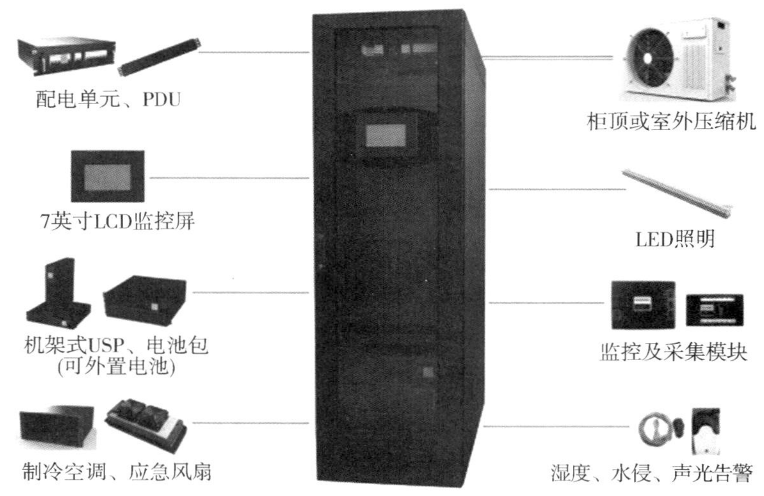

图2－8　模块化机柜

模块化机柜是新型网络机房的主要建设方式之一，具有以下特点：

1．简单方便/快速部署

①子模块工厂预装方式，现场直接拼装，且对场地要求低，设备到场后1—3天即可安装、调试完毕，投入使用。

②标准化部件，模块化架构，匹配业务快速按需部署。

③供配电一体化集成，节约空间，可多部署1～2个设备机拒。

④各子系统工厂预制，现场组装，部署周期短至2～3周，建设周期缩短50%以上。

⑤对场地限制少，支持水泥地面和架高地板地面安装。

2．安全可靠

①全系列模块化数据中心解决方案均采用易事特第二代智能化UPS，该UPS基于DSP全数字化控制技术，集短路、过载、过热、输出过欠压及逐波限流技术于一体，安全可靠。

②配电单元可采用双电源输入，进一步提高系统的可靠性。

3．投入资金少

可按模块分批建设，边运营边建设，减少首次投入资金量。

4．运维简单

采用一体化监控管理平台，可管理模块内空调、UPS、供配电、门禁、温湿度、视频等多个子系统。

5. 能效高

①采用冷热通道封闭的方式，避免冷热气流混合，提高冷量利用率。

②采用高效的机房精密空调，具备高能效比、显热比。

③采用高频模块化 UPS，具备效率高、功率因数高的特点。

④具备多种封闭通道形式：冷通道封闭、热通道封闭、冷热通道全封闭等。其中，冷通道封闭可大幅提高冷量利用率，热通道封闭可提高空调的制冷效率，冷热通道全封闭既提高冷量利用率，又提高了空调的制冷效率。相较传统中小数据中心节能 20％～40％。

6. 噪音小

空调的压缩机位于室外机，室内无压缩机启动、运行噪音问题，机柜采用全封闭的方式，进一步降低噪音，对工作环境影响小。

7. 适用性好

①制冷系统在柜内自循环，自成一体，对安装场所的要求低，可在日常营业场所、办公场所等室内使用，无须专门的机房。

②室外机可放置在机柜的顶部，适用于对温度控制范围要求不高的库房等场合。

8. 高度智能

内置有监控及管理系统，配备工业级触摸显示屏，不仅可直接从显示屏读取空调、各项参数，而且可以远程监控各项运行参数，并可通过网络接入上级监控平台，多网点集中监控，高效管理。

9. 维护简单

模块化设计、现场快速拼装、整个系统调试运行、整体交付、同一监控和管理平台的模式。在使用过程中，只需一个监控管理系统，无须面对多个界面；对机房空调、UPS、管理平台等方面的运行维护也只需对接一个厂家。

10. 柔性扩容

①采用模块化的部件和统一的接口标准，可实现以机架或模块为单位的按需扩容，节省投资成本。

②按需设计单机柜额定功率密度平滑升级。通过定制方案，最大支持单柜相应的额定功率。

11. 智能管理

①管理系统可实现对数据中心基础设施的动力、环境、视频、设备、门禁的全领域统一监控。

②集成告警管理、报表管理、能效管理等功能，实现全面智能管理。

③可通过网页浏览器管理监控信息，支持邮件自动告警功能，可增配短信、电话告警功能。

12. 绿色节能

①采用封闭冷/热通道技术，避免冷/热气流的混合，大幅降低能耗。

②可提高机房空调回风温度，提升空调能效比。

③针对高热密度场景，采用列间机房空调精确制冷，显著提高制冷效率。

④列间空调可选配带自然冷机组，适用全国大部分地区，全年节能，运行时间长。

⑤针对负载发热量波动的场景，采用变容量机房空调产品，实现实时冷量跟随，高效节能。

⑥与传统数据中心相比，可节能30% ~50%能耗。

（本章作者：潘晓雷、谢杰）

参考文献

[1] 余承杭. 信息安全技术 [M]. 2版. 北京：科学出版社，2011.

[2] 戴建华. 网络中心机房建设的若干关键问题研究 [J]. 中小企业管理与科技(上旬刊)，2011 (6)：245 -246.

[3] 邓卓成. 医院计算机中心建设的探讨 [J]. 中国医院，2009，13 (9)：51.

[4] 王宇宏. 关于等级保护的物理安全建设问题 [J]. 工程技术，2012，15 (16)：113.

[5] 张鸿波，廖刚. 数字化医院计算机机房的安全策略 [J]. 科学管理，2011，26 (11)：72.

[6] 刘守钧. 校园网物理安全问题及防护策略 [J]. 计算机网络与信息安全，2010，6 (27)：74 -89.

[7] 田玉兔，骆晔. 医院信息化建设中的网络机房建设 [J]. 医院数字化，2008，29 (4)：49.

[8] 王婷. 医院绿色机房的安全建设 [J]. 网络空间安全，2016：87.

[9] 林丽娜. 机房设计浅析 [J]. 福建电脑，2013，29 (6)：159.

[10] 罗云梅. 机房供电系统安全 [J]. 计算机安全，2011 (9)：64 -65.

[11] 翁铁鹰，孙强. 医院中心机房建设的重要环节 [J]. 医学信息，2014，27 (5)：2.

[12] 陈苏. 医院中心机房的UPS解决方案 [J]. 现代医学仪器与应用，2004，16 (4)：30.

[13] 朱彦斌，刘玉红. 医院网络中心机房UPS的管理与维护 [J]. 设备运行与保障，2010，25 (9)：126 -127.

[14] 张俊钦，张卫国，曹静，等. 医院数据中心机房电源配置方案探讨 [J]. 中国数字医学，2012，7 (4)：116.

第三章　主机安全

本章导读：

深入分析医院主流使用的操作系统及数据库系统存在的安全风险，并提供针对性的安全防护措施，包括针对操作系统、数据库系统漏洞及不安全配置的加固方法，针对各类敏感及高危行为的监测、审计及控制等。

第一节　操作系统安全

一、操作系统类型

在多年的信息化推进、网络边界逐步延伸的情况下，造就了医院服务器中操作系统的多样化。Windows 系列从 Windows Server 2000、Windows Server 2003 直到 Windows Server 2016，在 Linux 中主流为 Red Hat Enterprise Linux\\CentOS，部分管理系统安装了 Ubuntu 或 SUSE Linux。在 HIS 系统中，部分三甲医院会选择 AIX 或 HP－UX 小型机承载业务。

二、操作系统典型风险

不同的操作系统类型以及多样化的系统版本，让信息系统的建设有了更多的选择，也引申出了各种各样的安全隐患。在医院的网络安全建设中，应该就中高风险的安全隐患进行归类并着手进行相应的安全建设。

（一）配置策略的缺失

操作系统为了适用于各种环境的应用系统，默认初始安装情况下都未启用严格的安全配置，这就会导致安全风险的存在。组策略中的账号密码策略、用户权限分配，冗余的组件及多余的服务，系统的空闲时间、会话超时等默认策略，都未达到等级保护等国家技术规范的要求。

（二）安全补丁的滞后

医院内网中的服务器都不能够连接互联网，大部分的医院都没有补丁更新服务器（如：微软的 WSUS 或桌面终端管理的补丁推送），致使安全补丁都无法及时得到修复。部分医院的系统都是通过统一的模板安装，如果此模板系统获取渠道非正式，系统某重要组件丢失，那么在需要安装补丁的时候，就会导致整个医院类似的系统都无法修复补丁对应的漏洞。

补丁更新的滞后，导致像勒索病毒一样的恶意程序在医院不断传播，更不用说像 0day 这样的漏洞产生时，系统的自身防御能力不强了。

（三）弱口令的忽视

黑客利用弱口令入侵系统的案例并未减少，管理、运维及开发人员对弱口令认知不足及宽松的管理直接导致了部分安全事件的发生。在医院的操作系统中，弱口令存在的现象极其严重，管理人员对账号口令的维护管理大部分都没有按照正确的规范来操作。

常见的口令风险有如下几点：

1．操作系统使用同一口令

管理人员使用同一口令作为众多服务器的账号密码，如此情况下，一台服务器被非法入侵后，通过同样的口令进行局域网的横向攻击，从而导致整个局域网全部沦陷。部分的勒索病毒变种（如：GlobeImposter江湖骗子勒索病毒）可以通过弱口令，锁定全部局域网的重要文件及程序。

2．弱口令存在的危险处于无意识状态

在安全建设的过程中，管理人员一般忙于安全设备的采购、网络的规划、系统的上线测试，极易忽略掉操作系统弱口令危险的存在，导致黑客直接通过操作系统的弱口令轻而易举地获取敏感信息或破坏系统。

3．不知如何设置强口令

部分管理人员不知道如何设置口令的字符，如P@ssw0rd、admin888这样的字符都保存在黑客的弱口令扫描字典中，完全可以通过短时间的暴力破解，获取到真实的密码。

4．服务器的口令保存方式不正确

管理人员远程连接服务器后，为了便于下次快速登录系统，直接选择保存密码，恶意的程序就可以通过抓取本地的缓存来获取服务器的密码。管理员常喜欢把服务器的口令都保存在一个Excel或文本中，也未加密保护此文档。

5．通过不安全的远程连接方式登录系统

TeamViewer是通过第三公司服务器的跳转然后接入服务器的，这样在医院系统中所操作的任何信息及登录信息都保存在第三公司的服务器上，而且这些服务器一般都在国外。

（四）主动防御恶意程序的能力欠缺

部分医院的服务器上并未部署像防病毒软件一样的安全软件，部分服务器安装了防恶意软件，只能够查毒与杀毒，却不能够主动防御恶意程序的攻击，导致勒索病毒这样的事件发生。

（五）局域网内的横向攻击

横向渗透攻击在高级持续威胁APT中是经常使用的攻击方法。黑客会搜索被控制系统访问过的各系统IP、登录账号密码等敏感信息。攻击者可以利用这些敏感信息，以被控制的系统为跳板，进一步渗透到医院局域网的其他服务器。通过提升账号权限，黑客最终可以取得域控的管理员账号的访问权限，从而完全控制医院信息系统服务器，更令人担心的是所有的这些入侵行为，都有可能用预先设计好的恶意程序来操控。

（六）同一部署模板的隐患

随着VMware等虚拟化的发展，虚拟机模板化部署带来编辑的同时，安全问题也同样扩大化。主要存在的问题有：

1．服务器使用同一口令

操作系统部署后，没有设置首次登录修改密码，导致同一模板部署的操作系统都使用了同一口令。

2．安全补丁的欠缺

当系统安装后，安全补丁未及时更新到最新便直接接入医院内网。如果内网或某一终端存在恶意程序，由于新接入的操作系统没有修复对应的安全漏洞补丁，很容易被植入恶意程序。

3. 系统组件被修改或缺失

操作系统的ISO是从网络或不安全的地方下载获取的，很多激活系统程序会被植入后门，也有系统文件或组件被删除更改过的现象，这些对以后的安全补丁的更新及安全维护都有很大的阻碍。

（七）主机审计措施的缺失

当系统被非法入侵或出现系统异常时，系统的审计日志记录成为关键的数据。在操作系统默认情况下，都未启用或只记录了用户简单的操作记录。当涉及的系统众多，需要分析出攻击的途径及来源时，没有集中查看的地方，需要通过人工逐台分析取证。

当黑客非法入侵系统后，审计记录有可能会被删除乃至清空，此时集中审计就体现出它的重要性了。在等级保护三级要求中，明确有提到“应对审计记录进行保护，定期备份，避免受到未预期的删除、修改或覆盖等”，如果审计记录只保存在本服务器上，无法确保不被删除、修改或覆盖。

（八）域控的认证机制隐患

大部分医院的Windows系统一般都启用域控制器来管理策略、下发文件等。管理员也经常用域控的账号登录各系统服务器，如果被登录的服务器存在键盘记录器或恶意程序，很容易就被黑客获取到域控的管理账号密码，致使整个域控下的服务器都被黑客控制。域控服务器的重要性，在安全建设中需要进行重点的防御。

三、操作系统风险发现

信息系统在不断地更新、变化中，新的攻击模式及恶意程序也在进化，在操作系统风险过程中，除了直接登录系统查看安全策略外，还需要用到各扫描软件或主机安全工具箱等，能够快速地定位操作系统的风险。通过风险评估的过程，其实就相当于模拟黑客入侵的途径，能够有助于发现系统存在的漏洞并及时修复。

（一）端口扫描

端口服务器检测及扫描，要考虑检测的时间及被扫描网络的带宽资源情况，从而设定扫描要选择的策略。开源工具中，比较常用的端口服务器扫描工具有Nmap、Masscan等。以Nmap为例，可配置如下策略扫描：

Nmap —T3 —A —v —p 1 —65535 —Pn —n —iL “目标IP文件”

—T3是中速扫描，还会根据带宽资源的大小自动调节扫描的速度。

—A是操作系统及服务版本探测。

—v是显示详细信息。

—p 1—65535是默认只扫描1—1024端口及部分高端口，Nmap - Services配置文件设置了Nmap的默认扫描端口，如果要扩大扫描端口范围，使用—p选项。

—Pn是扫描所有主机，即使无法ping通，这样可以防止漏掉无法检测到的IP。

—n是禁止反向IP地址查找及不做DNS解析。

—iL是扫描的目标文件。

（二）漏洞检测

漏洞扫描对各类型的操作系统进行已知类型漏洞检测，找出被扫描系统存在的各级别的漏洞，针对每个漏洞给予详细的原理说明及修复操作的具体方案。漏洞扫描可以通过工具对目标系统进行快速风险评估，让管理人员在系统遭受危害之前就有目标地修复相应漏洞。

在此以 Nessus 为例，Nessus 是 Tenable 公司开发的系统漏洞扫描器。基于 Web 界面来访问 Nessus 漏洞扫描器，Nessus 漏洞扫描器包含一个简单的 HTTP 服务器和 Web 客户端，并且 Nessus 服务器无须安装软件，其主要特点是：

①生成 Nessus 文件，此文件为 Tenable 产品使用作为漏洞数据和扫描策略的标准。

②一个策略会话、目标清单和可全部存储在易于导出的独立 Nessus 文件中的多次扫描结果。

③扫描目标可使用各种格式：IPv4 / IPv6 地址、主机名和 CIDR 标记。

④支持 LDAP，这样 Nessus UI 账户可对远程企业服务器进行身份验证。

⑤Nessus UI 可实时显示扫描结果，无须等待扫描完成再查看结果。

⑥无论基础平台如何，对 Nessus 扫描器提供统一的接口。Mac OS X、Windows 和 Linux 有相同功能。

⑦即使 UI 以任何理由被断开，扫描仍会在服务器上继续运行。

⑧Nessus 的扫描报告可通过 Nessus UI 上传，并与其他报告相比较。

⑨扫描仪表板能显示漏洞和合规概述，这样能可视化扫描历史趋势。

⑩策略向导能快速建立高效的扫描策略，用于审核网络。

⑪能设置一个扫描仪为主扫描仪，让额外的扫描仪为次要扫描仪，从而允许一个独立的 Nessus 界面来管理大规模分布式扫描。

⑫广泛的用户和分组系统，允许细粒度的资源共享，包括扫描仪、策略、计划和扫描结果。

（三）人工验证

使用各类安全工具扫描，小部分结果可能存在误报，应该通过有安全技能经验的工程师进行验证和确认，确保对系统漏洞风险的识别是有效的。

四、操作系统风险治理

（一）基线配置核查及加固

基线配置依据等级保护基本要求第三级中的主机安全各项要求来展开，以 Windows 及 Linux 两大系列操作系统为标准进行逐项安全策略核查及加固。在服务器较多的环境下，实际操作可通过专业的脚本、工具箱或专业技术团队共同完成。部分安全策略项的实施需考虑在域控、集群等环境下的影响，建议操作前对原有状态进行备份或详细记录，并由专业技术团队评估协助完成。

1．Windows 基线配置核查及加固

（1）密码安全。

依据标准	操作系统和数据库系统管理用户身份鉴别信息应具有不易被冒用的特点，口令应有复杂度要求并定期更换。	重要级别	高
操作过程	①密码策略。 【位置】开始—管理工具—本地安全策略—账户策略—密码策略，加固设置如下所示： 密码必须符合复杂性要求已启用 密码长度最小值　　8 个字符 密码最短使用期限　　2 天 密码最长使用期限　　90 天 强制密码历史　　5 个记住的密码 ②设置强口令。 【位置】开始—管理工具—计算机管理—本地用户和组—用户，右键点击要修改口令的账号，设置强密码。		
可能影响	①密码周期临近时，每次登录系统都会提示； ②修改密码后，两天内无法再次修改。		

（2）账号锁定。

依据标准	应启用登录失败处理功能，可采取结束会话、限制非法登录次数和自动退出等措施。	重要级别	高
操作过程	【位置】开始—管理工具—本地安全策略—账户策略—账号锁定策略，加固后如下所示： 账户锁定时间　　10 分钟 账户锁定阈值　　10 次无效登录 重置账户锁定计数器　　10 分钟之后		
可能影响	尝试错误密码 10 次后，锁定相应账号 10 分钟。		

（3）安全远程管理。

依据标准	当对服务器进行远程管理时，应采取必要措施，防止鉴别信息在网络传输过程中被窃听。	重要级别	中
操作过程	【位置】开始—管理工具—远程桌面服务—远程桌面会话主机配置，右键“RDP－Tcp”，选择“属性”—“常规”，加固设置如下所示： 安全层（S）　　SSL（TLS　1.0） 加密级别（E）　　高		
可能影响	①远程桌面 SSL 加密后，使用 RDO 非加密的客户端无法登录操作系统； ②当前大部分堡垒机都不支持远程桌面 SSL 加密登录，即设置上可能会导致无法从堡垒机远程登录服务器。当堡垒机暂未支持 SSL 远程加密登录时，不配置此项安全策略。		

（4）双因子认证。

操作依据	应采用两种或两种以上组合的鉴别技术对管理用户进行身份鉴别。	重要级别	低
操作过程	建议部署堡垒机。 【注】堡垒机如果也是用账号密码登录的，就不算另一种鉴别技术，与操作系统的“账号＋密码”方式一起，不算两种登录方式。		
可能影响	当前大部分堡垒机都不支持远程桌面 SSL 加密登录，如果远程桌面已经设置了 SSL 加密，可能导致无法登录操作系统。		

（5）用户权限分配。

操作依据	应根据管理用户的角色分配权限，实现管理用户的权限分离，仅授予管理用户所需的最小权限。	重要级别	中
操作过程	①为数据库管理员账号分配 Users 及 Remote Desktop Users 权限； ②为安全审计员账号分配 Event Log Readers、Performance Log Users、Remote Desktop Users 权限。		
可能影响	可能导致普通账号无法运行业务系统。		

（6）特权用户分离。

操作依据	应实现操作系统和数据库系统特权用户的权限分离。	重要级别	高
操作过程	操作系统上部署有数据库的，应该另创建一账号用于 DBA 登录操作系统；还要为安全管理员或审计员创建独立的管理账号。创建账号方法如下： 【位置】开始—管理工具—计算机管理—本地用户和组—用户，右键点击选择“新用户”，并为新账户设置强密码，最后为新账号分配相应的权限。		

（7）默认账号。

操作依据	应严格限制默认账户的访问权限，重命名系统默认账户，修改这些账户的默认口令。	重要级别	中
操作过程	【位置】开始—管理工具—计算机管理—系统工具—本地用户和组—用户，右键账户名称，选择“重命名”； 重命名 Administrator 和 Guest 账号，即使它们已经被禁用，并修改默认设置的密码。		
可能影响	重命名 Administrator 账号，会导致服务器上 SQL 备份作业失败、Windows 任务计划运行失败，应在重命名后，用新账号再建立这些计划。		

（8）多余账号。

操作依据	应及时删除多余的、过期的账户，避免共享账户的存在。	重要级别	高
操作过程	【位置】开始—管理工具—计算机管理—系统工具—本地用户和组—用户，确认多余的账号，然后右键点击“删除”或“禁用”。可使用“net user 账户名”查看该用户的详细信息。		

（续上表）

操作依据	应及时删除多余的、过期的账户，避免共享账户的存在。	重要级别	高
可能影响	删除账号导致无法审计该账号的过去操作记录，或错误删除账号导致相应任务计划等中断。		

（9）审计策略。

操作依据	审计范围应覆盖到服务器和重要客户端上的每个操作系统用户和数据库用户；审计内容应包括重要用户行为、系统资源的异常使用和重要系统命令的使用等系统内重要的安全相关事件；审计记录应包括事件的日期、时间、类型、主体标识、客体标识和结果等；应能够根据记录数据进行分析，并生成审计报表。	重要级别	高
操作过程	【位置】运行—管理工具—本地安全策略—本地策略—审核策略，策略建议设置为： 审核策略更改成功，失败 审核登录事件成功，失败 审核对象访问，无审核 审核进程跟踪，无审核 审核目录服务访问成功，失败 审核特权使用成功，失败 审核系统事件成功，失败 审核账户登录事件成功，失败 审核账户管理成功，失败		
可能影响	C 盘空间紧张情况下，开启审核策略导致占满硬盘空间，业务中断。		

（10）审计记录保护。

操作依据	应保护审计记录，避免受到未预期的删除、修改或覆盖等。	重要级别	高
操作过程	①设置“应用程序”“系统”日志。 【位置】开始—管理工具—事件查看器—Windows 日志，“应用程序”“系统”依次如下操作： 日志最大容量（KB） 204 800 达到事件日志最大容量时 按需要覆盖事件（旧事件优先） ②设置“安全”日志。 【位置】开始—管理工具—事件查看器—Windows 日志，“安全”如下操作： 日志最大容量（KB） 409 600 达到事件日志最大容量时 按需要覆盖事件（旧事件优先） ③设置“Setup”日志。 【位置】开始—管理工具—事件查看器—Windows 日志，“Setup”如下操作： 日志最大容量（KB） 20 480 达到事件日志最大容量时 按需要覆盖事件（旧事件优先）		

(11) 不记住账号和密码。

操作依据	应保证操作系统和数据库系统用户的鉴别信息所在的存储空间，被释放或再分配给其他用户前得到完全清除，无论这些信息是存放在硬盘上还是内存中。	重要级别	高
操作过程	【位置】开始—管理工具—本地安全策略—本地策略—安全选项 “交互式登录：不显示最后的用户名”，选择“已启用”。 【位置】开始—管理工具—本地安全策略—本地策略—安全选项 “交互式登录：锁定会话时显示用户信息”，选择“不显示用户信息”。		
可能影响	重新登录系统时，需要先输入账号名。		

(12) 清理虚拟内存。

操作依据	应确保系统内的文件、目录和数据库记录等资源所在的存储空间，被释放或重新分配给其他用户前得到完全清除。	重要级别	高
操作过程	【位置】开始—管理工具—本地安全策略—本地策略—安全选项—关机：清除虚拟内存页面文件，选择“已启用”。 【位置】开始—计算机—右键“属性”—高级系统设置—高级—启动和故障恢复—设置，设定如下所示： 显示操作系统列表的时间（T） 5 秒 在需要时显示恢复选项的时间（D） 5 秒 写入调试信息 无		
可能影响	物理内存较大的情况下，如 32G 以上，设置清理虚拟内存会导致服务器重启时间变长。		

(13) 杀毒软件。

操作依据	应安装防恶意代码软件，并及时更新防恶意代码软件版本和恶意代码库。	重要级别	高
操作过程	可与管理员沟通，安装哪种杀毒软件，有些杀毒软件安装后需要重启。杀毒软件需要开启主动防御功能，并及时升级病毒库到最新版本。		
可能影响	对系统的性能会有些许影响。		

（14）超时锁定。

操作依据	应根据安全策略设置登录终端的操作超时锁定。	重要级别	高
操作过程	①屏幕保护。 【位置】开始—控制面板—显示—更改屏幕保护程序，如下所示： 屏幕保护程序（S）　　空白 等待（W）　　30 分钟 在恢复时显示登录屏幕（R）　　“勾选” ②远程桌面超时退出。 【位置】运行—gpedit. msc—计算机配置—管理模板—Windows 组件—远程桌面服务—远程桌面会话主机—会话时间限制，设置活动但空闲的远程桌面服务会话的时间限制，选择“已启用”。 空闲会话限制　　30 分钟		

（15）自动播放。

操作依据	关闭光盘和磁盘的自动播放功能，防止外接设备的病毒自动运行，感染操作系统。	重要级别	高
操作过程	【位置】运行—gpedit. msc—计算机配置—管理模板—Windows 组件—自动播放策略—关闭自动播放，选择“已启用”。 关闭自动播放所有驱动器。		

（16）IPC 空连接。

操作依据	禁止 IPC 连接，防止黑客利用 IPC 连接暴力破解账户的密码，或探测系统信息。	重要级别	中
操作过程	【位置】运行—regedit，进入注册表编辑器 HKEY_ LOCAL_ MACHINE \ SYSTEM \ CurrentControlSet \ Control \ Lsa 中的 restrictanonymous，将其值改为 1，基数选择“十六进制”。		
可能影响	禁用此项会导致匿名访问命名管道和匿名访问共享失败。		

2. Linux 基线配置核查及加固

（1）密码安全。

<table>
<tr><td>操作依据</td><td>操作系统和数据库系统管理用户身份鉴别信息应具有不易被冒用的特点，口令应有复杂度要求并定期更换。</td><td>重要级别</td><td>高</td></tr>
<tr><td>操作过程</td><td colspan="3">①查看空口令账号并为弱/空口令账号设置强密码。
awk -F: '($2 == "") {print $1}' /etc/shadow
为空账号设置密码
passwd 账号名
可用离线破解、暴力字典破解或者密码网站查询出账号密钥的密码是否为弱口令。
修改/etc/login. defs 配置密码周期策略如下：
PASS_ MAX_ DAYS 90
PASS_ MIN_ DAYS 0
PASS_ MIN_ LEN 8
PASS_ WARE_ AGE 7
此策略只对策略实施后所创建的账号生效，以前的账号还是按 99 999 天周期时间来算。
②/etc/pam. d/system - auth 配置密码复杂度。
在文件中添加如下一行：
password requisitepam_ cracklib. so retry =3 difok =2 minlen =8 lcredit = -1 dcredit = -1 ucredit = -1 ocredit = -1
【注】password、requisite 及 pam_ cracklib. so 之间为 TAB 键。
参数含义如下所示：
difok：本次密码与上次密码至少不同字符数
minlen：密码最小长度，此配置优先于 login. defs 中的 PASS_ MAX_ DAYS
ucredit：最少大写字母
lcredit：最少小写字母
dcredit：最少数字
retry：重试多少次后返回密码修改错误
【注】用 root 修改其他账号都不受密码周期及复杂度配置的影响。</td></tr>
<tr><td>可能影响</td><td colspan="3">①密码周期到时，每次登录系统都会提示。
②修改密码后，两天内无法再次修改。</td></tr>
</table>

（2）账号锁定。

操作依据	应启用登录失败处理功能，可采取结束会话、限制非法登录次数和自动退出等措施。	重要级别	高
操作过程	方法一： /etc/pam. d/login 中设定控制台（或/etc/pam. d/sshd 中设定 SSH） /etc/pam. d/login 中第二行添加下列信息（auth、required 及 pam_tally2. so 之间为 TAB 键） auth required pam_tally2. so onerr = fail deny = 5 lock_time = 2 unlock_time = 60 /etc/pam. d/sshd 中第二行添加下列信息 authrequired pam_tally2. so onerr = fail deny = 5 lock_time = 2 unlock_time = 60 ###########参数解释############ 查看用户登录失败次数 # pam_tally2 - - user root 解锁用户 # pam_tally2 - r - u root even_deny_root 也限制 root 用户 deny 设置普通用户和 root 用户连续错误登录的最大次数，超过最大次数，则锁定该用户 unlock_time 设定普通用户锁定后，多少时间后解锁，单位是秒 root_unlock_time 设定 root 用户锁定后，多少时间后解锁，单位是秒 方法二： /etc/pam. d/system - auth 中设定（TAB 键同上） auth required pam_tally. so onerr = fail deny = 5 lock_time = 10 unlock_time = 600 【注】在登录 5 次之后自动锁定，每次登录失败后账户 10 秒内不能登录，同时限制 root 用户，在 600 秒后自动解锁；用户登录失败次数纪录在/var/log/faillog 中，每失败一次，此数加 1，登录成功后，此数将被重置为 0。 解除锁定方法：以 root 用户登录系统 查看用户登录错误次数 # faillog - a 清空指定用户 user 的错误登录次数 # faillog - u username - r 清空所有用户错误登录次数 # faillog - r		
可能影响	尝试错误密码达到次数后，锁定相应账号 10 分钟。		

（3）安全远程管理。

操作依据	当对服务器进行远程管理时，应采取必要措施，防止鉴别信息在网络传输过程中被窃听。	重要级别	中

操作过程	执行如下语句，查看 telnet 服务是否在运行
	# chkconfig --list | grep telnet
	# netstat -an | grep "：23"
	在/etc/xinetd. d/telnet 中，禁止 telnet 运行，如下所示：
	service telnet
	{
	flags = REUSE
	socket_ type = stream
	wait = no
	user = root
	server = /usr/sbin/in. telnetd
	log_ on_ failure + = USERID
	disable = yes
	}
	重启 xinetd，让 telnet 停止服务
	# service xinetd restart		

（4）用户名唯一。

操作依据	应根据管理用户的角色分配权限，实现管理用户的权限分离，仅授予管理用户所需的最小权限。	重要级别	中
操作过程	查看/etc/passwd 中用户名信息，检查 UID 为 0 的账户是否只有一个 # cat /etc/passwd root：x：0：0：root：/root：/bin/bash bin：x：1：1：bin：/bin：/sbin/nologin daemon：x：2：2：daemon：/sbin：/sbin/nologin adm：x：3：4：adm：/var/adm：/sbin/nologin lp：x：4：7：lp：/var/spool/lpd：/sbin/nologin UID：从 0 到 65535，0 代表系统管理员，1—499 保留给系统使用，1—99 保留给系统默认账号，100—499 保留给服务，500—65535 是给一般用户 修改某个用户的 uid 如下操作： # usermod -u uid username		

（5）多余账号。

操作依据	应及时删除多余的、过期的账户，避免共享账户的存在。	重要级别	高
操作过程	主要是管理员创建的普通账号，如：test # usermod －L user 禁用账号，账号无法登录，/etc/shadow 第二栏显示为! 开头 # userdel user 删除 user 用户 # userdel －r user 将删除 user 用户，并且将/home 目录下的 user 目录一并删除		
可能影响	删除账号导致无法审计该账号的过去操作记录，或错误删除账号导致相应任务计划等中断。		

（6）审核策略。

操作依据	审计范围应覆盖到服务器和重要客户端上的每个操作系统用户和数据库用户；审计内容应包括重要用户行为、系统资源的异常使用和重要系统命令的使用等系统内重要的安全相关事件；审计记录应包括事件的日期、时间、类型、主体标识、客体标识和结果等；应能够根据记录数据进行分析，并生成审计报表。	重要级别	高
操作过程	查看 rsyslog 与 auditd 服务是否开启 # service rsyslog status rsyslogd （pid 1429）正在运行…… # service auditd status auditd （pid 1395）正在运行…… 如没开启，执行如下命令： # service rsyslog start # service auditd start 让 rsyslog 与 auditd 服务开机启动 [root@ CentOS6 ~] # chkconfig －－level 35 rsyslog on [root@ CentOS6 ~] # chkconfig －－level 35 auditd on [root@ CentOS6 ~] # chkconfig －－list | grep "rsyslog\\\| auditd" auditd 0：关闭 1：关闭 2：关闭 3：启用 4：关闭 5：启用 6：关闭 rsyslog 0：关闭 1：关闭 2：关闭 3：启用 4：关闭 5：启用 6：关闭		
可能影响	磁盘空间紧张情况下，开启审计策略导致占满硬盘空间，业务中断。		

（7）日志属性设置。

<table>
<tr><td>操作依据</td><td>应保护审计记录，避免受到未预期的删除、修改或覆盖等。</td><td>重要级别</td><td>高</td></tr>
<tr><td>操作过程</td><td colspan="3">让日志文件转储一个月，保留6个月的信息，先查看目前配置。
more /etc/logrotate. conf | grep -v "^#\ | ^$"
需要修改配置为下图所示：
more /etc/logrotate. conf | grep -v "^#\ | ^$"
monthly
rotate 6
create
dateext
include /etc/logrotate. d
/var/log/wtmp
{
monthly
create 0664 root utmp
minsize 1M
rotate 6
}
/var/log/btmp
{
missingok
monthly
create 0600 root utmp
rotate 6
}</td></tr>
</table>

（8）杀毒软件。

<table>
<tr><td>操作依据</td><td>应安装防恶意代码软件，并及时更新防恶意代码软件版本和恶意代码库。</td><td>重要级别</td><td>高</td></tr>
<tr><td>操作过程</td><td colspan="3">下面为安装 ClamAV 的例子：
安装 ClamAV 杀毒软件
确认 zlib 已安装
rpm -qa | grep zlib
如果没有，执行以下操作。
tar -zxvf zlib-1.2.3.tar.gz
cd zlib-1.2.3
./configure
make
make install
确认 gcc 已安装
rpm -qa | grep gcc
如果没有，执行安装，安装 gcc 会有依赖包提示，可能要关联安装 cpp\\glibc-devel\\glibc-headers\\libmpc 这些包</td></tr>
</table>

（续上表）

<table>
<tr><td>操作依据</td><td>应安装防恶意代码软件，并及时更新防恶意代码软件版本和恶意代码库。</td><td>重要级别</td><td>高</td></tr>
<tr><td>操作过程</td><td colspan="3"># yum install gcc
创建 clamav 用户、安装软件
groupadd clamav
创建 clamav 用户并加入 clamav 组
useradd – g clamav clamav
解压 clamav 包
tar – zxvf clamav – 0. 95. 2. tar. gz
进入目录
cd clamav – 0. 95. 2
. /configure　– – prefix = /usr/local/clamav
make
make install
没有 error 报错，才算安装成功
ClamAV 配置
创建日志及病毒库目录
mkdir /usr/local/clamav/logs
mkdir /usr/local/clamav/updata
修改配置文件
cd /usr/local/clamav/etc
mv clamd. conf. sampleclamd. conf
mv freshclam. conf. samplefreshclam. conf
编辑 clamd. conf 内容
Example 注释掉这一行（8 行）
LogFile/usr/local/clamav/logs/clamd. log 删掉前面的注释目录改为 logs 下面（14 行）
PidFile /usr/local/clamav/updata/clamd. pid 删掉前面的注释路径改一下（57 行）
DatabaseDirectory/usr/local/clamav/updata
vi/usr/local/clamav/etc/freshclam. conf
Example 注释掉这一行（8 行）
DatabaseDirectory/usr/local/clamav/updata
UpdateLogFile/usr/local/clamav/logs/freshclam. log
PidFile/usr/local/clamav/updata/freshclam. pid
下面创建日志文件
touch/usr/local/clamav/logs/freshclam. log
chownclamav：clamav/usr/local/clamav/logs/freshclam. log
touch/usr/local/clamav/logs/clamd. log
chownclamav：clamav/usr/local/clamav/logs/clamd. log
chownclamav：clamav/usr/local/clamav/updata
病毒库升级、病毒查杀
升级/usr/local/clamav/bin/freshclam</td></tr>
</table>

（续上表）

操作依据	应安装防恶意代码软件，并及时更新防恶意代码软件版本和恶意代码库。	重要级别	高
操作过程	查杀当前目录并删除感染的文件 #/usr/local/clamav/bin/clamscan --remove 检查当前目录及子目录下所有文件 #/usr/local/clamav/bin/clamscan -r 计划任务，让服务器每天晚上定时更新和定时杀毒（根据实际需要），如下： # vi/etc/crontab 添加两行： 13 * * * /usr/local/clamav/bin/freshclam 20 3 * * * /usr/local/clamav/bin/clamscan -r /home		
可能影响	对系统的性能会有些许影响。		

（9）超时锁定。

操作依据	应根据安全策略设置登录终端的操作超时锁定。	重要级别	高
操作过程	/etc/profile 中添加如下一行： TMOUT = 1 800 //30 分钟 # source /etc/profile 改变这项设置后，必须先注销用户，再用该用户登录才能激活这个功能 如果有需要，开启屏幕保护功能 设置屏幕保护：设置 -> 系统设置 -> 屏幕保护程序，进行操作		

（10）DOS 攻击防御。

操作依据	防止拒绝服务攻击。	重要级别	高
操作过程	TCP SYN 保护机制等设置 ①打开 syncookie。 # echo “1” >/proc/sys/net/ipv4/tcp_ syncookies //默认为 1，一般不用设置表示开启 SYN Cookies。当出现 SYN 等待队列溢出时，启用 cookies 来处理，可防范少量 SYN 攻击，默认为 0，表示关闭 ②防 syn 攻击优化。 用 vi 编辑/etc/sysctl. conf，添加如下行： net. ipv4. tcp_ max_ syn_ backlog = 2048 进入 SYN 包的最大请求队列，默认 1024 对重负载服务器，增加该值显然有好处，可调整到 2048		

(11) 历史命令。

<table>
<tr><td>操作依据</td><td>为历史的命令增加登录的 IP 地址、执行命令时间等。</td><td>重要级别</td><td>高</td></tr>
<tr><td>操作过程</td><td colspan="3">保存 1 万条命令
sed -i 's/^HISTSIZE = 1000/HISTSIZE = 10000/g'/etc/profile
在/etc/profile 的文件尾部添加如下行数配置信息：
######jiagu history xianshi#########
USER_ IP = 'who - u am i 2 >/dev/null | awk' {print $ NF}' | sed - e's/[()] //g''
if [" $ USER_ IP" = ""]
then
USER_ IP = 'hostname'
fi
export HISTTIMEFORMAT = "%F %T $ USER_ IP 'whoami' "
shopt - s histappend
export PROMPT_ COMMAND = "history - a"
######### jiagu history xianshi ##########
#source/etc/profile 让配置生效</td></tr>
</table>

(二) 补丁修复的方法

1. 手动修复方法

(1) Windows 手动修复补丁。

通过漏洞扫描器，检测出严重、高危等安全漏洞时，需要及时对系统进行修复。在无法用扫描工具检测的环境中，如 Windows 操作系统中可以通过比对系统的补丁号来完成检测。在"控制面板"—"程序"—"程序和功能"—"已安装更新"可以看到当前系统已安装的安全补丁（见图 3－1）。

已安装更新

控制面板 ▸ 程序 ▸ 程序和功能 ▸ 已安装更新

控制面板主页

卸载程序

打开或关闭 Windows 功能

卸载更新

若要卸载更新，请从列表中将其选中，然后单击"卸载"或"更改"。

组织 ▾

名称	程序	版本	发布者	安装时间
用于 Microsoft Windows 的 安全更新(KB3037574)	Microsoft W...		Microsoft Corporation	2017/6/17
用于 Microsoft Windows 的 安全更新(KB2911501)	Microsoft W...		Microsoft Corporation	2017/6/17
用于 Microsoft Windows 的 安全更新(KB2758857)	Microsoft W...		Microsoft Corporation	2017/6/17
用于 Microsoft Windows 的 安全更新(KB2931356)	Microsoft W...		Microsoft Corporation	2017/6/17
用于 Microsoft Windows 的 安全更新(KB2943357)	Microsoft W...		Microsoft Corporation	2017/6/17
用于 Microsoft Windows 的 安全更新(KB2968294)	Microsoft W...		Microsoft Corporation	2017/6/17
用于 Microsoft Windows 的 安全更新(KB2972100)	Microsoft W...		Microsoft Corporation	2017/6/17
用于 Microsoft Windows 的 安全更新(KB2972211)	Microsoft W...		Microsoft Corporation	2017/6/17
用于 Microsoft Windows 的 安全更新(KB2978120)	Microsoft W...		Microsoft Corporation	2017/6/17
用于 Microsoft Windows 的 安全更新(KB3011780)	Microsoft W...		Microsoft Corporation	2017/6/17
用于 Microsoft Windows 的 安全更新(KB3023215)	Microsoft W...		Microsoft Corporation	2017/6/17
用于 Microsoft Windows 的 安全更新(KB3046269)	Microsoft W...		Microsoft Corporation	2017/6/17
用于 Microsoft Windows 的 安全更新(KB3074543)	Microsoft W...		Microsoft Corporation	2017/6/17
用于 Microsoft Windows 的 安全更新(KB3086255)	Microsoft W...		Microsoft Corporation	2017/6/17
用于 Microsoft Windows 的 安全更新(KB3097989)	Microsoft W...		Microsoft Corporation	2017/6/17
用于 Microsoft Windows 的 安全更新(KB3122648)	Microsoft W...		Microsoft Corporation	2017/6/17
用于 Microsoft Windows 的 安全更新(KB3127220)	Microsoft W...		Microsoft Corporation	2017/6/17
用于 Microsoft Windows 的 更新(KB3177467)	Microsoft W...		Microsoft Corporation	2017/6/17
用于 Microsoft Windows 的 安全更新(KB3042058)	Microsoft W...		Microsoft Corporation	2017/6/30
用于 Microsoft Windows 的 安全更新(KB4025252)	Microsoft W...		Microsoft Corporation	2017/7/12
用于 Microsoft Windows 的 安全更新(KB4025337)	Microsoft W...		Microsoft Corporation	2017/7/12
用于 Microsoft Windows 的 安全更新(KB4036586)	Microsoft W...		Microsoft Corporation	2017/9/16
用于 Microsoft Windows 的 安全更新(KB4038779)	Microsoft W...		Microsoft Corporation	2017/9/16
用于 Microsoft Windows 的 安全更新(KB4040966)	Microsoft W...		Microsoft Corporation	2017/9/16
用于 Microsoft Windows 的 更新(KB4040980)	Microsoft W...		Microsoft Corporation	2017/9/16
用于 Microsoft Windows 的 安全更新(KB4040685)	Microsoft W...		Microsoft Corporation	2017/10/11
用于 Microsoft Windows 的 安全更新(KB4041678)	Microsoft W...		Microsoft Corporation	2017/10/11
用于 Microsoft Windows 的 安全更新(KB4052978)	Microsoft W...		Microsoft Corporation	2017/12/23
用于 Microsoft Windows 的 更新(KB4019990)	Microsoft W...		Microsoft Corporation	2018/2/13
用于 Microsoft Windows 的 更新(KB4054998)	Microsoft W...		Microsoft Corporation	2018/2/13
用于 Microsoft Windows 的 安全更新(KB4088878)	Microsoft W...		Microsoft Corporation	2018/3/31
用于 Microsoft Windows 的 更新(KB4095874)	Microsoft W...		Microsoft Corporation	2018/5/9
用于 Microsoft Windows 的 安全更新(KB4284826)	Microsoft W...		Microsoft Corporation	2018/6/21

图 3－1 已安装更新

亦可以通过命令来查询已安装的全部补丁号：

C：\ >systeminfo | findstr"KB"

一个全新的 Windows Server 2008 R2 SP1 系统，一般要修复如下安全补丁，MS11 - 030 \ 11 - 058 \ 12 - 020 \ 14 - 066 \ 15 - 034 及最新的 Windows Server 2008 R2 的月安全质量汇总补丁。

【注】打上补丁后重启系统前，应该备份系统上的重要数据及程序，不把备份的数据放在本服务器。

（2）Linux 手动修复补丁。

Linux 修复安全漏洞时，有很多关联包需要同时安装，如果能通过 yum 源等在线更新方式，会方便很多。当无法连接网络时，可以通过下载所有关联的更新包，来手动更新。以下举例，CentOS 的 bash 破壳漏洞及 Glibc 幽灵漏洞的手动修复方法：

Bash 破壳漏洞

①检测是否存在。

主机检测命令

env x =' () { :;}; echo bug' bash -c "echo test"

只输出"test"无漏洞，输出了"bug"则是有漏洞。

打补丁后，执行绕过测试命令：

env -i X =' () { (a) = >\\' bash -c 'echo date'; cat echo

输出当前日期则有漏洞，输出“date”这 4 个字母则是无漏洞。

②修复方法。

有网络 yum 可用情况下：

yum clean all

yum makecache

yum -y update bash

或者手动安装

rpm -Uvh bash-4.1.2-15.el6_5.2.x86_64.rpm --force --nodeps

rpm -qa | grep bash

Glibc 幽灵漏洞

①漏洞检测。

未升级前版本

rpm -qa | grep glibc

glibc-2.12-1.212.el6.i686

glibc-2.12-1.212.el6.x86_64

glibc-devel-2.12-1.212.el6.x86_64

compat-glibc-headers-2.5-46.2.x86_64

glibc-common-2.12-1.212.el6.x86_64

glibc-headers-2.12-1.212.el6.x86_64

compat-glibc-2.5-46.2.x86_64

执行 ghost，显示“vulnerabe”为存在幽灵漏洞，需升级更新。

```
# gcc ghost. c  -o ghost
# ./ghost
vulnerable
```

升级后可执行同样方法进行验证

```
# ./ghost
not vulnerable
# rpm -qa | grep glibc
```

②yum 在线升级。

在可以连接互联网，操作系统为 CentOS、RHEL 已经注册或 RHEL 已经卸载原来 yum 并安装其他开源 yum 的情况下，可以使用 yum 在线升级。应先执行# yum clean all，再# yum update glibc（部分 yum 源无法升级的可更换其他 yum 源尝试）。

```
# yum clean all
已加载插件：fastestmirror，security
Cleaning repos：base extras updates
清理一切
Cleaning up list of fastest mirrors
# yum update glibc
已加载插件：fastestmirror，security
设置更新进程
Determining fastest mirrors
 * base：mirrors. 163. com
 * extras：mirrors. 163. com
 * updates：mirror. lzu. edu. cn
base                          | 3. 7kB     00：00
base/primary_ db              | 4. 7MB     00：05     TA
extras                        | 3. 4kB     00：00
extras/primary_ db            | 29kB       00：00
updates                       | 3. 4kB     00：00
updates/primary_ db           | 3. 7MB     02：27
解决依赖关系
 - - >执行事务检查
 - - > Package glibc. i686 0：2. 12 -1. 212. el6 will be 升级
 - - >处理依赖关系 glibc = 2. 12 -1. 212. el6，它被软件包 glibc -headers -2. 12 -1. 212. el6. x86_ 64 需要
 - - >处理依赖关系 glibc = 2. 12 -1. 212. el6，它被软件包 glibc -devel -2. 12 -1. 212. el6. x86_ 64 需要
 - - >处理依赖关系 glibc = 2. 12 -1. 212. el6，它被软件包 glibc -common -2. 12 -1. 212. el6. x86_ 64 需要
 - - > Package glibc. x86_ 64 0：2. 12 -1. 212. el6 will be 升级
```

--> Package glibc. i686 0：2. 12 -1. 212. el6_ 10. 3 will be an update

--> Package glibc. x86_ 64 0：2. 12 -1. 212. el6_ 10. 3 will be an update

-->执行事务检查

--> Package glibc - common. x86_ 64 0：2. 12 -1. 212. el6 will be 升级

--> Package glibc - common. x86_ 64 0：2. 12 -1. 212. el6_ 10. 3 will be an update

--> Package glibc - devel. x86_ 64 0：2. 12 -1. 212. el6 will be 升级

--> Package glibc - devel. x86_ 64 0：2. 12 -1. 212. el6_ 10. 3 will be an update

--> Package glibc - headers. x86_ 64 0：2. 12 -1. 212. el6 will be 升级

--> Package glibc - headers. x86_ 64 0：2. 12 -1. 212. el6_ 10. 3 will be an update

-->完成依赖关系计算

yum 会自动搜索与 glibc 关联的包，并提示是否升级安装。

③离线升级。

大部分 Linux 系统不能上网或部署的是 RHEL 未注册版本，所以无法用 yum 了，只能下载包离线安装。可以通过镜像上下载 glibc 及其关联包，而后进行升级。当前 RHEL 版本升级包，RHEL5 的下载路径都在形如：http：//xxxx. com/centos/5. 11/updates/下，RHEL6 的下载路径都在形如：https：//mirrors. xxxx. com/centos/6. 9/updates/x86_ 64/Packages/下（也可以用 yumdownloader 工具统一下载补丁包。执行# yum install --downloadonly --downloaddir =/tmp glibc）。

当然下载安装前需区分系统版本位数，即执行

file /sbin/init | awk '{print $3}'

64 - bit

cat /etc/issue

CentOS release 6. 4 (Final)

把 rpm 包上传到系统的同一路径下，通过# rpm - Uvh *. rpm，进行更新安装（*. rpm时确保当前目录下没有其他无法 rpm 的包，避免错误安装了其他包）。如果还有关联包不存在，系统会给提示，重新到网络上下载并上传再统一安装即可（不同系统依据安装的软件不同，依赖包也会不一样）。

升级完 glibc，最好要重启相应的操作系统。如果暂时无法重启，也应该重启与 glibc 相关的重要应用服务（应先重启数据库服务器，再重启应用系统服务器，避免应用系统二次重启）。

ldd /usr/sbin/httpd | grep libc. so. 6

libc. so. 6 => /lib64/libc. so. 6 (0x00007ff1e7937000)

上面表示 httpd 命令有用到 glibc

Linux 运维中存在管理员设置的临时性参数，在操作系统重启后就失效了，这样容易导致业务系统在重启后，无法正常运行，需要重启配置这些参数。例如：

service iptables status

Firewall is stopped

chkconfig --list | grep iptables

iptables 0：关闭 1：关闭 2：关闭 3：启用 4：关闭 5：启用 6：关闭

【注】RHEL 4 版本由于发行超过 10 年，已经没有发布安全补丁包了，且 glibc 是很基础的库，不建议进行其他方法升级，容易出问题。从安全考虑，建议升级操作系统到 5 及以后版本。

如果无法使用 yum 的服务器很多（如几百台），可以搭个本地源再进行 yum 升级。

升级前检查是否有定制的系统软件，如果有的话建议和开发人员联系是否可以升级。

应该在测试服务器上先测试通过，如有集群服务器的，先升级一台，再升级其他服务器。

2. 补丁更新服务器的部署

(1) 内外网部署 WSUS 服务器。

在互联网区和医院内部网络中各部署一套 WSUS 补丁服务器。外网 WSUS 服务器自动从微软获取更新程序，供 DMZ 区服务器进行补丁更新，内网 WSUS 服务器通过与外网 WSUS 数据库同步，实现内网服务器的补丁下发更新。

(2) 资源需求。

操作系统：建议 Windows Server 2012 R2（部署完，自身要先安装上所有的安全补丁）。

磁盘：500G。

内存：8G。

端口：WSUS 服务器使用 HTTP（TCP 80）和 HTTPS（TCP 443）来从 Microsoft Update 获取更新程序，客户端通过 8530 侦听 HTTP 连接请求。

带宽：除了测试机，其他机器都只以通知方式让用户下载，且分发或通知补丁可设置在半夜 3 点，不会影响业务。

(3) 补丁分发计划。

理顺 Windows 补丁分发的畅通渠道，满足未来补丁经过评估审核后方可下发的模式。对网络中的客户端计算机进行分组，控制更新程序在不同客户端计算机上的分发。如：分为测试组、互联网办公区域、DMZ 区、各科室、一般服务器组、核心服务器组等。

如下建议：

①下列的补丁都要下发，总体策略如下：

√ 测试组

服务端：自动审批，设置审批期限 3 天。

客户端：自动下载，自动安装。

√ 互联网办公区域、DMZ 区

服务端：每个月第三周人工审批。

客户端：自动下载，手工安装，手工重启。

安装时间：下个月的第一周之内安装。

√ 各科室、一般服务器组、核心服务器组

服务端：每个月第四周人工审批。

客户端：手工下载，手工安装，手工重启。

安装时间：下个月的第一周之内安装。

②操作系统类别。

Windows Server 2000、Windows 7、Windows 8、WindowsS 8.1、Windows Server 2003、

Windows Server 2008 R2、Windows Server 2008、Windows XP、Windows Server 2012、Windows Server 2012 R2、Windows 10。

SQL Server、Office 等其他组件的补丁均不分发。

③补丁类别。

安全更新程序、关键更新程序、定义更新。

其余 SP 级补丁、更新程序集、工具、驱动程序等补丁均不分发。

（4） WSUS 服务器端策略。

①补丁元数据下载。

WSUS 服务器分别在每天晚上 19：00 开始从微软官网下载补丁的元数据至本 WSUS 服务器上。

②批准更新。

测试组，设置为自动审批，审批期限三天（目前微软一般在每个月第二周的周三发布补丁）；

互联网办公区域、DMZ 区，在每个月第三周的周二进行人工审批；

各科室、一般服务器组、核心服务器组，在每个月第四周依旧进行人工审批。

除了测试组，其他不要配置“设置审批期限”（见图 3－2），不要打钩（这非常重要）。

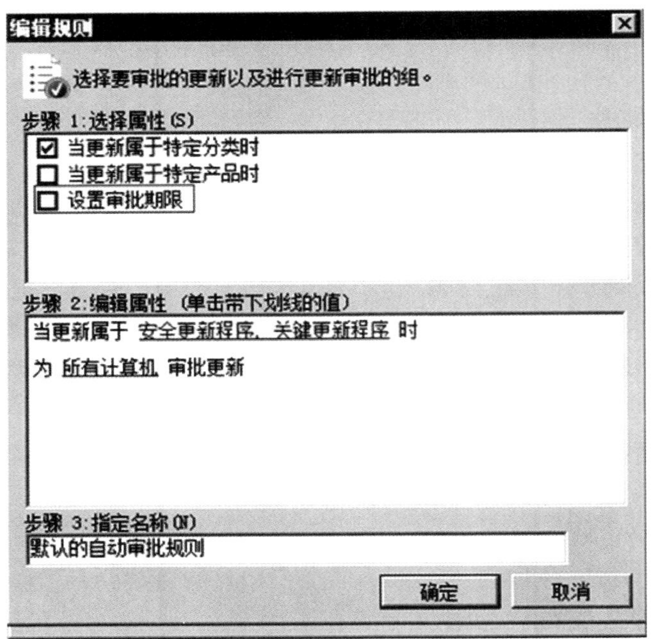

图 3－2　审批更新规则编辑

（5） 客户端具体设置（通过域控推送）。

【位置】运行—gpedit. msc—计算机配置—管理模板—Windows 组件—Windows Update

①测试组。

√“自动更新检测频率”：

a） 选择——“已启用”。

b）“间隔（小时）检查更新”设置为“22 小时”——实际是每 16～22 小时检测一次。

√“重新提示计划安装后的重新启动”【Win2008/2012 为：“对计划的安装再次提示重新启动”】：

a）选择——“已启用”。

b）“再次提示计划安装前等待以下时间重新启动（分钟）”【Win2008/2012 为：“在再次提示计划重新启动前等待的时间（分钟）”】设置为“60 分钟”——每 1 小时弹出一次重启提示。

√“重新计划自动更新的计划安装”：选择——“已禁用”——到“配置自动更新”中设置的计划安装时间时才会再次弹出安装提示。

√“指定 Internet Microsoft 更新服务位置”：

a）选择——“已启用”。

b）“为检测更新设置 Internet 更新服务”【Win2008/2012 为：“设置检测更新的 Internet 更新服务”】，设置如下：

√“设置 Internet 统计服务器”和“为检测更新设置 Internet 更新服务”一样设置（请根据服务器实际情况填写）。

√“允许自动更新立即安装”：选择——“已启用”。

√“允许来自 Internet Microsoft 更新服务位置的签名内容”【Win2008/2012 为：“允许来自 Internet Microsoft 更新服务位置的签名更新”】：选择——“已启用”。

√“允许客户端目标设置”：选择——“已禁用”。

√“允许非管理员用户接收更新通知”【Win2008/2012 为：“允许非管理员接收更新通知”】：选择——“已启用”。

“通过自动更新启用建议更新”【Win2008/2012 为：“启用通过自动更新建议的更新”】：选择——“已禁用”。

√“启用 Windows Update 电源管理以自动唤醒系统来安装计划的更新”：选择——“已禁用”。

√“配置自动更新”：

a）选择——“已启用”。

b）“配置自动更新”选择——“4—自动下载并计划安装”。

c）“计划安装日期”选择——“0—每天”。

d）“计划安装时间”选择——“3：00”。

√“对于已登录用户的计算机，计划的自动更新安装不执行重新启动”：选择——“已启用”。

√“对计划的安装延迟重新启动”：

a）选择——“已启用”。

b）“继续执行计划安装前等待以下时间重新启动（分钟）”设置为“15 分钟”。

√“不要在‘关闭 Windows’对话框显示‘安装更新并关机’”：选择——“已禁用”。

√“不要调整关闭 Windows 对话框里的‘安装更新并关机’的默认选项”：选择——“已启用”——不会把安装更新并关机作为默认选项。

√（Win2003/2012 无此项）【Win2008 为：Turn off the upgrade to the latest version of Windows through windows Update】：选择——“已启用”。

√（Win2003 无此项）【Win2008/2012 为：“启用软件通知”】：选择——“已启用”。

√（Win2003/2008 无此项）【Win2012 为：“始终在计划的时间重新启动”】：

a）选择——“已启用”。

b）重新启动计时器将为用户预留足够时间保存其工作（分钟）选择——15。

√（Win2003/2008 无此项）【Win2012 为：“不要连接任何 Windows 更新 Internet 位置”】：

a）选择——“已启用”。

②互联网办公区域、DMZ 区，及各科室、各重要服务器。

√“自动更新检测频率”：

a）选择——“已启用”。

b）“间隔（小时）检查更新”设置为“22 小时”——实际是每 16～22 小时检测一次。

√“重新提示计划安装后的重新启动”【Win2008/2012 为：“对计划的安装再次提示重新启动”】：

a）选择——“已启用”。

b）“再次提示计划安装前等待以下时间重新启动（分钟）”【Win2008/2012 为：“在再次提示计划重新启动前等待的时间（分钟）”】设置为“60 分钟”——每 1 小时弹出一次重启提示。

√“重新计划自动更新的计划安装”：选择——“已禁用”——到“配置自动更新”中设置的计划安装时间时才会再次弹出安装提示。

√“指定 Internet Microsoft 更新服务位置”：

a）选择——“已启用”。

b）“为检测更新设置 Internet 更新服务”【Win2008/2012 为：“设置检测更新的 Internet 更新服务”】，设置如下：“设置 Internet 统计服务器”和“为检测更新设置 Internet 更新服务”一样设置（请根据服务器实际情况填写）。

√“允许自动更新立即安装”：选择——“已禁用”。

√“允许来自 Internet Microsoft 更新服务位置的签名内容”【Win2008/2012 为：“允许来自 Internet Microsoft 更新服务位置的签名更新”】：选择——“已启用”。

√“允许客户端目标设置”：选择——“已禁用”。

√“允许非管理员用户接收更新通知”【Win2008/2012 为：“允许非管理员接收更新通知”】选择——“已启用”。

√“通过自动更新启用建议更新”【Win2008/2012 为：“启用通过自动更新建议的更新”】选择——“已禁用”。

√“启用 Windows Update 电源管理以自动唤醒系统来安装计划的更新”：选择——“已禁用”。

√“配置自动更新”：

a）选择——“已启用”。

b）“配置自动更新”：（互联网区、办公区）选择——“3—自动下载并通知安装”；（各科室、各服务器区）选择——“2—通知下载并通知安装”

c）“计划安装日期”选择——“1—每星期日”（只有在选择4时才生效，当前选择不生效）。

d）“计划安装时间”选择——“3：00”（只有在选择4时才生效，当前选择不生效）。

√“对于有已登录用户的计算机，计划的自动更新安装不执行重新启动”：选择——“已启用”。

√“对计划的安装延迟重新启动”：

a）选择——“已启用”。

b）“继续执行计划安装前等待以下时间重新启动（分钟）”设置为“15分钟”（此策略仅适用于自动更新配置为执行更新的计划安装时）。

√“不要在‘关闭Windows’对话框显示‘安装更新并关机’”：选择——“已禁用”。

√“不要调整关闭Windows对话框里的‘安装更新并关机’的默认选项”：选择——“已启用”——不会把安装更新并关机作为默认选项。

√（Win2003/2012无此项）【Win2008为：Turn off the upgrade to the latest version of Windows through windows Update】：选择——“已启用”。

√（Win2003无此项）【Win2008/2012为：“启用软件通知”】：选择——“已禁用”。

√（Win2003/2008无此项）【Win2012为：“始终在计划的时间重新启动”】：选择——“已启用”。

√（Win2003/2008无此项）【Win2012为：“不要连接任何Windows更新Internet位置”】：选择——“已启用”。

（6）风险和应急。

①WSUS。

WSUS是微软自身的补丁管理系统，与Windows操作系统无缝结合，不会对操作系统造成影响。

②补丁BUG。

本方案实施后，补丁的分发遵循开发测试段—办公段—DMZ区—各科室一般服务器段—核心服务器段。

部署至核心服务器至少前面几个区域已经安装补丁完成测试，且分发是依靠手工批准，可以避免因为补丁BUG对应用带来的风险。

（三）口令的规范及管理

1. 强口令设置规范

设定的口令可参考以下安全准则：

①为不同服务器设置不同口令，第一次登录系统请修改默认口令。

②重要系统的口令长度为10位及10位以上，其他系统口令至少为8位。

③口令为数字、大小写字母、符号三种类型字符，无规律组合而成。

④不能包含单位名称或简称、单位电话、邮箱前缀、手机号码、个人生日等单位及个人信息。

⑤不能是键盘的位置组合，如：! QAZ2wsx、abcd1234! @#$等。

⑥可用一句话中文首字母，便于记忆（如：喝一杯咖啡好不好！h1bkfhbH!）。

⑦可用密码生成器，自动生成强口令作为系统的密码。

⑧根据相关规范设置口令更新周期策略，定期更改口令。

2. 口令的安全存储

系统口令的保存，是很容易让人忽视的环节，远程连接客户端保存密码、口令写在纸条贴在电脑旁边等现象经常可见。在笔者看来，服务器的系统密码都不应该在没有保护措施的情况下存储保存。作为系统的最后一道关卡，口令至少在管理员的电脑上有一道强防护，如保存账号密码的 Excel 表，应该设置“密码保护”。

在保护的数据众多时，还可以对保存有密码文件的整个盘进行 BitLocker 驱动器加密（见图 3－3），这样即使客户端系统被人登录，也很难获取到服务器的密码。

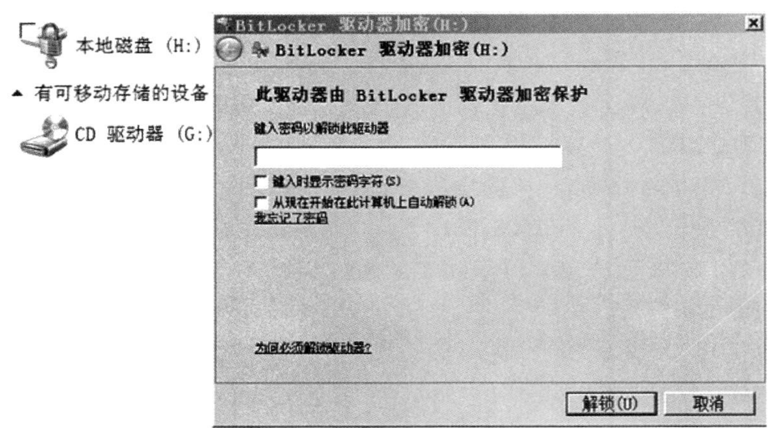

图 3－3 BitLocker 驱动器加密

（四）操作系统防火墙及 IPSec 应用

区域划分的硬件防火墙等网络控制只可抵御局域网外的攻击，操作系统自身的防火墙对于防范局域网的横向攻击有很大的帮助，在当前医院的操作系统中，很少有看到启用自身防火墙或 IPSec 来控制网络访问的。

Windows2003 及以上版本通过 IP 安全策略关闭 445 端的脚本语句如下：

```
@echo 启动 IPSec 服务并设置 IPSec 服务开机自动
sc config PolicyAgent start= auto
net start PolicyAgent
rem 在生产环境下执行前，先做测试
@echo 为策略命名
@echo【注意】部分杀软可能会阻止脚本创建策略又不会提示你，导致创建策略名失败；@echo 选择右键“管理员身份运行”，不然在 Win10 系统上会报错
Netsh ipsec static add policy name="siss_ ipsec"
@echo 创建过滤器
Netsh ipsec static add filterlist name="Allow"
Netsh ipsec static add filterlist name="Deny"
```

```
@echo 为过滤器创建规则
:: 禁止任何 IP 访问本机 445 端口
Netsh ipsec static add filter filterlist = "Deny" srcaddr = any dstaddr = me dstport = 445 protocol = tcp mirrored = yes
Netsh ipsec static add filter filterlist = "Deny" srcaddr = any dstaddr = me dstport = 445 protocol = udp mirrored = yes
@echo 创建过滤动作
Netsh ipsec static add filteraction name = "Permit" action = permit
Netsh ipsec static add filteraction name = "Block" action = block
@echo 将过滤器与过滤动作关联
Netsh ipsec static add rule name = "Allow rules" Policy = "siss_ ipsec" filterlist = "Allow" filteraction = "Permit"
Netsh ipsec static add rule name = "Deny rules" Policy = "siss_ ipsec" filterlist = "Deny" filteraction = "Block"
@echo 启用此策略
netsh ipsec static set policy name = "siss_ ipsec" assign = y
@echo 设置完成，按任意键退出……
@pause
```

（五）构建可信主机环境

1. 可信计算技术概述

网络安全风险极大，从科学原理上看，其实质是人们对 IT 认知逻辑的局限性，由于不能穷尽所有逻辑组合，只能局限于完成计算任务去设计 IT 系统，必定存在逻辑不全的缺陷，从而形成了难以应对人为利用缺陷进行攻击的网络安全命题，这也是永远的主题。因此，为了防御对方的攻击，必须从逻辑正确验证理论、计算体系结构和计算工程应用模式等方面进行科学技术创新，以解决逻辑缺陷不被攻击者利用的问题，形成攻防矛盾的统一体。确保完成计算任务的逻辑组合不被篡改和破坏，实现正确计算，这是主动免疫防御的相对安全目标。

主动免疫可信计算是指计算运算的同时进行安全防护，计算全程可测可控，不被干扰，只有这样才能使计算结果总是与预期一样。这种主动免疫的计算模式改变了传统的只讲求计算效率，而不讲安全防护的片面计算模式。

在图 3 -4 所示的双体系结构中，采用了一种安全可信策略管控下的计算和防护并存的主动免疫的新计算节点体系结构，以密码为基因实施身份识别、状态度量、保密存储等功能，及时识别“自己”和“非己”成分，从而破坏与排斥进入机体的有害物质，相当于为网络信息系统培育了免疫能力。

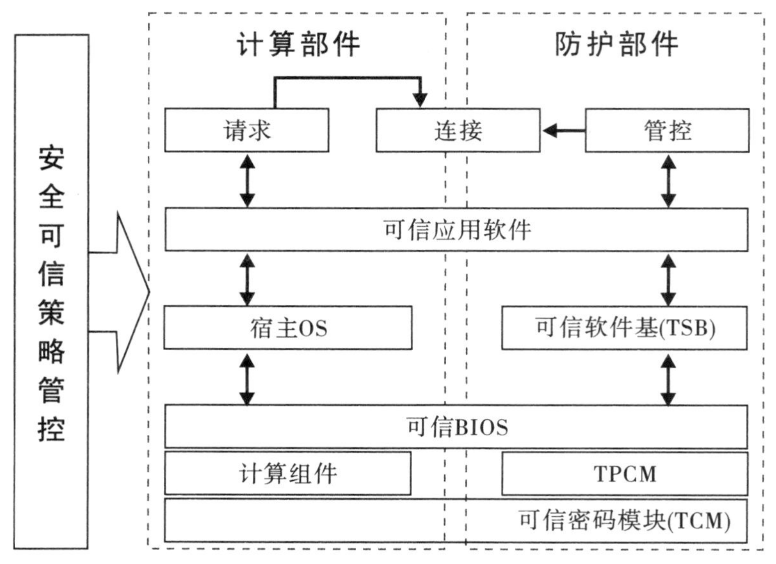

图3－4　安全可信策略管控

可信计算技术面向操作系统建立了免疫防线，确保系统环境对病毒、木马、漏洞的攻击免疫，实现“进不来”“拿不走”“改不了”“看不懂”“赖不掉”“瘫不成”的安全效果。

(1) 进不来：通过用户身份鉴别，阻止非法用户登录系统，有效防止外部攻击，防止某薄弱环节影响整体安全。

(2) 拿不走：防护攻击源头，进行强制访问控制，将有效防止非法操作。

(3) 改不了：进行可信验证，配置、代码信息防篡改，自动纠错，使木马种不上，病毒染不了。

(4) 看不懂：对重要数据进行加密保护，非法用户只能看到重要数据的密文。

(5) 赖不掉：对系统进行严格审计，及时记录违规操作信息，发现异常，跟踪追击。

(6) 瘫不成：通过防护，使系统工作瘫痪不了。

2. 可信计算的防护技术和措施

大量的案例现实表明，网络攻击通常会利用主机系统防护的缺陷，直接作用于主机上。那我们可以通过构建可信的主机环境，对攻击采用体系化的防御。

(1) 身份鉴别。

为了保证操作系统的操作人员合法的身份以及在此基础上的权限分配，首先需要在操作系统中采用用户名和用户标识符标识用户身份，并确保在系统整个生存周期用户标识的唯一性。在每次用户登录系统时，采用受安全管理中心控制的口令、令牌、基于生物特征、数字证书以及其他具有相应安全强度的两种或两种以上的组合机制进行用户身份鉴别，并对鉴别数据进行保密性和完整性保护。

(2) 可信静态度量。

基于可信根对计算节点的BIOS、引导程序、操作系统内核、应用程序等进行可信度量和验证。在程序启动加载前，通过监控接口，拦截程序加载过程，度量程序的特征值是否与可信基准值相同，如果相同则允许内存继续加载，否则，终止程序加载执行。这种方式在失去病毒特征的支撑时也能有力应对各种病毒及其变种在系统中的执行。

（3）可信动态度量。

在系统运行过程中，关键执行环节，例如系统调用、中断、关键内存区域等可能被实时篡改或注入，这时需要在这些关键执行环节进行可信度量和验证，并在检测到其完整性受到破坏时采取应对措施。可信动态度量可以保障系统安全运行、安全机制不被旁路和篡改并针对不同的度量对象，采用合理的度量方法，选择合适的度量时机，对系统的运行进行全面度量，确保系统安全可信。可信动态度量是系统的核心保障，是监控系统运行状态、度量进程行为、分析系统可信性的关键。可信动态度量针对操作系统底层漏洞或内存攻击具备有效的防御能力。

（4）网络可信连接保护。

在主机之间网络通信时，为防止不可信主机入侵可信主机系统，需要对接入的源和目标进行平台身份鉴别、平台完整性校验、数据传输的保密性和完整性保护，一旦发现非法接入操作要及时阻断。例如在勒索病毒攻击过程中，会搜索网络内其他主机的445端口，当可信安全机制发现蠕虫的传播机制不符合预制的安全策略时，将会自动降低受威胁的主机可信状态估值，同时关闭该主机的网络通信，将受害主机隔离起来。

（5）配置可信检查。

操作系统或应用的配置文件也是攻击者瞄准的目标，通过修改配置文件可以起到控制和改变应用行为，达到修改破坏业务执行逻辑的目的。所以对系统和应用的安全配置信息应建立配置基准库，实时监控或定期检查配置信息的状态，及时阻止非法篡改配置信息的行为，或者修复和基准库中内容不符的配置信息。

（6）数据完整性保护。

医疗信息系统数据是最重要的防护目标，对数据的篡改和破坏也是目前攻击者主要的目的。例如在勒索病毒事件中，病毒就会对所有的数据文件进行加密操作。可信计算可以提供基于内核层实现的文件强制访问控制，对用户或进程授权读写权限的方式，限制用户或进程对系统目录、文件的访问权限，权限包括读、读写、拒绝等；通过文件强制访问控制，拒绝攻击者对重要系统文件的篡改和破坏。

（7）数据保密性保护。

对于重要的数据，例如涉及患者信息的隐私数据等，可采用符合国密标准的密码技术对在主机中存储和处理的数据进行加密保护。

（8）系统管理权限的控制。

在实际系统运行中，通常还需要解决越权操作的安全问题。因为系统中通常存在多用户的情形，具有一定权限内部人员对其他用户的有关文件、应用程序等进行越权访问和操作，可信计算防护体系中的强制访问控制组件为每一个主、客体提供了基于标记的权限分配功能，按照最小特权原则，保证主体必须严格按照安全策略来访问资源，并通过可信计算的度量功能来保障主、客体标记的完整性，进而从根本上消除系统内部人员越权操作行为的发生。

例如，很多医院对系统和应用的运维工作依托第三方来进行，每个进入系统的用户都使用同样的账户或具备同样的权限，通常是管理员权限。此时，运维人员的操作没有任何限制，完全可以进行与工作无关的操作，例如植入恶意程序，修改配置等操作，这也是目前内部人员攻击的主要方式。通过管理员权限的控制就可以很好地避免运维人员权限过大，同时结合身份鉴别对运维人员的行为也可以做到很好的区别审计。

（9）可信软件统一管理。

很多进入系统的病毒是伴随其他软件安装的过程进入系统的。这就要求加强对应用软件的可信管理。对于医院信息系统，可以建立统一的医疗软件库，对业务环境中使用的医疗信息系统应用软件进行统一收集、分析、整理。同时对软件提供安全认证、安全下载和安全配置，并生成与软件配套的白名单信息库及规则库。确保软件来源和使用合法可追溯，也能有效降低系统运维带来的安全风险。

第二节　数据库安全

一、数据库类型

数据库直接承载着医院的核心数据，为了修复数据库漏洞或应用数据库新功能，会考虑到数据库迁移的方便性，一般从某一类型数据库升级到高版本，四大系统极少变更数据库类型。医院信息系统中，主要还是 MS SQL 和 Oracle 使用居多，个别医院会尝试使用 MySQL、Caché 数据库等。

二、数据库典型风险

（一）默认账号及口令

医院数据库默认账号及弱口令的现象普遍存在，从众多医院的数据库现状中，可归纳出导致默认账号及口令存在的缘由为三点：

1. 在数据部署时，设置了密码或没有修改默认密码

①Oracle9i 在安装的时候会自动为管理员设定固定值密码，其中：

sys/change_ on_ install

system/manager

sysman/oem_ temp

scott/tiger

Oracle10g 以上版本安装、创建账号过程中，总喜欢使用 oracle 或与账号名一样的字符作为口令。

②MySQL 在安装后，经常设定本地空密码登录。

③Sa 经常使用 sa 或 123456 等，如此简单的口令作为超级管理员的密码。

2. 管理人员对数据库存在的口令未知

医院大部分系统运行时间都很久远，各类数据库账号也在不断增加，管理人员很难在众多账号中知晓哪些为弱口令。

3. 数据库弱口令难更改

数据库账号口令更改关联到业务的连续性，即使发现了弱口令的风险，关于如何管理，若人员没有制订计划及考虑对业务的影响，慢慢就不会着手处理此安全漏洞，导致数据库弱口令隐患一直存在。

（二）账号提权

1. xp_ cmdshell

SQL Server 存储过程的“xp_ cmdshell”脚本，可以通过它来创建管理员账号等执行任何的操作系统命令。除了“xp_ cmdshell”，还有 xp_ regwrite、xp_ regread、xp_ regdeletekey、xp_ regdeletevalue、xp_ regaddmultistring、xp_ regremovemultistring、xp_ regenumvalues 等存储过程都可以对操作系统相应权限进行操作。

2. Oracle 本地提权

普通 Oracle 普通账号在没赋予 dba 权限的情况下，由普通账号运行的 DBMS_ EXPORT_ EXTENSION 存储过程，允许低权限用户以 DBA 权限执行任意 SQL 代码。

（三）数据库注入

SQL 注入主要依赖于结构化查询语言，每种数据库略有出入；SQL 注入漏洞的利用，最主要的威胁是提权；后台维护人员或黑客攻击，可以借此获得 DBA 权限。需要说明的是，这里所说的 SQL 注入并不是应用系统的 SQL 注入，而是数据库自身的注入漏洞，这种漏洞比应用系统的注入漏洞危险性更高；对于 SQL 注入漏洞的存在，主要是由于数据库中提供的系统或用户函数存在的参数检查不严和语句执行的缺陷。

（四）数据库溢出

缓冲区溢出的漏洞，风险性更高，因为通过缓冲区溢出漏洞不仅可以危害数据库，还可以控制操作系统，从而以数据库服务器为跳板，控制整个内网系统。缓冲区溢出的漏洞，不仅在数据库系统中有，在操作系统上运行的相关应用软件也有，但对于数据库，由于要提供大量外部访问，防火墙、IPS 等不能对其进行禁止，这些攻击隐藏在数据库的通信协议中，具有更大的隐蔽性，更是难以防范。

缓冲区溢出简单来说，是大的数据存入了小缓冲区，又不对存入数据进行边界判断，最终导致小缓冲区被撑爆。大的数据污染了小缓冲区附近的内存。污染的内存可能带来改变程序控制流、夺取操作系统、禁止访问等多种结果。

（五）TNS 监听漏洞

Oracle TNS 监听器进程，默认使用 TCP 1521 端口，用于处理客户端和服务器的数据传输。TNS 监听器在验证客户端发出的请求的身份前，亦可以对其他的部分命令进行响应，因此黑客利用此原理漏洞，无须口令就可以远程关闭监听、进行 TNS 劫持或上传任意文件到数据库服务器。

（六）异常的数据包

在数据库的通讯端口中，如果封装传输非数据库的协议，将导致数据库大量报错，并伴随着连接池的耗尽，最终导致数据库服务器的宕机。非攻击型常见的情况是，终端部署了非法外联探测的产品，而数据库主机地址又未配置在内部网络中，非法外联程序会以应用代理探测的方式，将 HTTP 数据包向数据库的监听端口发送，导致数据库服务器异常。

（七）权限滥用

每个用户在医院数据库中能操作什么，取决于赋予用户账号的角色和权限范围。数据库就是使用权限和角色来控制用户对数据库的操作，以保证数据库的安全性。图 3－5 为权限、角色、数据库及用户之间的关系。

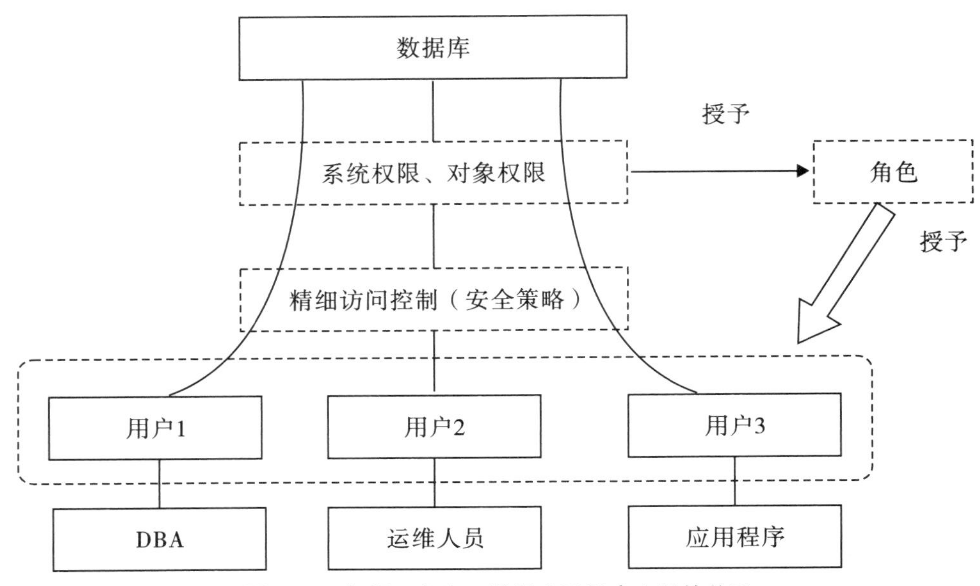

图3－5　权限、角色、数据库及用户之间的关系

权限、角色、用户是密不可分的。DBA可以利用角色来简化权限的管理。通过给用户授予适当的权限或角色，用户就能够连接和登录数据库，并在自己或其他用户的方案中创建、删除、修改、执行、应用数据库对象，或在数据库中执行特定的DML操作。

在医院实际环境中，很少按照“最小服务、最小权限等于最大的安全”的原则，没有应用精细访问控制的安全策略对访问的对象进行限制技术。管理人员为了赋予权限时候的方便，一般都是给予开发、运维账号DBA权限，用户可以对数据库的越权操作，导致敏感信息泄露等危害。

三、数据库安全加固策略

安全加固策略依据等级保护基本要求第三级中的数据库安全各项要求来展开。在数据库较多环境下，实际操作可通过专业的脚本、工具箱或专业技术团队共同完成。部分安全策略项实施需考虑在集群等环境下的影响，建议操作前对原有状态进行备份或详细记录并由专业技术团队评估协助完成。下面以SQL Server策略加固为例来说明数据库安全加固策略。

（1）认证方式。

操作目标	应对登录操作系统和数据库系统的用户进行身份标识和鉴别。	重要级别	高
操作过程	①身份验证： 【位置】右键点击“（LOCAL）（Windows NT）”选择“属性”—安全性—服务器身份验证，应该选择“SQL Server 和 Windows 身份验证模式”。 ②拒绝操作系统账号登录： 【位置】（LOCAL）（Windows NT）—安全性—登录名，右键选择 BUILTIN \ administrators 账号“属性”—“状态”中，“是否允许连接到数据库”选择“拒绝”，“服务器角色”中去除“sysadmin”权限，设置后需重启 SQL Server 服务生效。		
可能影响	无法使用 Administrator 登录数据库，如果忘记 Sa 的密码，导致无法登录管理数据库。		

（2）密码安全。

操作目标	操作系统和数据库系统管理用户身份鉴别信息应具有不易被冒用的特点，口令应有复杂度要求并定期更换。	重要级别	高
操作过程	扫描或询问管理员，发现了 SQL Server 账号的弱口令，建议管理员修改为强口令，修改方式如下（请管理员修改）： 方法一：（LOCAL）（Windows NT）—安全性—登录名，右键选择相应弱口令的账号，在属性项中修改。 方法二：新建查询中，执行语句。 use master; exec sp_ password 'old','new', username; 其中 old 为旧密码，new 为新密码，username 为要修改口令的账号。		
可能影响	修改密码后可能会造成业务中断，还应该修改相应的应用连接数据库配置。修改账号密码后，还需要重新建立该账号的任务计划。		

（3）安全远程管理。

操作目标	当对服务器进行远程管理时，应采取必要措施，防止鉴别信息在网络传输过程中被窃听。	重要级别	中
操作过程	【位置】要保证客户端与服务器实例通信的安全，可以采用 SSL 加密手段，还需要在服务器端安装证书。 【注】SQL Server 2005 为 8. 00. 760 或以上版本，才能够开启远程监听服务。		
可能影响	启用 SSL 传输加密，会影响 SQL Server 数据库的性能，建议慎重启用加密技术。		

（4）用户名唯一。

操作目标	应为操作系统和数据库系统的不同用户分配不同的用户名，确保用户名具有唯一性。	重要级别	中
操作过程	不同的用户要用不同的账号登录数据库，Sa 账号不能用于业务应用连接。 新建账号方法（由管理员来操作），如下： 方法一：【位置】（LOCAL）（Windows NT）—安全性—登录名，右键“新建登录”，新建账号设置密码并选择服务器角色和用户映射。 【位置】企业管理器—（LOCAL）（Windows NT），找到对应的数据库，新建用户指定对应的登录名并分配角色。 方法二：新建查询中，执行语句。 ①建用户。 USE model GO －－1. 新建用户 －－1. 1 添加登录用户和密码 EXEC sp_ addlogin N'lisi','abc123' －－1. 2 使其成为当前数据库的合法用户 EXEC sp_ grantdbaccess N'lisi' ②授予具体操作权限。 －－2. 2 以下是设置具体操作权限（仅参考） －－授予 lisi 对所有用户表的操作权限 GRANT SELECT，INSERT，UPDATE，DELETE TO lisi －－授予 lisi SELECT，UPDATE 到具体的表 GRANT SELECT，UPDATE ON tb TO lisi －－授予 lisi SELECT，UPDATE 到具体的表和列 GRANT SELECT，UPDATE ON tb（id，col）TO lisi －－禁止 lisi 对所有用户表的操作权限 DENY SELECT，INSERT，UPDATE，DELETE TO lisi －－禁止 lisi SELECT，UPDATE 到具体的表 DENY SELECT，UPDATE ON tb TO lisi －－禁止 lisi SELECT，UPDATE 到具体的表和列 DENY SELECT，UPDATE ON tb（id，col）TO lisi －－删除 lisi 对所有用户表的授权信息 REVOKE SELECT，INSERT，UPDATE，DELETE TO lisi －－授予 lisi 对具有创建表、视图、存储过程等的操作权限 GRANT CREATE TABLE，CREATE VIEW，CREATE PROC TO lisi －－禁止 lisi 对具有创建表、视图、存储过程等的操作权限 DENY CREATE TABLE，CREATE VIEW，CREATE PROC TO lisi －－删除 lisi 对具有创建表、视图、存储过程等的授权信息 REVOKE CREATE TABLE，CREATE VIEW，CREATE PROC TO lisi GO		

（5）用户权限分配。

操作目标	应根据管理用户的角色分配权限，实现管理用户的权限分离，仅授予管理用户所需的最小权限。	重要级别	中
操作过程	【位置】（LOCAL）（Windows NT）—安全性—登录名，查看每个账号的“服务器角色”“用户映射”，确认是否为用户所需的最小权限。如果权限过大，让管理员收回响应的权限。		
可能影响	可能导致普通账号无法运行业务系统。		

（6）存储过程。

操作目标	应严格限制默认账户的访问权限，重命名系统默认账户，修改这些账户的默认口令。	重要级别	中
操作过程	【位置】新建查询中，拒绝执行语句。 use master deny execute on xp_ cmdshell to public; deny execute on xp_ regwrite to public; deny execute on xp_ regread to public; deny execute on xp_ regdeletekey to public; deny execute on xp_ regdeletevalue to public; deny execute on xp_ regaddmultistring to public; deny execute on xp_ regremovemultistring to public; deny execute on xp_ regenumvalues to public; deny execute on xp_ enumgroups to public; deny execute on xp_ fixeddrives to public; deny execute on xp_ loginconfig to public; deny execute on xp_ getfiledetails to public; deny execute on xp_ dirtree to public; deny execute on sp_ OACreate to public; deny execute on sp_ OAMethod to public; deny execute on sp_ OADestroy to public; deny execute on sp_ OAGetErrorInfo to public; deny execute on sp_ OAGetProperty to public; deny execute on sp_ OASetProperty to public; deny execute on sp_ OAStop to public; 【注】 以 xp_ 开头的是扩展存储过程，主要用于调用操作系统命令或接口； 以 sp_ 开头的是数据库系统存储过程； 以 xp_ reg 开头的存储过程用于操作注册表； 以 sp_ OA 开头的存储过程用于创建 OLE 自动化对象，也可执行系统命令； sp_ makewebtask 可以在 Web 目录中创建带有恶意代码的备份文件； 建议针对 public 等低权限的角色禁止调用这些危险的存储过程。		
可能影响	部分存储过程无法调用。		

（续上表）

操作目标	应严格限制默认账户的访问权限，重命名系统默认账户，修改这些账户的默认口令。	重要级别	中
回滚措施	【位置】新建查询中，允许执行语句。 use master grant execute on xp_ cmdshell to public; grant execute on xp_ regwrite to public; grant execute on xp_ regread to public; grant execute on xp_ regdeletekey to public; grant execute on xp_ regdeletevalue to public; grant execute on xp_ regaddmultistring to public; grant execute on xp_ regremovemultistring to public; grant execute on xp_ regenumvalues to public; grant execute on xp_ enumgroups to public; grant execute on xp_ fixeddrives to public; grant execute on xp_ loginconfig to public; grant execute on xp_ getfiledetails to public; grant execute on xp_ dirtree to public; grant execute on sp_ OACreate to public; grant execute on sp_ OAMethod to public; grant execute on sp_ OADestroy to public; grant execute on sp_ OAGetErrorInfo to public; grant execute on sp_ OAGetProperty to public; grant execute on sp_ OASetProperty to public; grant execute on sp_ OAStop to public。		

（7）多余账号。

操作目标	应及时删除多余的、过期的账号，避免共享账号的存在。	重要级别	高
操作过程	【位置】新建查询中，查看账号信息： select name, status, createdate from syslogins; 禁用或删除多余的账号，执行语句： 【位置】（LOCAL）（Windows NT）—安全性—登录名，让管理员禁用或删除多余的、过期的账号，或新建查询中，执行语句： 先删除用户名 use master – –删除数据库用户 go exec sp_ dropuser 'lisi' – –数据库名 才能删除关联的登录账号 use master – –删除登录账号 go exec sp_ droplogin 'lisi' – –登录名		
可能影响	错误禁用或删除账号，会导致业务中断。		

（8）审计策略。

操作目标	审计范围应覆盖到服务器和重要客户端上的每个操作系统用户和数据库用户；审计内容应包括重要用户行为、系统资源的异常使用和重要系统命令的使用等系统内重要的安全相关事件；审计记录应包括事件的日期、时间、类型、主体标识、客体标识和结果等；应能够根据记录数据进行分析，并生成审计报表。	重要级别	高
操作过程	【位置】右键点击“（LOCAL）（Windows NT）”选择“属性”—安全性—审核级别，选择“失败和成功的登录”。 建议使用第三方数据库审计工具，增强日志记录功能，不建议开启 C2 功能。		
可能影响	开启自身的审计功能，可能会对数据库性能造成影响。		

（9）超时锁定。

操作目标	应根据安全策略设置登录终端的操作超时锁定。	重要级别	高
操作过程	【位置】右键点击“（LOCAL）（Windows NT）”—连接，查询超时设定，保持默认 600s 即可。 通过执行 sp_ configure'remote login timeout' 查看远程登录超时时间。		

（10）最大内存限制。

操作目标	应限制单个用户对系统资源的最大或最小使用限度。	重要级别	高
操作过程	【位置】右键点击“（LOCAL）（Windows NT）”—属性—内存，设置最大内存为物理内存的 80%。如：物理内存为 8G，数据库最大使用内存设置为 6.4G。		

本章介绍了医院主流使用的操作系统及数据库系统存在的安全风险，并详细阐述了包括针对操作系统、数据库系统漏洞及不安全配置的加固方法，针对各类敏感及高危行为的监测、审计及控制，可信计算技术等措施实现主机安全的提升，同时介绍了针对高危行为的有效防范案例与经验。

（本章作者：赖建华、林锴、张可同）

第四章　应用安全

本章导读：

信息系统是为了解决日常工作中信息的采集、处理、传输、存储、分析、管理所建立的人机系统。医院信息系统的应用安全是以保障业务工作稳定、连续开展为目的。开展保障信息系统应用安全工作，需要从信息系统所承载业务的重要性出发，综合考虑医院的管理能力、信息技术能力、资金投入能力等，采取适当的技术措施与管理措施。

第一节　应用安全概述

信息系统是为了解决日常工作中信息的采集、处理、传输、存储、分析、管理所建立的人机系统。信息系统的建立，是为了解决具有特定目标的工作任务。为了达到这一目的，信息系统中一定要包含一套用于完成日常工作任务的软件。这套软件就是信息系统中的应用软件。在构成信息系统的各个要素中，应用软件是唯一为实现信息系统设计目标而存在的因素，其他部分都是为了支持应用软件运行而存在的。从这个意义上来说，信息系统是围绕应用软件而建立的，应用软件是为实现信息系统最终用户的使用目的而设计的。

应用软件的运行结果体现了信息系统的设计目标。在实际工作环境中，应用软件也是实现信息系统价值的部分。信息系统的重要性也体现在应用软件所承载业务在国家安全、经济建设及社会生活中的重要性上。可以这样说，信息系统的重要性是通过应用软件所承载业务的重要性来决定的。《信息系统安全等级保护基本要求》对信息系统提出了安全保护的基本要求，从技术要求和管理要求两个方面对信息系统的安全保护给出了指导。技术要求分别从物理安全、网络安全、主机安全、应用安全和数据安全等几个方面给出具体要求，管理要求分别从安全管理制度、安全管理机构、人员安全管理、系统建设管理和系统运维管理等几个方面给出具体要求。按照信息系统在国家安全、经济建设及社会生活中的重要程度，其遭到破坏后对国家安全、社会秩序、公共利益及公民、法人和其他组织的合法权益的危害程度等，把信息系统分为五级。针对每一个级别提出了安全保护能力的要求。安全保护能力是对信息系统抵御威胁、发现安全事件以及在系统遭到损害后能够恢复先前状态等的程度的综合能力。

《信息系统安全等级保护基本要求》围绕安全保护能力的构建和提升，形成了一套针对不同级别信息系统的安全建设指导要求和安全体系。其中通过对保护能力的建设要求和信息系统自身建设特点的分析可以看出，应用安全是这套安全体系建设的核心。

信息系统的建设目的就是为相应的业务工作提供支持，应用是运行在信息系统中用来支持业务工作开展的应用程序。业务工作是应用的实际应用效果，应用安全除了应用程序本身的安全运行外，还应该包括受应用程序支持的业务工作的正常开展。在实际的工作环境中，对应用程序及其所依托的信息系统可能产生危害的风险因素、操作管理应用程序的人和组织可能产生的风险因素都应纳入防范的范围中。

对应用的安全保护，存在于应用程序生命周期的各个阶段并各有侧重，在设计建设阶段应侧重于防止程序内部脆弱性的产生，在上线运行阶段应侧重于对运行环境的保护，在应用淘汰阶段应侧重于历史数据的保护。

除对应用做好安全保障，保护应用安全运行外，应用在受到危害后恢复到正常状态的能力，在信息系统不能正常运行时保障业务工作开展的能力，也应作为对应用安全保护能力体系建设的重要部分。在技术措施、管理措施构建的保护体系中，必须包含有效的应急措施，落实应急资源的储备和管理，构建技术保障、管理保障和资源保障三个方面组成的综合安全体系。

应用安全，可以理解为信息系统中应用软件部分的安全，也可以理解为信息系统应用的安全。从信息系统安全建设的目的来看，应用软件的安全是以其承载的业务工作的状态来体现的，保障应用软件承载的业务工作正常开展是信息系统安全的根本目的。从用户的视角来看，应用安全即应用软件所承载业务的安全，静态的应用软件是不能承载业务工作的，在运行状态的应用软件体现出来的即是业务工作的开展状态。为方便讨论，除了会引起歧义或需要特别区分的地方，下文提及的“应用软件”和“应用”为同一概念，都指运行中的应用软件。如果应用软件不受意外因素的影响，能按程序设计的目的，花费合理的时间，获得正确的结果是应用安全的表现。那么，保障应用安全应该有两个方向的工作要做：一是保障应用程序不受意外因素的影响，正常运行；二是为应用程序提供足够充分的防灾容错机制，在出现意外时能尽快消除意外因素的影响，恢复正常运行。或者说，一方面，为应用程序提供足够的保护，防止意外因素影响应用程序正常运行；另一方面，应用程序应具备足够的应急能力抵抗意外因素的影响，并在受到破坏后迅速恢复正常运行。为保障应用安全，需要为应用程序构建一套既能抵御外部威胁又能消除内部脆弱性影响的强有力的安全体系，为应用提供足够的安全保护能力。

在实际工作环境中的应用安全，体现的是其承载的业务工作的安全。考虑安全体系建设，是以保障业务工作不间断为最终目标。应用安全保护能力体系是由技术措施、组织管理和应急资源构成的一套综合保障体系，需要投入大量的财力、物力和人力，有必要针对业务的重要性考虑安全保护的投入成本和保护效果，在投入和产出间找到平衡，为应用提供适当的保护。

第二节　应用安全分析

一、应用

应用软件是信息系统非常重要的一个组成部分，这部分软件用来完成支持业务目标的实现，相对于系统中的其他软件，如操作系统、数据库、驱动程序等，它最直接地用于解决用户的业务工作问题。从支持业务工作的角度来看，应用软件就像尺子、笔、墨水等一样，是用来解决问题的工具。把生产工具放到生产环境中，发挥出工具的使用功能的过程就是这个工具的应用。测量是尺子的应用，写字是笔的应用，留下痕迹是墨水的应用。应用程序的应用就是根据设计的目的把获取的信息进行处理，给出结果。

业务工作是组织进行正常生产所开展的各种活动，如采集相关的信息，按组织的工作规则进行处理，根据处理结果进行决策、处置和反馈等。为维持生产正常有序地进行，根据工作目的、信息采集的需要和信息处理工作的复杂程度，需要设置不同的工作岗位，为每个岗位设定信息采集、处理的方法和规则，为不同岗位设定信息交换、流转的方法和规则。这些方法和规则构成了组织生产管理的规章制度和工作流程。例如，挂号是医院的一项普通的业务工作，要完成这项工作，至少需要设置排班岗位、挂号岗位、收费岗位三类岗位，涉及医生出诊排班、号源管理、缴费等几个工作步骤，需要制定门诊医生出诊、门诊排班、挂号收费等系列规章制度，需要约定部门、岗位间的配合流程，由门诊部、临床科室、财务科等几个部门配合完成。此外，还需要制定面向患者的挂号、缴费方法和规则。若建设挂号信息系统，则需要把规章制度和工作流程用计算机软件的形式展现出来，为每个岗位的工作人员提供处理工作任务的程序、按规章制度构建计算机程序处理信息的规则和流程。

在本章节中讨论的应用程序是信息系统中用于承载日常业务工作开展的软件，在日常业务工作中为各个岗位的工作人员提供人机对话界面，完成岗位间的信息传输和共享，用软件把组织的规章制度以信息采集、处理规则的形式体现出来。

在医院的工作环境中，业务工作中的流程和操作方法都因应用程序的加入发生了越来越大的变化。应用程序对业务工作的支持方式逐步从对手工处理过程的简单模仿，发展为对业务过程的信息采集、处理过程流程再造，成为规章制度有形的载体。

尺子的应用在测量的过程中体现出来，笔的应用在书写的过程中体现出来，应用软件的应用需要在其承载的业务工作开展过程中体现出来。不在使用状态的应用程序，是一堆计算机程序代码。当应用程序开始运行，进入使用状态的应用程序，展现出来的是信息采集处理过程，也就是它所承载的业务工作运作的过程。如挂号系统，没有运行的挂号系统程序只是记录在计算机硬盘上的一堆文件，运行起来的挂号系统展现出来的是挂号业务。

信息系统的应用，是应用程序运行，支持业务工作开展的过程。应用是应用程序承载业务工作开展的一个动态状态。在实际工作场景中，应用程序和业务工作紧密结合，人工岗位的设置按应用程序体现的工作流程需要而设，岗位间的信息交流依赖于应用程序，应用程序的运行展现出来的是业务工作的具体状态。

在医院这个特定的环境中，经过多年的发展，支持医院日常业务开展的信息系统应用程序，如 HIS、EMR、LIS、PACS 等，已彻底与医院的业务融合在了一起，运行中的应用程序展现出来的是具体的医院日常业务工作。从用户的角度来看，可以看到的挂号业务、收费业务、检查检验业务等，而不是看见挂号系统软件、收费系统软件、LIS 软件等。

应用与应用程序的关系就如书写与笔的关系，应用程序功能展现的状态就是它的应用。在讨论应用程序的应用时，如果脱离了其支持承载的业务工作，脱离了其运行的状态，是没有意义的。在运行状态的应用程序与其所承载业务工作的边界是无法分清的。如书写，在这个业务过程中，写是笔的应用，也是业务，业务与工具的应用融合在了一起。讨论信息系统的应用不能仅局限在应用程序本身，还应包括它在运行时承载的业务。

在本文后续部分提及的应用都是指运行中的应用程序和它所承载的业务。

二、安全

安全，在新华字典中，有如下释意：

“安”的释意是：①平静、稳定。②使平静、使安定。③安全，平安，与“危”（危的释意有损害的意思）相对。

“全”的释意是：①完备，齐备，完整，不缺少。②保全，成全，使不受损伤。

安全，从字面上解读具有保持完整、保持稳定、不受损伤、不受威胁、不出事故、没有危险等意思。

从安全的字面含义看，可以把安全理解为事物的一种状态，在这种状态下，它不受可能削弱其自然属性和功能正常存在的因素影响，能稳定正常地展现其自然属性和功能。那些可能削弱其自然属性和功能而存在的因素可称为威胁，威胁出现的可能性称为风险。

对我们关注的一个特定对象，存在这样一个状态，它所展现出的自然属性和功能恰好能满足我们的需要，这个状态就是对象的正常状态，如灯能发光、食物可以食用、刀可以切割等。当关注对象能稳定地保持正常状态，就可以认为它是安全的。与此相对，若关注对象脱离正常状态，就意味着它不能展现我们所需的自然属性和功能，如灯不能发光、食物不能用来食用、刀不能用来切割等，这时关注对象的状态就是非正常状态。

对象的正常状态和非正常状态是可以相互转换的，从正常状态向非正常状态的转换意味着对象使用价值的消失，从非正常状态向正常状态的转换意味着使用价值的产生。这些转换过程有时是不可逆的，如玻璃破碎；有时是可逆的，如把钝刀磨锋利。

一个事物可能有多种的存在状态，我们所关注的只是其能满足我们特定需求的状态。同一个事物在不同的应用场景，我们所关注的状态可能也会不同。例如，在需要照明的场景，我们关注的是灯的亮度；在做装饰的场景，我们关注的是灯的颜色。事物的正常状态是能满足我们特定需求的一种状态，在事物的多种存在状态中，其正常状态是由我们的使用目的而决定的。

关于安全的问题，我们可以梳理出这样一个线路，根据使用目的，确定关注对象，在它众多的状态中找出哪一个是正常状态，找出可能使用其脱离正常状态的威胁，评估这些威胁可能出现的机会，制定降低风险的方法和策略。其中使用目的、关注对象、正常状态、威胁、风险的确定是讨论安全问题时的重点。

对关注对象安全的关心，本质上出于对其使用价值的关心。基于这个出发点，防范风险和消除威胁都是以防止对象偏离正常状态为核心展开的。也可以说，安全保护就是在确定了对象具备使用价值的状态后，防止和预防其脱离这个状态所采取的措施和做的工作。

三、应用安全使用

应用安全，从两个方面说明问题，一个是应用安全是什么，另一个是怎样才能做到应用安全，即需要先确定讨论的主体，再讨论怎样做。

信息系统的建设目的是支持业务工作的开展，静态的信息系统，即静止状态的计算机程序是无法产生任何作用的，只有运行中的应用程序才能发挥其功能。对业务工作来说也是一样，静止的流程图、数据采集处理方法和管理制度不能解决任何问题，只有运行中的业务流程才能完成工作任务。应用是运行状态下应用软件对所承载业务工作的展现，不是一个静态的应用软件，也不是静态的业务流程，而是应用程序支持业务工作开展的一种动态状态，其中既有应用程序的运行情况，又包含着业务工作的运作情况。讨论应用安全问题时，这个状态即是“应用”，是安全的主体。

判定一个计算机程序是否正常运行，不同的学科领域有不同的标准和方法。信息系统中的应用软件是一个计算机程序，从用户的角度来看，能按设计要求收集信息，在给定的资源和条件下，用合理的时间完成信息处理，输出正确的结果，就可以说这个计算机程序运行是正常的。应用程序能按设计目标获取业务工作中所需的信息，花费合理的时间按要求处理并给出正确的结果，即是应用软件的正常状态。应用软件支持所承载的业务按需要持续运行，参与到业务工作中的各方都能在应用软件的支持下正常完成工作或获得结果，即是应用的正常状态。

应用的正常状态，是通过应用程序运行状态和它所承载的业务工作运行状态来呈现的。当有其中一个或两个方面偏离正常值状态时，应用也将偏离正常状态。这种偏离表现出来的现象就是业务工作受到影响，不能正常开展。

在实际工作中，找到应用的正常状态是为了防止它偏离，这样做的目的是保障业务工作的正常开展。应用安全关注的问题是如何让应用保持在正常状态，防止应用偏离正常状态，需要更进一步讨论的问题是当应用偏离正常状态后如何回归正常状态。

四、风险评估

安全是安全主体的一种状态，任何可能导致主体离开安全状态的因素都是对主体安全的威胁，这些因素发生作用的可能性就是主体安全的风险。

风险评估是对安全主体所可能受到的威胁和主体自身的脆弱性被威胁利用，导致安全事件发生的可能性的分析、评判，以及对安全事件可能对安全主体造成损失的评估。评估的结果用于指导对安全主体的保护，减少或避免安全主体受安全风险的影响。

国标 GB/T 20984—2007《信息安全风险评估规范》安全风险的评估给出了详细的指导，参照这个标准，风险评估的主要工作是对安全主体做出界定，根据确定的安全主体，找出安全主体可能受到的威胁及主体内部可能被这些威胁利用的脆弱性，评估这些威胁造成的安全事件给主体带来的损失，评估已采取的安全措施的效果，结合安全主体在所处系统内的价值，评估这些安全风险对安全主体造成危害的大小。一般包括安全主体界定、安全主体价值的确定、威胁因素分析、脆弱性因素分析、已有安全措施的效果分析、安全事故危害评估等几个方面。

安全主体的界定考虑两个方面：需要保护的对象和范围。以医院信息系统为例，把应用安全作为主题时，应用是安全主体，但根据具体的工作要求，可以将整个医院信息系统的应用作为一个安全主体，也可以是其中某个具体的应用，如挂号应用、收费应用、医嘱处理应用等，作为安全主体。

安全主体的价值根据安全主体发生安全事故时对系统全局造成损失的大小而定，损失越大，则安全主体的价值越高。安全主体的价值体现了它对系统全局的影响大小，按造成损失的大小，从损失很低到很高分为五级。

安全主体的价值以机密性、完整性和可用性三个主要属性进行考量。每个属性按该属性缺失对安全主体所在系统全局的影响大小分为五级，影响越大，级别越高。

威胁因素指的是存在于安全主体外部的所有可能导致主体安全事件的因素，包括了自然因素和人为因素。风险评估时主要考虑的是威胁因素发生的频率或出现的概率，从出现频率很低到很高分为五级。

脆弱性因素是系统内部存在的，可以被外部威胁因素利用而造成安全事件的弱点或缺陷。当没有外部威胁时，这些弱点或缺陷是不会造成损失的，如身份识别时采用了弱口令，只有在有人恶意操作时才会对系统造成损失。按脆弱性因素被外部威胁利用后对系统全局造成损失的大小，从小到大也分为五级，损失越大，脆弱性级别越高。

安全措施是防止威胁因素发生作用的措施，或减轻威胁因素产生的安全事故造成损失程度的措施。用于防止威胁因素发生作用的措施称为预防性安全措施，用于减轻损失的措施称为保护性措施。已采取安全措施可以看作是安全主体的一部分，其功能是减少系统的脆弱性因素。对已采取安全措施，但没有完全消除的脆弱性因素，可以称为系统剩余风险。

根据对确定的安全主体的价值、威胁因素、脆弱性因素、已采取安全措施的效果的综合评估，可以对安全主体的安全风险给出定性或定量的描述。

根据安全主体所面临的安全风险，可有针对性地采取安全措施，减少系统的脆弱性、降低安全事件给系统全局带来的损失。

五、应用安全保护措施

信息系统安全等级保护把信息系统按重要性划分为五个等级，为每一个级别给出应用具备的基本安全保护能力，用于指导对信息系统的安全保护工作。

信息系统的重要性，即是安全主体的价值，是根据信息系统在国家安全、经济建设、社会生活中的重要程度，遭到破坏后对国家安全、社会秩序、公共利益以及公民、法人和其他组织的合法权益和危害程度等，由低到高分为五级。

根据信息系统的重要程度，每个级别所需要具备的基本安全保护能力的要求也不同。对医院信息系统来说，第三级安全保护能力具有特别的意义。因主管部门要求三甲医院的核心业务系统安全保护能力要达到第三级安全保护能力要求，所以，在建设医院信息系统时多以第三级安全保护能力为参照。

在 GB/T 22239—2008《信息安全技术　信息系统安全等级保护基本要求》中对三级保护的信息系统中的应用安全是这样描述的，“第三级安全保护能力：应能够在统一安全策略下防护系统免受来自外部有组织的团体、拥有较为丰富资源的威胁源发起的恶意攻击、较为严重的自然灾难，以及其他相当危害程度的威胁所造成的主要资源损害，能够发现安全漏洞和安全事件，在系统遭到损害后，能够较快恢复绝大部分功能”。

保护能力由技术保护能力和管理能力两方面构成。对信息系统的技术保护可分为物理安全、网络安全、主机安全、应用安全和数据安全几个方面，管理能力的构成有安全管理制度、安全管理机构、人员安全管理、系统建设管理和系统运维管理几个方面。

应用是信息系统承载业务工作的部分，对信息系统的安全保护，归结起来，是为了给应用提供一个安全的环境，保障业务工作开展。应用安全也就成为信息系统安全保护中最重要的部分和信息系统安全保护的目的。

在信息系统全局安全保护的基础上，应用安全的保护能力建设偏向于对来自应用相关的操作人员、应用软件自身和应用软件承载业务的连续性的保护，相应的管理能力建设也以保障业务连续性为主要方向。

应用安全分级技术安全保护能力建设重点在身份鉴别、访问控制、安全审计、剩余信息保护、通信完整性、通信保密性、抗抵赖、软件容错、资源控制九个方向，依照应用的保护级别不同，有不同的建设要求。技术保护措施主要是针对系统自身的脆弱性，构建由预防性安全措施组成保护体系，防止系统自身的脆弱性被利用而导致安全事件发生，给系统造成损失。

在管理能力建设方面，建立安全管理制度、建立安全管理机构、人员安全管理、系统建设管理、系统运维管理等，构建由保护性措施组成的保护体系，减轻安全事件发生造成的损失，并在尽可能短的时间内恢复业务的正常开展。

依照系统的价值，采取不同级别的保护措施，防止或减轻系统受到侵害时给全局带来的损失，在侵害不能避免时，用最短的时间恢复业务工作，这是应用安全保护的核心思想。

一方面，在实际的工作环境中，应用所面临的威胁既有人为因素也有非人为因素，在有限的人力、物力、财力条件下，可以采取的预防性措施是有限的，不可能穷尽所有。另一方面，受信息系统使用单位技术力量的局限，所采用的技术手段也无法应对所有的安全威胁。这就意味着，应用受到侵害而造成损失的风险始终存在，或者说，预防性保护措施不可能完全消除威胁利用脆弱性给系统造成损失的可能。在此情况下，保护性措施的重要性就突显了出来。

预防性保护措施和保护性措施是应用安全保护措施的两个方面，同等重要，不可偏废任何一方。预防性保护措施多是具体的技术手段，针对性强，相对来说更易实施和管理，而保护性措施多是管理手段，实施落实较为困难。

应急措施是保护性措施中的一个重要部分，在信息系统的实际应用中，会有针对各种安全事件的应急措施，用于指导安全事件发生后如何保障业务工作的持续开展，这些应急措施汇集起来就构成一个关于信息系统的总应急方案，把其中与应用相关的应急措施汇集起来就是针对应用安全的应急方案。从用于解决安全事件发生后快速恢复业务的角度上来看，应急方案可以说是保护性措施的核心。

六、应用软件的应急方案

（一）应急方案

应急方案是用来指导意外导致业务不能按正常状态开展时，尽快恢复业务运行的工作方案。针对应用所面临风险的不可预知的特性，以意外发生致使业务系统脱离正常状态为起点，梳理业务恢复中的关键节点，预估可能遇到的问题和可以采取的措施，设定相应的工作流程，对需要的人员、物资设备等做出安排。

制订应急方案的主要目的是在意外发生时指导相应的业务单位开展业务恢复工作，在最短时间恢复或部分恢复业务工作。针对信息系统为主要支撑条件的应用，应急方案通常需要对业务流程中每个必须依赖信息系统的环节进行梳理，尽可能设计出完全不依赖信息系统的替代工作方法，把执行这些方法所需要的人员、物资及工作岗位间的配合关系做出安排，以便在失去信息系统支持的情况下能保障业务的连续。

信息系统是业务工作开展的重要基础条件，业务工作的岗位设置、物资设备配备、部门间的协作关系等都是以信息系统正常运行为前提而做配置的。当信息系统无法发挥正常功能时，业务工作各方面的协作关系无法保持原有状态，要使业务恢复正常，需要在尽可能短的时间内把信息系统的功能恢复到正常状态，或采用替代方法，减少或消除信息系统不正常给业务工作带来的不利影响。信息系统功能恢复和临时替代是应急处理的两个方向，根据意外发生时的实际情况和恢复业务的投入成本，因地制宜地进行选择。

（二）应用软件的应急方案

应用软件是信息系统的一部分，应用软件的应急方案是信息系统应急方案的一个部分，与其他部分，如主机安全、网络安全、数据安全等方面的应急方案相比，更偏向于对业务连续性的保护，解决当应用系统部分或全部不能正常运行时，如何快速恢复业务的问题。

例如：在常见的医院信息系统的应用中，门诊收费是非常关键的一个业务，是门诊工作流程中的关键节点，若门诊收费业务不能正常开展，所有与收费相关的门诊业务都会受到影响。对门诊收费系统进行风险分析可发现，网络故障、数据库故障、后台服务器故障、终端设备故障、电力故障、基础设施故障等都是可预见的风险，但这些风险因素的处理都体现在信息系统其他部分中，需要在门诊收费业务的应急方案中进行处理的几乎就只剩下收费系统不能正常运行时如何保障收费业务开展，以及需要的支持条件。

（三）应用软件的应急方案制订

应用软件的应急方案是信息系统应急方案的一个子集，制订方法也遵从信息系统应急方案制订的法则，参照中华人民共和国国家标准 GB/T 20988—2007《信息安全技术 信息系统灾难恢复规范》，至少需要包括应急方案的管理机制、风险分析、恢复目标、恢复策略、应急资源管理等几个部分。

1. 管理机制

为保证应急方案能在意外发生时真正发挥作用，需要对应急方案的编制和执行进行管理。设立适当的组织机构来对应急方案进行管理是建立应急方案管理机制的核心部分，也是保证应急方案能被正确执行的必要手段。

应急方案描述的是在非正常状态下开展业务工作的方法，需要对业务流程中分属不同部门的工作节点的协作关系进行约定；需要对非常状态下物资、设备的使用管理方法进行约定；需要对把业务恢复到正常状态所必需的工作步骤进行约定等。

根据应急方案的特点，管理机构需要管理协调业务流程中所有业务节点，应急方案的管理机构必须由具备这种管理职能的部门担任，或各个业务节点的管理部门联合组建；编制机构因涉及具体的业务工作，必须由各业务部门的业务骨干组成；执行机构由参与业务流程的所有部门组成。管理、编制、执行机构的应急方案管理机构中，每一项工作都需要有具体执行人，并建立执行人在应急情况下的通信联络机制和应急方案的修订机制，避免方案与实际工作脱节。

2. 风险分析

风险分析是应急方案编制中的重要环节，主要有两方面的工作：梳理应用系统可能面对的威胁和存在的脆弱性，预估这些因素可能发生的概率和造成危害后对业务工作产生的影响。风险分析的结果将作为应急方案编制的重要依据。在做分析时可以参照《信息安全风险评估规范》进行。

风险分析的结果对应用安全事前、事中、事后工作有重要的指导意义，据此编制的应急方案可以包括对风险的防范、灾难的恢复以及应用安全措施和手段的改进等，按闭环管理的思路指导应用安全工作。

3．恢复目标

在信息系统受到意外侵害，不能正常运行时，依赖于应用系统的业务工作也将无法正常开展。全面恢复系统运行，使业务工作回到正常状态所需要的时间是设定恢复目标的关键因素。根据应用系统所承载业务工作在全局工作中的影响范围、重要性、恢复所需要资源情况等因素，可以设定适当的分步恢复目标，从局部开始恢复对业务工作的支持，尽可能减轻对全局工作的影响。

恢复目标的设定依赖于应用系统对业务工作的支持情况。根据业务情况适当对业务流程进行规划，尽可能降低不同业务流程之间的相互依赖，有利于在灾害发生时规避全局性的业务瘫痪，也有利于分步实施业务恢复。根据业务规划选择适当的应用系统支持业务工作，有利于降低灾难恢复的难度。

4．恢复策略

恢复策略是应急方案中的关键部分，以保持业务的连续性为目标，用于指导应急工作的开展。恢复策略决定了业务恢复的方法和技术路线，进一步影响到业务恢复所需要的应急资源，是应急方案编写的基础。

采用何种恢复策略需要根据应用在全局中的重要性、恢复所需要投入资源的情况等来确定。如在具备设定分阶段恢复目标的情况下，宜采用分段恢复的策略，把相对独立的业务流程或流程中的关键阶段划分为业务单元，分步恢复业务单元的功能，优先考虑恢复核心业务流程或业务流程中关键阶段。

5．应急资源管理

应急资源指的是支持应急方案实施所必需的人、财、物资源。与普通的工作方案不同，应急方案的关键点是处理非常态下的业务保障，所需支持资源需要平时做好准备，但因无法预估意外的发生时间，应急资源的管理就十分关键，若准备过多势必造成浪费，准备不足又给应急方案的执行造成困难。对应急资源的管理能否有效，是应急方案能否发挥作用的关键。

成立适当的组织机构是对人力资源进行管理最有效的手段。应急资源管理的组织机构至少需要有这些部分：领导机构、规划实施机构、日常运行机构。领导机构负责对需要决策、审批的事项进行处理，如对经费、策略、应急方案等进行审批；规划实施机构负责应急方案的规划、拟定、测试、演练等；日常运行机构负责应急方案的具体实施、应急资源的储备等。

在人力资源中，专业技术人员的管理需要在制订应急方案时特别关注。因涉及硬件、系统软件、应用软件、网络系统、信息化基础设施等多个专业技术领域，通常情况下需要由组织内部技术人员与外部技术人员协作、配合才有可能完成系统的灾难恢复。如何构建、保有内部技术团队，如何获取稳定可靠的外部技术支持，需要在制订应急方案时给出明确的方法。

财、物资源具体到应用的应急方案中主要是指用于支持应急情况下恢复业务工作或信息系统可能需要的资金和应急物资、设备。因资金的使用和物资、设备的购置使用都需要通过一系列严格的审批手续和办理流程，从发起到办结存在一个刚性的时间跨度。在应急方案中，有必要就应急情况下的资金使用和物资、设备购置使用，设定快速办理的流程和方法，以满足快速调集资源、用尽可能短的时间恢复业务工作的要求。

6. 应急方案的演练

应用的应急方案描述了在意外发生时保障业务工作开展和快速恢复业务的工作方法，涉及人员调配、物资管理等多个方面。在应急情况下，要保证方案能按预想的方法执行并产生期望的结果，需要对方案进行演练。通过演练既可以发现方案不足，又可以达到使涉及的人员熟悉应急方案流程的目的。

应急方案的演练可以通过设定特定的危害事件，模拟信息系统不能正常运行情况下，业务连续性被破坏的情况，验证应用方案是否有效，找出应急方案设计的不足之处，不断完善，以期获得一个能在危害发生时用尽可能短的时间内使用业务工作恢复的方案。

应用软件只有在真实的生产环境中运行，才能从软件成为应用。对应用的安全保护，也需要针对在生产环境中的应用。把应用放到实际的生产环境中考察，应用软件自身可能存在的缺陷和运行环境中存在的威胁都是可能危害到应用安全的风险。从用户的角度来看，软件缺陷是不可知和不可控的因素，对于运行环境中的威胁可以采取一定的防范措施来降低其风险，在极端情况下，危害已发生，还可以通过一定的应急措施来减少对业务工作连续性的影响。通过演练来不断完善应急方案，也是一种提高应用安全的有效方法。

第三节 医院信息系统的应用安全

医院信息系统是用于支持医院业务工作的信息系统，其中的应用软件部分及其所承载的业务工作是应用安全的主体。医院业务工作稳定、连续地开展是应用安全的正常状态。医院信息系统的应用安全就是保护应用不偏离安全状态。

把医院信息系统中的应用软件放到它的实际使用环境中来考察，可以看到医院信息系统的应用安全具有信息系统的普遍特征，又有自己的特点。

在医院环境中，信息系统是由硬件平台、软件平台和日常使用维护人员群体构成的。服务器存储系统、网络设备、安全设备、机房系统、终端设备系统等构成硬件支持平台，操作系统、数据库、辅助软件、应用软件构成软件支持平台，软件和硬件建设人员、操作人员、维护人员构成了应用软件的建设与日常使用维护群体。

对应物理安全、主机安全、网络安全、应用安全和数据安全五个方向，医院信息系统应用安全主要解决的问题就是，防止应用软件及其日常使用维护群体中存在的安全风险产生实质性的危害。

在医院环境中应用的信息系统，通常情况下有自身的网络线缆，网络设备、服务器和存储设备等主要硬件设施，软件系统通常都有人集中管理，软件种类和配置相对稳定，操作使用人员几乎都是医院内部工作人员，是一个从硬件环境、软件环境和操作使用人员范围都相对封闭的系统。

封闭的环境可以屏蔽一些应用软件在使用环境方面的风险，运行的稳定性和连续性可以得到较好的保障。应用软件在生产过程中就存在缺陷和维护使用人员带来风险是医院信息系统中应用安全所面临的主要威胁。

在信息系统安全等级保护的技术要求中，对应用安全有九个方面的具体描述，分别是身份鉴别、访问控制、安全审计、剩余信息保护、通信完整性、通信保密性、抗抵赖、软件容错、资源控制。从这些技术要求来看，保障信息在采集、传输、处理的过程中不被非法变更、不被越权获取是关键。从用户的角度来看就是保障经信息系统处理的结果是可信的，并且信息只能由工作职能相符的人获取和处理。

例如：在医院信息系统应用中，医嘱处理系统能准确识别医生的身份，根据医生的权限给医生提供准确的患者信息，在医生开立用药医嘱时，能提供准确的药品信息，能把医生开立的医嘱准确地传输到收费系统，把完成费用处理的医嘱信息传输到药房系统，最终使患者得到与医生医嘱相符合的药品，医嘱处理系统所承载的业务工作的结果就是正确的。在这个过程中，医生、收费员、药房发药员等岗位能根据各自的工作职能和权限完成信息输入和处理，获得自己岗位工作所需要的权限和信息，正确地完成各自的岗位工作，实现医嘱开立、收费、发药这一业务工作流程的正常执行。

从这个例子可以看出，应用软件在处理信息的过程中，对操作者身份和所处理信息的正确管理是保障应用安全的关键环节。应用软件自身的缺陷越少，应用的安全保障越高。

讨论到这里，出现了一个很有意思的问题，应用安全所需要采取的技术措施几乎都要在软件的生产环节实现，不在用户的控制范围内，选择的应用软件缺陷越少，应用的安全保障就越高。对用户来说，选择一个好软件，非常有利于提升应用的安全性，减少在实际工作中业务工作面临的风险。

应用是应用软件在其工作环境中所展示出的一种运行状态，与所承载的业务工作紧密地融合在一起。在刚才的例子中，应用软件的信息处理流程与业务工作的流程就是这样的关系，几乎无法区分哪些是应用软件的功能体现，哪些是业务工作。在这样的环境中，应用所面临的安全风险，除应用软件自身的缺陷外，还有来自环境的风险，如工作流程设计不合理，维护使用人员操作不规范等。

对用户来说，关心应用安全，为的是保障业务工作的稳定性和连续性。在信息系统的建设过程中采取一定的管理手段和措施，最大限度地规避应用软件中可能存在的安全风险，是非常有必要和可行的。

信息系统安全等级保护要求中，除了对技术安全有要求外，还从管理制度方面对如何提高信息系统的安全保障水平提出要求。在管理要求中包括了安全管理制度、安全管理机构、人员安全管理、系统建设管理、系统运维管理五个大的方面。这些管理要求不仅是针对应用安全，而是针对整个信息系统，从信息系统的生命周期中的各阶段所需要关注的安全问题，从管理制度和方法的层面给出了非常具体和可行的要求。如果说，技术措施更多的是向信息系统的技术提供和承建单位提出要求，管理要求就是向用户提出具体的管理要求和实施指导。就应用安全这个部分而言，系统运维管理中的应用预案管理有着更重要的意义。

用户建设信息系统是为了支持业务工作更好地开展，稳定、连续地支持业务工作是信息系统应用安全最直接的体现。应用预案描述了当对信息系统的侵害发生时，如何尽快恢复业务的方法，以及对恢复业务所需的人、财、物等各类资源储备管理策略。应急预案是以业务恢复为目标，在灾害产生实际影响前，大多数资源是以储备的状态存在，与其他以防范灾害发生的预防性手段相比，对用户资金压力较小一些。应急预案作为以管理为主的一种保护性措施，在保障应用安全方面用户有较多的主动权，可以从自身的实际情况出发，对业务流程、应急资源等进行统筹管理。

技术措施和管理措施是保障应用安全的两个方面，对医院信息系统应用安全而言，用户在技术措施方面可采取的方法和主动权较少，更多的是依赖第三方技术力量，而管理措施方面则拥有更多的主动权。技术措施的落实可以通过更新软件、购买技术服务等方式实现，不需要投入太多的人力和精力。管理措施更多的是制度的建立和执行，需要持续地投入较多的人力和精力，对管理能力的要求较高。医院是以医疗为核心业务的机构，投入信息化管理方面的人力相对较少，在应用安全方面容易出现重资金投入轻管理的情况。技术措施需要有完善的管理辅佐才能发挥作用，管理措施需要有技术才能产生实际效果，两者不可偏废。

医院信息系统的应用安全是以保障业务工作稳定、连续开展为目的。开展保障信息系统应用安全工作，需要从信息系统所承载业务的重要性出发，综合考虑医院的管理能力、信息技术能力、资金投入能力等，采取适当的技术措施与管理措施。建立和落实完善的信息安全管理制度可以帮助用户获得更适合自身情况的管理策略，更合理地配置资源，提高应用安全管理能力。在信息系统的应用安全保护中，采用适当的管理策略是用户降低风险的有效方法，把超出自身专业技术能力的工作交给有能力的第三方来完成，可以提高应对技术风险的能力，通过采购相对成熟和有较多实际应用案例的软件，可以降低来自软件内部的风险等。管理措施和技术措施需要有机结合才能有效提升应用安全的保障能力。

（本章作者：王胤涛）

第五章　数据库安全与备份管理

本章导读：

数据库安全是医院网络安全最核心的内容，从数据库硬件环境安全，数据库软件环境安全，数据库安装、备份及恢复的实际医院信息系统应用中阐述其安全的重要性。

彭某已工作 20 年，一直从事数据库等后台系统管理工作，切身体会就是，数据库就是医院信息系统的心脏，数据库安全在医院信息化过程中最为重要。每每接到医院信息系统不可以使用的电话，彭某都会立即进入后台服务器，首先查看数据库的情况，如果数据库没问题，彭某都会长长出口气，问题不会太大。

2018 年注定是不平凡的一年，新年伊始便有几家医院中了勒索病毒，造成医院系统瘫痪。2018 年 8 月，一家医院四个数据库同时坏掉，经检查是中了钓鱼病毒，造成了四个业务一周时间内不可以使用的后果。

在国家发展“互联网 + 医疗健康”的前提下，医院信息系统不再是当初局域网的应用，而是“局域网 + 互联网”的混合应用。系统越来越复杂，网络也越来越复杂，医院信息化出问题影响面也越来越大。彭某觉得非常有必要结合自己 20 年的维护经验，围绕数据库安全这个核心，通过案例和理论相结合的方式，介绍如何建设和维护数据库，保障数据库系统安全稳定运行。本章内容主要是以 Oracle 数据为主来介绍，也会简单介绍 SQL Server数据库。

第一节　数据库硬件环境安全

数据库不是独立存在的，它是和存储、服务器、操作系统等相关软硬件共生共存的。任何一个环节出现严重问题都可能导致应用中断。只要不造成数据丢失，都不是最要命的问题。本节将围绕数据库安全，按照重要性的顺序分析硬件的安全。

一、重要基础知识

首先介绍几种医院最常用的 RAID（Redundant Array of Independent Disks）技术，帮助大家在设计服务器时，选择合适的 RAID，以保障医院信息系统的安全。

RAID 技术是服务器和存储中最常用的关键技术，RAID 全称为独立磁盘冗余阵列，基本思想就是把多个硬盘组合起来，成为一个硬盘阵列组，使性能、容量得到巨大提升。RAID 通常被用在服务器、存储上，使用完全相同的硬盘组成一个逻辑扇区，因此操作系统只会把它当作一个硬盘。RAID 分为不同的等级，各个不同的等级均在数据可靠性及读写性能上做了不同的权衡。在实际应用中，可以依据自己的实际需求选择不同的 RAID 方案。常用的等级有 RAID0、RAID1、RAID10、RAID5、RAID6。

（一）RAID0

RAID0 称为条带化（Striping）存储，将数据分段存储于各个磁盘中，读写均可并行处理。因此其读写速率为单个磁盘的 N 倍（N 为组成 RAID0 的磁盘个数），但是却没有数据冗余，单个磁盘损坏会导致数据丢失。

这种方式不建议在医院生产环境中使用。

（二）RAID1

镜像存储（Mirroring），没有数据校验。数据被同等地写入两个或多个磁盘中，可想而知，写入速度会比较慢，但读取速度会比较快。读取速度可以接近所有磁盘吞吐量的总和，写入速度受限于最慢的磁盘。RAID1 也是阵列技术中磁盘利用率最低的一个。如果用两个不同大小的磁盘建立 RAID1，可以用空间较小的那一个，空间较大的磁盘多出来的部分可以作他用，不会浪费。

这种技术可以在医院虚拟化平台、集群环境中，主机操作系统层面使用。

（三）RAID10

先做镜像 RAID1，再做条带 RAID0，RAID10 安全性更高，但是空间利用率低。至于读写性能，读的性能和 RAID0 一样，非常好，由于要写双份数据，写的性能一般，另外和 Cache 有很大关联，最好根据实际情况测试比较、选择。

这种技术可以在医院虚拟化平台、集群环境中，主机操作系统层面使用，还可以在重要核心业务系统使用。

（四）RAID5

RAID5 把数据和相对应的奇偶校验信息存储到组成 RAID5 的各个磁盘上，并且奇偶校验信息和相对应的数据分别存储于不同的磁盘上，其中任意 $N-1$ 个磁盘上都存储完整的数据。也就是说，有相当于一个磁盘容量的空间用于存储奇偶校验信息。因此当 RAID5 的一个磁盘发生损坏后，不会影响数据的完整性，从而保证了数据安全。当损坏的磁盘被替换后，RAID5 还会自动利用剩下奇偶校验信息去重建此磁盘上的数据，来保持 RAID5 的高可靠性。RAID5 可以为系统提供数据安全保障，但保障程度要比镜像低而磁盘空间利用率要比镜像高。RAID5 具有和 RAID0 近似的数据读取速度，只是因为多了一个奇偶校验信息，写入数据的速度相对单独写入一块硬盘的速度略慢。可以在此基础上增加一块热备盘，当一个磁盘出问题时，热备盘会自动替换损坏的磁盘，但是如果两块硬盘同时损坏，将会丢失数据，因为热备盘顶替故障磁盘需要一定的重建时间。

这种阵列技术由于性价比很高，在医院有广泛的使用。

（五）RAID6

RAID6 类似 RAID5，但是增加了第二个独立的奇偶校验信息块，两个独立的奇偶系统使用不同的算法，数据的可靠性非常高，即使两个磁盘同时失效也不会影响数据的使用。但 RAID6 需要分配给奇偶校验信息更大的磁盘空间，相对于 RAID5 有更大的“写损失”，因此“写性能”较差。伴随着硬盘容量的增长，RAID6 已经变得越来越重要。TB 级别的硬盘数据重建过程越来越长，甚至要十几个小时，这大大增加了再坏一块硬盘的概率，而 RAID6 允许两块硬盘同时发生故障，所以应用越来越多。

现在医院都会根据应用的需要，综合应用几种 RAID 技术。例如：虚拟化平台主机 ESXI 系统会使用 RAID1，服务器和存储会采用 RAID5 + 热备盘，大容量数据且没有备份如 PACS 系统采用 RAID6 等。

二、存储安全

医院信息化最宝贵的资产就是数据，存储是存放数据最重要的硬件设备，因此存储的安全特别重要。存储一定要选国内或国外的知名品牌，存储招标时还要一并考虑好本地的售后服务及过保后维保价格等情况。存储招标重要参数有大于两个控制器、双电源，Cache 大小、磁盘类型（SSD、SAS、SATA、FCSD 等）。现在买的核心存储一般都支持混合盘，建议对不同类型硬盘建不同的 LUN，分别用于不同的应用。如速度要求最高的 HIS 系统，可以使用闪存盘，对速度要求不高的大量历史图像数据可以使用 SATA 盘，性能介于二者之间的应用可以使用 SAS 盘。这种使用方案在保证应用性能的前提下，性价比最高。不同硬盘做混合卷，从彭某经历的案例看，不管是国内还是国外的存储，效果都不好，就目前的情况，存储混合卷一定要谨慎使用。

案例一：

某家专科医院买了一台存储，该品牌彭某没听说过。有天晚上 4 点，存储黄灯，医院系统全部不可以使用。医院工程师按照厂家技术支持人员指导，重启了存储。更大的灾难发生了，所有盘符消失。存储里有 HIS 和 EMR 数据库，这对这家医院几乎是灭顶之灾。幸运的是彭某为这家医院做了 Oracle DG（Oracle Data Guard），用容灾系统接管了生产系统，而且没有丢任何数据。后面会详细分析 Ooacle DG 技术的原理和维护。

第二节 数据库软件环境安全

在“互联网＋医疗”的大政方针下，医院传统意义安全的内网不存在了，全国医院系统中病毒导致医院业务瘫痪的事件层出不穷。怎样利用新技术保证网络系统安全，已上升到国家高度。下面会分别介绍几种常用数据库环境，分析其优劣。

一、虚拟化平台

虚拟化技术是指一台物理机上可以跑多台虚拟机，共享内存、CPU、IO、网络等硬件资源，虚拟机之间在逻辑上是相互隔离的。几台主机利用虚拟化技术可以使故障自动转移，保障虚拟化平台业务高可用性的特征。VMWare 的 ESXi 是一个企业级虚拟化平台，它已经是一个非常成熟的架构。在新疆几乎所有三甲医院都已开始大规模使用，很多县级医院也开始使用。

10 年前，医院只对 HIS 系统做集群，保证 HIS 业务的高可用性。医院信息化发展至今，其实不仅 HIS 很重要，很多系统都很重要，都不能宕机。要是所有系统全部做集群，代价太大，也会造成资源浪费。怎样保证所有业务的高可用性及硬件资源的充分利用，虚拟化平台给了我们一个很好的选择。经过大量的实践，虚拟化平台跑核心业务系统没有问题。我们医院除了 HIS 系统在 IBM 小型机集群系统运行，其他 PACS、LIS、EMR、集成平台等 82 个系统虚拟服务器都在虚拟化平台运行，虚拟化平台运行 6 年多，效果良好，如图 5－1 所示。

目前虚拟化平台也是数据库系统首选平台。虚拟化平台具有业务系统故障转移功能，强烈建议虚拟化平台不要再建 Oracle RAC（Oracle Real Application Clusters）、Cluster 的集群系统。在过去的 2016 年至 2018 年中，彭某碰见两家医院、三家单位虚拟化平台 Oracle RAC 出问题，给单位带来了巨大的麻烦。若建设虚拟化平台，一定要同时考虑建备份平台。不管什么软件都可能出现问题，虚拟化平台也不例外，系统高度集中，更需要可靠的备份系统。

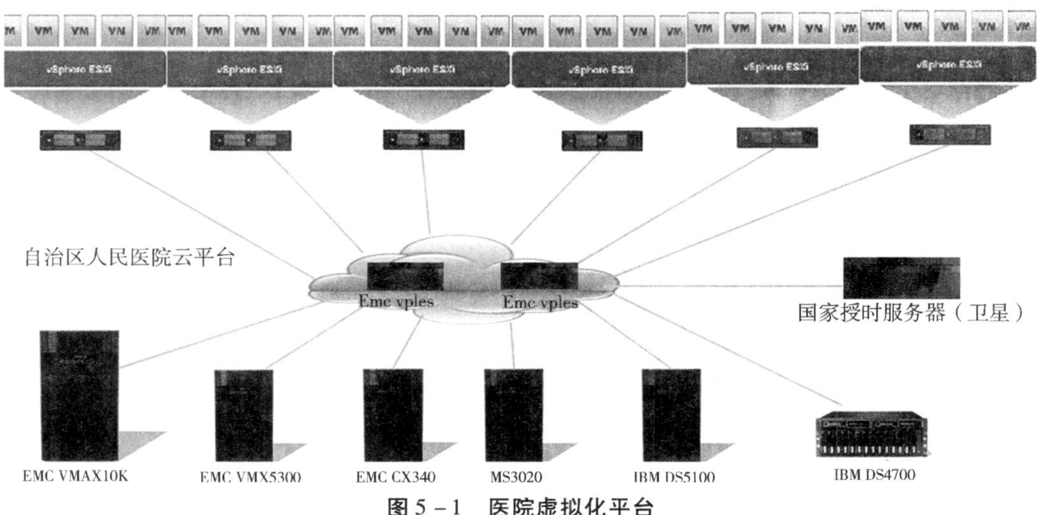

图 5－1 医院虚拟化平台

二、集群系统

如果一个业务系统要求的资源非常高，一台服务器或小型机资源不能承载，这种情况虚拟化平台就不适用了，这时就要建集群系统。可以通过两台及以上小型机或服务器建集群系统，通过集群横向扩展特性解决单台服务器或小型机资源不足的问题。

Oracle RAC 就是在大型三甲医院很常用的集群系统，它主要应用于 HIS 系统。我们医院的 HIS 系统，从 2007 年至今一直采用 IBM AIX 环境下的 Oracle RAC 集群系统，效果良好。Oracle RAC 提供了在实例和服务器硬件级别的冗余，尽管有多个实例，但是只有一份数据文件，要是数据文件损坏了，那么整个数据库就损坏了，所以 Oracle RAC 系统也一定需要备份。一般 Oracle RAC 每个实例都放在不同的服务器上面，这样可以起到硬件冗余作用，所有的数据库文件都放在共享存储上面，但是还有一些文件放在每个实例自己的本地磁盘上，比如数据库引擎安装文件和参数文件，每一个实例都可以有自己的参数文件，这个参数文件既可以放在本地也可以放在共享存储上面。Oracle RAC 至少有两套网络，一个是实例之间的数据的传递，另外一个是公有网络，是对外提供服务的，应用系统通过 Oracle RAC 公有网络的虚拟 IP 链接到数据库的。要建设一个高性能的 Oracle RAC 系统，除了需要性能良好的服务器和存储之外，高性能的网络也是必要条件。著名的 Oracle 一体机 Oracle Exadata 就采用了高性能服务器、闪存存储、InfiniBand 高性能交换机，每一个环节都充分考虑 Oracle Exadata 的高性能。Oracle RAC 功能很强大，但系统高度复杂，其日常维护及出现的问题都比单机环境复杂得多。医院必须请有一定水平的数据库管理员来维护 Oracle RAC 系统。

Windows Cluster 和 Rose 等专业的集群软件，医院数据库在集群平台上运行，一般都是双机热备的模式。这种模式有一半资源闲置，所以医院信息化发展至今，虚拟化和 Oracle RAC 并行集群已开始逐渐取代 Windows Cluster 和 Rose 这类集群软件。

三、数据库双活

数据库双活和应用双活中心还是有本质区别的，数据库双活技术较简单，投资较少，却非常实用。业务双活，从后台系统、前端应用、网络都要充分考虑双活，技术复杂、成本高。

Oracle DG（ODG）就是一种典型数据库双活，通过冗余数据来提供数据保护，ODG通过日志同步机制保证冗余数据库和主数据库之间的数据同步，这种同步可以是实时、延时、同步、异步多种形式。ODG 常用于异地容灾和中小企业的容灾方案，ODG 可以在 Standby 机器上执行只读查询，可以把一些大报表和数据抽取放到容灾服务器上，从而分散 Primary 数据库的性能压力。

ODG 也是一种是很好的性能解决方案。在 ODG 环境中，至少有两个数据库，一个处于 Open 状态对外提供服务，这个数据库称为 Primary DB；第二个处于 Open Only 的恢复状态，称为 Standby DB。运行时 Primary DB 对外提供服务，用户在 Primary DB 上进行操作，操作被记录在联机日志和归档日志中，这些日志通过网络传递给 Standby DB。这个日志会在 Standby DB 上重演，从而实现 Primary DB 和 Standby DB 的数据同步。

案例二：

在新疆的三甲医院和县级医院有不少应用，很多也是彭某建设的。非常让彭某自豪的是有三家单位遇到严重的信息灾难，最终通过彭某安装的 Oracle DG 灾备服务器，接管生产系统。没有丢一条记录，避免医院遭受重大损失。如果没有 Oracle DG，这三家单位的损失将无法想象，也可能是致命打击。两家医院都是核心存储故障，其中一家医院是 HIS、EMR、LIS 全部业务数据丢失，另一家医院是 HIS 和 EMR 全部数据丢失。还有一个案例是政府部门的操作系统 Linux 丢失重要文件，系统不能启动。

数据库双活比存储镜像级别的双活，在灵活性、安全性、使用价值等方面都高出一筹。存储镜像双活数据库其实是一份，它只能解决存储硬件故障，对于数据库等系统方面的软件故障，没有任何帮助。由于医院数据量大，限于资金存储可以不做双活，但 HIS 系统一定要做数据库双活，所有重要系统要做数据库的备份。

四、数据库操作系统

数据库最重要的软件环境是操作系统，操作系统比数据库更容易出问题。现在大量的恶意病毒基本都是通过操作系统的漏洞进行攻击破坏，怎样为数据库建设一个安全的操作系统环境，首先是要选择一个安全的操作性

（一）Linux 操作系统

Linux 是一套免费使用和自由传播的类 Unix 操作系统，是一个基于 POSIX 和 Unix 的多用户、多任务、支持多线程和多 CPU 的操作系统。它能运行主要的 Unix 工具软件、应用程序和网络协议。它支持 32 位和 64 位硬件。Linux 继承了 Unix 以网络为核心的设计思想，是一个性能稳定的多用户网络操作系统。Linux 可以运行在多种硬件平台上，如具有 x86、SPARC、IBM 小型机、HP 小型机等平台。此外 Linux 还是一种嵌入式操作系统，可以运行在掌上电脑、机顶盒或游戏机上。Linux 和 Windows 相比没有良好的操作界面，复杂的操作基本还是命令，但 Linux 具有更高的安全性和稳定性、很少有病毒的特点，这些特点都确定 Linux 最适合做数据库的操作系统。Linux 精髓之一是 LVM（逻辑卷管理），这个知识对我们数据库建设特别有用，LVM 使用会极大方便数据库日常运维。

案例三：

彭某使用 Linux 主要是因为 Oracle Enterprise Linux（简称 OEL）是 Oracle 公司开发的企业级操作系统，并且是免费的。第一次使用 Linux 大约在 2007 年，彭某使用 OEL 4.3 和 Oracle 10.2.01 为一个企业搭建了一个财务 Oracle RAC，后来 Oracle 从 10.2.01 升级到

10.2.05，一直使用到现在。硬件出过两次问题，系统一直都很稳定。在我们医院上系统，如果后台是 Oracle 数据库，彭某都会把操作系统从 Windows 换成 Linux。开始会费点劲，但后期系统很稳定，几乎没有感染病毒和出过问题，所以辛苦还是非常值得的。我们医院 PACS 系统是 Windows，用了 5 年之后，由于数据量太大，系统故障频发，严重影响了医院的医疗秩序。彭某花了半年多的时间，将 PACS 系统从 Windows 环境迁移到了 Linux 环境，系统切换至今已有 5 年，再也没有出过问题。Oracle Linux 既稳定，又功能强大，还能为医院节约资金，何乐而不为。

（二）Windows 操作系统

Windows Server 是微软在 2003 年推出的 Windows 的服务器操作系统。由于它具有直观、高效、面向对象的友好界面、易学易用的特点，所以 Windows Server 目前还是医院数据库使用最多的操作系统。现在常用 Windows Server 2018R2、Windows Server 2012R2 等。Windows Server 支持几乎所有的数据库，安装数据库不用配置环境和参数，都是图形向导，非常方便。Windows 病毒很多，建议在安装数据库之前，把所有的系统补丁打上，系统试运行稳定没有问题后再安装数据库。数据库正式运行后，打补丁一定要慎重，一般情况是系统有问题，根据问题特点打合适补丁，生产系统打补丁一定不能盲目。这个道理就和人一样，只有得了病才吃药，健康情况下是不用吃药的。

不论 Windows Server 还是 Linux，都有一个共同的要求，那就是操作系统和数据库版本要相对应。Oracle 9I 需要 Windows Server 2003，Oracle 10G/11G 需要 Windows Server 2008R2，也就是各版本的数据库必须安装在当时主流操作系统之上。

第三节　数据库系统

本节着重介绍数据库在安装、使用和维护中容易出问题的地方，还有 SQL Server 程序员在开发数据库程序时经常出问题的地方。

一、Oracle 数据库

Oracle Database，又名 Oracle RDBMS，简称 Oracle。它是甲骨文公司的一款关系数据库管理系统。它是数据库领域一直处于领先地位的产品。可以说 Oracle 数据库系统是目前世界上最流行的关系数据库管理系统，系统可移植性好、使用方便、功能强，适用于各类大、中、小、微企业。它是一种效率高、可靠性好、吞吐量高的数据库解决方案。它的所有知识，只要在一种机型上学习了 Oracle 知识，便能在各种类型的机器上使用它。Oracle 很受大家的欢迎，同时它也很昂贵。

Oracle 介质可以从 Oracle Metalink 下载，需要有 Oracle 账号，虽然下载的 Oracle 介质使用没有问题，但是没有法律许可。从别的网站下载 Oracle 介质也是可以的，但一定要进行 MD5 校验。

案例四：

你见过四个 Oracle 数据库同时挂吗？彭某见过，非常可怕。原因很简单，管理员从网上随便当了 Oracle 11G 安装介质，这个介质被人做了手脚，并且是处心积虑植入了恶意代码，在用户使用数据库 300 天时，病毒爆发，一个关键的系统表被破坏。单位 300 天的数据不能丢失，虽然数据库也可以修复，但很麻烦，需要专业工具，一般个人是无能为力的，最终找到了专业人员进行了修复，但造成了单位四个业务系统瘫痪一周多时间，严重影响了单位工作秩序，造成的社会影响也无法估计。

数据库安装是使用数据库的第一步骤，非常重要。数据库安装时，一定要根据功能进行逻辑分区，例如 C:\盘只安装操作系统，并且预留足够的换页空间，一般换页空间和内存一样大；D:\盘安装数据库文件；E:\盘放数据库，留足够的空间大小，应该是空间最大的一个盘；F:\盘放归档文件，设置批处理定期清过期的日志文件；这种结构比较合理，数据库基本不会由于某个盘空间不足，造成数据库挂起。Liunx 基本也一样，特殊的地方在于放数据库的卷，一定要使用 LVM（逻辑卷管理）技术，这样数据库所在的卷可以动态增加空间大小，这一点是 Linux 相比 Windows 更强大的功能之一。

数据库在任何操作系统安装，都是图形界面，比较简单，并且 Oracle 现在越来越智能，数据库默认参数都没有太大问题。需要注意的是现在数据量越来越大，日志文件建议设置到 100M 以上，设置最少四组，每个日志文件可以做镜像。默认数据库安装是三组 50M 日志文件，这种日志文件经常成为一个繁忙系统的瓶颈。Oracle 数据库默认打开的审计，非常占用 IO 资源，建议关闭数据库审计。数据库日常维护主要是及时增加表空间大小、查看数据库日志，及时分析处理相关错误，定期做性能分析报表，根据性能分析报表，对一些性能瓶颈，联合程序员及时进行优化。我们医院 HIS、EMR 采用的是主动优化，一般一个月做一次优化。而其他系统是被动优化，系统慢了，彭某再以问题为导向进行优化。彭某维护医院系统近 20 年，性能优化是彭某做得最多，也是最复杂的一项工作，但非常有价值。

二、SQL Server 数据库

微软 SQL Server 也是一个企业级数据库，但数据库处理能力相比 Oracle 不够强大。尤其是繁忙的 HIS 等核心数据库使用 SQL Server 时，当数据库容量和压力越来越大的时候，容易产生数据库死锁。所以 SQL Server 程序员应该花更多的时间在数据库设计方面。SQL Server 数据库一定要设计在线表、历史表，在线库、历史库的逻辑架构，需要定期分割数据，保证在线库和在线表所占容量不要太大。程序设计时可以根据条件，自动到相应的库和表中处理数据。SQL Server 需要定期重建索引，这对提升 SQL Server 性能很有好处。

第四节 数据库备份恢复

数据库备份是我们信息科最后一根救命稻草，估计医院很少有人像彭某理解得这么深刻。彭某见过 HIS 系统进口知名品牌存储双控制器出问题；虚拟化平台坏了并且所有系统没有备份，最终给单位造成了巨大的损失，主管引咎辞职；RAID5 一次坏两块硬盘等；备份恢复成功，大家欢呼庆祝的情景；系统出问题，数据没有备份时，信息科主任绝望的眼神。备份真的太重要了，所以信息科必须要有一个可靠的备份，以防万一，但彭某希望它一辈子都不要用上。新疆一些小医院，由于资金限制，没有上备份软件，是通过自己手工脚本，通过计划任务进行定时备份。彭某建议二级及以上医院都应申请买专业备份软件，如果单位不同意买，到时候出事，信息科责任也会小些。下面分析几种常见的备份方式：

一、Oracle 数据导出和数据泵导出

Oracle 数据库导入导出（EXP、IMP）和数据泵导入导出（EXPDP、IMPDP）都是 Oracle 数据库中自带的一种逻辑数据卸载和装载工具。EXP、IMP 从 Oracle 8I 开始就是一种内嵌的数据逻辑处理工具，但随着数据量越来越大，EXP、IMP 越来越不能满足现实环境工作需要，从 Oracle 10G 开始引入了强大的数据泵（EXPDP、IMPDP）。在新版本的数据库中 Oracle 强烈建议使用数据泵。相比较传统的数据库导入导出（EXP、IMP），数据泵导入导出（EXPDP、IMPDP）具有以下强大的功能：

（1）数据泵工具运行于服务器端，相比客户端的 EXP/IMP 其性能更好，并能实现 EXP/IMP 的全部功能。

（2）通过使用 exclude、include、content 等参数，数据泵可以为数据及数据对象提供更细微级别的选择性。

（3）通过设定数据库版本号，数据泵可以兼容老版本的数据库系统。

（4）并行执行。

（5）通过 estimate_ only 参数，数据泵可以预估导出作业所需的磁盘空间。

（6）支持分布式环境中通过数据库连接实现导入导出。

案例五：

彭某曾经用一条数据泵命令，将 20 公里外分院 HIS 数据库迁移到总院云平台，并且将操作系统从 Windows 换成 Linux。具体命令如下：

impdp system/ * * * directory = DATA_ PUMP_ DIR network_ link = mdhis_ link parallel = 8 logfile = impdp0. log full = y

虽然数据泵具有非常强大的功能，但它不适合做生产数据库的备份恢复工具。因为生产数据库是不能停机的，数据泵在导出数据时不能保证数据完整性，在复杂主外键数据库结构中，会产生大量的孤儿数据。数据泵作为一种迁移工具是非常合适的，它能满足不同环境下的数据库迁移，跨版本迁移、跨操作迁移。数据泵在进行数据库迁移时，必须要求业务系统停止运行，从而保证数据的一致性。

彭某见过很多医院还在使用导入导出（EXP、IMP）和数据泵导入导出（EXPDP、IMPDP）作为数据备份方案使用，这是不合适的。建议使用其他可靠的备份恢复方案。

二、Oracle RMAN 备份

RMAN（Recovery Manager）是一种用于备份（backup）、还原（restore）和恢复（recover）数据库的 Oracle 工具。RMAN 只能用于 Oracle 8 或更高的版本中。它能够备份整个数据库、表空间、数据文件、控制文件、归档文件以及 Spfile 参数文件。RMAN 也可以进行增量备份，增量只备份自上次备份以来有变化的那些数据块。RMAN 备份可以识别 corrupted block，RMAN 具有强大的报表功能可以方便查询备份的信息。通过 RMAN 提供的接口，第三方的备份与恢复软件如 veritas、赛门铁克将提供更强大的备份与恢复的管理功能。RMAN 是一种成熟稳定的 Oracle 备份工具，如果医院不愿意买专业备份软件，信息科选择备份方式时，强烈建议使用 RMAN 备份。

案例六：

一般医院 HIS 数据库都会采用如下增量备份：

周日全库备份。

```
Run { Allocate channel c1 type disk;
        Backup incremental level 0 tag 'db0' format
        '/u01/RmanBackup/db0_ %d_ %T_ %s' database include current controlfile;
        Delete noprompt obsolete;
        Release channel c1;}
```

周一至周六进行增量备份。

```
Run { Allocate channel c1 typedisk;
        Backup incremental level 1 tag 'db1' format
        '/u01/ RmanBackup/db1_ %d_ %T_ %s' database include current controlfile;
        Delete noprompt obsolete;
        Release channel c1;}
```

数据库恢复时，需要先恢复一个全库备份，再恢复几个增量备份，再恢复最后的几个归档日志文件，从而保证数据最少损失或者不丢失。几个基本恢复语句如下：

```
run {startup mount;
restore database;
recover database;
alter database open;}
```

现实情况使用比这复杂得多，建议先看书再做实验再看书，通过这样的反复过程，牢牢掌握备份和恢复原理，能根据各种复杂情况，熟练使用备份和恢复方法解决现实问题。

三、第三方备份方案

医院数据库越来越多，信息科工程师虽然能通过手工备份脚本实现备份，但这么多数据库备份的管理又是一个巨大的挑战。鉴于备份非常重要，为了保证数据备份的安全，建议采购第三方的备份方案。选择第三方备份方案时，一定要用可靠知名品牌的备份产品，另外请本地技术良好、责任心较强、服务优秀的工程师，为我们保驾护航。

建设高效稳定数据库系统，涉及内容很广泛，本章从几个重要的方面进行介绍，希望能起到抛砖引玉的作用。

（本章作者：彭建明）

第六章　终端安全

本章导读：

在医院网络安全风险控制点中，终端是数量最多、范围最广的风险入口。本章将从终端主机安全、终端接入安全和上网行为管理这三个方面来阐述如何加强终端安全。

随着医院信息化不断地发展，临床业务对信息技术的依赖程度越来越高，医院管理层也需要从信息系统产生的数据中提取出有价值的数据进行分析。日常业务绝大部分都是在终端主机上进行操作，而终端主机又都是通过医院内网连接核心服务器和数据库，所以每一台终端主机可以说都是一个风险点的入口，医院终端主机少则上百台，多则几千台，分布在医院各个角落，使用人员信息技术水平参差不齐，使用场景形态各异，对终端主机管理的难度增大。

除终端主机以外，医院还有大量的网络端口暴露在医院建筑的各个角落，如果不严加管控，随便用一根网线接入就可以获取医院内部信息，这是十分危险的。同时随着移动医护普及，医院大量采用无线网络，以及给患者提供无线 WIFI 上网，风险入口成倍增加，为保证医院网络安全，无论有线还是无线，都必须对终端接入严加管控。互联网时代仍然全面禁止医护人员上网，这是不科学的，也不利于医院发展，所以我们还需要对医护人员的上网行为加以管理，在安全与效率中寻求平衡点。

第一节　终端主机安全

俗话说：“千里之堤，溃于蚁穴。”单台终端主机看似影响有限，可一旦感染病毒木马，就会迅速传染给医院成百上千台终端设备，可能造成大面积瘫痪，所以终端安全不可谓不重要。要想解决终端安全的问题，就要在终端主机上寻找方法。如今，主机系统面临的威胁越来越多，比如系统安全漏洞未修复、病毒木马入侵、用户权限设置不当、弱口令密码等，医院安全形势不容乐观。终端主机安全建设模型如图 6－1 所示，此模型由主机物理安全、权限与密码管理、主机配置管理、文件交互管理、行为习惯培养五部分构成。

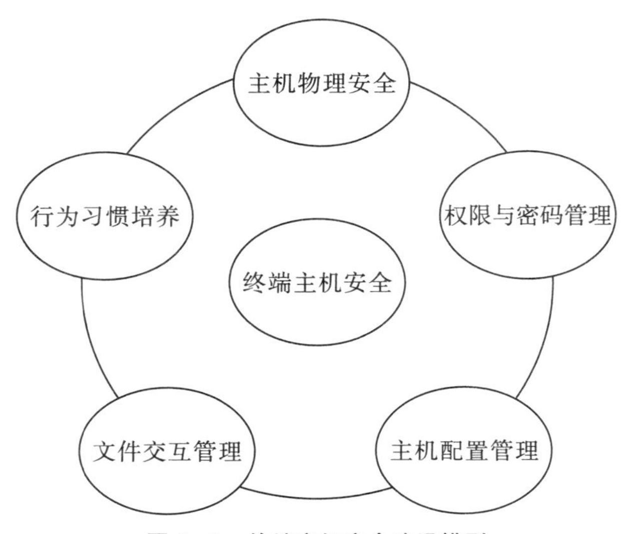

图 6－1　终端主机安全建设模型

一、主机物理安全

物理安全是指保护计算机设备免遭自然灾害和环境事故所导致的破坏。物理安全包括两个方面：环境安全和设备安全。

（一）环境安全

对计算机设备所在环境进行安全保护，保护计算机设备免受水、火、化学用品、静电、虫鼠等不利因素的危害。这些可以从日常工作抓起，例如医护人员可以留意电脑插座是否有损坏、水杯是否放在不易碰倒的位置，信息中心人员在每日巡查机房时，检查是否有虫鼠出现的痕迹等。

（二）设备安全

主要包括设备的防盗和防毁，防止电磁信息泄露，预防线路信息截获，抗电磁干扰和电源保护。例如：通过一定的防盗手段保护计算机设备和部件以及接地保护等措施，防止计算机设备被盗被毁。对主机房及重要数据存储区域进行电磁屏蔽处理，以防信息外泄。另外可采用 UPS 防止由于电压电流不稳定，以及突然断电等意外情况，对设备造成的意外损坏，具体可参见本书的第二章物理安全，此处将不再赘述。

二、权限与密码管理

权限管理应依据最小授权的原则，进行业务授权。根据不同的用户应划分不同的权限（如：系统管理员、应用管理员、网络管理员等），并提供专用的登录控制模块。对不同用户密码的复杂性也应有相应要求，比如：密码长度不应小于 8 位，需要多种字符组成；最长使用期限不应大于 90 天等来保证用户身份不被冒用。在登录策略上，应尽可能采用用户名、密码、验证码来实现用户的身份鉴别，例如：利用短生命周期的短信验证码。另外设置账户的锁定时间，用户离开时及时结束会话、限制非法登录次数等措施也很有必要。

三、主机配置管理

主机配置管理可以分为两种情况进行分析：终端配置和终端系统补丁与特征库的管理。

（一）终端配置

虽说医院是一个整体，但是使用场景各异，所以必须进行细分，不同的科室在不同的使用环境中必须进行个性化配置，如：在收费处、出入院管理科需要注意工作站要和医保等系统进行对接，可能需要和第三方支付平台进行通信；在影像科的配置中则要注意工作站可能会频繁访问 PACS 服务器和存储设备，医生会通过工作站连接的灰阶显示屏进行大量阅片，工作站进行影像下载，出具检查结果时 DICOM 胶片打印设备也很有可能要和工作站进行数据交换，阅片和打印时产生的缓存文件需要及时清理，不然将极大地占用系统资源，因此需要信息中心编写相应的批处理文件定时运行来清除缓存；在检验科的配置中注意有可能工作站需要连接仪器设备，两者通过网口或串口进行通信，其中就有可能需要安装相应的驱动程序，有的仪器设备型号较为特殊，进行数据交换的方式有可能采取共享磁盘目录的方式，必须要视具体情况而定；在手术室配置工作站的时候不仅需要满足一定的院感要求，其监护仪和工作站要保持更加可靠稳定的连接。

现实情况要求我们针对不同的终端进行个性化的配置，而对配置后期管理更是很多医院头疼的地方，要想进行日后的查询管理，可以在做个性化的配置时就用 Excel 及时进行记录，这是一种传统可行的操作方式，但是出现问题进行排查时较为复杂；在此情况下如果采用桌面管理控制软件，可以大大减轻工作量，并且在管理界面可以一目了然地得知当前终端的配置情况（硬件信息、磁盘空间、系统软件列表、相关外设、组策略……）。例如：终端安装了高危或明令禁止安装的软件，医护人员私自连接违规外设，此类情况将直观地显示在后台管理界面中，信息中心可据此进行快速地排查处理。

（二）终端系统补丁与特征库的管理

未增补的系统补丁，各类恶意代码尤其是病毒、木马，都是医院信息系统正常运行中潜在的威胁，病毒在爆发时会使交换机、路由器、防火墙等网络设备的性能急速下降，并且迅速占用整个网络带宽。针对此类风险，在所有终端主机和服务器上都应部署网络防病毒系统并及时修复系统漏洞，以此来增强终端主机的病毒防护能力，同时信息中心还需要及时升级防病毒软件版本、病毒特征库以及系统补丁库。但是医院有成百甚至上千台终端设备，若想所有终端设备都保持最新的病毒库、最新的系统补丁，一台一台设备安装是不现实的，在此情况下可以推荐两种较为常见的方式：第一种方式需要在医院内网建立全网统一的升级服务器，由信息中心对服务器进行管控，通过在线升级或者离线导入方式更新病毒特征库、补丁库，再由升级服务器分发到数据分节点的各终端；第二种方式就是部署桌面管理控制软件，这种方式操作更为便捷直观，在相应功能菜单下提交不同的升级文件、补丁文件就可以完成设备上线即升级的目的，避免了人为安装升级可能遗漏终端设备的风险，同时提高了效率。

在解决终端配置的问题中，通过桌面管理控制软件可以完成更多的操作，比如：利用桌面管理控制软件可以进行应用软件的批量下发，针对不同的终端、不同的部门科室调用与之相匹配的策略等。某医院曾在过去的 5 年中利用丰富的组策略配置，防止医护人员访问系统关键磁盘，对其隐藏相应的系统盘符、禁止调用命令行等。这些配置有效限制了医护人员高危的操作，从而规避了很多潜在风险。

时代在发展，社会在进步，信息技术总是在不断更新。在资金极为充足的情况下，控制解决终端安全问题还可以利用云桌面管理技术，云桌面管理技术主要分为两种模式：

VDI 和 IDV。VDI 模式：管理便捷，支持桌面漫游，此类方式与服务器存储虚拟化相配合甚至可以达到数据不出机柜的效果，但是 VDI 模式对服务器和网络依赖性高、外设兼容性不足。IDV 模式：可以充分利旧，节省大量的资金，外设兼容性好，即使在与云服务器断开连接的情况下，只要和医院管理信息系统服务器保持通信，也可以照常使用，IDV 模式无法实现桌面漫游。信息中心可以视具体情况而选择 VDI 或者 IDV，两种方式均可以实现在云端操作，配置自动同步到终端的效果。

医院通过上述的主机配置管理，虽然有效地控制了风险范围，但是仍然需要在网络边界通过防火墙进行基于通信端口、带宽、链接数量的过滤控制，这样可以在一定程度上避免蠕虫病毒爆发时的大流量冲击。同时，防病毒系统可以为安全管理平台，提供关于病毒威胁和事件的监控、审计日志，为全网的防病毒安全提供必要的信息。具体可参见本书的第七章网络安全，此处将不再赘述。

例如：2017 年 5 月爆发的 Wannacry 勒索病毒，在全国三甲医院中，有两百多家医院检出了勒索病毒，以广东、湖北、江苏等地区检出勒索病毒居多。从医疗行业被勒索病毒入侵的方式上看，勒索病毒主要通过终端系统漏洞入侵和端口爆破，然后利用工具包进行传播，一旦不法黑客得以入侵内网，还会利用更多攻击工具在局域网内横向扩散。根据相关调查分析，国内各医疗机构大多都有及时修复高危漏洞的意识，但是统一管理不到位，导致少数机器一直存在风险。

不仅如此，相关安全中心监测发现，越来越多的攻击者会首先从医疗机构连接外网的服务器入手，利用服务器的安全漏洞或弱口令密码入侵，一旦成功，便会利用更多攻击工具在内网继续攻击扩散。如果医疗机构的业务系统存在安全漏洞，又迟迟未能修补，便会给不法分子留下可乘之机。

如果采用上述方法，对漏洞及时进行修复，更新病毒库，可以大大降低此类事件发生的可能。

四、文件交互管理

在内网中为了解决“病从口入”的问题，对外接端口加强控制是终端安全管控的重要途径，归根结底就是对文件交互的控制。由于医院内网的特殊性，其承载着医院的重要信息以及业务系统，如果将其暴露在互联网上，危险性将会大大增加，医院往往会将内网与外网进行物理隔离，保护内网不受外界病毒的危害。虽然一定程度上解决了内网直接受到来自互联网的威胁，但是并不代表内网就高枕无忧了，因为医护人员或者外来人员私自接驳移动存储设备也是重大的隐患，禁用 USB 接口是常规做法，可以防止移动存储设备携带病毒木马进入医院内部网络。

如果必须要在内外网之间进行文件交互，则可以依靠安全 U 盘，但是这样的操作很大程度要依赖于医护人员的计算机水平，而信息安全防护是容不得半点侥幸的。在有大量文件交互需求的情况下，通过信息中心进行文件交互，安全性、可靠性更强。具体操作规程如下，数据进入内网需要先经过有专业 IT 技术知识的人员进行查杀，然后经过防火墙和网闸等设备进行数据过滤与摆渡，再利用 FTP 服务器进行内外网的传输，最后在信息中心特定的电脑上进行数据交互。例如：检验科、超声科、影像科的仪器设备所带的驱动程序，通常就是采用上述方法，通过信息中心进行传输的。

2018 年 8 月，勒索病毒让全球最大的芯片代工厂台积电在中国台湾的北、中、南三大厂区停工了两三天，预估造成公司营收损失约 1.7 亿美元，其根源就是员工电脑使用了未加密注册的 USB 存储设备，并将勒索病毒带入了内网中。虽然台积电将生产线网络与外网完全隔离，并统一安装杀毒软件，但因将未认证加密的存储设备接入内网，病毒在内网内横向迅速传播，给企业带来重大的损失。因此，对终端的 USB 必须进行严格管理，可有效防止病毒从移动设备传播至内网计算机，对信息安全造成严重威胁。

五、行为习惯培养

在医院网络安全建设体系中，尤其是在终端主机安全上，不能仅仅依靠技术手段来实现，要通过技术层面和意识层面同时进行把控，上述文字基本上是围绕着技术层面而展开的，意识层面的控制同样不能小觑，“授人以鱼不如授人以渔”，对医护人员进行网络安全宣传，加强安全意识，培养他们的使用习惯，在此基础上结合有效的安全措施，会达到良好的效果。

例如：某医院通过基于局域网的通信软件，将需要的内网文件拷贝出去，则必须通过统一的出口，并且按照一定的流程规范进行操作，信息中心通常会提供特定的计算机来完成以上操作。若发现私自拔插替换设备，信息中心可以从桌面管理控制软件的终端配置模块或者资产管理模块中发现端倪。医护人员经过信息中心培训后，提高责任心和安全防范意识，若发现违规情况会主动联系信息中心进行干预。由此可见，对医院信息系统安全性的意识培养和行为习惯的养成将大大降低终端风险。

第二节　终端接入安全

在医院内网安全管理方面不仅要建立严密的计算机管理规章制度、运行规程，形成内部各层级人员、各职能部门、各应用系统的相互制约关系，防范内在因素风险，还要从技术手段上加强安全措施，防止外部黑客的入侵威胁，保障医院内部网络及数据的安全可靠。医院有大量的网络端口暴露在医院建筑的各个角落，如果不加管控，随便用一根网线接入电脑就可以获取医院内部信息，这是十分危险的。例如：曾经有不法人员将某医疗机构放置在公共区域的自助设备上的网线拔出后，私自接入自己的笔记本进行数据盗取的事件，不仅给医院造成重大的损失，而且埋下了重大的安全隐患。所以，必须在安全事故发生之前就予以充分重视，制定综合的安全管理策略，并建立一套行之有效的可配置化信息安全保障系统，对终端使用人、终端环境有一个全面、准确的把握，并将与终端有关的管理规范切实落到实处。

本节将从有线准入部分和无线准入部分分别进行叙述。

一、有线准入部分

终端接入安全主要可以通过以下四种技术手段进行布控：VLAN 技术、IP 与 MAC 的绑定、基于端口的 dot1x 认证和专业的准入设备。

（一）VLAN 技术

VLAN 就是虚拟局域网，VLAN 工作在 OSI 参考模型的第二层和第三层，可以将含有敏感数据的用户组与网络的其余部分隔离，即一个 VLAN 内的用户不能和其他 VLAN 内的用户直接通信，如果不同 VLAN 要进行通信，则需要通过路由器或三层交换机等三层设备。与传统的局域网技术相比较，VLAN 技术更加灵活，可以控制广播活动，可提高网络的安全性。

（二）IP与MAC的绑定

IP和MAC绑定的方式有一定作用，但是其最大风险在于MAC信息可以通过某些手段进行伪造。

（三）基于端口的dot1x认证

dot1x是IEEE 802.1 x的缩写，是基于Client/Server的访问控制和认证协议。它可以限制未经授权的用户/设备通过接入端口访问LAN/WAN，在获得交换机或LAN提供的各种业务之前，802.1x对连接到交换机端口上的用户/设备进行认证。在认证通过之前，802.1x只允许EAPoL（基于局域网的扩展认证协议）数据通过设备连接的交换机端口；认证通过以后，正常的数据才可以通过因特网端口。

（四）专业的准入设备

基于端口的dot1x认证方式相对较复杂，操作不易，界面也不直观，需要对记录的日志进行二次分析。但是利用信息技术解决问题的手段是丰富的，国内很多专业的准入产品便逐渐登上了信息中心的“舞台”，它们是通过计算设备的机器码，以一种动态的方式进行验证，从而达到一种相对安全的目的，在验证完成后如果更换设备或者硬件，机器码需要重新认证，不匹配将禁止接入，终端接入安全性相对较高，当有新设备接入信息点或者交换机口时，准入系统将会自动发现，及时提示新设备接入，防止高危或不可信设备接入网络而对整个网络造成威胁。

专业的准入设备通常具备以下功能：

（1）终端信息管理：在管理界面中会全面清晰地对终端信息进行集中展示。管理人员清楚地知道终端的基本信息、注册信息、策略列表信息、设备硬件信息、设备软件信息，对终端设备还可以进行逐一审核、设定入网时限等。

（2）资产管理：可以对采集到的系统硬件和软件进行集中展示，统计不同硬件或软件的数量，甚至可以形成资产表格。

（3）IP资源管理：一目了然地查看到当前IP地址分配状况、IP历史使用状况，在医院的复杂环境下，工作站的IP地址一般是固定的，因为这样便于管理控制，所以查看IP的使用情况，进行有效的规划就显得十分必要。

（4）任务管理：结合本章第一节提到的桌面管理控制软件，可以对指定终端、部门、IP段或全体进行下发软件，如统一升级病毒库、修复系统补丁等。

（5）日常扫描监控：准入设备可以实时监控内网设备运行状态，如系统杀毒软件是否为最新版本，系统时间是否准确，是否禁用了USB端口等。不满足以上条件的终端将会被进行警告，禁止访问内网。

通过配置终端准入，系统还可以实现违规预警，实现日常终端各种使用情况的安全管理，包括违规外联、重要进程异常检查、PC资源使用异常、病毒进程检查等，发现如上情况，系统便会主动地干预并终止相关进程。

二、无线准入部分

随着移动医护普及，医院大量采用无线网络，以及免费给患者提供无线WIFI上网，风险入口成倍增加，为保证医院网络安全，对无线终端的接入必须严加管控。

医院全面覆盖无线网络时，将会体验到无线网络给临床工作带来的极大便利，例如：

医生查房时，通过PDA、笔记本等无线设备就可以随时查询患者的诊疗记录、病史、检查检验报告单、医学影像等信息，并根据患者病情随时下医嘱。护士使用无线设备可以实现移动护理，对医嘱执行过程中的每一步进行实时检查和确认。这使医护人员的工作效率和医疗质量得到极大的提升。

想要确保无线接入安全，第一点是需要通过认证，现在可以通过无线认证平台来实现，通常可分为以下几大类：医护人员接入认证、患者及其家属接入认证和移动医疗终端接入认证。

（一）医护人员接入认证

医护人员是接入医院内网进行工作的，所以考虑到身份认证的需求，必须严格部署认证服务器，可以采用802.1x认证，即内部员工通过安全证书、用户名口令作为接入网络的凭据；或者采用Portal账号密码进行认证，登录的账号可以为姓名、手机、工号甚至身份证号等，这些账号必须具有唯一性信息，以实现一人一账号。

（二）患者及其家属接入认证

随着互联网医疗的发展与普及，很多医院都有自己运营的微信公众服务号，患者及其家属关注医院公众号，在公众号上进行操作就可以访问无线网，通过微信和手机号就可以实现认证信息下发，或者通过手机接收验证码，输入相应的验证码就可获取上网权限。

（三）移动医疗终端接入认证

为了响应医疗终端加密要求，现在已经有了智能PSK，可以针对医疗移动终端的MAC和SN绑定进行认证，不同的终端使用不同的密码。医院内网无线网络只允许医疗终端接入，不允许其他无关终端接入，减少网络风险，保护内网资源安全。

在认证过后，仍可以通过本节第一部分有线准入部分提到的专业的准入设备和无线AP联动结合终端管理平台防控非法设备，和有线终端准入一样，可以定制移动终端准入流程，包括设备注册、身份认证、安全检查、资产统计等一系列流程化功能，来构建一个完整的内网安全管理平台。

国内现在很多无线系统，可以实现上网权限控制、用户上网行为审计、防钓鱼WIFI等。对非法接入点、无线空口窃听、恶意攻击甚至移动设备PDA专机专用管控都有了良好的控制。可以说现代化医院一定是在高度防范的前提下对无线网络敞开怀抱的。

第三节　上网行为管理

随着互联网的发展，各种依托于网络的应用层出不穷，在极大地丰富了人们网络生活的同时，随之而来的工作效率低、带宽资源紧张、信息泄露等问题，也给医院的信息中心带来了新的挑战。如何管好、用好互联网外联，成为信息中心所迫切需要解决的问题。

医院作为集医疗、科研、办公为一体的综合性医疗机构，对网络资源的需求越来越大，不当的上网行为很容易占用宝贵的网络资源，同时影响各个部门的正常运转，因此对于医院来说上网行为的管理控制就必不可少，根据不同的部门、科室的轻重缓急程度，设置不同的带宽策略。根据工作站的使用环境，对不同用户组配置不同的策略，保障带宽有效利用。规范相关人员的上网行为，防止使用有风险的应用造成不良影响。

一、禁止访问不明网站

互联网给我们的工作、学习带来了极大的便利，让我们足不出户便可以获取大量的网络资源，但面对互联网病毒和木马的泛滥、网络陷阱、黑客攻击等威胁，如果不加以防范控制，直接访问存在潜在威胁的网站，可能会造成重要信息丢失、网络安全被破坏，甚至使系统崩溃。

而丰富的互联网资源在方便学习工作之余，如若不好好利用，势必会造成工作效率低下、带宽资源紧张、信息泄露等问题，通过对一些敏感的、高危的与工作学习无关的URL进行屏蔽，禁止访问这些网址，将会减少病毒、木马、黑客攻击等威胁，达到绿色上网、安全上网的目的。

系统通过上网行为管理系统中内置的大量的URL数据库，对用户访问的网页进行精确分类，并根据管理需求对不良网站进行过滤封堵，通过识别网站类别、URL关键字、文件类型等多种条件的灵活管理，将访问网页内容进行阻断、记录以及网页快照保存等管理操作，做到禁止访问非法网站、屏蔽违规网站等。

二、应用行为控制

除了禁止浏览器访问不受信任的互联网资源外，如果不控制开放应用的安装权限，同样会埋下安全隐患，因为应用中可能植入了木马病毒，从而有可能使应用非法获取权限、大量占用计算机资源，这些都将影响系统的正常运行。因此，对正在运行的应用做到实时监控并记录操作，一旦发现违规以及具有威胁的操作，及时响应予以干预。针对一些非办公的娱乐应用也应通过配置来限制其使用。

利用识别技术，对各种互联网应用协议进行精确识别；对违规、有害应用进行记录、封堵；针对特定用户与特定应用进行使用时间段限制，例如限制普通员工每天只能浏览新闻半小时。对于员工的违规操作可追溯可审计，对一些违法行为及时阻断。应用行为控制可以直观地了解到工作人员利用计算机在做什么，应用程序对计算机做了什么，将应用行为透明化，合理的控制会提高系统的安全性。

三、带宽管理

在有限的总带宽下，医院内由于终端数量多、种类多，各种终端设备对网络带宽要求也不尽相同，如果对带宽不加以合理规划，很容易造成带宽分配不均、终端同时抢占带宽的现象。为满足医院内设备对不同应用不同服务质量的要求，就需要带宽资源能根据用户的要求自动分配和调度资源，对不同的数据流提供不同的服务质量。

对实时性强、响应性要求高且重要的数据报文优先处理。例如：适当提高便民平台、移动支付、远程会诊、科研网站报文处理的优先级。对带宽资源占用高的各种P2P、在线视频等应用进行限速控制，为关键业务应用保障有足够的可用带宽，保证系统的服务质量。

对于实时性不强的数据报文，提供较低的优先级，网络拥塞时甚至允许丢弃。保证关键应用资源充足的情况下，逐级调度资源保证服务。为了提高带宽利用率，防止出现调度拥堵现象，目前应用广泛的是QoS（Quality of Service，服务质量）机制。

QoS是网络的一种安全机制，是用来解决网络延迟和阻塞等问题的一种技术。支持QoS功能的设备，能够提供传输品质服务。针对某种类别的数据流，可以为它赋予某个级别的传输优先级，来标识它的相对重要性，并使用设备所提供的各种优先级转发策略、拥塞避免等机制为这些数据流提供特殊的传输服务。配置了 QoS 的网络环境，增加了网络性能的可预知性，并能够有效地分配网络带宽，更加合理地利用网络资源。

四、内容审计与过滤

系统通过用户的管理实现不同用户对应不同的权限，对每个账号下的所有操作都有据可查，包括浏览的内容、应用所做的操作等。例如：对 POP3、SMTP 协议收发邮件进行完整的内容审计，对邮件的附件进行精确识别。对即时通信工具的聊天行为、内容进行完整记录，对各类 BBS 论坛、新闻评论、贴吧的发帖内容进行监控审计。对使用搜索引擎的行为进行记录，可区分网页搜索、图片搜索、视频搜索等搜索类型，并将有害关键字过滤。当检测到敏感信息时，可以自动向管理员发送报警信息。系统通过全面的内容审计，可以及时发现网络中潜在的威胁，防患于未然。

（本章作者：张旸、陆昕皓、高标）

第七章　网络安全

本章导读：

本章从医院业务网络的实际需求出发，详细地介绍医院网络安全结构所面临的风险以及应对方法。根据医院网络业务需求的不同，我们给出了一个简单的医院网络区域边界划分的实例，并针对该实例，深入地讨论了区域边界安全的设计方案。现阶段，越来越多的医院开始部署无线网络。因为无线网络边界的特殊性和不可控性，我们针对医院无线网络的边界安全单独安排了一个章节进行详细分析和探讨。

第一节　网络结构安全

一、网络结构安全需求分析

医院信息化的特点如下：

1. 系统复杂，稳定性要求高

医院信息系统多，即包括如 HIS、LIS、PACS、EMR 系统等基于内网的业务系统，也包括如网上挂号/支付、远程诊疗等基于外网的业务系统，其重要程度也不尽相同。各因素导致信息系统被攻击，中断、瘫痪都可能直接影响本身就紧张的医患关系，并给医院带来不可衡量的损失。

2. 敏感信息多，数据价值高

医院的数据价值高，相对敏感。如患者诊疗信息：信息量大，潜在价值高；用药信息：医药代表趋之若鹜；研究成果信息：创新乃竞争之本；财务、医保信息：个人利益直接相关；医患信息：涉及隐私。

3. 协同与共享要求高

为提升患者体验，医院信息化引入新的技术，“互联网＋医疗”、智慧医疗、大数据医疗的探索和应用使得医院信息系统之间、医院与医院之间、医院与区域之间的信息系统协同共享和数据交换要求提高。

4. 应用场景复杂

医院网络虽然规模不大，但内部场景相比企业、政府网络更为复杂，在同一物理区域下也可能有完全不同的应用场景。例如住院楼既部署有医生、护士使用的需要访问内网业务系统的 PC 终端、移动查房手持终端，也存在有需要进行互联网访问的患者手机。如何确保这些终端互不干涉，安全的运行在内外网两张逻辑大网中也成为信息管理人员需要思考的问题。

5. 安全域划分

安全域是指同一系统内根据信息的性质、使用主体、安全目标和策略等元素的不同来划分的不同逻辑子网或网络，每一个逻辑区域有相同的安全保护需求，具有相同的安全访问控制和边界控制策略，区域间具有相互信任的关系，而且相同的网络安全域共享同样的安全策略。一个安全域内可进一步被划分为安全子域，安全子域也可继续细化。

医院信息系统通过不同安全域的划分实现网络结构的安全，同时落实统一的信息安全管理体系，让医院的安全管理体系有宏观的设计、清晰的责任权限、合理的制度要求。同时应用包括安全可视化、统一运维管理的创新技术手段，简化安全运维管理，减轻安全运维管理的负担，提升安全运维管理的效率，最终做到整体防御、分区隔离，积极防护、内外兼防，自身防御、主动免疫，纵深防御、技管并重。

二、医院网络结构安全设计方案

根据医院业务系统之间数据交互以及与外部数据交互的特点，我们将医院的网络划分为如图 7－1 所示的安全域，通过在不同安全域之间部署边界访问控制以实现整个网络结构的安全，避免安全风险在网络中蔓延，对用户造成更大的损失。

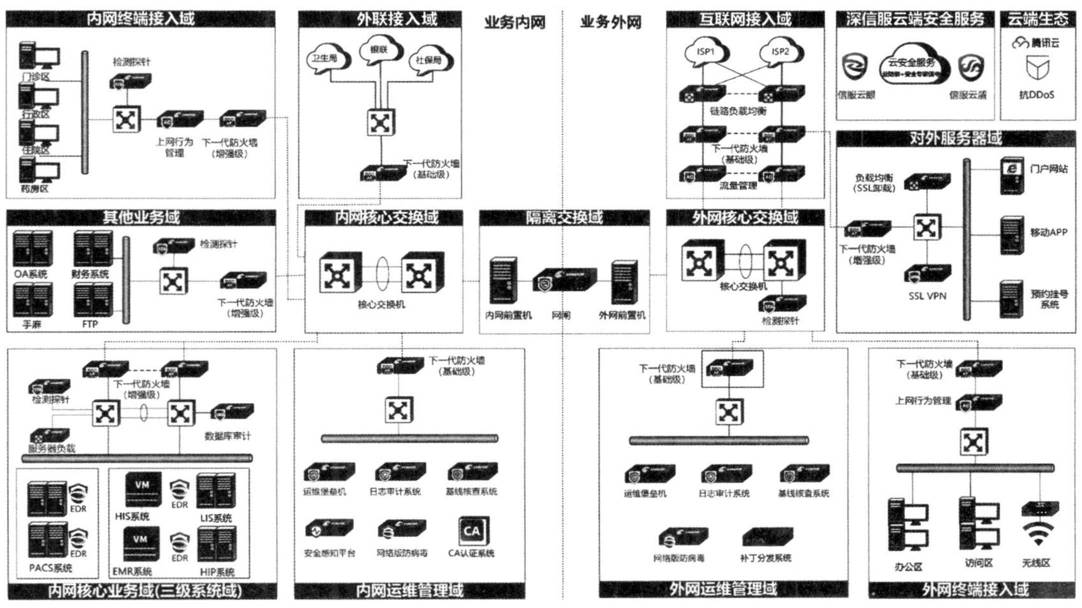

图 7－1　医院整体安全规划设计示意图

1. 业务内网

（1）内网核心交换域：内网核心交换机部署区域，一般采用双机模式部署，提高可用性。

（2）内网核心业务域：内网核心业务系统主要部署区域，例如 HIS、PACS、LIS、EMR 等重要业务系统。

（3）其他业务域：内网其他非关键业务系统部署区域，例如财务系统、手麻系统等。

（4）外联接入域：外联接入域通常是指需要与第三方机构（非本院本地网络均称为第三方机构，办公场所不在同一网络中的异地门诊部也称为第三方机构）对接的区域，例如与社保、商保等机构对接。

（5）内网终端接入域：内网办公 PC、无线终端、自助机接入区域，例如医生门诊、护士站、移动查房终端等场景使用的 PC/手持终端，本区域的 PC/手持终端多使用内网部署的业务系统，禁止访问外网或互联网。

（6）内网运维管理域：内网其他运维、安全设备部署的区域，例如堡垒机、日志审计、态势感知平台等。

2. 业务外网

（1）外网核心交换域：外网核心交换机部署区域，一般采用双机模式部署，提高可用性。

（2）互联网接入域：为医院提供互联网接入带宽的区域，需要集中部署一系列的安全设备实现对来自互联网安全风险的防护。

（3）外网业务域（对外服务器域）：需要互联网支持的外网业务系统部署区域，例如网上挂号、网上支付、远程诊疗等。

（4）外网终端接入域：外网办公 PC、无线终端、自助机接入区域，例如人力资源、财务、行政、院领导等场景使用的 PC/手持终端，若本院为患者提供 WIFI 接入服务，则 WIFI 也应部署在该区域，并通过防火墙、VLAN 等技术实现与院内办公终端的硬件或逻辑隔离。

（5）外网运维管理域：内网其他运维、安全设备部署的区域，例如堡垒机、日志审计、态势感知平台等。

（6）外网云服务域（云端生态）：部分医院采购了基于互联网的公有云服务，并在公有云上部署了部分基于互联网的业务系统，例如阿里云、电信天翼云、腾讯云等，则所有的外网云服务也应作为一个逻辑区域，部署相关的安全设备或安全策略，实现对该区域业务的防护。

第二节　无线网络安全

一、无线网络安全风险与需求分析

随着智慧医疗及移动医疗 2.0 时代的来临，WLAN 在医院中的用途越来越广泛，如用于病区移动查房、床边护理、护理监控、药库管理、临床教育科研、患者识别与资产管理、移动医疗和就诊指引、患者和家属上网需求等各种用途。无线网络广泛应用的同时，安全问题已经成为医院网络安全建设不得不考虑的重要指标。

无线网络安全需求主要包括：

（1）应限制无线网络的使用，确保无线网络通过受控的边界防护设备接入内部网络。

①核查无线网络的部署方式，是否单独组网后再连接到有线网络。

②核查无线网络是否通过受控的边界防护设备接入内部有线网络。

（2）系统可靠性要求高，医院的有线网和供电系统都有双备份机制，当然要求无线网络也能具有同样的保险机制。系统可维护性要求高，无线网络的维护不能成为医院信息科的负担。此外，医院无线网络安全还需要注意：

①防止黑客入侵。

②移动终端认证。

③边界防护。

④认证识别。

⑤安全审计。

二、无线网络安全设计方案

（一）医院 WLAN 无线网络拓扑设计

鉴于采用传统的“胖 AP”技术部署无线网时，安装复杂，管理困难，整网安全强度不高，在实际应用中会存在以下问题：

（1）不能实现全面的、统一的全网级的管理策略。

（2）不便于无线网络业务的划分。

（3）不能实现无线网用户的二、三层无缝漫游。

（4）没有 RF 自动调节能力。

（5）整体无线网容量过小，不能轻松扩容。

（6）对室内、室外无线接入点无法做到集中管理、统一配置和固件升级。

（7）对于基于 WIFI 的高级功能，如安全、语音等支持能力很差。

为了解决传统“胖 AP”存在的上述问题，建议采用“AC + Fit AP”新一代网络构架代替传统 AP 的方法来解决这一问题（见图 7 – 2）。

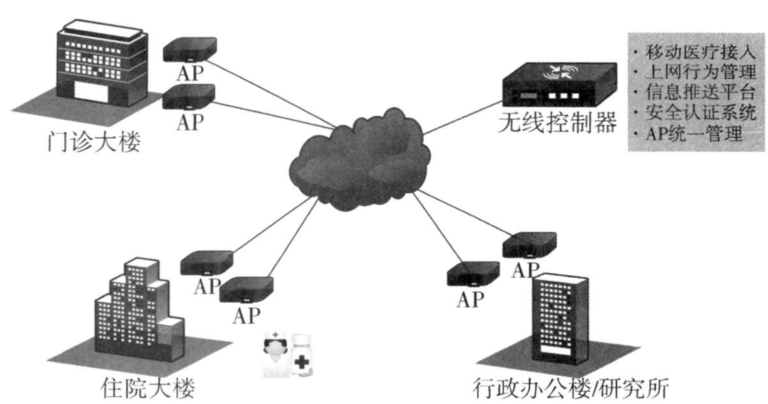

图 7 – 2　医院 WLAN 无线网路拓扑示意图

医院 WLAN 主要由三部分组成：无线控制器、无线 AP、POE 交换机。

无线控制器部署在网络核心层，对医院全网 AP 进行集中管理和控制，并提供安全准入、数据加密、安全隔离、三层无缝漫游、上网行为管理、审计、信息推送等丰富的应用功能。

无线 AP 主要负责接入网络部分，将 AP 部署在所需无线覆盖区域内，物理分布在医院室内建筑区域，各覆盖区域内 AP 通过有线连接至 POE 交换机。

POE 交换机主要负责网络中的数据交换以及为 AP 提供电源输入，部署在楼层弱电间。

（二）医院无线网络安全性设计

1. 无线医疗接入认证

医疗终端一般支持 WPA/WPA2 – PSK，WAPI 认证。出于医疗数据安全性考虑，医院内网可采用 WAPI 国密安全协议，有效保证医院无线局域网安全。

除此之外，还可结合 Portal、短信、微信、App、802. 1x、PSK、二维码审核、CA 证书、临时访客、免用户认证、MAC 地址等多种认证方式，支持 MAC 白名单和 MAC 黑名单。

终端类型智能识别与安全准入，智能识别苹果、安卓、Windows Phone、笔记本、台式机等无线终端，配合终端 MAC 准入技术，医院内网无线网络只允许医疗终端接入，不允许其他无关终端接入，减少网络风险，保护内网资源安全。

2. 医疗数据防泄密

（1）医护移动终端防泄密。

针对医生将移动医疗设备带回家造成的资料泄密问题，医院可以通过移动管理 EMM（包括移动设备管理 MDM、移动用户管理 MUM、移动应用管理 MAM、移动内容管理 MCM），有效解决移动医疗业务开展过程中遇到的各种安全风险，并提升移动医疗终端、医疗 APP 应用的管理效率。

通过 EMM 可以对用户进行细粒度权限管控，对移动设备上的文件和数据进行分发、管理和保护。

（2）医疗数据防泄密。

针对医院内网的数据安全问题，系统通过无线加密传输、VLAN 终端隔离、内网权限控制等技术手段进行保证。

无线加密传输：对终端接入认证数据以及医院业务数据进行无线加密传输，保证数据安全性。

VLAN 终端隔离：对网络中的所有终端进行隔离，彼此不能互相访问，避免数据共享。

内网权限控制：严格控制每一个终端的资源访问权限，防止越权访问。

3. 内网权限管控

考虑到内网安全问题，因此要对移动设备进行严格的内网权限管控。例如医疗移动终端只能使用医疗系统相关 APP 访问资源，不允许使用 IM、IE 等无关网络应用，并且不同的终端、不同的位置、不同的时间段使用时，将获得不一样的访问权限。

4. 无线空口安全

医院 WLAN 网的无线空口安全威胁主要来自非法接入点、空口窃听、恶意攻击。

（1）非法接入点。

非法接入点，如私接无线接入点、共享热点、Ad－Hoc 等，其威胁主要是对医院无线网的干扰以及诱使用户接入从而盗取用户信息，通过 wIPS 检测无线环境中存在的攻击和危险行为，实时告警并产生日志，并对指定类型的攻击对象执行反制。wIDS 无线入侵检测可检测无线环境中存在的攻击和危险行为，并对指定类型的攻击对象执行反制。非法 AP 的检测包括钓鱼 AP（相同或相似 SSID）、非法 Ad－Hoc、有干扰的邻居 AP。无线入侵检测可以根据用户配置的反制策略来做检测，检测到非法 AP 后，根据配置构造安全日志或者下发反制命令。由策略中指定的 AP 伪装成要反制的对象发送解关联帧，实行周期性反制。

（2）无线窃听。

众所周知，无线网络是以电磁波为介质进行传播，攻击者可能会利用无线抓包工具进行破解账号密码、数据分析等，对医院 WLAN 网造成安全隐患，通过对无线进行 WPA/WPA2/WAPI 安全加密，或采用高安全性的 802.1x、第二代 Portal 认证，对用户认证数据以及业务数据进行安全加密，可有效防止数据被窃听。

（3）恶意攻击。

医院网络中典型的恶意攻击包括 DDoS 攻击、PING 攻击、ARP 欺骗攻击，DDoS 攻击、PING 攻击等洪泛攻击可以使主机资源被耗尽，从而达到攻击的目的，致使服务器出现瘫痪、无法访问的情况。

通过在无线层面的攻击检测技术，可以将攻击终端加入动态黑名单中冻结一段时间并产生告警通知，有效预防 AP 接入资源、服务器等资源被耗尽。同时，不影响其他终端的正常接入。

5. 行为审计记录

医院网络属于公共网络，接入用户数量众多，为了进一步保证医院的信息安全，对特定的系统资源以及网络舆论进行保护。对医院的无线访问相关的网络行为进行审计记录，当疑似出现安全问题时，能够做到有迹可循。

针对无线用户的上网行为审计，包括但不限于 HTTP 外发内容、访问的网站和下载、邮件、FTP、TELNET、其他网络应用、网页内容、ACL 拒绝行为以及上网流量与时长控制。

6. 安全隔离

对 VLAN 内的用户进行安全隔离，禁止同一 VLAN 内的用户之间相互通信，一来可以提高网络安全性，避免某些感染了病毒的终端传播病毒的风险，最大限度地确保医院 WLAN 网的安全；二来可以禁止用户之间利用无线网络进行内网传输，避免无线空口资源被滥用的情况。

第三节　区域边界安全

一、区域边界安全风险与需求分析

随着医疗行业信息技术的飞速发展，医院信息系统的各类应用不断得到扩充，目前大多数医院都已经建立或逐步完善自己的信息系统。一方面，医院业务逐步向“互联网＋医疗”的目标前进，信息系统极大提升了医院自身的管理和服务水平；另一方面，医院业务对信息系统的依赖性越来越强，医院信息系统所承载的数据也越来越重要。信息的高度集中使得医院信息安全问题日益凸显，信息安全越来越受到医院的高度关注。从医院整体网络安全建设角度来看，目前医院采用最多的只是网络防病毒软件、网络防火墙等传统安全技术手段，无论是业务网还是办公网均面临着来自网络外部和内部的一系列新型复杂的安全威胁。因此，采取措施“攘外”与“安内”并举，才能确保医院信息化的顺利进行。

区域边界的安全主要包括：边界访问控制、边界完整性检测、边界入侵防范以及边界安全审计等方面。

1. 边界访问控制

根据对网络结构建设状况的分析，可划分为如下边界：

①互联网区与 DMZ 区的边界。

②核心数据区与其他区域之间的边界。

③前置区与其他区域之间的边界。

④安全管理区与其他区域之间的边界。

⑤办公区与其他区域之间的边界。

⑥异地灾备区与其他区域之间的边界。

访问控制是各类边界最基本的安全需求，对进出安全区域边界的数据信息进行控制，阻止非授权及越权访问。

2．边界完整性检查

边界的完整性如被破坏则所有控制规则将失去效力，因此需要对内部网络中出现的内部用户未通过准许私自联到外部网络的行为以及对非授权设备私自联到内部网络的行为进行检查，维护边界完整性。

3．边界入侵防范

各类网络攻击行为既可能来自于互联网等外部网络，同样也可来自于办公和管理等内部网络。通过安全措施，要实现主动阻断针对信息系统的各种攻击，如病毒、木马、间谍软件、可疑代码、端口扫描、DoS/DDoS 等，实现对网络层以及业务系统的安全防护，保护核心信息资产免受攻击危害。

4．边界安全审计

在安全区域边界需要建立必要的审计机制，对进出边界的各类网络行为进行记录与审计分析，可以与主机审计、应用审计形成多层次的审计体系，并可通过安全管理中心集中管理。

5．边界恶意代码防范

现今，病毒的发展呈现出以下趋势：病毒与黑客程序相结合，蠕虫病毒更加泛滥。目前计算机病毒的传播途径与过去相比已经发生了很大的变化，更多地以网络（包括 Internet、广域网、局域网）形态进行传播，因此安全防护手段也需以变应变，迫切需要网关型产品在网络层面对病毒予以查杀。

二、全区域边界安全设计方案

根据等级保护的三重防护（通信网络、区域边界和计算环境）的思想和控制要求，并结合等级保护相关安全控制项，安全区域边界的建设主要通过防火墙（下一代防火墙）、SSL VPN 等安全产品实现，满足其安全控制措施的要求（见表 7－1）。

表 7－1　安全区域边界控制措施对应表

<table>
<tr><th>保护对象</th><th>防护级别</th><th>技术要求</th><th>控制措施</th></tr>
<tr><td rowspan="8">安全区域边界</td><td rowspan="4">三级</td><td>区域边界访问控制</td><td rowspan="8">结构安全：安全区域、负载均衡；
协议过滤、访问控制：防火墙、网闸、SSL VPN 、上网行为管理；
安全审计：安全审计系统；
边界完整性检查：终端安全管理系统或带有此类功能模块的其他安全设备；
入侵防范/检测：IPS、IDS 或带有此类功能模块的其他安全设备；
恶意代码防范：防毒墙或带有此类功能模块的其他安全设备；
流量控制：流控设备或带有此类功能模块的其他安全设备</td></tr>
<tr><td>区域边界包过滤</td></tr>
<tr><td>区域边界安全审计</td></tr>
<tr><td>区域边界完整性保护</td></tr>
<tr><td rowspan="4">二级</td><td>区域边界包过滤</td></tr>
<tr><td>区域边界安全审计</td></tr>
<tr><td>区域边界恶意代码防范</td></tr>
<tr><td>区域边界完整性保护</td></tr>
</table>

（一）网络架构安全

网络层的架构安全应考虑以下控制要求，具体包括：

（1）选用的主要网络设备（如核心交换机、核心路由器等）的业务处理能力需要满足信息系统业务高峰期需要，保证各项业务运行流畅；同时需要具备冗余空间，以满足业务系统扩展的需求；主干网络需要采用包括设备冗余、链路冗余的网络架构，满足业务的连续性需求。

（2）网络带宽需要满足业务高峰期的需求，并能够保证各业务系统正常运行的基本带宽。

（3）业务终端与业务服务器之间进行路由控制建立安全的访问路径。

（4）绘制与实际运行情况相符的网络拓扑结构图。

（5）根据各部门的工作职能、重要性和所涉及信息的重要程度等因素，划分不同的子网，并按照方便管理和控制的原则为各子网、网段分配地址段。

（6）避免将重要网段部署在网络边界处且直接连接外部信息系统，重要网段与其他网段之间采取可靠的技术隔离手段。

（7）按照对业务服务的重要次序来指定带宽分配优先级别，保证在网络发生拥堵的时候优先保护重要主机。

（二）区域边界安全防护设计要求

按照安全区域的划分情况，医院结合各安全域及各安全域内信息系统的安全防护需求，对各安全域边界的建议提出总体的防护要求如下：

1. 核心交换域

（1）核心交换机采用双机热备方式部署，保证业务系统的高可靠性和高可用性。

（2）采用静态路由和带认证的动态路由协议方式，保证路由安全可控（此条亦针对其他有关联的路由设备，如三层交换、路由器、防火墙等）。

（3）旁路接入安全检测探针系统，对全网核心流量进行态势感知。

2. 互联网接入域

（1）部署两台负载均衡设备，做链路负载，提升访问体验及可靠性。

（2）部署带有 IPS、防病毒等模块的下一代防火墙，防范端口扫描、强力攻击、木马后门攻击、拒绝服务攻击、缓冲区溢出攻击、IP 碎片攻击和网络蠕虫攻击等，对恶意代码进行检测和清除，并对攻击行为进行记录和报警。

（3）开启下一代防火墙的访问控制功能，控制互联网与内部区域之间的访问。

（4）设备采用双机热备方式进行部署，保证网络系统的高可靠性和高可用性。

（5）部署上网行为管理设备，对内网的办公用户进行行为管控和审计。

根据上述安全设计，互联网接入域安全设计结构如图 7－3 所示：

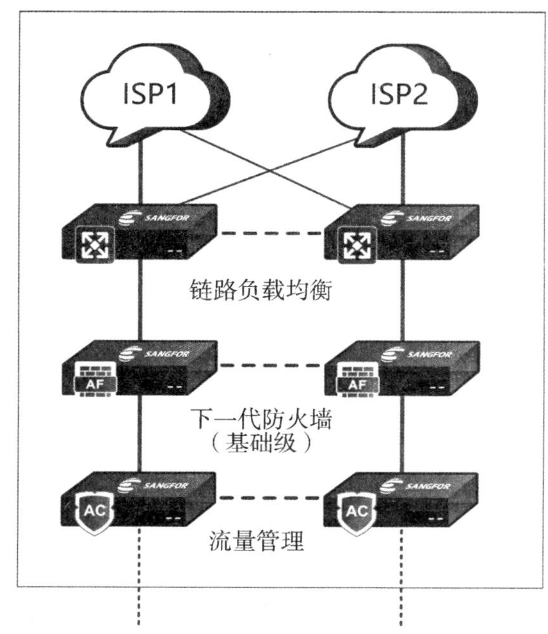

图 7－3　互联网接入域安全设计结构图

3. 外网业务域

（1）外网业务域内重要服务器以双机热备方式部署，并部署服务器负载均衡，保证业务系统的高可靠性和高可用性。

（2）外网业务域和互联网之间部署 Web 防火墙，用于防止 Web 层的攻击。

（3）部署 SSL 安全网关设备，对外网访问的数据进行 SSL 加解密。

根据上述安全设计，外网业务域安全设计结构如图 7－4 所示：

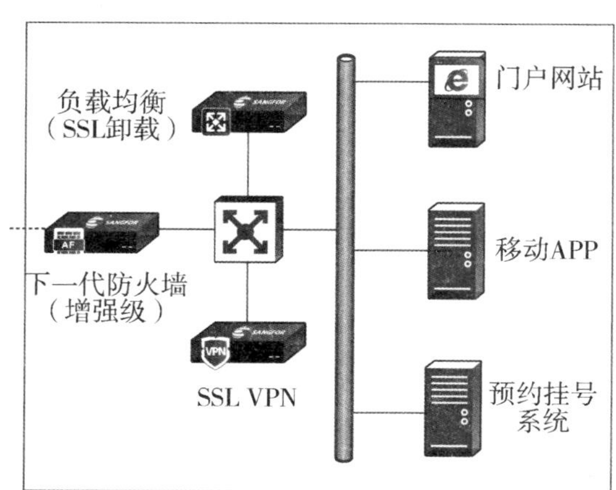

图 7－4　外网业务域安全设计结构图

4. 内网核心业务域

（1）区内相关各服务器以双机热备方式部署，保证业务系统的高可靠性和高可用性。

（2）部署带有 IPS 模块的下一代防火墙，对核心业务进行安全防护。

（3）开启下一代防火墙的访问控制功能，控制核心数据区与其他区域之间的访问。

（4）网络和安全设备采用双机热备方式进行部署，保证网络系统的高可靠性和高可用性。

（5）部署服务器负载设备，对核心业务进行负载分担，提高业务高可用性。

（6）部署数据库审计，对核心业务的数据进行安全审计。

根据上述安全设计，内网核心业务域安全设计结构如图 7－5 所示：

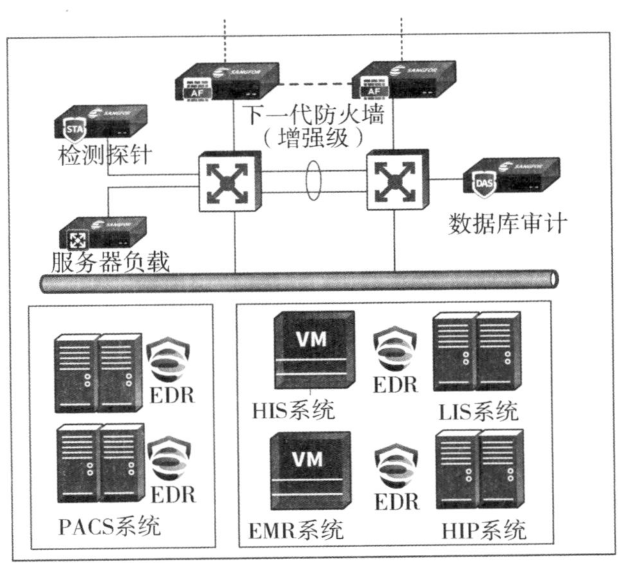

图 7－5　内网核心业务域安全设计结构图

5. 终端接入域

（1）在办公区进行终端内外网隔离，并部署防病毒客户端。

（2）终端接入域边界开启下一代防火墙的访问控制功能，控制终端域与其他区域之间的访问控制。

根据上述安全设计，终端接入域安全设计结构如图 7－6 所示：

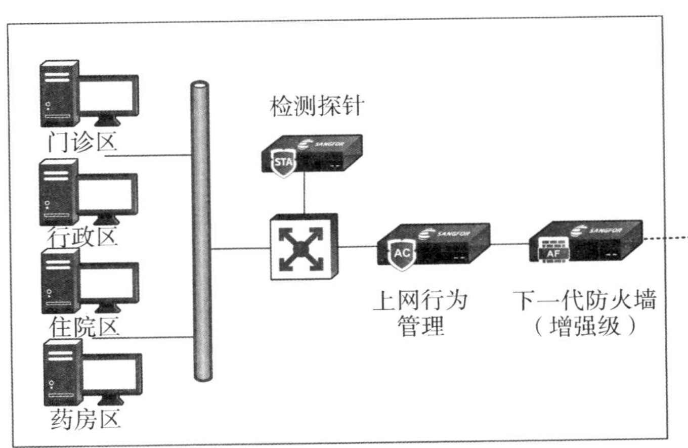

图 7－6　终端接入域安全设计结构图

6. 数据备份域

数据备份域仅与核心数据域相连，其他区域不可访问，部署超融合平台进行业务系统备份。

根据上述安全设计，数据备份域安全设计结构如图 7－7 所示：

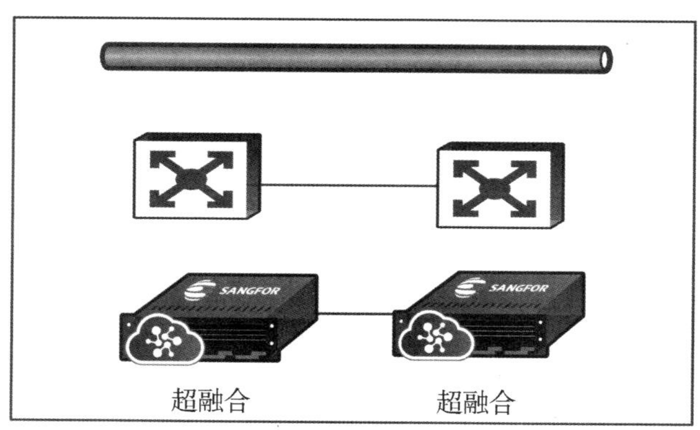

图 7－7 数据备份域安全设计结构图

7. 运维管理域

（1）在边界处部署运维管理域防火墙，控制其他区域与安全域之间的访问。

（2）部署日志服务器，以搜集网络设备、操作系统的日志信息。

（3）部署防病毒服务器，提供所有主机防病毒软件的补丁升级、策略下发、定期扫描等方面的管理功能。

（4）部署态势感知平台，对网络态势进行感知。

（5）部署终端安全管理服务器，提供对各终端设备准入、外联、软件安装、进程等方面的管理。

（6）部署堡垒机，实现单点登录、账户管理、身份认证、访问控制、操作审计等。

（7）部署漏洞扫描系统，定期对全网主机、网络设备、安全设备、应用系统存在的漏洞进行检查。

根据上述安全设计，运维管理域安全设计结构如图 7－8 所示：

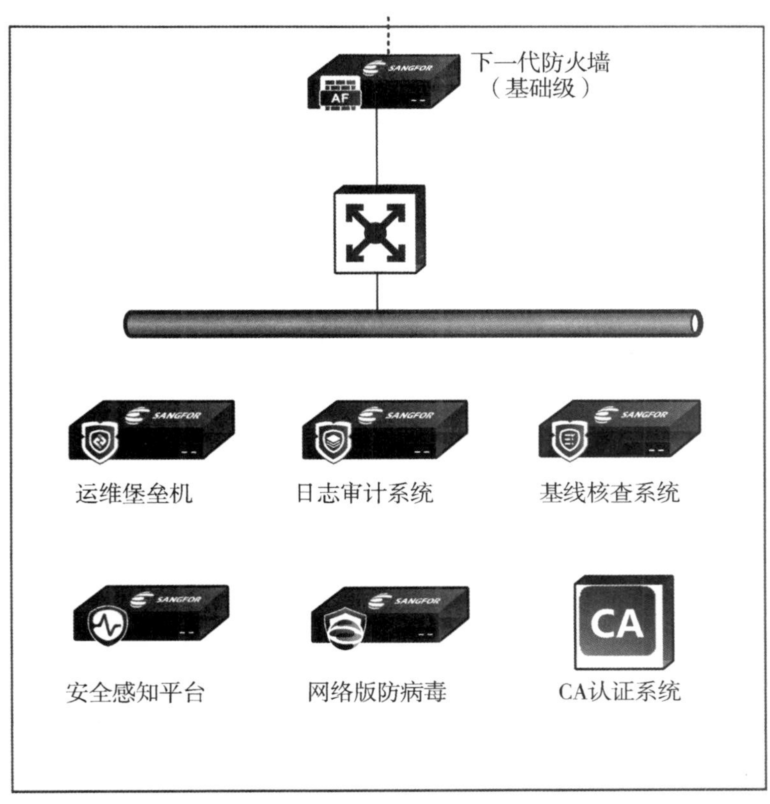

图 7－8 运维管理域安全设计结构图

（三）区域边界访问控制

安全防护措施需要满足以下功能：

（1）防火墙应能够基于源/目的 IP 地址、协议类型、TCP/UDP 端口等条件配置允许或拒绝的访问控制规则。

（2）SSL VPN 应能够基于用户的身份配置允许该用户访问的资源。

（3）对于能基于会话状态实现访问控制的访问控制措施，应能够设置各类会话（如 TCP 会话、UDP 会话）空闲超时时间。

具体配置访问控制策略时，应以禁止全部访问为起点，根据实际业务需要逐渐开放访问，并且访问控制的力度应达到只对需要访问某一服务的用户开放该服务的程度。

各安全区域都应针对自身业务特点设定访问控制策略，表 7－2 表述了各安全区域之间的访问控制关系，在对各网络安全区域设置安全策略时，以此为参考原则。

表 7－2　各安全区域访问控制关系

目源	互联网接入域	DMZ	核心交换域	运维管理域	核心业务域	终端接入域	数据备份域
互联网接入域		可达	不可达	不可达	不可达	不可达	不可达
DMZ	可达		可达	可达	部分可达	可达	不可达
核心交换域	不可达	可达		可达	可达	可达	可达
运维管理域	不可达	可达	可达		可达	可达	可达
核心业务域	不可达	部分可达	可达	可达		不可达	不可达
终端接入域	部分可达	部分可达	可达	部分可达	不可达		不可达
数据备份域	不可达	不可达	不可达	不可达	可达	不可达	

通过安全域边界部署下一代防火墙，结合全网检测可视化预警平台，形成一套基于行为和关联分析技术对全网的流量进行安全检测的可视化预警平台解决方案。方案设计体现适用性、前瞻性、可行性的基本原则，实现安全效果可评估、安全态势可视化。可以达到以下安全技术要求：

（1）对业务系统核心资产进行识别，梳理用户与资产的访问关系。

（2）对绕过边界防御进入内网的攻击进行检测，以弥补静态防御的不足。

（3）对内部重要业务资产已发生的安全事件进行持续检测，第一时间发现已发生的安全事件。

（4）对内部用户、业务资产的异常行为进行持续的检测，发现潜在风险以降低可能的损失。

（5）对业务资产存在的脆弱性进行持续检测，及时发现业务上线以及更新产生的漏洞及安全隐患。

（6）将全网的风险进行可视化的呈现，看到全网的风险以实现有效的安全处置。

方案架构指通过边界防御、核心检测、内网检测、可视化管理中心、云服务平台构成持续检测的技术架构：

（1）边界防御：在网络边界部署下一代“防火墙＋检测”，串行部署实现边界的L2－7的检测与防御体系。

（2）核心检测：在核心交换层部署安全检测探针，通过镜像在内部对用户到业务资产的流量进行基于行为的持续检测。

（3）内网检测：在内部安全域交换机部署安全检测探针，通过镜像对内网的异常行为进行安全检测。

（4）可视化管理中心：在可视化管理中心部署全网检测系统，对各节点安全检测探针的数据进行收集，并通过可视化管理平台、微信公众号的方式为用户提供可视化的呈现；部署集中管理平台对现网所有安全系统进行统一管理和策略下发。

（5）云服务平台：提供未知威胁、威胁情报、安全事件、云扫描、云检测、在线专家、快速响应等服务。

1．区域边界包过滤

安全防护措施需要满足以下功能：

（1）能够对进出网络的信息内容进行过滤，实现对应用层 HTTP、FTP、TELNET、SMTP、POP3 等协议命令级的控制。

（2）能够实现对网络最大流量数及网络连接数的控制。

（3）具备对 ARP 地址欺骗攻击的防御能力。

2. 区域边界安全审计

应部署网络安全审计产品收集、分析各个边界安全防护设备的日志。该产品需要具备以下功能：

（1）能够收集各个安全防护设备的日志。

（2）能够对用户行为、网络流量等进行审计，包括各种常用协议的网络行为，如网络管理行为、攻击行为、服务器和数据库访问行为等。

（3）能够对审计日志进行统计分析，并可按照主体和客体生成各类统计报表。

（4）能够根据收集的日志发现异常事件，向管理员报警或执行其他自动处理操作。

应部署主机安全审计产品，收集、分析各个服务器的审计日志。该产品需要具备以下功能：

（1）能够收集各个服务器的操作系统审计日志。

（2）能够提供对服务器的操作系统、软件和共享等目录中文件的保护功能，设定访问、删除、修改权限；支持对设定目录文件的操作审计，包括文件创建、打印、读写、复制、改名、删除、移动等的记录，同时将信息上报管理信息库供查询。

（3）能够对服务器通过共享文件等方式进行的网络输出行为进行审计。

（4）能够审计用户权限更改，及操作系统内用户增加和删除操作。

（5）能够审计终端用户对服务器的访问和操作行为。

（6）能够对日志进行分析、统计，并可生成报表。

（7）能够根据收集的日志发现异常事件，并向管理员报警或执行其他自动处理操作。

应部署数据库审计产品，该产品需要具备以下功能：

（1）包括 MS SQL Server、Oracle、DB2、Sybase、MySQL、Informix、达梦、Postgresql 在内的多种数据库。

（2）可审计数据库的 DDL（创建、修改、删除）、DML（新增、更新、删除、查询）、DCL（授权、取消权限、拒绝）、其他（事物控制、执行、set、show、use、desc、备份恢复、导入导出、应答、dbcc、声明、其他操作）和用户登录注销等行为。

（3）可审计内容细化到库、表、记录、用户、存储过程、函数等，审计内容包含 SQL 参数。

（4）可对超长 SQL 语句进行审计。

3. 区域边界完整性保护

区域边界完整性安全防护措施需要具备以下功能：

（1）能够维护受管理终端的列表。

（2）能够检测受管理终端的信息。

（3）能够统一管理受管理终端的配置。

（4）能够检测到受管理终端上的异常行为（如非法外联行为），能够阻止该行为并进行报警。

（5）能够检测到受管理网段中是否存在不在管理范围内的非法终端，能够阻止其接入网络并进行报警。

“道高魔高、魔高道高”，网络的边界永远是两者博弈的战场，网络的优势在于联通，网络的风险也在于联通。边界安全永远是网络建设中一个不可忽视的话题，良好的网络结构设计以及区域边界安全防护设计能够有效地避免安全风险，并且极大地提高网络的安全性和健壮性。边界安全就像基石一样，是所有建筑的地基，有了健壮的地基，我们才可以在上面修建更高的建筑。

（本章作者：刘宁）

参考文献

[1]《全国医疗卫生服务体系规划纲要（2015—2020 年）》国办发〔2015〕14 号。

[2]《医院信息化建设应用技术指引（2017 版）》国卫办〔2017〕1232 号。

[3]《信息安全技术　信息系统安全等级保护基本要求》GB/T 22239—2008。

[4]《信息安全技术　信息系统等级保护安全设计技术要求》GB/T 25070—2010。

[5]《信息安全技术　网络安全等级保护基本要求》GB/T 22239—201X（送审稿）。

[6]《信息安全技术　网络安全等级保护安全设计技术要求》GB/T 25070—201X（送审稿）。

第八章　安全运维管理

本章导读：

从整个医疗信息化运转周期来看，运维管理占据了70%～80%的时间。由此可见运维管理对于医院的重要性，几乎每一项工作都直接与医院的正常运行相关，甚至可以说IT运维管理工作是医院正常运转的首要生命线。而就整个医院信息安全建设而言，运维管理工作的安全性是其中极为重要的一环，发挥着保障性和支撑性作用。特别是在当前国家和社会高度重视医疗信息化工作背景下，IT运维管理工作的效率和安全性已成为医院临床、财务、人力资源、后勤保障等方面正常高效运行的重要支撑，从某种意义上也会影响到医院组织的社会名誉及长远发展。为此，有必要对医院安全运维管理工作展开研究，以不断改进和完善运维管理工作，提高医院的运行效率和患者就医体验。本章从硬件物资设备、网络和数据管理等方面对医院安全运维管理工作做了总结，介绍了一些好的实用的经验和事例，并就当前多院区集团化医院的运维管理工作提出了一些探索性的尝试和经验。

第一节　医院安全运维管理概述

一、当前医院IT运维管理现状

（一）日常琐事多，人力资源严重不足

医院内部通常运行着各种不同的应用系统，例如HIS、LIS、PACS、心电、内镜、药房管理、财务结算系统等，同时还有各种智能医疗设备（心电图机、呼吸机、血压仪等）。这些应用系统和信息设备，通常由不同厂商生产，交织在一起组成了医院内部繁杂庞大的IT信息系统。每一个设备系统都可能出现问题故障，数据连接线脱落、打印机卡纸、网络中断等问题在医院日常工作中不断上演着，这些繁重的琐事给运维人员带来了巨大的压力。再加上运维人员本身力量不足，更是力不从心。

（二）安全隐患多，风险性大

医院运维管理工作几乎涉及了信息化各个环节，任何环节的失误都可能引发重大事件。业务系统宕机，导致患者无法正常就诊治疗；网络中断，可能导致收费结算失败；数据库安全管理漏洞，可能导致数据泄露或被恶意篡改；核心交换机或网络链路中断，可能直接导致整个医院无法正常运转；数据中心机房发生灾害，甚至可能招致无法挽回的巨大损失。每一个环节都可能存在安全隐患，风险性极大。

（三）医院运维管理投入偏低

由于医院业务的特殊性，在经费和人力资源投入上，临床、财务和医务管理等业务部门几乎占据了绝大部分。加之很多医院管理层领导，对医疗信息化不甚了解，对运维管理工作的价值和意义没有清楚的认识。信息和运维管理部门在医院没有体现其应用的

价值和地位。大部门医院在运维管理上的投入，远远低于其实际需求，导致运维工作推进和高效开展的难度很大。

（四）医疗信息化环境日趋复杂

当前国内医疗信息化面临着比较复杂的内外环境，一方面，国家和医疗行政部门越来越重视医疗信息化工作，对于各级医院提出了更高的信息化要求，甚至将信息化上升到医疗行业发展的重要战略性地位。另一方面，医院内部在信息化资源投入和人才建设上远低于其他行业，医疗信息化建设依然面临着巨大的挑战和困难。专业医疗信息化人员严重缺乏，信息部门在医院内的价值和地位依然没有得到认可，在医疗信息化管理和技术上，尚没有高效科学的方法体系，医疗信息化依然处在探索和艰难前进的阶段。医疗政策法规在不断的变革中，医院信息化建设要紧跟医疗政策法规的变化，任务多且艰难。

二、运维管理工作的安全性意义

（一）提升医院的工作效率

医院内部各类信息化电子设备，会随着时间推移日渐老化，性能衰退，导致医院信息系统运行变慢，进而影响医院日常工作效率，个别设备异常坏死甚至会造成难以挽回的损失。对于这些信息设备，需要专业人士进行日常保养维护，以延缓设备老化速度而使性能降低。同时，医院内各业务系统在运行时会产生垃圾数据，应用系统程序缺陷更会引发安全危机等问题都需要医院信息部门进行科学的运维管理，以提升业务工作效率。

（二）完善医院信息系统

业务应用系统可能存在安全漏洞或者程序缺陷，网络漏洞会招致病毒攻击，程序BUG可能会导致重要信息错误或丢失，甚至会带来医疗事故或者财务经济纠纷。这些问题在业务系统的运行过程中会逐步暴露出来，对于这些问题更是需要运维人员监控、记录、修正，与开发人员及时沟通，修改程序缺陷，不断地升级完善医院信息系统。

（三）保护医院信息财产

医院在日常运作过程中，每时每刻都在产生着大量数据信息，例如患者就诊信息、检查检验信息、临床业务知识、健康档案信息等。这些数据信息对于医院而言，已成为重要的信息财产。如何保护这些数据信息不被泄露和非法利用，如何安全存储这些数据信息，在发生数据丢失和数据故障时，如何恢复数据等这些问题的应对，在很大程度上都依赖于运维人员的坚实工作。

第二节　安全运维管理建设思路

一、建设智能运维管理平台，提高运维工作效率

长期以来，医院运维人员都是“被动”工作，业务科室遇到问题是告知信息部门，信息部门派出运维人员处理。在这样的工作模式下，运维人员疲于处理解决各种问题。“救火式”的工作方式，使得运维人员身心疲惫，同时用户反映不好，工作成效事半功倍。为此，医院需要搭建智能化运维管理平台，实时监控管理整个医院IT信息系统。在问题故障发生或者即将发生时，通过可视化面板及时展现给运维人员，便于运维人员及时处理和提前预防问题，变“被动救火”为“实时预防”。

二、构建共享运维知识库，加速运维人员培养

医院运维管理工作通常是各类烦琐事件，很难有单一的组成。这对运维人员提出了更高的要求，需要学习大量知识，熟悉各种系统和硬件设备的使用和维护。在快速学习及繁重工作的压力下，构建运维知识库至关重要。通过创建一个公用运维知识库平台，所有人员可以上传、浏览、下载运维资料，以“共享”的方式互助学习。在条件允许的情况下，可以编写规范的运维学习手册或医院信息化使用指南，将指南分发给院内用户，用户可以自主参阅手册解决工作中遇到的部分问题，适当减轻运维人员的工作量。

三、创建合理运维工作绩效管理机制

对于医院运维工作，要建立合理公平的绩效管理机制。对运维人员的工作实行量化管理，每处理一个问题记录相应的工分绩效。根据不同类型的运维问题，设置相应的绩效分级。将工分绩效纳入运维人员工资或者人事管理。对运维人员的工作付出进行公平合理的认可，同时也是一种很好的激励机制，促使运维人员提升技能，提高工作效率，积极主动地投入医院运维管理工作中。

四、搭建运维意见平台，发挥群众力量

对于“广撒网”式的医院运维管理工作，仅仅依靠少数运维人员的力量很难做到十全十美。为此，可以广泛发动群众，调动全院职工积极参与到医院运维管理工作中来。搭建运维管理意见建议平台，院内用户可以针对运维工作或者日常使用信息产品过程中遇到的问题，通过意见建议平台提交意见建议给运维部门。运维部门定期收集用户信息，选取其中合理意见或者用户广为关注的问题，改进并完善医院信息产品或者运维工作。通过这些方式，加强了运维人员与用户的沟通，对于改进和展现运维工作能起到很好的推动作用。

第三节　安全运维管理内容

一、医院安全运维管理工作体系架构

医院内部运行着很多应用软件系统，包括 HIS、LIS、病案、护理、医保、财务结算系统等。这些应用系统是医院信息化最为核心的组成部分，为医院临床工作提供支撑服务。同时还有各种信息设备，自助机、移动工作站等。保障医疗全年全天不间断工作，需要各个医疗应用系统和信息化设备能完好不间断地工作运行，这无疑对运维管理工作是个巨大的挑战，必须保证整个运维管理系统中每一模块的正常运转。依据具体内容和安全性要求，可以将医院安全运维管理工作体系划分为设备、应用系统、网络和数据库安全几个层次，如图 8 - 1 所示。

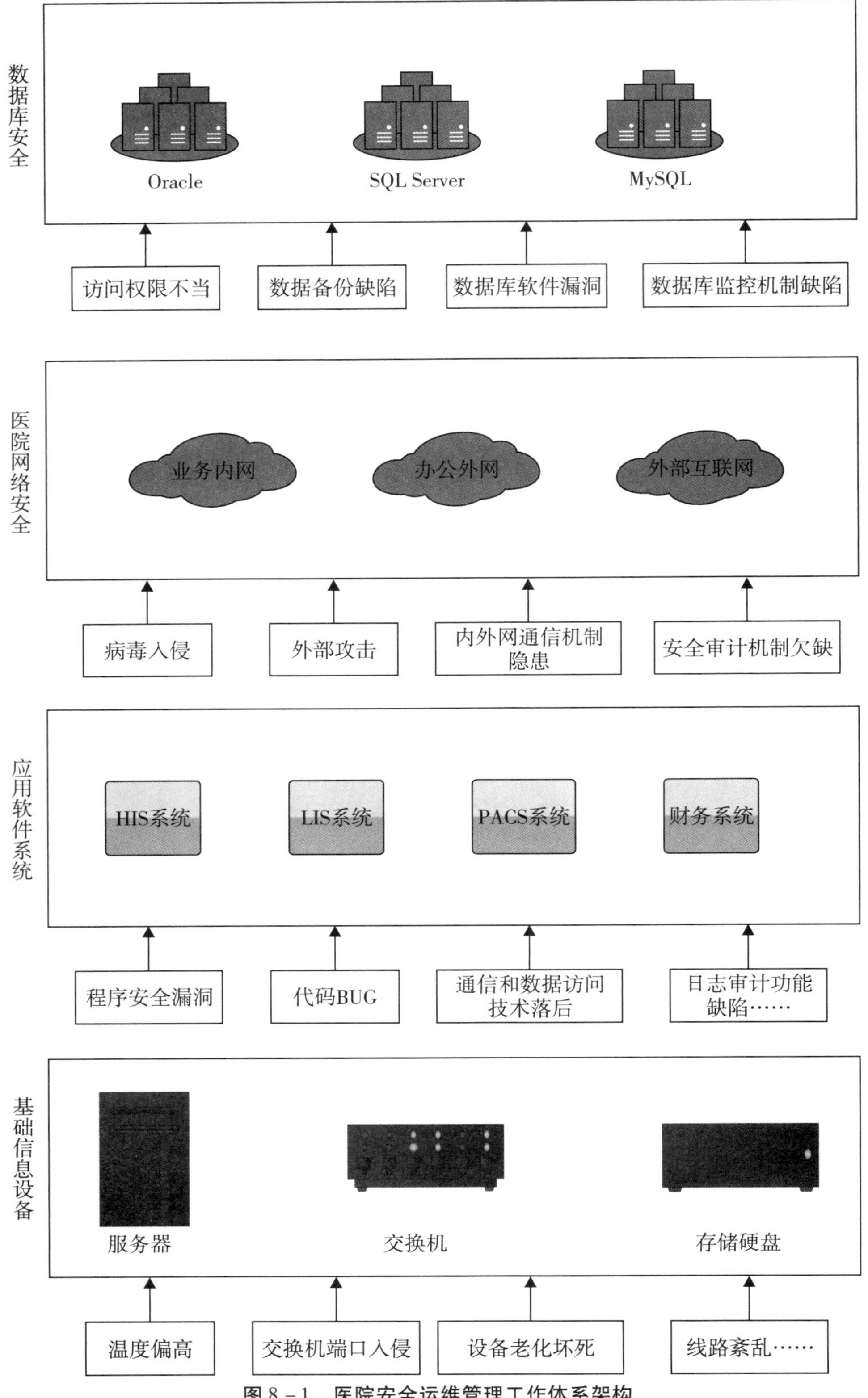

图 8－1　医院安全运维管理工作体系架构

二、安全运维管理核心内容

图8－1对医院安全运维管理工作主要内容了做了分层次、分内容的架构性描述，从图中可以看出医院安全运维管理工作核心内容主要包括以下几个方面：

（一）基础信息设备安全运维管理

医院IT信息化工程构建在大量IT基础设备基础上，包括计算机服务器、存储设备、网络通信设备、打印机、自助机和各类终端设备等。设备使用不规范、不合理，电子器件老化坏死等问题都是潜在的安全问题，占据了医院日常运维管理工作很大部分。根据日常运维工作中具体设备管理内容的不同，可大致分为两类：

1. 故障设备维修管理

在医院日常运作中，终端计算机、打印机、移动PDA等设备常常处于高负荷运转状态，极易出现故障。应快速地完成设备维修工作，制定高效的设备维修管理流程，保障业务科室用户能及时收到维修完好的设备。同时，对于信息设备的安全使用，制定规范指南和用户培训内容，减少设备故障率，保障设备安全性。

2. 重要信息设备巡检

对于医院内部的重大核心设备，例如楼层网络交换机、自助挂号缴费设备、安防监控设备、数据中心机房服务器机组等，要定期进行巡检，记录这些设备的工作状况。每天定时检查这些设备的运行工作环境，有无损坏现象，对于损坏设备及时关停并通知责任人维修。做好数据中心机房的监控，包括机房温度、湿度等，一旦发生预警及时做好预防工作，避免发生服务器宕机等安全事故。

（二）应用软件系统安全运维管理

医院内各业务应用软件系统（例如HIS、LIS、PACS、心电、财务等软件系统），是整个医院信息化软件核心主题，也是安全运维管理的主要对象。系统程序BUG、软件漏洞等安全危机，可能会给医院带来巨大的损失。业务应用系统安全运维管理工作，对运维人员专业技能要求更高，主要包括系统开发、测试、上线过程的安全监控，代码审查；应用系统之间安全通信交互管理，保证系统之间通信不会影响各自系统的运行；应用系统计算资源管理，实时监控应用系统的计算资源使用情况，发生异常时及时进行计算资源调配，避免系统崩溃。

（三）医院网络安全运维管理

医院网络环境相对比较复杂，由业务内网、办公外网和外部互联网融合而成。在这样的环境下，网络安全性管理极为重要。病毒入侵、数据泄露、网络瘫痪等，任何一项安全危害对于医院而言都可能是致命性打击。因而网络安全运维管理，应该将医院安全运维管理置于非常重要的地位。网络安全运维管理在技术上非常专业，主要包括：网络安全隔离，即业务内网、办公外网不同网络域隔离；互联网接入监控，对于通过外部互联网接入医院网络的应用，进行安全过滤；堡垒机安全维护，对医院内部署的供医保、银联等外部业务应用的堡垒机维护管理；网络病毒检测，定期对医院网路进行病毒查杀并定期升级安全防护软件。

（四）数据库安全运维管理

医院内各应用系统产生的数据信息保存在各自系统数据库中，这些数据信息是医院最为重要的信息财富，也是安全运维管理工作最后一道防线。数据库安全运维管理，是所有医院最应该做到和做好的安全运维管理工作。由于数据信息直接关系到医院和患者隐私信息，数据库安全运维管理工作应主要由医院内部人员承担，主要包括：用户权限管理，严格根据实际需求管控不同用户数据库读写访问权限；应用系统间数据通信，规范和管理不同应用系统间数据库访问；数据库漏洞监控，对于管理和技术上存在的数据外泄漏洞的监控管理；数据备份，安全合理的数据备灾，发生数据灾害时通过数据备份进行数据恢复还原。

第四节　安全运维管理具体事例

前面对医院安全运维管理工作从系统角度做了总结概述，比较详细地介绍了各层面安全运维工作的主要内容。本节通过具体事例，详细介绍各方面安全运维管理工作的具体方法和实用做法。

一、基础信息设备安全运维管理事例

基础信息设备的维修工作的特点是比较烦琐、工作量大，特别是业务量繁重的大型医院，几乎每天都会有大量设备维修诉求。而信息部门运维人员数量有限，对于庞大的医院业务工作量而言，杯水车薪。对于这样的局面，可通过信息化手段即应用运维管理信息系统以提高信息设备维修工作效率，减轻运维人员工作负担。图 8－2 是国内某大型三甲医院信息部门运维管理信息系统用户界面：

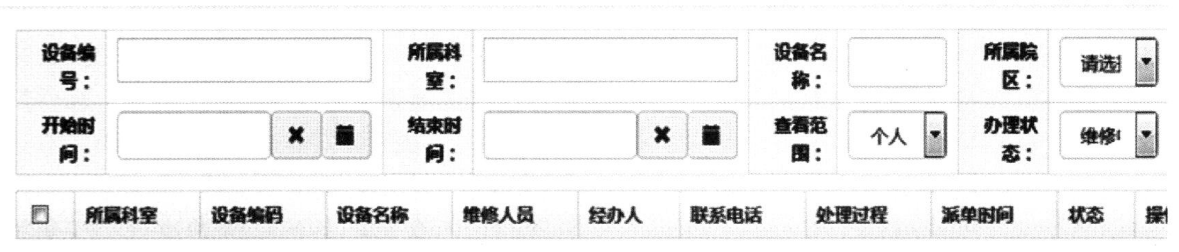

图 8－2　医院运维管理信息系统用户界面

当业务部门有设备维修需求时，用户登录系统填写诉求信息，系统根据用户所在部门物理位置，系统将诉求信息通过微信消息或者手机短信发送到负责相关楼层的运维人员手机端。运维人员收到诉求消息后，根据维修诉求内容的轻重缓急逐一处理。设备维修完成后，用户在系统客户端确认，整个设备维修工作结束。通过系统记录了设备维修工作的全流程，后续出现问题可以及时查证，保障了设备维修工作质量。

二、应用软件系统安全运维管理事例

（一）多系统通信交互安全防护

医院内各应用系统之间，因实际业务可能需要互相进行通信。针对这样的需求，不能允许两个系统之间直接通信（系统程序或者系统数据库间互相访问），可以采用集成

平台或者消息服务的方式，避免业务系统间直接通信导致系统崩溃或其他安全问题。图8－3和图8－4分别描述了集成平台和消息服务两种通信机制。

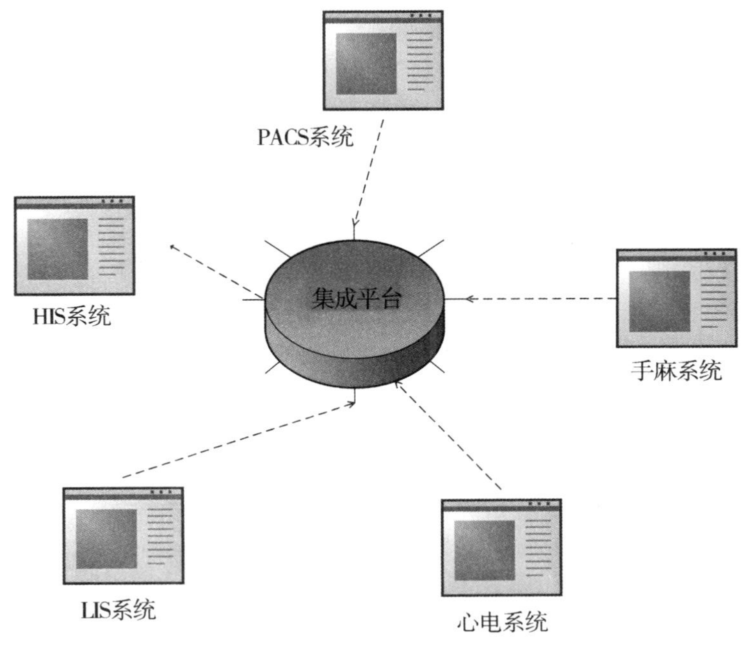

图8－3　集成平台通信机制

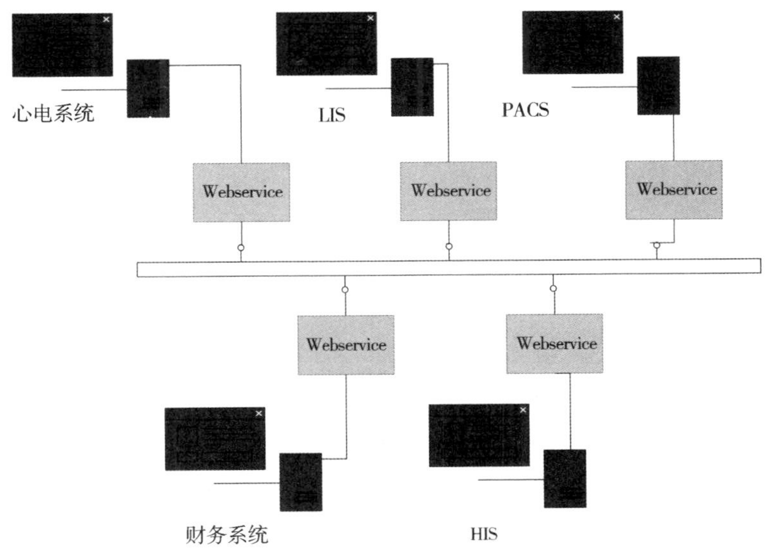

图8－4　消息服务通信机制

目前市面有美国InterSystem公司的Ensemble、IBM公司的ESB、微软公司的BizTalk等集成平台产品，国内也有一些厂商研发了集成平台产品。各业务系统之间通过集成平台，以标准HL7或者XML格式消息进行通信。消息转发、缓存、校验处理，以及消息内部处理如数据库查询等流程均由集成平台完成。例如 A 系统需要查询 B 系统数据库数据，A 系统将请求消息发送到集成平台，集成平台处理消息请求的数据库查询 SQL 语句，将查询出的结果以应答消息形式返回给 A 系统。这种形式避免了系统之间直接交互而引发的安全问题，各业务系统无须暴露内部技术细节。与消息相关的处理逻辑，由集成平台服务器（通常是高性能服务器）完成，各业务系统服务器不会因通信而影响性能。除集成平台外，对于业务相对单一或者工作量更小的中小型医院，也可以通过消息服务的机制。各业务系统部署 Webservice 服务，提供相应接口给其他系统调用。对于无力购买部署集成平台的医院，这种方式也可以实现业务系统间安全通信。

（二）核心应用系统安全防护

医院核心应用系统（HIS、财务系统）承担着医院日常主体业务，一旦系统崩溃，将直接影响医院日常运转，后果不堪设想。对于核心应用系统，可以通过安装入侵检测系统以进行深度防护。在核心业务服务区内，入侵检测系统及时记录对核心应用服务器的通信会话记录。目前市面上的入侵检测系统已具备了很好的智能防护功能，集成在监听设备上，医院核心应用系统的网络流量均须通过监听设备。与传统防火墙系统不同的是，入侵检测系统更加智能。高级的实时检测系统设备存储记录的网络历史行为，依据历史行为模型、专家知识库等信息对当前用户行为进行智能判决，一旦发现入侵迹象立即断开入侵者与主机的连接，并收集证据和实施数据恢复。这种入侵检测系统以智能化方式，提前“预防”隐患，可用于对安全性要求高的医院核心业务系统入侵防护。

三、医院网络安全运维管理事例

（一）网络安全隔离

出于网络安全防护需要，医院业务内网与办公外网和外部互联网之间必须隔离开来。将不同网络隔离开，可以通过部属安全网闸（网络隔离选择器）等设备实现，目前市面上很多网通设备公司都有此类设备销售。图 8－5 描述了一个通过网闸设备实现网络域隔离事例，医院业务内网网络流量仅限于内网内部，办公外网与外部互联网通信流量须经过安全防火墙，对非安全网络通信过滤隔离，保障办公内网的安全性。

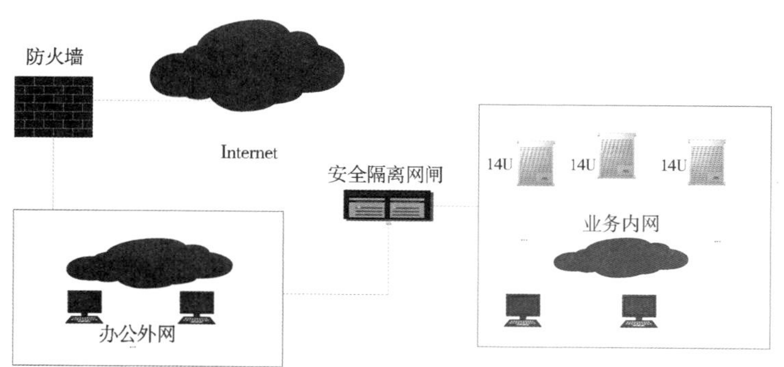

图 8－5　网络安全隔离

（二）外部业务网络防控

在医保、银联等外部网络域与医院内网联通时，医院通过设置前置堡垒机实现安全通信。图 8－6 描述了一个通过前置机实现外部专网与医院内网的安全通信事例。

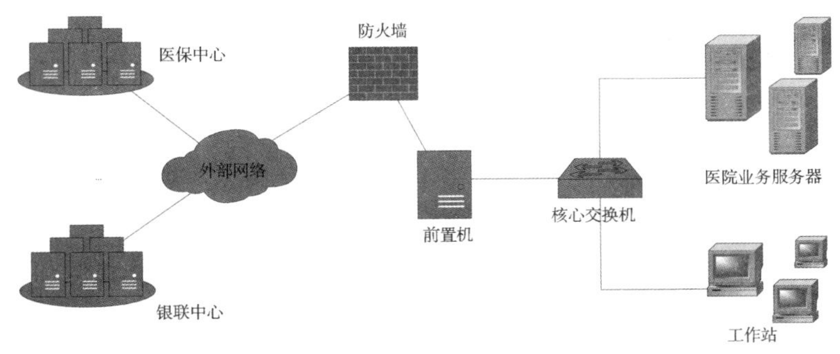

图 8-6　外部业务网络防控

医保和银联中心通常提供了标准的接口供医院使用，例如大多数医保中心开发了动态链接库文件，供医院在开发程序时调用。在实际运行中可将开发好的接口程序以服务的形式部署在前置机。前置机功能相对单一，主要提供医院内部业务系统（HIS 系统）与医保、银联系统交互通信，无须采用高性能、高存储配置服务器，安全性更加重要。医院内财务结算（HIS 系统部分功能）、自助缴费等系统调用前置机上部署的服务来实现与外部系统交互，前置机充当中间代理角色，所有外部系统与医院内部系统的交互都通过调用前置机上服务来完成。同时，在前置机上安装高级防火墙系统，实现网络流量过滤，进一步保障了安全性。

（三）互联网网络流量过滤

对于医院网站、微信公共号、手机应用 APP 以及第三方挂号网等需要连入医院内网的应用系统可以采用两级安全防控，在这些应用前端安装应用防护系统（WAF，Web Application Firewall），拦击对于应用系统的各类攻击行为（见图 8-7）。在医院内部安装高级防火墙软件，对于这些外网应用流入医院内网的网络流量进行内容过滤和入侵攻击识别，防止恶意网络流量流入医院内网。目前，市面上有很多网络安全公司都提供此类安全防护软件产品，医院可根据自身需求选择合适的产品。针对医院内网与外部互联网的通信交互，部署"内外"两层安全防护措施，能起到很好的安全防护效果，这对于大型或者安全性要求较高的医院，很有必要。

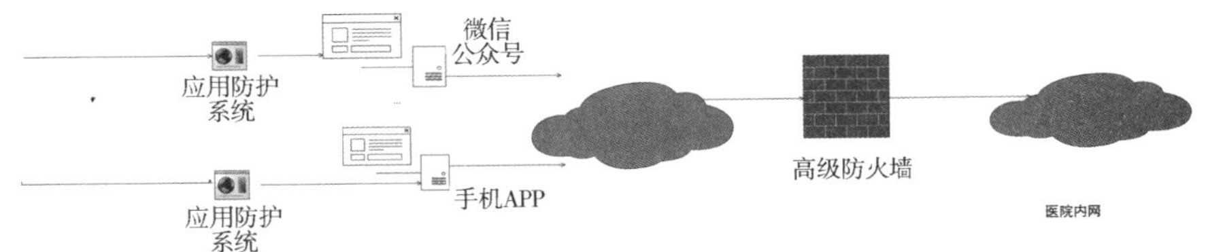

图 8-7　互联网网络流量过滤

四、数据库安全运维管理事例

（一）数据库安全备份

数据备份毫无疑问是数据库安全的一道非常重要的防护线，其重要性毋庸置疑，条件允许的医院可以实现异地备灾，例如有多个院区的医院，可以选择一个院区组建备灾数据中心。图 8-8 描述了一个多地数据库备灾例子：A 院区数据库为业务主数据库，B

院区数据库充当备灾数据库。在 A、B 两个院区正常运行时，所有业务系统数据库访问流量都指向 A 院区主数据库，同时主数据库与备灾数据库之间通过网络中间件实时复制备份数据。若 A 院区主数据库出现故障，A、B 院区内所有业务系统数据库访问将立即切换到 B 院区备灾数据库。待 A 院区主数据库恢复完好后，业务系统数据库访问将重新指向 A 院区主数据库。

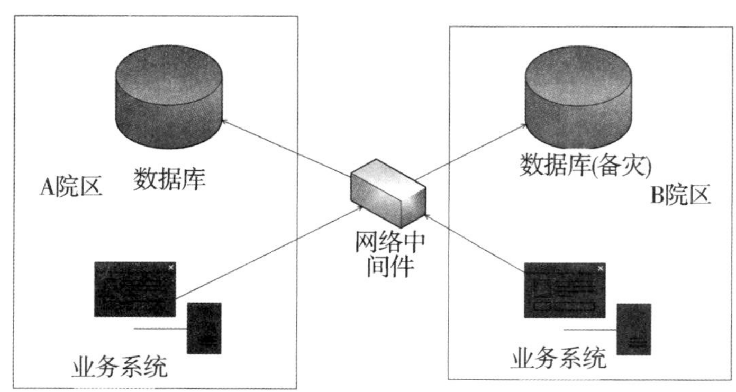

图 8－8　多院区异地数据备份

对于没有条件选用异地备灾方案的医院，可以采用 CDP（Continuous Data Protection，持续数据保护）容灾技术。传统的“双机热备份”方案存在一些弊端，例如单点存储隐患，机柜逻辑错误等，CDP 技术可以很好地克服这些缺陷。对于当前大多数医院而言，CDP 备份是非常适合的数据备灾策略，图 8－9 描述了一个典型的医院 CDP 数据备灾方案。目前大多数 CDP 产品都提供 API 接口供开发使用，或者其软件产品直接嵌入 CDP 功能，能够自动检测数据变化，数据发生变化即备份。在实时备份的同时，处理了数据的逻辑关系，从而能够根据任意操作步数或时间点进行数据的快速恢复。同时，当生产数据库发生故障时，备份数据库服务器立马接替生产数据库服务器提供服务，保障业务不会中断。通过 CDP 技术，医院内业务系统产生的数据实时备份到 CDP 灾备数据库服务器，实现了数据完整连续的保护。

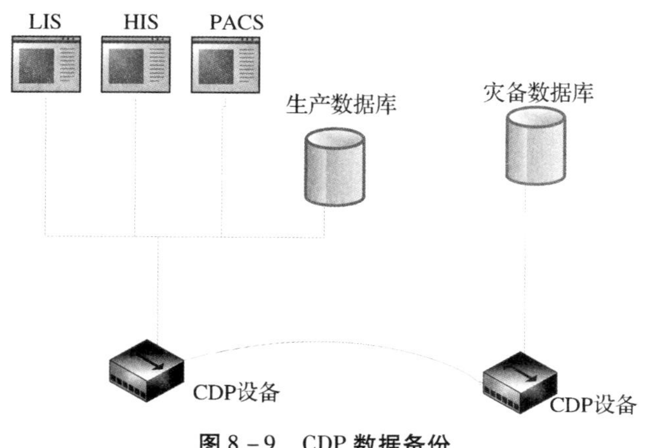

图 8－9　CDP 数据备份

（二）数据访问权限管理

对于不同业务系统数据库访问权限，要严加管控，坚持最小力度访问权限原则，特别是对于一些公共数据库，如 HIS 系统数据库等。在实际数据库访问权限管理时，采用用户分组编码权限管控方案。对于直接操作数据库的 SQL 语句，禁止通过 PL SQL 等工具直接执行 SQL 语句，严格要求在数据库访问监控系统用户界面执行。根据数据库用户的不同需求，划分为不同组别，并编码标识。用户有数据库访问需求时，首先登录系统，将包含数据库分组号和用户账号信息的请求消息发送到数据库访问监控系统服务器端。服务端接收到请求后，根据数据库分组号和用户账号信息判定是否允许用户访问数据库。同时，可以将访问次数或链接时间作为附加判断条件，如果连续访问次数或时间超过一定阈值，则不允许当前数据库访问（见图 8－10）。

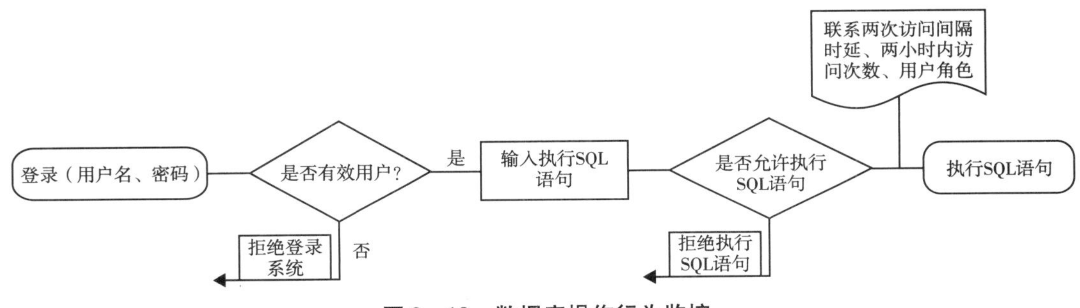

图 8－10　数据库操作行为监控

（三）生产数据脱敏

业务系统开发过程中测试或者临床科室因科研需要，常常需要从生产数据库提取一些真实数据。医院真实生产数据由于包含大量就诊患者隐私信息，在提供数据时要做好数据脱敏工作。一种可行的数据处理方法是基于数据泛化的生产数据脱敏方法，下面通过一个例子对该方法做简要介绍，原始生产数据如表 8－1 所示：

表 8－1 原始生产数据

ID 号	年龄	诊断疾病
4764401	28	心脏病
4760211	22	心脏病
4767802	27	心脏病
4790503	43	白血病
4790906	52	心脏病
4790610	47	肺癌
4760526	30	心脏病
4767301	36	肺癌
4660703	32	肺癌

观察表 8－1 中数据可以发现，如果数据持有者知道患者的 ID 号，就很容易知道患者的诊断疾病信息，因此，首先需要对 ID 号列做泛化处理，处理后的数据如表 8－2 所示：

表 8－2　对 ID 号泛化处理后的数据

ID 号	年龄	诊断疾病
476 *	28	心脏病
476 *	22	心脏病
476 *	27	心脏病
4790 *	43	白血病
4790 *	52	心脏病
4790 *	47	肺癌
476 *	30	心脏病
476 *	36	肺癌
466 *	32	肺癌

对 ID 号列做泛化处理后，信息的安全性得到了提高。但是依然存在漏洞，如果数据持有者知道患者 ID 号是以“4790”开头，年龄为 47 岁，就很容易推断出患者诊断疾病为肺癌。因此需要继续对数据做处理，对年龄列进行泛化处理后的数据如表 8－3 所示：

表 8－3　对年龄泛化处理后的数据

ID 号	年龄	诊断疾病
476 *	2 *	心脏病
476 *	2 *	心脏病
476 *	2 *	心脏病
4790 *	>40	白血病
4790 *	>40	心脏病
4790 *	>40	肺癌
476 *	3 *	心脏病
476 *	3 *	肺癌
466 *	3 *	肺癌

从表 8－3 中可以看出，对年龄列字段做泛化处理后，数据持有者无法通过部分信息准确推断出患者疾病信息，信息的安全性得到保障。在对生产数据进行脱敏处理时，一个基本的原则是保证数据持有者无法通过可标识列（ID 号、年龄列）推断出隐私信息（诊断疾病），处理规则和方法根据具体情况灵活应对，例如例子中年龄列部分记录用“>”符号，部分用通配符“*”来表示。

第五节　多院区集团化医院安全运维管理

随着医院的快速发展和业务的不断扩大，医院运维管理工作难度和强度随之增长。特别是当前大型医院竞相扩大规模，以自建或合并等方式组建分院区，更是给医院信息运维管理工作带来了空前的挑战。在大型集团化多院区环境下，运维管理要保证安全高效，需要做出更大的改革。

一、应用系统建设“集中化”

多院区集团化医院在建设信息系统时，并不需要在每个院区都部署一套信息系统，完全可以多个院区共用一套信息系统，在系统内区分患者的院区归属即可。在信息化建设上以“集中化”应对物理地点的“分散化”，提高医院内信息利用率，降低运维管理工作量。对于核心业务系统，可以在多个院区内本地部署，避免因院区直接网络中断导致系统宕机停用，影响医院正常业务。

二、人员调配灵活性

大多数医院运维人员本身就不充足，在多院区模式下更是捉襟见肘。为此，要保障多院区之间运维工作安全有序进行，需要对运维人员进行合理高效的调配管理。根据多院区之间的日常运维工作量来分配运维人员，可以采用人员固定院区或者在多院区之间轮转的方式。同时，还要尽可能兼顾到员工离职、家庭处所地理位置等，确保遇到紧急事件时，运维人员能第一时间赶到现场处理，保障医院 IT 系统的安全性。

三、管理流程标准化

多院区模式下，运维管理工作流程标准统一非常重要。如果不同院区各自拥有一套管理方案，势必导致运维管理工作紊乱不堪，甚至难以开展。管理流程标准化统一化，不仅方便了用户，同时也极大降低了运维人员的工作负担。从某种程度上讲，统一标准化的运维管理流程对于医院信息安全也能起到推动作用，所有用户按照标准规范使用信息产品，运维人员按照标准化流程进行运维管理工作，以“标准化”推动运维管理“安全化”。

四、强化网络存储备份冗余

多院区集团化大型医院日常接纳的患者数量大，工作业务更为复杂，产生的数据信息更多，业务软件系统也更加复杂。在这样的企业信息环境下，发生数据丢失、系统宕机等安全问题的可能性更大。特别是多院区一体化管理模式下，做好多个院区之间的安全运维管理工作难度更大。不同院区之间需要实时通信，所以网络通信安全至关重要。在不同院区之间搭建网络通信链路时，可以部署“一主一备”两条通信链路，例如租用不同网络通信服务商的通信光纤。目前国内几大网络服务公司都提供此类通信产品服务，医院可以根据自身需求选择合适的网络服务商租用其通信光纤组建多院区之间冗余通信链路，实现院区之间的通信冗余备份保障。在因城市建筑施工或者自然灾害导致主链路中断时，可以及时切换到冗余备份链路。对于采用一个主院区多个分院区管理模式的医院，可以组建成星型网络结构，如图 8－11 所示，各分院区与主院区部署主备冗余两条通信链路，保障了网络通信安全，同时节省了网络通信设施投入。数据库可以采用“一主一备”的模式搭建，即搭建一个主数据库和一个备份数据库，多个院区应用可共用一个主数据库。

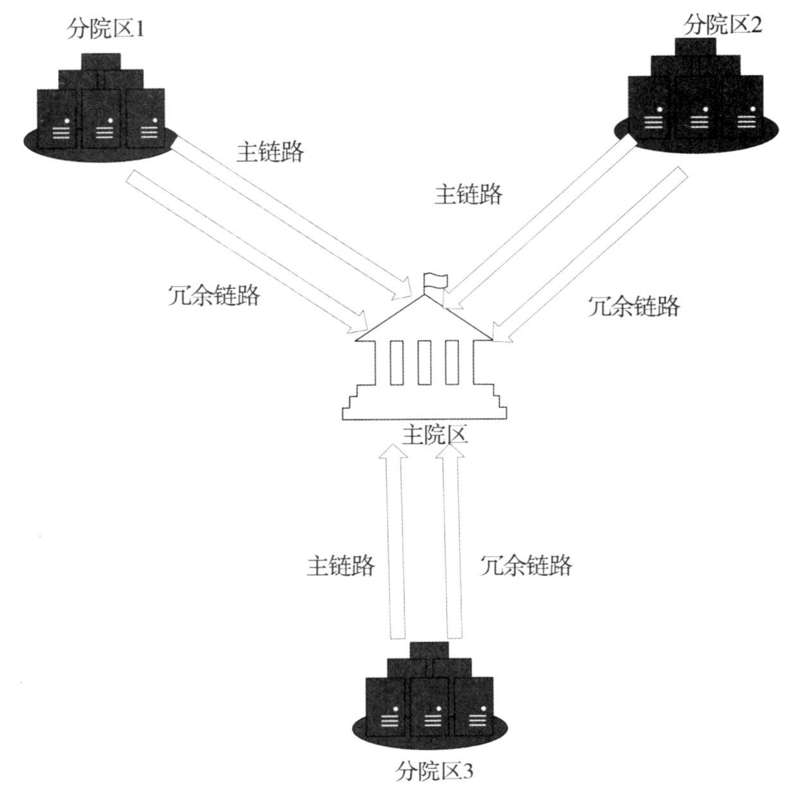

图 8－11 多院区星型网络结构

医院 IT 运维管理工作中，安全性是首要关注点，不管是对于大型三甲医院，还是中小型医院都如此。没有安全性保障的医疗信息化，只能是空中楼阁。因此，搞好医疗信息化，首先要做好安全运维管理工作。本章对医院安全运维管理工作，从系统架构、主要内容、实际经验事例等方面做了比较详细介绍，并就当前大型集团化多院区医院安全运维工作提出了一些好的意见建议。在未来随着医疗行业的发展变革，特别是医疗信息化快步发展，安全运维管理工作将会越来越重要。同时，也将面临更多更艰难的挑战，安全运维任重而道远。

（本章作者：吴坤）

参考文献

［1］刘剑锋，李刚荣．HIS 与医保系统的接入方案及实现［C］．中华医院信息网络大会，2007.

［2］陈跃达．医院信息系统运维环节风险控制［D］．复旦大学，2010.

［3］胡建理，李小华，周斌．一种基于安全隔离网闸技术的医院内部网安全解决方案［J］．医疗卫生装备，2010，31（7）：44－45.

［4］同济集团化医院的信息化规划与设计［EB/OL］．［2017－08－21］．https：//www. hit180. com.

第九章　医院网络安全发展概述

本章导读：

医疗行业关系国计民生，一直是国家发展的主要行业，在2018年医疗行业被定义为关键基础设施更加说明了医疗行业的重要性。近年来，中国经济快速发展，人们生活水平不断提高，患者对于健康的需求越来越强烈，医疗行业已从单纯的医疗转变为医疗健康。随着医疗机构与患者供需关系的变化，医院在业务方面也不断地做出改变，经历了单机时代、网络时代和“互联网+”时代，以满足不同阶段的业务需求，最终实现了医疗信息的交换、整合与共享，解决了“看病难”的问题并向着“精准医疗”的方向发展。然而，在解决问题的同时也增加了专科医院的网络安全风险，一方面体现在快速发展和高度集成的医院信息化平台增加了网络管理难度；另一方面信息化发展打破了原有的医院网络边界，安全保障体系难以满足不同阶段网络安全需求。本章从医院现状和业务发展趋势的角度出发，阐述医院面临的业务需求，全面分析医院为满足业务需求经历的单机时代、网络时代和“互联网+”时代面临的安全风险，最后根据安全风险制定不同时代的安全保障体系。

第一节　医院业务发展及趋势

一、政策背景

医疗行业关系国计民生，一直是国家战略发展的核心行业，“十二五”规划中提出“医疗卫生服务供给与需求之间的矛盾日趋突出，服务理念、服务模式等亟须做出相应调整”。为实现“十二五”规划目标，国务院和国家卫健委等部门发布了若干文件，从提高医院服务容量和提升医疗行业整体医疗水平两个方面解决患者群众看病难、看病贵问题。随着中国经济发展水平的提高，人们越来越重视个人的身体健康，医疗服务消费已经从“有病求医”的阶段转变为患者多样性、多层次的健康需求，在这样的背景下颇具特色的医院日渐蓬勃，呈现出一片欣欣向荣之势。

2013年10月国务院发布《关于促进健康服务业发展的若干意见》（国发〔2013〕40号），指出“逐步扩大数字化医疗设备配备，探索发展便携式健康数据采集设备，与物联网、移动互联网融合，不断提升自动化、智能化健康信息服务平台”，为智慧医院的发展奠定了政策基础。

2014年国家卫生计生委提出了国家卫生、计生资源整合顶层设计规划——“4631-2”，试图建立电子健康档案数据库、电子病历数据库和全员人口个案数据库，系统打造全方位、立体化的国家卫生、计生资源体系。

在党中央、国务院的坚强领导下，各地区、各有关部门扎实推进医改各项工作，“十二五”规划后看病难、看病贵问题得到明显缓解。这次正式将“健康中国”战略写入

“十三五”规划，《“健康中国2030”规划纲要》提出“共建共享、全民健康”的战略主题，明确指出“把健康摆在优先发展的战略地位，立足国情，将促进健康的理念融入公共政策制定实施的全过程，加快形成有利于健康的生活方式、生态环境和经济社会发展模式，实现健康与经济社会良性协调发展”。这一举措深远地影响医药行业发展，在“十三五”规划后医疗行业为推动“共建共享、全民健康”的目标发布了若干文件。

2017 年《关于推进医疗联合体建设和发展的指导意见》指出“开展医疗联合体建设，是深化医改的重要步骤和制度创新，有利于调整优化医疗资源结构布局，促进医疗卫生工作重心下移和资源下沉，提升基层服务能力，有利于医疗资源上下贯通，提升医疗服务体系整体效能，更好实施分级诊疗和满足群众健康需求”。

2017 年《疑难病症诊治能力提升工程项目遴选工作方案》指出“‘十三五’规划时期，以严重危害人民群众健康的重症、肿瘤、心脑血管、呼吸系统疾病等重点病种为主，从现有省部级医院中遴选 100 所左右专科特色优势突出、医疗技术水平高、教学科研实力强、有杰出的学科带头人及合理的人才梯队、辐射带动能力较强的综合医院和专科医院，加大投入支持建设，完善区域内学科建制，优化优质资源配置”。

二、业务需求

20 世纪 70 年代末，较多小型机进入中国，同时国产小型机也进入研发阶段，一些医院开始引进应用，开启了医院信息化建设的启蒙阶段。20 世纪 90 年代，国家“八五”重点攻关项目“医院综合信息系统研究”和“军字一号工程”立项，并以北大人民医院、301 医院为实施现场研发成果，医院进入了开启全院规模管理信息系统大发展阶段，此阶段主要以内网为主，以上称为单机时代。

2000 年左右全国各地开始实施医保、“新农合”，建设重心向临床转变，临床信息系统与电子病历迅速发展。临床信息系统以医生工作站为中心，包括检验（LIS）、医学图像处理（PACS）和合理用药监控系统；建设向区域发展、探索、尝试区域医疗协同，医疗行业进入了区域协同医疗的探索阶段，此阶段以专网为主，少量使用互联网技术，称为网络时代。

随着 2014 年移动互联网医疗时代的到来，移动互联网成为解决“看病难”问题的主要手段。真正的移动互联网医院并不是简单的“掌上医院”或者 APP 应用，而是一个不受时间、空间限制，以服务患者全程健康为核心目标，依托实体医疗机构以及合作伙伴生态体系构建的实体虚拟医院。在互联网医院里，院前咨询和挂号构成了“院前”部分，候诊、问诊、检查、诊断、治疗、缴费、取报告、患者管理等环节构成了“院中”部分，医患互动、患者健康需求和院后康复管理构成了“院后”部分，在 O2O 模式下，共同构成移动互联网医院的基本框架。此阶段称为“互联网 +”时代，真正实现了以患者为中心，覆盖院前、院中、院后全流程，医院已利用互联网基本实现了医院信息共享。

第二节　单机时代的网络安全

一、单机时代面临的安全问题

单机时代主要使用单机版软件系统，通过移动介质拷贝和内网基本实现了部分医疗数据在医院内部的流通。此阶段不连接外网，网络风险主要体现在由设备故障导致的网络中断和内网数据安全，包括硬件设备故障、计算机病毒和内网数据库的安全漏洞三个方面。

（一）硬件设备故障

实践表明，硬件设备故障是单机时代导致网络瘫痪的主要原因，然而硬件设备的故障80%以上都是设备使用不当导致的。如由于久积的灰尘导致风扇故障进而出现设备温度过高的问题，或是由于设备性能无法满足网络需求导致设备长期处于超负荷工作状态。

（二）计算机病毒

计算机病毒破坏性强，作用范围广，单机阶段医院信息网络以内网为主，那么病毒从何而来。归纳来说，医院网络中的病毒来源主要有以下三个：

（1）安装计算机时感染病毒。

（2）使用盗版软件和光盘感染病毒。

（3）用户使用移动介质引入病毒。

（三）内网数据库的安全漏洞

越来越多从事医院信息系统管理的人员意识到，单机阶段更大的威胁可能会来自网络内部。医院信息尤其是患者的医疗信息私密性较强，而网络内部总会有一部分用户对这些信息拥有较大的处置权限，可以随时随地对数据库记录进行增删改查。如果不能以有效方式加以控制和约束，就会造成统计数据不准、医患纠纷频繁等严重后果。造成这种后果的直接原因在于网络管理上的漏洞和系统设计上的缺陷。单机时代医院内网数据库的安全漏洞主要包括以下两方面：

（1）信息访问控制机制存在严重漏洞，企图依靠用户对于网络行为的不了解来保证数据的安全性。

（2）规章制度得不到有效落实，存在违规操作行为和审计漏洞。

二、单机时代的安全保障体系

单机时代医院网络主要以内网为主，基本实现网络可控，这个阶段的安全保障体系主要保证内部网络安全，包括硬件设备可靠性、计算机病毒防护、内网数据库安全三个方面。

（一）硬件设备可靠性

对于分布在整个医院院内的网络设备，应该建立完整的巡查制度，主要包括以下两种方式：

（1）通过软件进行网络监控，主要是网络链路状态监控和设备状态监控，包括设备CPU、内存使用率等。

（2）现场巡查，主要包括配线间温度、湿度、灰尘度巡查，设备温度、端口指示灯状态巡查，供电电源状态巡查等。

无论哪种方式都应该指定专人负责，定期做记录。通过用手触摸交换机或者监控软件可以感受温度和风扇强度，由此可以初步判定交换机工作状态正常与否。通过巡查可以提前预测到设备可能出现的故障。

（二）计算机病毒防护

（1）接入防护：严格限制接入计算机设备的移动存储介质，未经允许的移动介质严禁接入，接入之前对移动存储介质进行病毒检查。

(2) 设备防护：在终端设备和关键服务上部署防病毒软件和终端管理软件。

(3) 制定严格的规章制度，从管理层面上把关。比如配发的工作用计算机一旦发现安装了违规软件，则扣除该部门经济效益考评分。

(4) 通过有效宣传，提高全院人员防范病毒的意识。

(5) 完善数据库备份方案，保证备份数据不被感染病毒。

(6) 积极观察网络异常流量，发现有病毒迹象及时查找源头并清除病毒。

(三) 内网数据库安全

(1) 权限管控，对核心数据库操作进行严格的权限管理，操作审计和权限管理相结合，防止越权和数据库篡改行为。

(2) 建立访问控制机制，限制可访问数据库的终端设备，并进行身份鉴别，通过审批后可使用分配的账号访问数据库。

(3) 暂时用不到的信息点，应该将设备端口状态设置为 disable，医药药品要求管理到“片”，网络应该要求管理到“点”。

对于数据库的重要操作行为建立审计日志，要做到有据可查，要保证日志的完整性和可用性。

第三节　网络时代的网络安全

一、网络时代面临的安全问题

网络时代使用了大量的信息系统，如 HIS、LIS、PACS、EMR、OA 等，医院打破了原有的纯内网结构，采用专网和互联网基本实现了医院与医院、医院与卫生部门的数据交互。医院的安全风险由单机时代的内网安全风险，转变为网络边界安全风险，主要包括网络边界安全、主机防护和数据泄露三个方面。

(一) 网络边界安全

单机时代的防护策略以内网防护为主，使用专网和互联网技术使医院的内外网联通，内外网连通后物理隔离的网络边界被打破，使通过外网进入医院内网进行攻击更加可能，非法接入、DDoS 攻击等都是网络边界面临的安全风险。同时由于接入医疗机构的安全防护水平存在极大的差异，以接入医疗机构网络为跳板进行攻击也成了主要安全隐患。

(二) 主机防护

网络时代主机的安全风险攻击已不仅仅是通过移动介质传染病毒，更多地转变为利用主机设备中的弱点进行攻击，包括操作系统漏洞、数据库漏洞、Web 漏洞、多共享端口、服务协议等。

(三) 数据泄露

网络时代实现了医疗机构之间的数据联通和共享，由于医疗数据在网络中传输且价值持续增高，医疗数据泄露越来越成为医院担心的主要安全问题，截获数据、网页爬虫、SQL 注入等都是网络时代面临的数据泄露风险。

二、网络时代安全保障体系

网络时代医院网络主要以专网和互联网为主，此阶段打破了原有的网络物理隔离手段，这个阶段的安全保障体系主要保证内网边界安全，经历了内外网逻辑隔离和内外网物理隔离两个阶段。

（一）内外网逻辑隔离

内外网均在一张网里，在内外网边界处部署防火墙，实现边界物理隔离（见图9－1）。内网划分不同的VLAN保证内网中不同区域的网络隔离。采取最小授权原则，建立策略白名单，禁止any to any的访问策略。通过防火墙严格限制访问外网的IP地址、端口及服务。网络时代早期多以此种防护方式为主，此种安全防护措施的优势在于在不改变网络拓扑的情况下快速实现了内外网的数据互通，这也是医院在信息化快速发展过程中的阶段性产物。

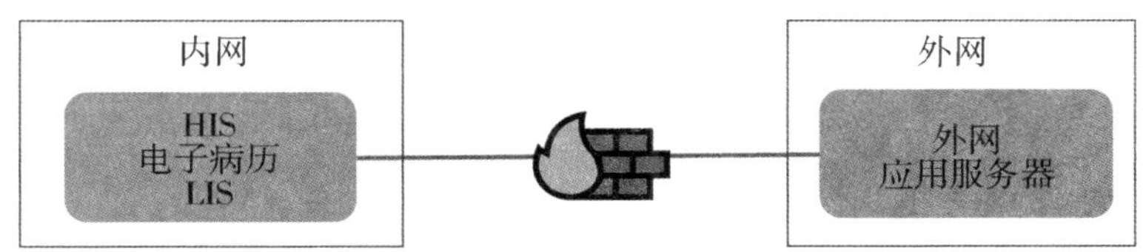

图9－1　内外网通过防火墙连接示意图

然而随着医院互联网业务的增多，医院暴露在外网中的设备也越来越多，出现了如DDoS攻击、网页爬虫、数据窃取等攻击手段，单纯依靠防火墙已无法保证内外网的边界安全，医院开始部署入侵防御系统，识别和阻断来自外部网络的入侵行为，部署流量分析与响应系统，对网络数据采集、分析、识别，实时动态监测信息系统的网络通信内容、网络行为和网络流量。然而零散的部署安全产品，缺乏整体的安全防护措施，形成了安全孤岛，并不能很好地规避安全风险，医院内部业务和数据仍然面临着极高的安全风险。

（二）内外网物理隔离

内网业务稳定性是医院安全保障的核心，因此在内外网逻辑隔离无法保证内网业务稳定时，内外网物理隔离成了首要考虑的防护手段。搭建外网数据库，定期将内网的数据同步到外网数据库中，内外网通过网闸进行网络隔离和数据摆渡。内网作为医院的业务网络，使用HIS、LIS、PACS、EMR等业务系统，外网主要提供互联网访问业务，内外网完全是两张独立的网，通过网闸或防火墙等实现数据交互。内外网物理隔离后，内网业务系统安全性和稳定性得到了提高，这种模式也是那个时期最安全的一种安全架构。

这种内外网物理隔离手段保证了内网业务系统安全，但是内外网的数据基本是同步，随着医疗数据价值的不断增长，这种内外网物理隔离方式存在着极其严重的数据泄露问题，随着《网络安全法》的颁布，数据泄露成了医院现阶段亟须解决的问题。

第四节　“互联网＋”时代的网络安全

随着患者对于健康需求的转变和信息技术的快速发展，医疗机构为提升医疗服务质量做出了巨大改变，刷卡结算、影像云中心、医联体、区域卫生信息平台、互联网医院等都是医疗行业在信息化发展进程中不同阶段的产物。互联网时代给医院带来了新兴的网络安全风险。

一、“互联网＋”时代面临的安全问题

随着2014年移动互联网元年的到来，医院内网信息系统的围墙被彻底推倒，医院网

络格局和信息化建设发生巨大变化，医院通过数据高度融合共享和智能医疗设备等手段提高医护人员的工作效率，成立医联体，通过互联网实现互联互通提高基层医疗机构的医疗能力。

这个阶段由于各部门网络的快速联通和新兴技术的大面积使用使安全风险数量和类型显著增加。网络边界安全、Web 应用安全、系统安全、数据安全都成为医院面临的主要安全问题，其中数据安全尤为突出。此阶段建立的安全保障体系已很难全面控制所有可能出现的安全风险，因此应从业务角度出发充分评估风险发生的可能性和影响范围，优先控制发生概率大、影响范围广的安全风险，逐步建设多层安全防护体系，当安全防护水平超过同行业平均水平时则是相对安全的。

二、"互联网 +" 时代的安全保障体系

"互联网 +" 时代，医院的服务模式发生巨大的改变，远程诊疗、智能医疗设备、网上就诊等都成为各大医院的主要业务，安全保障体系已很难确保医院网络的安全。在这一阶段医院比起以前的任何时候都要更加依赖信息安全系统去侦测知识产权、医院荣誉、患者隐私方面的威胁。此阶段应充分评估安全风险、损失，从医疗业务角度出发建立完整的安全防护体系，消除安全孤岛。

（一）风险评估

攻击者只需要擅长一两种攻击方法。而安全从业者必须找出并应对环境中的全部漏洞。因此风险评估应符合客户实际情况并且从多维度进行分析。

1. 站在安全角度看风险

每一种安全风险都有其发生的攻击路径，通过专业的安全分析人员和风险评估工具进行渗透测试和漏洞扫描等工作，发现环境中存在的安全风险并评估每种风险实际发生路径和概率。勒索软件、个人信息泄露、商业邮件攻击（Business Email Compromise，BEC）、DDoS 攻击、ATM/售货点攻击、网页攻击、间谍活动、破坏性攻击是现阶段医院面临的主要安全风险，其中勒索软件、个人信息泄露、商业邮件攻击是目前最常见的攻击手段。

2. 站在黑客角度看风险

虽然黑客攻击已经上升到国家层面，但是绝大多数的黑客攻击都是出于利益的角度进行的。通过对医疗行业安全经验累积和对黑客市场的了解，明确黑客攻击的目标和手段。医疗数据在黑市价值高并且医院业务中断后影响极大，经济损失严重，同时医疗行业安全防护手段相对薄弱，所以近年来医疗行业逐渐成为黑客攻击的重点行业，其中主要体现在数据泄露和勒索病毒。根据国外媒体 2016 年 12 月发布的一份研究报告显示，在 2016 年的地下黑市市场中，各大医院的被盗医疗数据售价急剧下跌，网络犯罪分子们已经不再对"盗窃数据"感兴趣了，而是纷纷转向了勒索软件和挖矿病毒的传播活动之中。

3. 站在发展角度看风险

信息化在各行各业得到了快速发展，近几年医疗行业信息化发展尤为突出，在信息化快速发展的同时也引入了更多的安全风险。通过多年的医疗行业业务研究和积淀，了解医疗行业的发展进程和规划，进而分析出在发展过程中不同业务可能出现的新的安全风险，如远程诊疗、网上就诊、影像云中心、智能医疗诊断等。

（二）损失评估

从安全风险爆发后带来的损失的角度评估安全风险防护顺序和防护手段。上述安全风险给医院带来的损失主要包括以下几个方面。

1. 患者安全

患者安全，主要指可植入医疗设备、大型检测设备等医疗设备由于网络攻击影响患者生命安全。

2. 数据安全

与患者个人健康信息相关或者关乎医院内部信息，包括患者的身份信息、健康信息、用药信息等，主要指数据泄露、数据篡改等安全风险给数据带来的影响，此风险可能关乎《网络安全法》对于数据防护的要求。数据安全主要包括但不限于以下几方面：

（1）患者信息。

内容：包括基本信息（姓名、身份证号、家庭住址等）、住院信息、电子病历。

影响：侵犯个人隐私，造成舆论压力或影响。

（2）医疗信息。

内容：医生处方、医嘱等信息。

影响：涉及统方信息等；医疗信息篡改后造成严重事故隐患。

（3）人种信息。

内容：血液分析结果、体检报告等患者隐私信息。

影响：被国外研究机构或不法分子获取，可分析个人身体状况，甚至危及国家安全。

（三）医疗业务安全保障

涉及医院业务的稳定运行，评估安全风险给医院业务带来的影响程度，包括就诊影响、检查影响等。

1. 核心业务系统

内容：HIS、EMR、LIS、PACS 系统。

影响：由无法就医导致的群体事件，打乱就诊次序，激化医患矛盾。

2. 互联网业务系统。

内容：门户网站、微信、APP、媒体发布系统。

影响：发布反动、虚假等不良信息，引发群体性事件。

（四）安全防护

从安全风险的角度评估医疗安全保障所需的安全防护功能，并结合损失评估的结果建立整体的多层安全防护体系，消除安全孤岛。通过降低威胁、减少脆弱性、降低资产价值使风险降低到可以承受的范围内。

目前的安全防护手段总是采取零碎的或是以技术为导向的方案建立安全保障体系。单独使用这种方法不能为业务流程和资产抵御业务风险方面提供充分的防护，因为它总是会忽略关键因素以及关键因素之间的问题。应建立多重防护体系来保证网络安全。

1. 边界级网络安全

（1）接入安全。

采取网络准入控制技术，扫描接入设备的标识信息包括 IP 地址、MAC 地址、接入位置、操作系统等，将标识信息进行绑定，为每个接入设备生成唯一身份标识，为设备的准入提供验证依据。设定接入设备白名单将需要认证的设备加入其中，基于 802.1x、Arp 干扰、SNMP 等技术对非法接入设备进行阻断。

（2）访问控制。

采取最小授权原则建立访问行为白名单，对所有流经网络边界的数据包的源地址、目标地址、协议类型、源端口、目标端口以及网络接口等进行检查，严格限制源端口和目的端口的访问行为。开启地址转换功能、NAT 功能对访问外网的内部 IP 进行地址转换，隐藏内部 IP 和端口，防止进入内网进行针对性攻击行为。禁止使用 DHCP 机制，尽量固定分配 IP，并记录日志，密切注意非法 IP 及流量。

（3）流量过滤。

开启轻量级包过滤、防病毒、WAF、IPS 功能，利用状态检测技术截取数据包，根据安全策略从数据包中提取有用信息，如 IP 地址、端口号、数据内容等，以进行相应的允许数据包通过、拒绝数据包、认证连接、加密数据等操作。在保障 NAT 功能运转畅通的同时对边界的流量进行初步安全过滤，保证针对互联网的大范围 DDoS、病毒无法入侵内网。

（4）规则优化。

运用安全规则搜索算法，在规则数众多的情况下以最短的时间匹配到安全规则，同时优化访问控制列表，保证访问控制规则数量最小化。通过监测流量进行发现、判定策略配置是否实现检测、防御、响应，通过策略的对比检查技术，发现策略冲突、策略配置不当、策略冗余等问题。

2. 应用行为级安全

（1）访问控制。

建立应用行为级的访问控制策略通过深度包检测和深度状态检测技术，对整个网络中的数据包、URL、服务协议等进行分析和过滤。

（2）行为监控。

对访问外网的所有设备 IP 进行监控，及时发现异常的网络访问行为，实现上网行为管控、审计，有效发现和阻断设备被攻击后出现的非法访问行为。

（3）网络优化。

采取流量控制手段对带宽进行管理和优化，根据“流量”“流速”“时长”“服务类型”等特征行为给用户设置流量配额，并分析用户的配额使用情况，快速准确定位肆意占有网络资源的源头。

3. Web 应用级安全

（1）访问控制。

任何一个基于 Web 的应用程式都是基于 HTTP 协议来进行客户端与服务器端的交互，用户发起一个 HTTP Request 请求是客户端与服务器端程序角度的第一步，也是必由之路。因此实现 Web 安全首先应实现基于 HTTP Request 的身份认证，身份认证包括 URI 过滤、API 访问控制和模型层实例访问控制，从访问请求根源进行身份认证，保证 Web 站点安全。

（2）网页防护。

通过执行一系列针对 HTTP/HTTPS 的精细化的安全规则配置来专门为 Web 应用提供

保护的 Web 应用防火墙，有效防止 Web 攻击、网页挂马、网页篡改等恶意行为，保护移动互联网医院对外发布的 Web 站点的安全，同时记录所有安全日志，与全网安全监控平台进行联动，保护区域安全。

（3） Web 加固。

在 Web 应用上线之前对 Web 网站及服务器进行漏洞扫描，针对已知弱点和错位配置、隐藏字段、后门和调试漏洞、跨站点脚本编写、参数篡改、更改 cookie、输入信息控制、缓冲区溢出、直接访问浏览、客户端网络带宽滥用 10 类常见的 Web 漏洞进行修复，保证系统上线后的安全性。同时及时更新病毒库，定期对上线后的 Web 网站和服务器进行漏洞扫描并修复，防止新型攻击对 Web 应用造成影响。

4. 关键路径级安全

互联网区域与内网区域的入侵检测对核心网络中的所有数据包进行记录和分析，利用数据流智能重组，轻松处理分片和乱序数据包。综合使用模式匹配，异常识别，统计分析，协议分析，行为分析等多种方法综合检测攻击与入侵行为，记录包括发生时间、发起主机与受害主机地址、攻击类型，以及针对此类型攻击的详细解释等在内的详细的攻击与入侵信息，通过内容恢复、回放通信过程，全面了解攻击者的攻击过程，监控内部网络中的用户是否滥用网络资源，发现未知的攻击。

通过 IPS/WAF/DLP 数据防泄密等对内网服务器进行实时的行为检测，加强主机防护能力。通过建立操作系统标准常规动作基线，结合智能沙箱、动态云端检测平台、大数据智能分析等多种创新安全防护技术，在第一时间感知可疑行为，将未知威胁（包括勒索软件、APT 攻击、免杀木马等）可视化，并快速做出响应，提高系统主机的安全防御能力。实时掌控全网主机内部的安全情况，包括数据、状态、安全程度等，实现实时连续监测。采用多维度取证分析手段，全程跟踪威胁在端点（包括服务器、PC 机）内部的行动路径，并详细记录攻击步骤及方式，全角度追溯还原详细的攻击过程，为用户后续系统的防御升级提供极具参考价值的安全信息。

当入侵检测设备检测出入侵时，向安全监控平台报告入侵事件的发生时间和攻击源的同时，通知出口防火墙，修改防火墙策略，过滤掉攻击源地址。然后，防火墙再将该消息发送给安全监控平台的安全响应点管理者，由它再转发给其他防火墙，调整防火墙安全策略，保护网络中的其他节点不受攻击，起到预警的作用。

5. 核心区域级安全

（1） 攻击防护。

采用数据挖掘技术，对内网数据中心服务器的操作行为进行学习，提高规则库对未知攻击检测的适用度。将网络数据包、操作系统的系统调用过程或用户的操作行为等原始数据进行数据集预处理工作。将整理好的数据插入训练数据集后，作为某种数据挖掘算法输入，从训练数据集中提取符合业务场景的防护模式或特征。然后执行数据收集和预处理过程，得到评估数据集，用来评估新得到的模式或特征的准确率。若评估结果令人满意，则可将当前的模式或特征加入特征库；若不满意，则重新选取数据、挖掘算法，或重新设置算法中的参数。最后，就可用模式或特征库中已有的知识来处理预言数据，得到预言结果。使用分类算法和聚类算法可以发现未知的攻击形式，使用关联规则可以发现越权用户和假冒用户，同时还能在未知攻击的特征趋于稳定后，自动将攻击特征转化为规则，下发到检测点中，从而实现自动维护专家系统中的规则库。

（2）设备加固。

着重分析核心区域设备的安全漏洞和缺陷配置，不定期通过工具和人工方式进行扫描。针对扫描所得的弱点和漏洞，进行测试并利用风险分析模型评估漏洞的影响。综合考虑漏洞的安全风险和对系统稳定性的影响，采取适当的安全加固手段，如更新操作系统补丁、升级中间件及一些应用组件、增加防护策略等，提升设备自身健壮性，帮助设备抵御外来的入侵和袭击，使核心区域设备可以长期保持在高度可信的状态。

（3）容灾备份。

两台服务器负载均衡，每台服务器分别向两套存储中写数据，任意一台服务器或任意一套存储故障不影响业务（见图 9－2）。核心数据库使用 Oracle RAC 技术实现容错。部署 DataGuard 服务器，与主服务器实时同步数据实现容灾。RMAN 数据备份每天一次全备份，归档日志半小时一次增量用于灾难恢复。

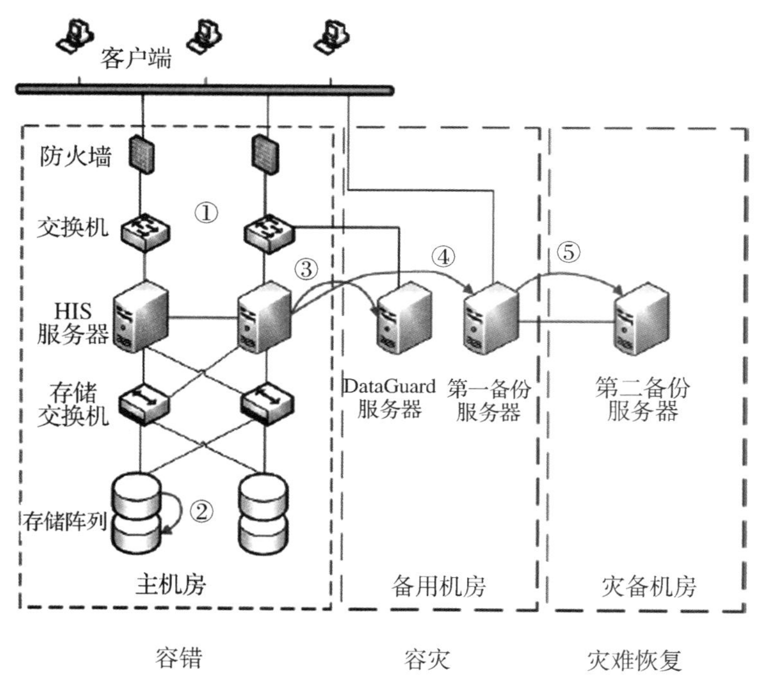

图 9－2　容灾架构图

6. 数据级安全

（1）互联网数据安全。

限制互联网数据库中数据量，只存储业务所需的信息并缩短数据存储时间，降低对外发布资产价值。实时记录网络上的数据库活动，对数据库操作进行细粒度审计和合规性管理，对数据库遭受到的风险行为进行告警，对攻击行为进行阻断，它通过对用户访问数据库行为的记录、分析和汇报，帮助用户事后生成合规报告、事故追根溯源，同时加强内外部数据库网络行为记录，提高数据资产安全。

（2）专网数据安全。

内外网通过网闸连接如图 9－3 所示。

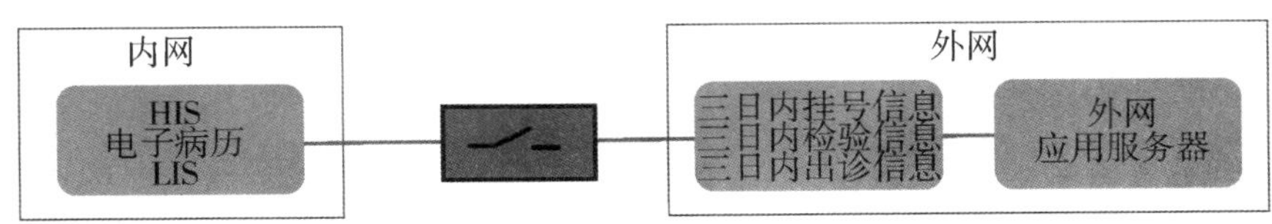

图 9－3　内外网通过网闸连接示意图

数据发送端使用加密算法对数据进行加密生成密文，在接收端使用相应的算法和密钥解密。可综合考虑解密效率、安全和软件运行速度选择采取对称密钥算法和公开密钥算法。建立数据加密传输通道，并对数据库内的部分数据字段进行脱敏处理，避免数据泄露。

发送端对传输的影像数据使用算法生成消息摘要，然后将摘要与影像信息数据一同发送，在数据接收端将收到的数据拆分成摘要和影像信息数据，检查摘要信息相同则影像数据在传输过程中没有被篡改，保证数据完整性。

由发送方在源端对要发送的数据使用自己的私有密钥加密，在目的端由接受方使用发送方的公开密钥解密，因为私有密钥的唯一性，如果接受方解密成功，则证明该数据只能由发送方传输，无法抵赖。处于效率的考虑，实现的时候只对数据的信息摘要进行加密，常见的密码算法包括 DES、RC4、RC2、IDEA 等。

（3）内网数据安全。

针对医院内外部的业务使用和安全运维的操作，通过身份管控系统进行统一的账号管理、权限分配、登录认证和操作审计，同时，基于传统安全防护手段和方法的单一性，打造以数据监管为中心的安全运维平台，对数据流转过程中所涉及的全部信息进行统一收集，包括医院内外部人员操作日志、终端设备接入信息、打印输出日志、数据流量信息、核心敏感数据调取信息等，构建基于数据调取的人物画像方法及数据操作的行为分析方法。针对敏感数据的调取，实现精准定位，快速识别操作人员身份、操作时间、操作主机等信息；针对敏感数据的操作，实现操作过程完整重现，通过什么方式对哪些数据进行了操作。

针对医疗行业底层核心数据的访问，应设定固定的阈值，在固定范围内对数据进行查询、导出，当超过设定值时，应主动阻断越界操作。不仅仅审计对指定数据对象的访问，而且还应通过其他技术手段进行辅助检测，防范个别内部人员通过数据库内部机制进行间接统方。

对数据流转的全过程进行检测，通过对数据传输中的源地址、目的地址、源端口、目的端口进行检查，根据数据包属性监控数据的流向，确保数据在相对安全的范围内流转，当发现敏感数据越境传输或非法传输时，与防火墙、集成安全网关、入侵防御等访问控制类产品进行实时联动，进行有效阻断。

7. 管理级安全

安全工作不是产品的简单堆积，也不是一次性的静态过程，它是人员、技术、操作三者紧密结合的系统工程，是不断演进、循环发展的动态过程。

（1）安全运维。

医院对网络设备、安全设备、应用服务器、数据库运维人员进行权限的统一管理，采取最小授权原则，以达到对权限的细粒度控制，最大限度保护用户资源的安全。建立定期改密和密码代填措施避免出现弱口令的同时提高运维效率。部署应急设备并采取双人复核机制，将超级管理员账号授权给应急设备，保证运维工作的稳定运行。

保障系统数据不受来自外部和内部用户的入侵和破坏，实时收集和监控网络环境中每一个组成部分的系统状态、安全事件、网络活动，通过安全监控平台对信息进行分析和聚合，从多维度分析安全风险。

医院建立安全运维管理流程，一旦出现网络攻击，优先阻断攻击避免风险扩散，然后对攻击进行排查溯源，分析查找攻击的路径和源头，最后根据排查的结果及时修复安全漏洞，加固安全防护体系，避免攻击再次发生。

（2）管理制度。

医院对安全管理活动中的各类管理内容建立安全管理制度，对要求管理人员或操作人员执行的日常管理操作建立操作规程，形成由安全策略、管理制度、操作流程、记录表单等构成的全面的信息安全管理制度。

医院指定或授权专门的部门或人员负责安全管理制度的制定。安全管理制度应通过正式、有效的方式发布，并进行版本控制。定期对安全管理制度的合理性和适用性进行论证和审定，对存在不足或需要改进的安全管理制度进行修订。

（3）安全意识。

黑客虽然可怕，但更多时候，内部人员威胁却更容易被忽略，更容易造成危害，根据权威部门统计，内部人员犯罪（或与内部人员有关的犯罪）占计算机犯罪总量的70%。因此应定期开展安全意识培训，提高内部人员的安全防范意识，严禁出现将口令写在便笺上，贴在电脑监视器旁；禁止电脑开着人却离开；禁止轻易相信来自陌生人的邮件；禁止在系统更新和安全补丁上总是行动迟缓等问题。

三、云南省肿瘤医院网络安全探索

云南省肿瘤医院也和大部分医院一样经历了单机时代、网络时代，也迎来了“互联网＋”时代。医院最初网络建设是内外网逻辑隔离，内外网均在一张网里，通过系统授权部分 PC 访问外网。内外网逻辑隔离通过在内网划分不同子网实现，然后内网通过路由器访问外网，这样内网可以访问外网，外网不可以访问内网。

2009 年云南省肿瘤医院实现了内外网物理隔离，内网作为医院的业务网络，使用 HIS、LIS、PACS、EMR 等业务系统，外网主要访问互联网，内外网完全是两张独立的网。自从内外网物理隔离后，之前 HIS 服务器一些莫名的故障也随之消失了，业务系统安全性和稳定性得到了提高。

随着 2014 年移动互联网元年的到来，医院内外网物理隔离已经不能满足“互联网＋”时代的需求，“互联网＋”时代的到来将医院内网信息系统的围墙推倒了。为了更好地为患者提供便捷服务，以腾讯和阿里巴巴为代表的一些互联网企业开始进驻医疗领域，微信挂号、支付宝缴费开始在 2014 年席卷全国，微信移动患者服务平台和支付宝“未来医院”都实现了移动互联网医院“院前”和部分“院中”功能，未来会有更多企业加入移动互联网医院的建设中。互联网医院已经起航，作为 HIT 人应该要重点考虑的是我们

的医院与移动互联网更紧密地“拥抱”后的安全问题，服务器安全、网络安全、系统安全、数据安全都是医院面临的安全问题，其中数据安全尤为突出。2014 年 12 月“360 补天漏洞平台”曝出全国多省市千万用户医保信息泄露，该事件时刻在提醒 HIT 人关注自己的数据安全，保护好医院患者的数据。移动互联网状态下，医生的处方、检查报告等很方便地通过互联网传递给患者的同时，我们的数据安全却受到前所未有的挑战。进行数据加密传输、敏感数据安全准入等成为我们日常必不可少的基础性工作。

“安全无小事”，如何能在方便医患的同时，又能保障医院信息系统稳定安全运行呢？我们经过半年多的思考与测试，实践出一个目前为止比较安全的内外网安全解决方案，在内外网之间建立一个内外网安全交互区，通过这个区域进行内外网数据交互（见图 9－4）。

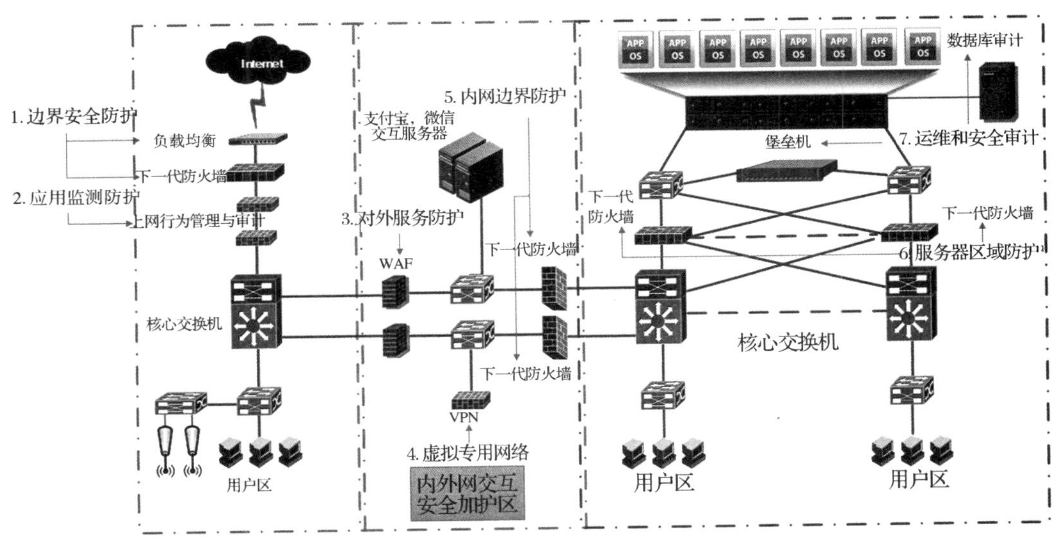

图 9－4　基于区域划分的网络安全架构图

目前云南省肿瘤医院移动互联网医院共有七道防护措施：分别进行边界安全防护、应用行为防护、Web 应用防护、关键路径防护、核心区域防护、数据安全防护和管理安全防护（见表 9－1）。

表 9－1　七道防护

安全防护	设备安装位置	设备名称	作用
第一道防护（边界级安全）	外网入口处	下一代防火墙 A	实现互联网边界防护，开启 NAT 进行地址转换，隐藏内部 IP，同时开启轻量级包过滤、防病毒、WAF、IPS 功能，在保障 NAT 高性能运转业务通常的同时，进行边界初步安全过滤，保障针对互联网的大范围 DDoS、病毒无法入侵内网

（续上表）

安全防护	设备安装位置	设备名称	作用
第二道防护（应用行为级安全）	下一代防火墙A后	上网行为管理与审计	通过深度包检测和深度状态检测技术，对整个网络的PC进行互联网行为管控、审计、控制非法访问，对带宽进行管理，实现精细的用户上网行为的审计功能，保障网络应用行为级的安全和审计
第三道防护（Web应用级安全）	外网核心交换机与内外网数据交互区之间	WAF	通过执行一系列针对HTTP/HTTPS的安全策略来专门为Web应用提供保护的Web应用防火墙。保护移动互联网医院对外发布的Web站点的安全，并记录所有安全日志，与全网安全监控平台进行联动，保护区域安全
第四道防护（关键路径级安全）	WAF与内网核心交换机之间	下一代防火墙B	互联网区域与内网区域的边界防火墙，实现互联网区域与内网区域的数据交互安全防护，通过应用控制策略严格限制，仅允许互联网区域PC与内网服务器进行特定的协议和端口数据包进行交互，并通过防火墙端口映射策略隐藏内网服务器的真实IP，通过IPS/WAF/DLP数据防泄密等安全策略对内网服务器进行全面安全防护，并记录所有安全日志，与全网安全监控平台进行联动，保护该区域安全
第五道防护（核心区域级安全）	内网核心交换机与服务器交换机之间	下一代防火墙C	核心服务器区域最后一道网络层防护，内网数据中心服务器区域核心防火墙，通过WAF/IPS/DLP数据防泄密/应用控制等安全策略保护内网数据中心服务器安全，同时开启NAT实现对核心区域服务器进行隐藏，并记录所有安全行为日志，与全网安全监控平台进行联动，保护该区域安全
第六道防护（数据级安全）	服务器区	数据库审计	实时记录网络上的数据库活动，对数据库操作进行细粒度审计的合规性管理，对数据库遭受到的风险行为进行告警，对攻击行为进行阻断。它通过对用户访问数据库行为的记录、分析和汇报，用来帮助用户事后生成合规报告、事故追根溯源，同时加强内外部数据库网络行为记录，提高数据资产安全
第七道防护（管理级安全）	服务器区	堡垒机	保障系统数据不受来自外部和内部用户的入侵和破坏，实时收集和监控网络环境中每一个组成部分的系统状态、安全事件、网络活动

经过这七道防线，基本能够保障医院信息系统的安全，最锋利的矛与最坚固的盾永远矛盾，世界上没有绝对的安全，管理制度的完善、技术人员的巡查以及安全方案运行的不断改进，都是未来路上HIT人需要做的，因为我们正站在一个新的时代到来的前沿，

互联网，正以改变一切的力量在全球范围掀起一场影响人类所有层面的深刻变革。

（本章作者：路健、张泉）

参考文献

[1] 陈谔. 面向方面的 Web 应用安全框架设计技术研究 [D]. 杭州：浙江大学，2006.

[2] 丁妮. Web 应用安全研究 [D]. 南京：南京信息工程大学，2007.

[3] 陶亚平. Web 应用安全漏洞扫描工具的设计与实现 [D]. 成都：电子科技大学，2010.

[4] 刘晓强，华永良，薛成兵. 我国医院信息化发展历程浅析 [J]. 中国卫生信息管理杂志，2016，13（2）：142－152.

[5] Yan X F. New ideas to strengthen the federal security：“consensus audit guidelines” [J]. Information security & Technology，2010.

[6] The KPMG Report：Closing the gap – Insuring your business against evolving cyber threats，2017.

第十章　区域医疗信息化网络安全建设

本章导读：

针对当前区域医疗信息化现状及网络安全面临问题，本章从网络安全建设重点关注的安全环节着手，结合网络安全等级保护三级规范及标准，给出一套完整的网络安全建设规划及建设方案，最后提出三种不同的配置方案，供各级别区域医疗信息化建设单位参考。

第一节　区域医疗信息化现状

到目前为止，我国区域医疗信息化建设可以划分为三个不同的阶段：第一阶段是实现基于居民健康档案为基础的区域卫生信息化；第二阶段是实现以电子病历为核心的区域医疗信息化过程；第三阶段是以“健康中国”战略总体部署，以保障人民健康为核心，实现卫生和健康信息跨区域、跨领域互联互通、共建共享为目标的区域全民健康信息平台建设。

现阶段的区域医疗信息化建设必须结合国家和相关部委制定的方针政策，如《“健康中国2030”规划纲要》《促进“互联网＋医疗健康”发展的意见》《关于促进和规范健康医疗大数据应用发展的指导意见》《互联网医院管理办法》等作为区域医疗信息化建设依据，推动云计算、大数据、物联网、移动互联、人工智能等新理念、新技术、新应用的落地实施。通过区域医疗信息化平台，对居民健康档案数据、公卫数据、诊疗数据、电子病历数据和全民健康信息数据等进行统一采集整合，实现全民健康信息云化管理和大数据应用，实现与医疗机构的互联互通、医疗服务协同。

按建设模式来区分，区域医疗信息化主要分为三种：一是以统一数据中心和统一信息系统为主的实时型建设模式，以县区级为主；二是以建设区域数据中心，各医院异构信息系统采集接入为主的异步型建设模式，以地市级为主；三是建立统一的云计算大数据中心，下级机构建立虚拟数据中心为主的混合型建设模式，以省（直辖市）为主。

我国区域医疗信息化普遍建设情况如下：一，统筹建设区域医疗信息化数据中心；二，建立全民健康信息平台和区域数据交换平台；三，建设并完善各级医院信息系统，实现区域内医疗机构数据互联互通；四，实现区域综合业务系统、区域一卡通平台、区域预约平台、双向转诊平台、远程会诊平台、区域医学影像诊断中心、区域心电诊断中心、区域医学检验中心、区域急救中心等区域医疗服务协同；五，建立和完善公共卫生管理业务系统，把医疗、公共、疾控、妇幼等系统横向纵向整合；六，实现各类数据与上级区域医疗信息化平台同步，实现区域内自下而上的数据共享、信息互通。

从以上几个方面可以看出，区域医疗信息化的关键是建好、建稳定、建安全的区域数据中心，它是整个信息化核心灵魂所在，涉及群众隐私问题，各医疗机构的经济利益和社会效益，是区域医疗信息化能否长久稳定运行的保障。因此区域医疗信息化网络安全建设核心就是要做好区域数据中心的安全防护，通过制订能实际落地的网络安全整体规划，完善安全体系建设机制和信息管理机制，做好信息存储和传输过程的信息安全，做好大数据下的数据备份安全。

第二节　网络安全面临的问题

当今世界，以互联网化、区域化为代表的信息技术正在飞速发展，网络信息技术正在逐步改变着人们的衣食住行，国家、企事业单位或个人对于网络的依赖程度越来越大，虚拟网络空间与现实生活安全威胁叠加交织，在促进社会经济发展的同时也推动人类社会加速迈向信息新时代。但是，网络技术也是“双刃剑”，一方面可以造福社会、造福人类；另一方面也可以被一些人用来危害社会、危害人类发展。网络威胁和风险也日益突出，并逐渐向医疗领域渗透，医疗信息化网络安全和个人隐私泄露不断见诸各类媒体，给医院和广大人民群众切身利益带来严重的影响。

区域医疗信息化已逐步发展成跨县区、跨地市，甚至跨省区、跨领域的大型医疗卫生专网，由于接入医疗机构多，规模大小不一，网络安全防护能力在不同的医院也有非常大的区别，有些小医院甚至连基本的网络防护措施也没有，互联网不经任何防护直接裸接到内网网络。数据安全方面，大部分系统部署在一台普通 PC 机上，数据没有异地备份，甚至于最基本的本地备份机制也没有做，这样薄弱的安全防护措施，对整个区域医疗信息化来说是一个严重的短板。任意一个接入医疗机构受到攻击，就有可能造成整个区域网络受到影响，造成重要数据的泄露、丢失或破坏，给医院带来名誉损害、经济损失乃至需要承担一定的法律责任。

随着区域医疗信息化对外交互数据越来越多，大量的互联网应用给区域医疗信息化带来前所未有的安全威胁，网络安全威胁飞速增长日新月异。同时“云大物移智”等新技术、新应用不断涌现，使网络安全防范出现了新的变化，网络威胁的不可预知性大大增多，都有可能会对业务数据造成难以弥补的损失。

在网络安全制度管理方面，大多数的医疗单位虽然落实了等保制度，也有相关的管理制度和管理流程，但没专人对这方面的制度进行严格执行落实，制度和流程形同虚设，导致网络违规行为泛滥：外来人员随意接入网络，随意下载业务数据，U 盘工具随意使用，网上云盘不限制下载资料，敏感业务数据与信息外泄等。

怎么保护数据安全，对网络违规行为进行历史数据回溯、还原网络真相？这给区域医疗信息化网络安全带来了重大的考验。

第三节　建设依据及等保定级标准

一、政策要求

（一）国家政策要求

在国家层面，国家高度重视信息安全保护工作，先后发布了多个网络安全有关的法律法规和政策规范，明确了计算机等级保护的范围。

2017 年 6 月 1 日我国正式实施《中华人民共和国网络安全法》，它是我国第一部全面规范网络空间安全管理方面问题的基础性法律，是我国网络安全进入法治建设的重要里程碑，也是让区域医疗信息化网络安全在法治轨道上健康运行的重要保障。

《中华人民共和国网络安全法》着重强调实施网络安全等级保护制度，重点保护关键信息基础设施，保障公民个人信息安全等问题。同时也对信息技术部门的安全建设提出了更高的要求，网络安全工作不再是停留在口头的一件事，也不是随便做一点就可以敷衍了事。一旦出现了安全事件，主管领导是主要责任人，信息部门是直接责任人，他们都可能触犯法律，承担一定的法律责任。信息部门应该尽早把网络安全工作常态化，补齐短板，加强安全防护，不做违法之人。网络安全责任是自己的，出了事得自己扛，基础工作做扎实了，烦恼和压力也随之会少很多。

（二）行业政策要求

原国家卫生部、国家卫生计生委以及国家卫健委等部委、各省市有关部门也多次发布网络安全相关法规、规章制度和政策性指导文件，要求各医疗机构做好等级保护的要求。

《卫生部办公厅关于全面开展卫生行业信息安全等级保护工作的通知》（卫办综函〔2011〕1126 号）强调：“依据国家信息安全等级保护制度，遵循相关标准规范，开展信息安全等级保护定级备案、建设整改和等级测评等工作”，开展网络安全等级保护工作已成为区域医疗信息化建设重点内容，也是区域医疗信息系统安全、稳定运行的基础。

《卫生行业信息安全等级保护工作的指导意见的通知》（卫办发〔2011〕85 号）提出了具体要求：各单位要积极开展等级保护工作，重要卫生信息系统安全保护等级原则上不低于三级。

2018 年 8 月国家卫健委发布的《关于进一步推进以电子病历为核心的医疗机构信息化建设工作的通知》（国卫办医发〔2018〕20 号），明确了电子病历信息化建设作为各医疗机构信息化建设的核心地位，同时要求地方各级卫生健康行政部门要加强对医疗机构电子病历数据传输、共享应用的监督指导和安全监管，建立健全患者信息等敏感数据对外共享的安全评估制度，确保信息安全。

“没有网络安全就没有国家安全”，既然有这么多的法律法规及政策规范支撑并要求我们及时开展网络安全等级保护工作，作为整个区域医疗信息化建设核心的信息技术部门，没有理由不去争取资金尽快开展网络安全建设工作。网络安全建设我们没有理由不做，不仅要做，而且要做好做规范，使自己安心，替领导分责，为群众解忧，三方利好。

二、等级保护定级标准

开展等保测评是等保安全建设的前提条件，是整个网络安全基础性工作。通过等保测评可以让我们了解区域医疗信息化网络安全工作到底做得如何，可能会对整个区域医疗网络安全造成什么破坏或影响，网络安全风险点和薄弱点在哪里，作为信息部门的我们在区域医疗信息化后期应该如何对这些风险点和薄弱点进行重点加固。

区域医疗信息化具有数据量大、交互频繁、网络架构复杂、用户量多等特点，涉及广大人民群众个人隐私及医院财务情况，遭到攻击时将影响正常工作的开展，导致业务能力下降，造成不良影响，造成数据泄露，引起法律纠纷等，影响巨大。结合国家等级保护及医疗卫生行业网络安全建设规范和技术要求，有行业指导文件的根据指导文件，没有文件的按照等保定级指南合理定级，不要定得太高也不要定得太低，定得高后期复审手续多，定得低达不到行业标准要求，自添麻烦。无论是从安全角度或者从合规角度考虑，区域医疗信息化都归属于重要卫生信息系统之列，等级保护整体定位必须不低于三级。

区域医疗信息化核心信息系统包括：区域综合业务系统、区域预约平台、双向转诊平台、远程医疗平台、区域医学影像诊断中心、区域心电诊断中心、区域医学检验中心、区域急救中心、门户网站等。无论是哪一级别的区域综合业务系统都必须定位为三级，省级平台中的门户网站在也必须定位为三级，其他系统可由建设单位根据自身情况自主决定等保数量和等保级别，可以按系统功能分类，也可以按应用进行分类，但必须保证不能低于二级标准。

“安全无小事，合规要先行”，等保测评定级虽然是由用户自主定级，但也要根据各自区域特点或各个系统的实际情况去进行合理定级。合理定级是落实网络安全义务的第一步，大家都不应该在区域医疗信息化定级问题上出现不该有的错误。

第四节　网络安全建设原则

区域医疗信息化网络安全建设应该针对不同区域进行调研及分析，因地制宜，统筹规划，充分考虑等级保护体系，围绕等级保护标准，制定合理的建设标准和可行的建设方案，做到有法可依、有章可循。从整体架构考虑和实施，将网络安全建成既能以合适的投入符合等保标准，又能满足业务需求安全、可靠的区域医疗信息化平台。

一、合法合规要求

结合区域医疗信息化网络安全的实际情况及等保三级标准，在方案制订及建设过程中，充分考虑网络安全等级保护体系和安全标准，是网络安全建设的出发点和重要基础。围绕等保标准进行深入分析，在技术体系和管理体系建设过程中，将等保标准转化为好理解的、具体的、方便实施建设的项目，使等保工作在区域医疗信息化中推进和落地成为现实，既要体现等保标准指标覆盖的全面性，又要体现最新技术的应用。

二、实现网络安全融合

区域医疗信息化网络安全防护需求多样化，应重点关注终端安全管理、边界安全防护、审计管理、数据库安全与备份、网站防护、网络安全服务等。

在采购网络产品、安全服务过程中，不能随意采购，应当符合国家和等保相关标准。因为采购不合规的产品而造成等保不合法，不仅造成资金的浪费，同时也会影响安全工作的进度，由此造成的损失难以弥补。针对不同区域医疗信息化规模、网络结构和实际应用需求进行合理建设，既要保证各接入单位网络的相对独立性，又要避免互相产生网络环路或网络风暴。

网络安全产品没有最好，只有最合适！最好的产品如果没有好的服务也起不到理想的效果，所以选择合适的产品、合适的建设方案、可靠的第三方运维服务团队才能真正体现出网络安全的最佳效果，全面提升网络安全。

三、保障系统稳定运行

区域医疗信息化与各医疗机构的医疗业务息息相关，是医疗业务数据交互的核心，因此其对业务系统的稳定性、可靠性、连续性有非常高的要求。网络安全不仅要注重安全冗余，不能增加额外的故障点，还应建设基于核心服务器及数据库集群热备、网络安全联动、负载均衡等多种技术保障，通过技术手段保证任意一个环节的故障不会影响主业务的应用，提升网络的稳定性、可靠性、开放性、扩展性及高可用性，保证应用系统连续不中断。

四、简化网络安全管理

区域医疗信息化具有接入机构多、网络架构复杂、业务数据互联互通、资源共享等特点，现有硬件集成商或厂商的安全解决方案基本是通过大幅增加网络安全设备来实现安全性，增加管理工作难度，加重技术人员负担。应规划以集中式一体化管理为核心的网络安全整体解决方案，设备状态集中监控，网络安全设备统一管理，安全策略集中下发，安全日志集中采集、处理，及时帮助技术人员对网络安全状况进行分析，使网络安全管理简易化。

第五节　网络安全建设要点

与常规的等保测评一样，区域医疗信息化网络安全也需要从主机安全、网络安全、应用安全、数据安全、智能管理安全等进行技术体系建设；从安全管理机构、安全管理制度、人员安全管理、系统建设管理、系统运维管理等进行管理体系建设。本节不对网络安全体系建设做详细描述，仅讨论在网络安全建设过程中，如何保证合法合规满足等保三级标准，又能够全方位为网络安全提供立体、纵深的安全保障防御体系，提升整体安全防护能力等需要重点关注的环节。

一、注重人才的培养

无论是在医院还是在区域医疗信息化领域，人才特别是网络安全专业人才，永远是信息化的一块短板。好的人才不容易聘请，差的“人才”又不能帮助提高管理水平，所以信息化需要注重对自身技术人员的培养与提高。

《中华人民共和国网络安全法》明确规定应定期对网络安全人员进行网络安全教育、技术培训和技能考核。需要加强对安全人员的安全教育工作，强化其网络安全意识；采用“请进来，送出去”等多种途径进行技术交流或培训，慢慢积累，鼓励其坚持不懈、持之以恒地学习，提升自己的思路、理念和知识体系。

学而不厌，学无止境，学然后知不足，多参与多动手，实践出真知，学会知识的总结与积累，丰富经验，对问题自然就能触类旁通。实践得多、积累得多，才能成为既懂技术又懂业务的“大师级人才”。

二、提高领导层意识

现在很多建设单位主管领导对网络安全建设不清楚也不明白，认为网络安全建设看不到有什么明显的经济效益和社会效益，做不做无所谓，做不做得好也没问题，在预算经费中能减就减，能不做就不做，一旦出现安全问题又想事后弥补，但是网络安全事件已经出现，就算事后补救甚至追责，造成的损失也无法挽回。所以需要不断向主管领导讲清楚网络安全建设的重要性，明确主管领导或法人所负的法律责任，改变领导观点，主动做好网络安全建设。

三、整体规划数据中心各区域边界防护

数据中心区域承载着对内和对外的各种业务应用，既有与内网数据库的数据交换，也存在与外网及第三方系统的数据交互，所以安全性至关重要。因此需要注重数据中心内网络安全整体建设，需要严格明确区域的划分。各区域边界除了采用常规的安全设备进行边界隔离外，还需要通过虚拟化技术或审计管理进一步杜绝各类不合法攻击或入侵，对数据交互实行严格的审计管理，对敏感数据进行重点防护。

做好安全域的逻辑划分，进行域间边界控制，明确边界对各安全域的防护，改变传统的边界防御，开拓新思维，避免各产品各自为战，形成了一个个安全孤岛，实现传统的“被动防护”到“主动防御”的转变，为网络安全铸就铜墙铁壁。

四、加强管理与防范

“三分技术，七分管理”，网络安全建设不单单满足等级保护的合规性要求，不是做了等级保护就等于没事，就等于永远不受攻击、不中病毒。国外和国内很多单位已经通过等级保护三级的最终验收，而且所使用的网络安全设备也是国际或国内知名大品牌产品，也购买了知名的第三方专业安全服务商的安全联动服务，但也一样遭到攻击，被勒索病毒加密。其主要原因还是随着互联网技术的不断发展，各类新型的攻击手段越来越先进，越来越隐蔽，令网络安全防不胜防，传统的防御技术均是事后型防护，无法做到对新型网络威胁实时监测，病毒库或特征库实时更新。因此需要不断完善和落实管理体系，对重点系统、重点网络、重点设备进行技术防范，做到防患于未然，加强网络实时安全监测与响应能力。

严格落实管理制度，认真做好技术防范，就是没有做等保安全测评，也能有效地保证网络安全。我们应该牢牢记住：“心中有安全，哪里都是等保。”

五、选择合适产品与有实力的服务厂商

在网络安全建设过程中，不能盲从地选择集成商或测评厂商提供的方案与要求。根据自身区域医疗信息化特点，在产品集成商选择方面，应建议有决策权的主管领导，尽量选择品牌大、稳定可靠、具有统一管理资源的网络安全产品。安全服务厂商很重要，应选择有实力、有信誉的第三方专业安全服务厂商进行系统运维服务。

确定安全产品，明确服务厂商后，应与厂家建立长期全面合作伙伴关系，在合法合规的基础上对区域医疗信息化网络安全制订总体规划及中长期建设规划，共同打造出一套适合本区域可操作、可控制的网络安全环境。

好的产品精准度高，误报率低；兼容性好，资源整合；可用性高，避免浪费。专业的第三方安全服务厂商能给你提供最全面的解决方案，减轻后期运维工作量，所以“好产品 + 专业解决方案落地 = 睡安稳觉”。

六、虚拟化技术应用

虚拟化技术通过多年的实践应用，已经证明可以在数据中心实际环境中进行统一部署和应用。通过对服务器、存储、交换机进行虚拟化整合，利用虚拟化技术减少资金投入和运营开销，减少资源浪费，减少计划内和计划外停机，最大限度保证业务应用的连续性。

服务器虚拟化摆脱了传统的 x86 服务器一对一体系结构模式，实现了更加经济高效、更敏捷、更简便地搭建服务器环境。存储虚拟化按需集中处理、管理和优化物理存储资源，在不添置存储硬件的前提下改善性能，提高存储利用率。交换机虚拟化实现交换机主备冗余，简化网络管理，提高运营效率，避免单节点故障，提高网络的高可用性。

七、做好数据安全

区域医疗信息化数据整个区域互联互通的基础，是最核心、最关键部分，任意一个环节有问题将会影响到整个区域医疗信息化的运行和使用，所以对数据安全的防护至关重要。在规划初期要把数据库服务和前置机或各类应用层服务严格分开，做好各类数据安全防护；在数据库区域和应用层区域通过常规的网络安全设备进行安全隔离，避免不同区域产生故障或安全而引起连锁反应；通过审计管理对数据进行审计分析，避免数据泄露；通过对第三方的数据脱敏，安全有效利用数据。

数据是区域医疗信息化的核心资源，是“黄金”和“原油”，也希望大家能够重视起来，不断提升数据安全等级！

八、做好备份安全

区域医疗信息化是在数据安全的前提之下实现医疗数据最大程度的信息共享，患者的医疗数据可以在多家医疗机构共享，所造成的个人隐私保护、患者信息所有权等都对法律制度提出更高的要求。

多数决策者甚至信息技术负责人对区域医疗信息化网络安全复杂性和重要性认知严重不足，简单地认为只要把医疗信息、医疗数据采集共享就完成任务要求，没有对数据备份引起足够重视，没有明确备份的总体规划。因此当有故障出问题时，出现了出钱出力但重要数据没有及时备份或备份有问题而造成数据丢失的情况。对重要的数据库存储尽量做到负载均衡及双机冗余热备，没条件没经费的也要尽量做到数据库的双活技术，有条件有预算的争取做到等保三级要求的“两地三中心”标准。

作为技术人员，我们永远也不希望有使用数据备份进行数据恢复的时候，“不怕一万，最怕万一”，万一数据真的出现故障时，数据备份就是最后的救命稻草。虽然无法保证数据备份能恢复所需要的所有数据，但至少能尽量减少损失。

做好备份及时备份，定期对备份数据进行恢复性操作，保证备份数据的有效性，备份工作永远在信息化路上。

九、技术和管理的辩证关系

在区域医疗信息化网络安全建设过程中，技术要求与管理要求是密不可分的，既不能只重技术不重管理，也不能因为管理而忽略技术的重要性，两者既互相独立，又互相关联，是网络安全、信息系统安全不可分割的两个部分。在一些安全环境下，技术和管理能够发挥它们各自的作用；而在另一些环境下，需要技术和管理两种手段同时并用，才能实现安全控制或更强的安全控制；但在大多数情况下，技术和管理互相提供支撑以保证各自功能的优势。在系统运维管理过程中实现安全技术措施和安全管理措施相互补充，共同构建全面的区域医疗信息化网络安全整体保障体系。

水桶效应最能体现在网络安全工作上，若某一块短板有缺失，被利用后将会“一刀致命”，所以网络安全无处不在、无时不有。安全工作从来都没有终点，永远是不断改进，持续优化的过程，做好技术和管理要求，没有最安全只有更安全。

第六节　网络安全建设方案

区域医疗信息化网络安全建设方案应秉承“整体规划、全面保障、分步实施、适度安全、内外并重、统一管理”原则进行整体规划。基于技术体系设计及管理体系建设，结合数据安全规划，多角度、多层次，全面保障，逐步建立完善的信息安全体系，做到

“技术与管理并重”。从采购成本及合法合规角度整体规划并进行合理部署，分步实施，找到安全和易用性的平衡点，以适应区域医疗信息化的不断发展。在防范外部威胁的同时，加强规范内部人员和第三方技术人员的访问控制行为、监控和审计能力，实现“非法用户进不来、无权用户看不到、重要内容改不了、数据操作赖不掉”。从技术及管理等领域采取严格的控制措施，构建基于“纵深防御”的安全防护体系，提高整体安全防御能力。通过各种安全设备联动，打造整体安全检测、防御体系，提供全面的安全保护；打造统一安全运维平台，提高安全运维效率，节省整体维护成本。

不管是主管领导，还是网络安全管理者，在资金预算充足的情况下，区域医疗信息化网络安全建设需要紧跟时代潮流，与时俱进，把最新的网络安全防护技术应用到实际建设当中。

如图 10－1 所示，网络安全建设整体架构严格按边界防护进行设计，按照方便管理和控制原则划分不同的功能区域，分别为内外网接入区域、外网应用（DMZ）区域、内网办公区域、综合运维管理区域、数据中心区域五个区域，同时对重点区域（如外网应用区域、数据中心区域）部署网络安全边界防护措施。建设一套符合等保三级标准、覆盖全面、重点突出、持续运行、由外到内的网络安全保障体系，支撑和保障区域医疗信息系统和业务的安全稳定运行。

图 10－1 中各组件上的数字，表示建设方案优先顺序建议。第一期以等保三级基本标准安全防护为建设依据；第二期以等保三级标准进一步完善各类安全体系为建设依据；第三期以统一运维自动化安全管控、数据安全为重点规划。

整体建设方案核心思想：

（1）软件虚拟化：考虑动态扩展与多租户功能。如各软件厂商中间层与数据库层使用 VPN 点对点访问、中间层应用负载均衡、外网区域应用层及数据中心区域应用层等均需采用多租户的模式。

（2）产品选型：在交换设备上，尽量使用大品牌、稳定可靠、服务质量好的产品；在旁路设备上，需要重点考虑产品的功能与部署先进性、统一管理性；鉴于与硬件安全设备的整合联动及安全稳定，在交换设备选型上，应考虑统一品牌及知名厂家产品。

（3）网络架构：对于关键网络架构，考虑软、硬件双路设计，即传统串接设备或一体化整合设备并存，与虚拟化软件产品融合一体进行建设，组建成既保留传统成熟管理架构，又兼顾扩展性、多租户弹性管理的先进架构。

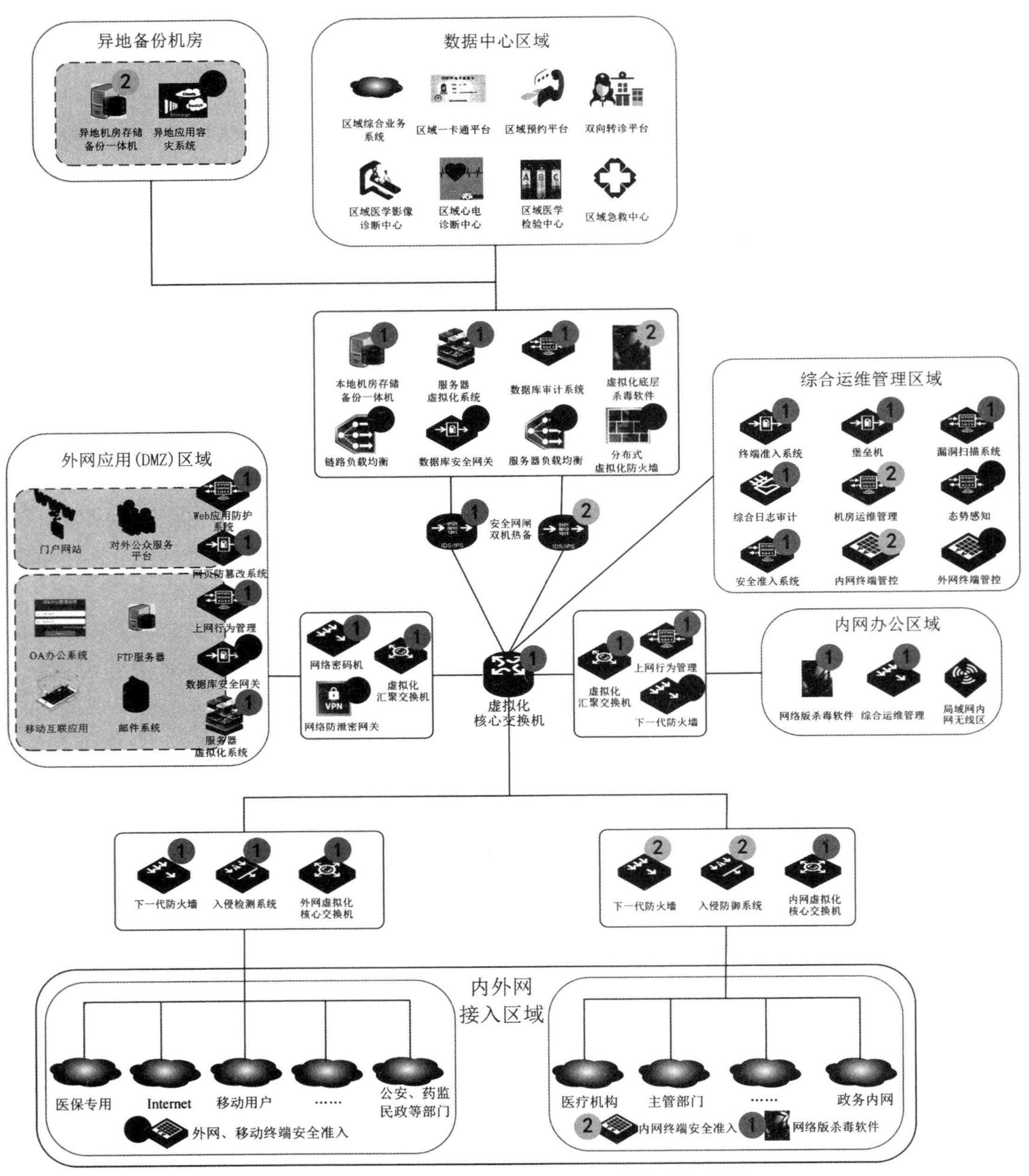

图 10－1　区域医疗信息化网络安全整体架构图

注：此图仅表述各区域间的关系，不代表实际的网络安全部署架构。

一、内外网接入区域

内网接入区域主要是指各主管部门、医疗机构、政务内网等用户对数据中心区域各类信息系统的访问，相当于内网网络。外网接入区域主要是指通过 Internet、各类移动用户通过互联网接入、其他第三方机构（如医保、药监、公安、民政等）专网接入。

内外网接入区域是整个区域医疗信息化接入数据的汇聚点，必须经过严格的审核才能允许访问内网资源，通过配置不同的核心汇聚交换机实现内外网数据严格物理隔离，有条件的单位实现双冗余核心汇聚接入，预防网络关键点故障，保证网络的高可用性。在内外网终端接入内网核心交换机前各部署下一代防火墙及入侵检测系统作为第二道安全闸门，形成主动防御与被动防御相结合体系，增强内网的安全防护，保护内网核心资源免受攻击，保证网络资源的机密性、完整性和可用性。

二、外网应用（DMZ）区域

外网应用（DMZ）区域主要是连接内部网络和外部网络的数据交换区域，是内外网网络数据交互的缓冲区域，承上启下。DMZ 区主要放置一些对外部公众访问的资源，如门户网站、FTP 服务器、邮件系统、移动互联应用、对外公众服务平台、OA 等业务应用。比起一般的防火墙方案，通过 DMZ 区，对来自外网的攻击者来说又多了一道防护关卡，增加攻击难度，更加有效地保护内部网络和数据。

需要重点注意的是，在区域医疗信息化网络安全建设规划初期，我们必须要保证 DMZ 区的源数据放在数据中心区域，仅把没有包含敏感数据、担当代理数据访问的前置服务器放置于 DMZ 区，为应用系统数据安全提供保障，使 DMZ 区包含重要数据的内部系统免于直接暴露给外部网络而受到攻击。攻击者即使初步入侵成功，还要面临 DMZ 区的安全设置。

DMZ 区涉及对外应用，服务器将直接对外网开放，所以在本区域中要重点加强外网网络安全设备的部署，配置 Web 应用防护系统、上网行为管理、VPN 网关、网页防篡改系统、网络防涉密系统等网络安全设备进行逻辑隔离，进一步增强 DMZ 区的防护。

为充分利用服务器的物理资源，提高硬件的使用，统一部署、统一管理，本区域中所涉及的应用层服务器或前置服务器建议使用虚拟化软件来进行整体部署。

三、内网办公区域

内网办公区域主要是给内部人员或运维人员进行综合管理或办公的部分，相对比较安全，在网络防护方面主要做好一般的主动防护即可。在对外的访问中部署下一代防火墙及上网行为管理即能达到基本的安全管理要求，可与 DMZ 区的网络安全设备共用。建议经济比较宽裕的单位针对此区域单独部署下一代防火墙及上网行为管理，有利于进一步增强内网办公区域的安全性。

四、综合运维管理区域

综合运维管理区域主要是对整个网络安全防护进行集中监控、管理、审计等，部署用于对主机、网络安全设备、操作系统、数据库等的日志审计，同时对进入数据中心区域的各类数据进行重点管控，做到事前可预防、事中可监控、事后可追溯的全闭环管理。

五、数据中心区域

区域医疗信息平台具有功能多、应用广、使用量大等特点，数据中心区域汇聚了各类区域平台的核心数据，如区域综合业务系统、区域一卡通平台、区域预约平台、双向转诊平台、区域心电诊断中心、区域医学影像诊断中心、区域医学检验中心、区域急救中心、门户网站等各类应用及数据，是整个区域医疗信息系统数据汇聚中心，是数据互联互通的基础。因此必须要对进入此区域的数据进行严格的隔离和过滤，在内外网物理网络环境增加安全隔离网闸，形成多主机纵深防御，对核心数据进行严格防护。与 DMZ 区原理一样，本区域中所涉及的各类应用层服务器建议与使用虚拟化软件来进行整体部署，提高设备的整体利用率及安全管理一体化。

此区域安全与否，直接影响到整个区域医疗信息化的运行，在规划时必须要考虑通过各种安全防护措施来保证数据的安全性。核心服务器、核心存储、数据库均要采用双机集群冗余或双活技术，避免关键节点单点故障；提供主要核心网络、通信链路和数据处理系统的硬件冗余、负载均衡，保证系统的高可用性；提供本地数据备份、异地数据备份与恢复功能，保证数据的安全性。

第七节 网络安全配置方案

本节所描述内容主要包括两部分，一是接入单位配置方案，在本节中不做详细的方案配置，具体内容参考本书各对应等级医院的网络安全建设方案；二是对区域医疗信息化数据中心配置方案进行重点详细讲解。

一、接入单位配置方案

按照规模级别不同，各接入单位请参照本书相应章节的配置方案。

二、区域医疗信息化数据中心配置方案

以下配置方案的前提是建立在区域医疗信息化基础上，已经开展了等保差距评估，以等保三级作为最低定级标准，配置方案仅供参考（见表 10－1 至表 10－3）。

需要重点明确的是，不要以为增加了网络安全设备进行防护就能永远保证网络是安全的，保证网络不出问题，需要不断提高自身技术人员水平，完善网络安全管理制度，定期对网络安全进行检测，及早发现网络安全隐患，及时处理防范，这才是等保测评通过后需要做的最关键环节。

表 10－1 数据中心内网网络安全设备配置

序号	安全设备名称	部署说明	基础级方案	中级方案	高级方案
1	下一代防火墙	部署于内网核心业务边界	必要（可与外网网络共用）	必要（2）	必要（2）
2	入侵检测系统	部署于内网核心交换机旁路	必要（可与外网网络共用）	必要	必要（2）
3	虚拟化底层防杀毒软件	部署于虚拟化物理服务器上，按物理CPU或虚拟服务器数量确定	可选	必要	必要
4	网络版杀毒软件	部署于接入内网的所有终端，按终端确定数量	必要	必要	必要
5	终端准入系统	部署于内网终端域，按终端确定数量	可选	必要	必要
6	堡垒机	部署于内网运维及安全管理域，按管理对象确定数量	必要	必要	必要
7	漏洞扫描系统	部署于内网运维及安全管理域	必要	必要	必要

（续上表）

序号	安全设备名称	部署说明	基础级方案	中级方案	高级方案
8	数据库审计系统	部署于内网运维及安全管理域	必要	必要	必要
9	综合日志审计系统	旁路部署于内网核心交换机	必要	必要	必要
10	网络防泄漏网关	部署于内网外联边界	可选	建议	必要
11	数据库安全网关	部署于内网核心数据库前端	可选	建议	必要
12	安全隔离网闸	部署于内外网隔离数据交换边界	必要	必要（2）	必要（2）
13	分布式虚拟化防火墙	部署于内网虚拟化环境，根据物理服务器及 CPU 确定数量	可选	建议	必要
14	本地机房存储备份一体机	部署于本地机房内网运维及安全管理域，用于数据本地备份	必要	必要	必要
15	异地机房存储备份一体机	部署于异地机房，用于数据异地备份	可选	建议	必要
16	服务器负载均衡	主要部署于数据中心区域服务器负载均衡，保证系统高可用性	可选	建议	必要
17	链路冗余 + 链路负载均衡	主要部署于内网物理链路双接入，保证链路冗余高可用性。有双链路的必须保证防火墙、网闸和汇聚交换机冗余配置	可选	可选	建议
18	机房运维管理系统	部署于内网运维及安全管理域，主要用于对整个网络基础架构、设备和网络完全可见性和控制	建议	必要	必要

表 10－2　数据中心外网网络安全设备配置

序号	安全设备名称	部署说明	基础级方案	中级方案	高级方案
1	下一代防火墙	部署于互联网接入边界	必要（可与内网网络共用）	必要（2）	必要（2）
2	入侵检测系统	部署于外网核心交换机旁路	必要（可与内网网络共用）	必要	必要（2）
3	Web 应用防护系统	部署于外网 DMZ 网站服务器前	必要	必要	必要
4	网页防篡改系统	部署于外网 DMZ 网站服务器，根据服务器类型及数量确定	必要	必要	必要
5	上网行为管理系统	部署于互联网接入边界	必要	必要	必要

（续上表）

序号	安全设备名称	部署说明	基础级方案	中级方案	高级方案
6	网络密码机	部署于互联网接入边界	必要	必要	必要
7	网络防泄露网关	部署于互联网接入边界	可选	建议	必要
8	数据库安全网关	部署于外网数据库子域	可选	建议	必要
9	外网终端安全管控系统	部署于外网终端域，根据终端数确定数量	可选	建议	必要
10	移动终端安全管控系统	部署于互联网接入边界，根据终端数确定	可选	建议	建议
11	分布式虚拟化防火墙	部署于外网虚拟化环境，根据物理服务器及 CPU 确定数量	可选	建议	必要

表 10－3　数据中心安全咨询运维服务

序号	名称	运维服务说明	数量	基础级方案	中级方案	高级方案
1	等保测评服务	根据等保三级及二级系统数量确定服务费（按照 N 个三级和 N 个二级等级保护系统），按等保标准，等保三级每年复审一次，等保二级每两年复审一次	1 项（根据需求）	必要	必要	必要
2	安全加固服务	对网络设备、安全设备、操作系统、数据库、业务系统进行安全加固服务	1 项/年	必要	必要	必要
3	安全巡检服务	每季度一次，通过日志分析对网络设备、安全设备、主机设备进行周期性巡检	1 项/年	必要	必要	必要
4	安全风险评估和渗透测试服务	提供安全风险评估和渗透测试服务，包括物理、网络、主机、应用层面的安全评估和渗透测试	1 项/年	建议	必要	必要
5	应急响应和攻防演练服务	在安全事件发生后提供应急响应支撑服务，同时每季度定期进行相关课题的攻防演练	1 项/年	建议	必要	必要
6	安全制度建设	按照等级保护管理要求，进行各项安全制度建设	1 项/年	可选	建议	必要

关于表 10－1、表 10－2、表 10－3 的说明：可选表示在对应方案中可以不配置的项目；建议表示在对应方案中资金或条件允许的情况下优先配置的项目；必要表示在对应方案中必须要配置的项目。表上各方案中数字表示需要配置的具体数量，没有数字的表

示数量为1。

（一）基础级方案依据

1. 网络安全设备

下一代“防火墙+入侵检测系统+网络版杀毒软件”是等保三级里最基本的网络安全要求，缺少了此类安全设备，无论和测评机构怎么熟悉都不会予以通过。在等保三级评审条款要求中，系统主机安全和应用安全里对安全审计都提出要求具有综合日志审计系统，而且在《中华人民共和国网络安全法》里也明确日志存档要保留六个月或六个月以上的期限，出了问题后也可以根据日志情况进行事后追溯。同时现在区域医疗信息化都会涉及对外的Web应用，所以有必要增加WAF设备来增强对Web应用的安全防护，保证此类应用的正常。上网行为管理主要是控制和管理用户对互联网的使用，保证内网用户的上网安全。网页防篡改系统从根本上解决网页被篡改的问题。《网络安全等级保护条例》第五章要求第三级以上网络应当采用密码保护，并使用国家密码管理部门认可的密码技术、产品和服务，增加网络密码机实现密码应用的安全、可控的访问，实现对网络层提供隧道传输和加密，加强数据的机密性、完整性和有效性保护。安全准入系统为用户解决“网络接入不可知、非法外联不可控、违规行为不可管”的问题。考虑区域医疗中开发厂商较多，直接从外网连进内网安全性不高，有必要通过增加堡垒机加强对开发人员或自身技术人员的远程监管力度。漏洞扫描系统则是针对当前网络系统中的网络设备、应用系统、主机等进行漏洞扫描并出具漏洞报告，提供漏洞修复方案，帮助全面发现各类漏洞，避免数据泄露、数据被篡改等危险。数据库审计则是对整个数据库监视并记录网络中的各类操作，通过对数据库行为审计，有效监控数据库访问行为。数据备份系统则是针对数据库或应用层服务器的备份，需要做到不同物理机器的备份，恢复数据有效期不能大于12个小时。

2. 安全咨询运维服务

本方案在安全咨询运维服务方面主要包括三个方面的内容：安全加固服务、等保测评服务、安全巡检服务。将这三方面内容列入此方案中主要考虑的是区域医疗信息化是比较重要的系统，而且网络硬件和服务器硬件也相对来说比较高端，如果单靠自身技术人员去处理，难以达到有效的管理。结合《网络安全等级保护条例》第二十五条要求：等保三级网络运营者应当每年对本单位落实网络安全等级保护制度情况和网络安全状况至少开展一次自查，增加了第三方的安全巡检服务，通过第三方安全巡检服务，将对整个安全情况做定期的巡检过程，及时发现安全隐患并及时整改。

对于区域医疗信息化必须要做等保三级来说，本方案网络安全设备相对比较齐全，属于基础级配置，基本能满足三级等保里相关要求和评审条款。安全咨询运维服务也只选用了基本的等保测评服务、安全加固服务功能和安全巡检服务，适用于经费预算比较紧张特别是县市区级别的区域医疗信息化使用，属于经费不足但也需要相对安全的基础级方案。

（二）中级方案依据

本方案在基础级方案上主要增加了集中式运维管理中心，增加此运维管理的主要原因是等保三级要求建立安全管理中心，方便运维人员对设备状态、补丁升级、安全审计等设备或系统进行统一管理和巡检。容灾备份系统则建立一个异地的数据系统，作为本地关键应用数据备份，提高数据的可用性。此方案主要针对区域医疗设备多，应用功能多，网络架构较复杂的信息化，适用于经费相对充足特别是地市级别的区域医疗信息化单位使用，此类单位不但对整体的网络安全比较重视，而且技术人员对于等保条款和标准也比较熟悉。安全咨询运维服务除了具有基础级方案的三种服务外，还增加了风险评估和渗透测试及应急演练服务，属于一个相对完备的中级方案。

（三）高级方案依据

本方案在中级方案网络安全设备基础上增加分布式虚拟化防火墙，对服务器虚拟化进行整体防护，对虚拟化安全威胁提早预防；增加各类负载均衡和链路冗余，主要是适应等保更高的要求，达到系统的高可用性，保证链路的高可用性，业务数据的完整性，关键业务的连续性；增加异地灾备中心，实现“两地三中心”双活架构，确保数据实时连续备份，提高数据安全性。此方案主要针对经费相当充足的安全建设单位，特别是省部级区域医疗信息化单位使用。拥有这些网络安全设备的单位对网络安全和数据利用一定是非常重视的，对于这些单位来说，他们把数据看得比钱重要，所以本方案属于较为完美的安全防护方案。安全咨询运维服务除了具有中级方案服务外还增加了一个安全制度建设服务，完善等保各项制度，不断增强安全防范意识。除了天灾人祸等不可控因素外，如果在此方案还会出现网络安全问题，那就要认真从自身规范及制度执行落实等方面进行重点整改了。

以上配置方案只针对建设单位常规建议，具体落地的实际方案还需要按照等保测评机构最终给出的整改意见和建议，找准薄弱环节，治理瓶颈，补齐短板，夯实基础，缩小差距，并结合单位需求制订出一套适合自己的安全配置方案，做到安全有效、合法合规，才能有效提升区域医疗信息化网络安全水平。

（本章作者：邓意恒、杨崇选、潘遂壮）

第十一章　三级综合医院网络安全建设

本章导读：

本章将针对三级综合医院网络安全建设的要求提出一套可行的建设路径，主要参照计算机安全等级保护三级的要求，首先通过自评找到差距，其次叙述了在立项、招标、签订过程中需要注意的事项，然后重点描述项目实施过程以及安全运维中的内容，最后根据预算从低到高提出三种不同的解决方案。

第一节　概　述

一、网络安全建设背景

（一）网络安全法的实施

自2017年6月1日《中华人民共和国网络安全法》正式实施，标志着我国信息安全建设正式迈入法制化时代，《中华人民共和国网络安全法》针对我国网络空间主权进行了明确的定义，保护网络空间安全是全社会共同的责任与义务。《中华人民共和国网络安全法》着重强调了实施网络安全等级保护制度，重点保护关键信息基础设施，保障公民个人信息安全等问题。尤其针对关键信息基础设施，《中华人民共和国网络安全法》明确给出了重点保护的目标和方法。

2017年安全事件频发，在病毒和恶意代码方面，2016年底的“方程式”事件在2017年持续发酵，2017年5月大规模爆发了“永恒之蓝”勒索病毒。在后续的几个月内，流氓软件Fireball（火球）事件、“暗云III”木马事件、惠普隐藏键盘记录器事件、软件升级劫持事件、xshell等工具被植入后门事件、比特币挖矿病毒事件等，一次又一次为我们的网络空间安全敲响了警钟。在数据泄露方面，2017年的数据泄露规模明显超过2016年，仅上半年的数据泄露量就超过了2016年全年，大量公民隐私信息、商业秘密、政府机密文件遭到泄露，造成了严重的社会影响及经济损失，甚至在2017年末爆出了长期存在的Intel CPU漏洞，并持续发酵影响到了从服务器到PC，从移动终端到智能设备等几乎全部硬件产品，影响极其严重，未来是否有类似的漏洞爆出只是时间问题。

从近年来的网络安全趋势来看，以数据为主要目标的攻击将成为主要方向，数据的泄露、勒索将以更多的形式出现。安全漏洞的爆出率和重量级会不断增加，一个漏洞爆出后引发的后果可能是灾难性的。黑色产业链将更成熟，在攻击过程中引入人工智能、大数据等技术，将进一步打破攻防的平衡。传统的防御体系将加速崩溃，越来越难以抵御多变、快速、大规模、高强度的攻击行为。

（二）三级医院的政策要求

2003年《国家信息化领导小组关于加强信息安全保障工作的意见》（中办发〔2003〕27号）提出“要重点保护基础信息网络和关系国家安全、经济命脉、社会稳定等方面的重要信息系统，抓紧建立信息安全等级保护制度，制定信息安全等级保护的管理办法和技术指南”。

2011 年卫生部印发的《卫生部办公厅关于全面开展卫生行业信息安全等级保护工作的通知》（卫办综函〔2011〕1126 号）强调：“依据国家信息安全等级保护制度，遵循相关标准规范，开展信息安全等级保护定级备案、建设整改和等级测评等工作”，因此开展信息安全等级保护工作已成为全国医疗卫生行业信息化建设的重点内容，也是医院实现自身核心业务安全稳定运行的关键。2011 年 11 月卫生部发布《卫生行业信息安全等级保护工作的指导意见》（卫办发〔2011〕85 号），对卫生医疗部门的等级保护工作提出了具体要求：重要卫生信息系统安全保护等级原则上不低于三级。医院核心信息系统，包括 HIS、LIS、PACS、EMR、RIS、平台等，定为三级。此意见结合国家等级保护的建设规范和技术要求而编制，为三级医院信息安全的等级保护符合性建设提供指导。

（三）三级医院网络安全形势严峻

1. 面临的威胁

对于三级医院来讲，网络安全的威胁可能来自方方面面，根据这些威胁的性质归纳总结为如下几个方面：

（1）信息泄露：信息被非授权的实体所获知，比如黑客利用攻击手段控制数据库实施非法统方。

（2）破坏信息的完整性：数据被非授权地进行增删、修改或破坏而受到损失。

（3）拒绝服务：信息使用者对信息或其他资源的合法访问被无条件地阻止。

（4）非授权访问：某一资源被某个非授权的人，或以非授权的方式使用。

（5）假冒：通过欺骗通信系统（或用户），取得系统（或用户）的信任，达到非法用户冒充合法用户，或者小权限用户冒充大权限用户获得系统资源或数据的目的。

（6）窃听：用各种可能的合法或非法的手段窃取系统中的信息资源或敏感信息。例如，对通信线路中传输的信号搭线监听，或者利用通信设备在工作过程中产生的电磁泄漏截取有用信息等。

（7）业务流分析：通过对系统进行长期监听，利用统计分析方法对诸如通信频率、通信的信息流向、通信总量的变化等参数进行研究，从中发现有价值的信息和规律。

（8）旁路控制：攻击者利用系统的安全缺陷或安全性上的脆弱之处获得非授权的权限。例如，攻击者通过各种攻击手段发现原本应该保密，但是又暴露出来的一些系统“特性”，利用这些“特性”，攻击者可以绕过安全防护节点入侵系统内部获取有价值的信息资源或数据。

（9）内部攻击：信息系统使用者或管理者，出于恶意、好奇或被利用（肉鸡、跳板）发起的内部攻击造成信息系统服务中断或数据被获取等。

（10）抵赖：主体或客体否认曾经向主客体进行数据交流或者伪造受信任的主体或客体与通信方进行数据交换。

（11）恶意代码：计算机病毒是具有传播、感染特性的，其在计算机系统运行过程中侵害计算机系统或应用。

2. 信息安全问题严峻

对于三级医院来讲，在网络安全建设中，必然面临多方面的问题。

（1）防御架构问题：根据等级保护“一个中心、三重防护”的基本原则，医院信息化系统在网络安全建设中，应充分考虑网络安全架构问题，结合医疗信息系统的业务特点，在预警与监测、应急与响应、控制与恢复等多个方面进行充分考虑，从技术及管理等领域采取严格的控制措施，构建基于“纵深防御”的安全防护体系。

（2）环境安全问题：信息系统运行的机房环境、电源环境等可能因自然灾害、人为破坏、自然老化等多方面因素，对系统的安全、稳定运行造成负面影响。

（3）网络安全问题：三级医院信息系统和其他通用的信息系统一样，普遍面临着巨大的网络安全风险，随时可能遭到网络攻击。

（4）无线接入问题：三级医院目前普遍采用了无线接入的方式，为患者提供互联网接入，并为院内医护人员提供移动接入。但无线网络存在信息泄露、非法接入、身份伪造、拒绝服务攻击等多方面问题，必须加以解决。

（5）数据安全问题：

①如何防止数据库的非法访问、拖库、统方、破坏等。

②如何防止医院业务系统中的患者信息的泄露，尤其是一些“特殊患者”信息，需严格进行隐私保护。

③如何防止医院业务系统中的医生用药流水信息泄露，需杜绝统方操作。

④如何保护医院办公信息中的工作人员信息。

⑤信息系统开发测试阶段，如何做好测试环境的数据安全防护，防止测试人员接触并泄露真实的业务数据。

⑥如何做好数据备份、恢复，如何实现异地数据容灾。

（6）终端管控问题：对于传统的 PC 终端，存在普遍的身份认证、终端准入、安全管控、补丁更新、病毒库更新等多方面管控需要。但随着移动智能终端快速发展，传统 PC 面临的问题同样适用于移动终端，并且还比传统 PC 终端存在更多的新问题。

（7）安全管理问题：对于三级医院来讲，其面临的核心问题是人的管理问题，如何提高人员的安全意识、如何预防内部攻击等，都是三级医院管理者必然要解决的问题。

3. 信息安全对医院造成的危害

信息安全问题有可能对三级医院产生如下的危害：

（1）导致业务中断：系统不能正常运行，导致系统承载的业务中断。

（2）患者隐私的泄露：系统内存储的患者隐私数据被非授权的第三方窃取，造成患者隐私数据处于随时被公开的状态。

（3）医院内部数据的流失：系统内存储的医院内部数据很可能随着系统的瘫痪或被破坏而丢失，或者数据被非授权的第三方获取，以获得金钱利益。最常见的事件就是“统方”事件。

（4）引起法律纠纷：信息系统无法正常运行将导致对患者的服务不能正常进行从而引发医疗事故，或者患者隐私被泄露等，势必引起法律纠纷。

（5）导致财务损失：医院业务系统不能正常运行或者财务系统被入侵破坏，会直接导致机构财务方面的损失。

（6）造成社会不良影响：系统故障导致医疗服务中断，必将引起医院在社会舆论方面的负面影响。

（7）对其他组织和个人造成损失：医院安全事件频发，必将引起大众对卫生医疗行业信息化安全建设的质疑，势必造成对其他医院，甚至行业的负面影响。同时，对患者的个人权益也会造成影响。

（8）给管理运营者带来法律责任风险：患者信息泄露、非法统方等事件的发生，会直接触犯《中华人民共和国网络安全法》，对医院的管理者和网络运营者造成法律责任风险。

综上所述，三级医院医疗信息系统由网络、设备和数据等要素构成，其中每个要素都存在各种安全漏洞或风险点。长期以来，我国在信息安全建设方面，普遍存在重技术轻管理、重产品功能轻人为因素、缺乏整体性信息安全体系考虑等各方面的问题。

技术也许可以解决一部分问题，但解决不了根本问题。即使采购和使用了足够先进、足够多的信息安全产品，仍然无法避免一些信息安全事件的发生，因为网络连接设备、操作系统和应用系统所依赖的各功能软件在系统设计、协议涉及、系统实现以及配置等各个环节都存在大量的安全漏洞。比较常见的一些例子是已经部署了防病毒系统和防火墙系统，但依然会发生病毒感染事件，导致网速缓慢，甚至网络瘫痪。在信息安全方面，如果没有正确的安全操作管理规范，就算有再好的安全产品，也可能会发生安全问题。大规模的 DDoS 攻击，以及黑客入侵、拖库统方、蠕虫病毒、垃圾邮件等的大量泛滥，加之火灾等自然灾害引起的灾难增多，有可能造成重要数据的丢失、破坏，这将会形成难以弥补的损失。

这些问题不仅可能会严重影响三级医院业务系统的正常运行，还可能直接威胁到患者的隐私，甚至生命安全，进而给三级医院的管理者和网络运营者带来名誉损害、经济损失乃至法律风险。

二、建设内容

（一）履行法律义务

《中华人民共和国网络安全法》针对我国网络空间主权进行了明确的定义，保护网络空间安全是全社会共同的责任与义务。《中华人民共和国网络安全法》着重强调了实施网络安全等级保护制度，重点保护关键信息基础设施，保障公民个人信息安全等问题。《中华人民共和国网络安全法》规定了“防止网络数据泄露或者被窃取、篡改”“采取数据分类、重要数据备份和加密等措施”等要求。对于网络运营者的责任与义务，《中华人民共和国网络安全法》也明确规定了网络运营者的安全责任。在三级医院的医疗信息化建设中，加强网络安全建设、符合网络安全等级保护制度要求、加强数据安全保护等，成为三级医院管理者及网络运营者必须履行的法律义务。

（二）参照和执行的标准规范

政策法规：《国家信息化领导小组关于加强信息安全保障工作的意见》（中发办〔2003〕127 号）；《信息安全等级保护管理办法》（公通字〔2007〕43 号）；《卫生行业信息安全等级保护的指导意见》（卫办发〔2011〕85 号）；《关于配合卫生行业开展信息安全等级保护工作的通知》（公信安〔2011〕2501 号）；《中华人民共和国网络安全法》（2017 年 6 月 1 日）；《广东省卫生和计生委办公室关于开展全省医疗卫生机构网路与信息安全专项整治行动的通知》（粤卫办函〔2017〕401 号）。

标准规范：《信息安全技术　信息系统安全等级保护基本要求》（GB/T 22239—2008）；《信息安全技术　信息系统安全等级保护实施指南》（GB/T 25058—2010）；《信息系统安全等级保护测评要求》（GB/T 28448—2012）；《信息安全技术　信息系统通用

安全技术要求》（GB/T 20271—2006）；《信息安全技术　网络基础安全技术要求》（GB/T 20270—2006）；《信息安全技术　操作系统安全技术要求》（GB/T 20272—2006）；《信息安全技术　数据库管理系统安全技术要求》（GB/T 20273—2006）；《计算机信息系统安全保护等级划分准则》（GB 17859—1999）；《信息系统安全保护等级定级指南》（GB/T 22240—2008）（辅助标准）；《信息系统安全等级保护实施指南》（辅助标准）；《信息系统安全等级保护测评准则》（辅助标准）；《信息系统安全安全管理要求》（GB/T 20269）；《信息系统安全工程管理要求》（GB/T 20282）；《信息安全技术服务器技术要求》（GB/T 21082）。

（三）建设的目标和基本过程

按照等级保护要求，结合实际业务系统，我们应对三级医院核心业务系统进行充分调研及详细分析，将三级医院核心业务系统，建设成为一个既满足业务需要又符合等级保护三级系统要求的业务平台。

通过对三级医院的重要信息系统技术层面及管理层面的全面评估和了解，我们应整理出高风险的安全需求，并结合用户的实际业务要求，对三级医院整体信息系统的网络安全建设工作进行规划和设计。在提高三级医院的信息安全防护能力的同时，我们应满足《中华人民共和国网络安全法》、等级保护等法律法规的要求，为三级医院业务正常开展保驾护航，也为管理者、运营者避免了潜在的合规性风险，实现三级医院等级保护建设工作与提升三级医院信息系统管理水平。依据国家信息安全等级保护技术和管理要求，我们应开展信息安全等级保护建设工作，工作的主要内容和顺序包括：定级备案、差距评估、方案设计、系统整改、等保测评、安全运维。

第二节　自评过程

一、分析测评标准

（一）等级保护测评的内容框架

1. 设计要求

等级保护技术方案设计规范提出了安全信息系统应当包括安全应用支撑平台和应用软件系统两个组成部分，在应用支撑平台方面提出了应当按照计算环境、区域边界、通信网络三个环节进行分等级的安全防护建设，同时在此基础上还需要建设集中的安全管理中心，对部署在计算环境、区域边界、通信网络上的安全策略与安全机制实现集中管理。

其中安全计算环境是针对主机安全性保障而提出的，应实现三级计算环境所要求的安全操作系统、安全数据库管理系统、主机入侵防范、主机可执行程序保护等内容；安全区域边界是针对边界隔离与访问控制而提出的，应实现三级区域边界所要求的防火墙隔离、安全网关隔离、病毒过滤、恶意代码监测与过滤等内容；安全通信网络是针对网络及通信的安全保障而提出的，应当实现三级安全通信网络所要求的通信机密性及完整性保护、网络设备安全性保护、网络容错设计、网络设备冗余等内容；安全管理中心则关注对上述三个层面所采取的安全措施的集中管理，包括系统管理、安全管理和安全审计管理的内容。

根据技术方案设计规范，应搭建的安全防护体系框架如图 11 - 1 所示：

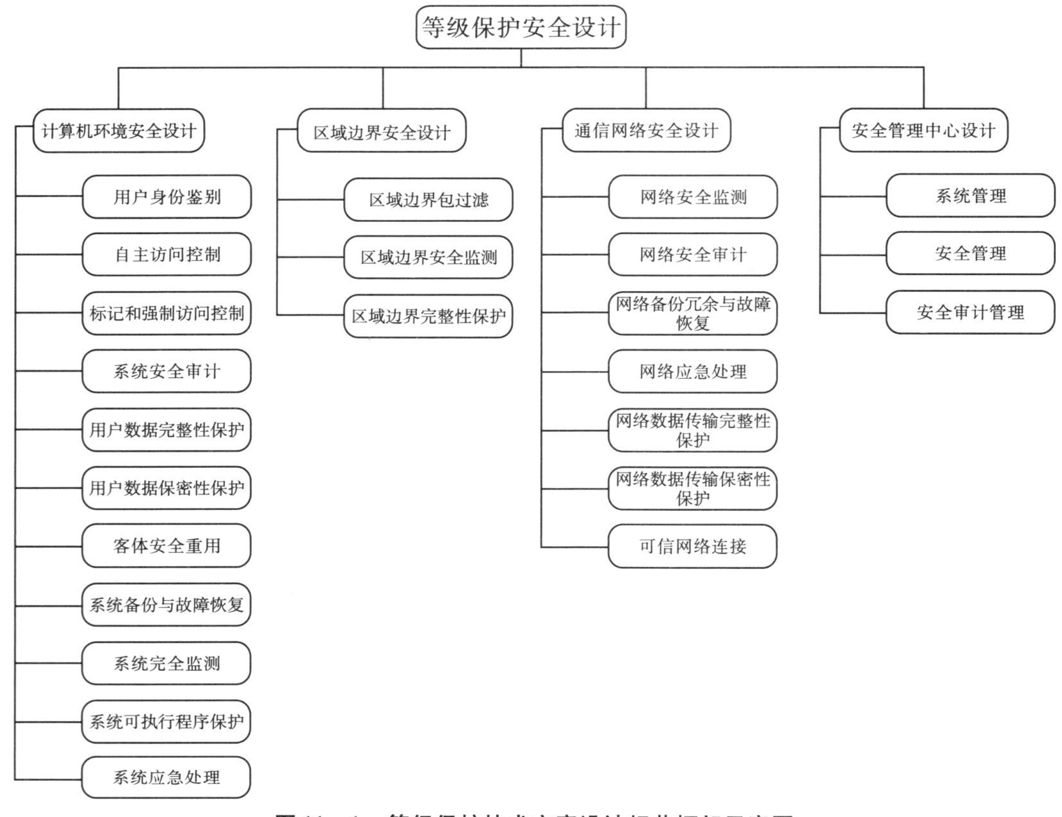

图 11－1　等级保护技术方案设计规范框架示意图

2. 技术要求

根据确定的定级对象及定级建议，参考《信息系统安全等级保护基本要求》中对各子系统提出的安全建设要求，从符合性的角度分析出三级医院信息系统的技术防护需求包括物理安全、网络安全、主机安全、应用安全以及数据与备份安全方面的需求。安全建设需求包括：物理安全主要针对的是重要信息系统运行的机房建设，提供良好的运行环境，用以支撑重要应用系统的运行，防止电磁信息的泄露、防止设备被盗被破坏，主要是设置冗余或并行的电力电缆线路。网络安全主要关注的方面包括：网络结构、网络边界以及网络设备自身安全等，具体的控制点包括：结构安全、访问控制、安全审计、边界完整性检查、入侵防范、恶意代码防范、网络设备防护七个控制点。网络安全防护为用户信息系统的安全运行提供一个安全的环境，其中三级信息系统在网络安全方面的要求，对网络处理能力增加了“优先级”考虑，保证重要主机能够在网络拥堵时仍能够正常运行。网络边界的访问控制扩展到应用层，网络边界的其他防护措施进一步增强，不仅能够被动地“防”，还能够主动发出一些动作，如报警、阻断等。网络设备的防护手段要求两种身份鉴别技术综合使用。

主机系统是构成信息系统的主要部分，其上承载着各种应用。因此，主机系统安全是保护信息系统安全的中坚力量。对于用户的三级信息系统，在主机安全方面对比二级信息系统，在控制点上增加了剩余信息保护，即访问控制增加了设置敏感标记等，力度变强。同样，身份鉴别的力度进一步增强，要求两种以上鉴别技术同时使用。安全审计已不满足于对安全事件的记录，而要进行分析、生成报表。对恶意代码的防范综合考虑网络上的防范措施，做到二者相互补充。对资源的控制增加了对服务器的监视和最小服务水平的监测及报警等。

通过网络、主机系统的安全防护，最终应用安全成为信息系统整体防御的最后一道防线。对于三级信息系统而言，在应用安全方面，对比二级系统，在控制点上增加了剩余信息保护和抗抵赖等。同时，身份鉴别的力度进一步增强，要求组合鉴别技术，访问控制增加了敏感标记功能，安全审计已不满足于对安全事件的记录，而要进行分析等。对通信过程的完整性保护提出了特定的密码技术。应用软件自身的安全要求进一步增强，软件容错能力增强，并增加了自动保护功能。

信息系统处理的各种数据（用户数据、系统数据、业务数据等）在维持系统正常运行上起着至关重要的作用。一旦数据遭到破坏（泄露、修改、毁坏），都会在不同程度上造成影响，从而危害系统的正常运行。三级信息系统，在数据与备份安全方面，对比二级信息系统，对数据完整性的要求增强，范围扩大，增加了系统管理数据的传输完整性，不仅能够检测出数据受到破坏，并能对其进行恢复（见图 11－2）。对数据保密性要求范围扩大到实现系统管理数据、鉴别信息和重要业务数据的传输和存储的保密性，数据的备份不仅要求本地完全数据备份，还要求异地备份和冗余网络拓扑。

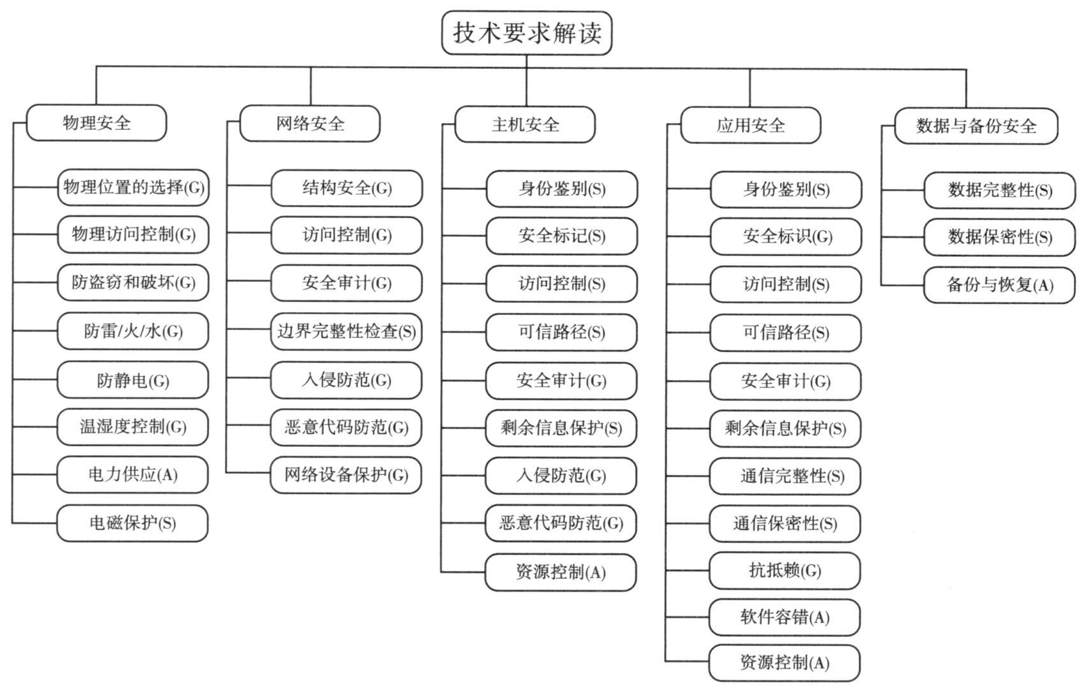

图 11－2　等级保护技术要求框架示意图

3．需求性内容

从规避自身安全风险的角度，三级医院信息系统的安全需求可以从管理层、物理层、网络层、系统层、应用层等方面加以分析。

在安全管理方面，要考虑政策、法规、制度、管理权限、级别划分、安全域划分、责任认定、安全培训等，制定切实有效的管理制度和运行维护机制，建设支撑安全管理的技术支撑体系。在物理安全方面，根据实际情况建立相应的安全防护机制，应建立数据和系统的本地、异地灾备中心，应当在发生安全事件时能够尽快恢复数据、系统和业务等。在网络安全方面，要解决系统的安全域划分和逻辑隔离，实现纵深的防御体系；对各个安全域，要防范黑客入侵、身份冒充、非法访问；要解决信息在安全域间传输时的完整性、可用性、保密性问题；要避免非法的内接和外联行为。在系统安全方面，要解决操作系统安全、数据库安全、病毒及恶意代码防范等问题；要提升关键主机的抗攻击能力，以更好地支撑上层应用软件的运行。在应用安全方面，要实现统一的身份鉴别和授权访问机制；要解决重要终端用户敏感信息和数据的完整性、可用性、保密性问题，并对数据进行访问控制等。

（二）测评内容节选

参照“等级保护三级技术类测评控制点”具体要求，按照其提供的测评方法对每个项目逐项核对，如表 11－1 节选了四项控制点，与此相对应的每个项目都应该有一个自查表，如表 11－2 所示。根据保护侧重点的不同，技术类安全要求进一步细分为：保护数据在存储、传输、处理过程中不被泄露、破坏和免受未授权的修改的信息安全类要求（简记为 S）；保护系统连续正常地运行，免受对系统的未授权修改、破坏而导致系统不可用的服务保证类要求（简记为 A）；通用安全保护类要求（简记为 G）。

表 11－1　等级保护三级技术类测评控制点中备份和恢复的要求

大类	小类	序号	测评内容	测评方法	结果记录	符合情况	
						Y	N
数据安全及备份恢复	备份和恢复	136	应提供本地数据备份与恢复功能，完全数据备份至少每天一次，备份介质场外存放（G3）	访谈，检查，测试 系统管理员，网络管理员，数据库管理员，安全管理员，主机操作系统，网络设备操作系统，数据库管理系统，应用系统，设计/验收文档，网络拓扑结构			
		137	应提供异地数据备份功能，利用通信网络将关键数据定时批量传送至备用场地（G3）				
		138	应采用冗余技术设计网络拓扑结构，避免关键节点存在单点故障（G3）				
		139	应提供主要网络设备、通信线路和数据处理系统的硬件冗余，保证系统的高可用性（G2）				

表 11－2　某系统自查表模板

序号	测评内容	自查结果记录	符合情况	
			Y	N
136	应提供本地数据备份与恢复功能，完全数据备份至少每天一次，备份介质场外存放（G3）			
137	应提供异地数据备份功能，利用通信网络将关键数据定时批量传送至备用场地（G3）			
138	应采用冗余技术设计网络拓扑结构，避免关键节点存在单点故障（G3）			
139	应提供主要网络设备、通信线路和数据处理系统的硬件冗余，保证系统的高可用性（G2）			

二、自查测评过程

（一）系统定级划分

为了更好地进行方案的设计，对三级医院信息系统进行定级，并依此级别进行深入的安全防护设计。如果某些系统出现定级偏差，仅需针对相关系统进行调整即可，不会影响整体的设计。

三级医院内部系统众多，主要分为核心业务系统、次核心业务系统、非核心业务系统、对外服务系统，建议定级如表 11－3 所示：

表 11－3　医院信息系统等级测评表

系统类别	等级	相关系统
核心业务系统	三级	HIS、EMR、集成平台等
次核心业务系统	三级或二级	PACS、LIS、HRP、RIS、CIS 等
非核心业务系统	二级	体检系统、检验系统、监控系统等
对外服务系统	二级	门户网站、微信、支付宝、App

具体系统属于哪个类别并不是一成不变的，会随着其使用范围、宕机影响范围及对医院造成损失（经济和社会效益）的大小变化而变化。等级指标选择的作用是根据上面描述的系统和资产与相应的级别，进行安全要求分析和威胁分析，挑选或设计相应的指标体系，作为后续评估、方案和建设的指导指标。这些后续工作的目标就是完成这些指标，只有完成了指标才可以说具备测评条件了。

（二）具体系统对应等保等级要求

三级医院信息安装指标分析如表 11－4 所示：

表 11－4　三级医院信息安装指标分析

安全指标（三级）															
安全管理机构		人员安全管理		安全管理制度		数据安全及备份恢复		网络安全		物理安全		系统运维管理		系统建设管理	
控制点	数量	控制点	数量	控制点	数量	控制点	数量	控制点	数量	控制点	数量	控制点	数量	控制点	数量
岗位设置	4	安全意识教育和培训	4	管理制度	4	备份和恢复	4	安全审计	4	电磁防护	3	安全事件处置	6	安全方案设计	5
沟通和合作	5	人员考核	3	评审和修订	2	数据保密性	2	边界完整性检查	2	电力供应	4	备份与恢复管理	5	安全服务商选择	3
人员配备	3	人员离岗	3	制定和发布	5	数据完整性	2	恶意代码防范	2	防盗窃和防破坏	6	变更管理	4	测试验收	5
审核和检查	4	人员录用	4					访问控制	8	防火	3	恶意代码防范管理	4	产品采购和使用	4
授权和审批	4	外部人员访问管理	2					结构安全	7	防静电	2	环境管理	4	等级测评	4
								入侵防范	2	防雷击	3	监控和安全管理中心	3	工程实施	3
										防水和防潮	4	介质管理	6	外包软件开发	4
										温湿度控制	1	密码管理	1	系统备案	3
										物理访问控制	4	设备管理	5	系统定级	4
										物理位置的选择	2	网络安全管理	8	系统交付	5
												系统安全管理	7	自行软件开发	0
												应急预案管理	5		
												资产管理	4		

三、总结自评差距

（一）需求性差距

1. 安全制度制定

安全制度的首要问题是需要制定安全制度，对于医院核心业务系统在安全制度的制定的过程中，考虑如下内容。界定安全策略制度的制定权限：医院信息安全体系、医院安全策略框架、医院信息安全方针、医院信息安全体系等级化标准、医院全局性安全技术标准和技术规范、医院全局性安全管理制度和规定、医院安全组织机构和人员职责、医院层全局性用户协议。安全策略的制定要求：医院安全策略中不得出现医院的涉密信息，对医院安全策略进行汇编时，须保留各安全策略的版本控制信息和密级标识。

2. 安全制度发布

安全策略需以正式文件的形式发布施行。医院层安全策略由医院网络与信息安全工作组制定，医院网络与信息安全领导小组审批、发布。安全策略发布后，如有必要，安全策略制定部门应召集相关人员学习，详细讲解规章制度的内容并解答疑问。安全策略修订后需要以正式文件的形式重新发布施行，修订后的策略也需相应层次的管理部门审批。

3. 安全信息培训

新员工入职安全培训：新员工在正式上岗前，应进行信息安全方面的培训，明确岗位所要求遵守的信息安全制度和技术规范。员工安全技术教育：针对医院系统的维护人员和管理员应定期开展安全技术教育培训（每年至少一次），明确如何安全使用有关系统，包括各业务系统、主机操作系统等硬件设备。各项安全专业技术教育：针对安全管理员和系统管理员应定期开展由供应商或厂家提供的专业安全技术培训，帮助相关安全管理人员和系统管理员了解掌握如何正确、安全地安装、配置、维护系统。安全专业资格认证：安全管理员和系统管理员应根据实际情况，挑选信息安全管理及安全技术人员进行相关的认证考试培训，并参加认证考试，以提高安全管理人员对信息安全的管理理论和技术的水平。

4. 等级保护设计

聘请等级保护专家、行业专家、主管机关领导等外部专家，召开整改建议方案评审会，对整改建议进行评审，并形成评审意见。评审后，整改项目组将参考专家评审意见，确定医院信息系统等级保护的整改建议，进一步修改各信息系统的整改方案，形成最终的整改建议方案。

（二）技术性差距

（1）边界访问控制。通过过滤不安全的服务，这样保证只可访问到允许访问的业务系统，其他访问均被严格控制，可以极大地提高网络安全和减少子网中主机的风险。提供对系统的访问控制，如允许从外部访问某些主机，同时禁止访问另外的主机。记录和统计通过边界的网络通信，提供关于网络使用的统计数据并对非法访问做记录日志，从设备或专门的日志服务器提供统计数据，来判断可能的攻击和探测，利用日志可以对入侵和非法访问进行跟踪以及事后分析。

（2）边界入侵防御。入侵防护是安全防护体系中重要的一环，它能够及时识别网络中发生的入侵行为并实时报警，进行有效拦截防护及多层次、多手段的检测和防护。

（3）网关防病毒墙。我们对夹杂在网络交换数据中的各类网络病毒进行过滤，可以对网络病毒、蠕虫、混合攻击、端口扫描、间谍软件、P2P软件带宽滥用等各种广义病毒进行全面的拦截。网络安全检测，实现主动阻断针对信息系统的各种攻击，如病毒、木马、间谍软件、可疑代码、端口扫描、DoS/DDoS等，能够防御针对操作系统漏洞的攻击，实现应用层的安全防护，保护核心信息资产的免受攻击危害。网络安全审计，核心业务系统网络资源的使用和敏感信息的传播，能准确掌握网络系统的安全状态，及时发现违反安全策略的事件并实时告警、记录，同时进行安全事件定位分析，事后追查取证，满足合规性审计要求。

（4）终端安全管理。管理服务负责给被管终端下发安全策略、补丁分发、接收客户端程序的检查结果并进行审计，客户端程序负责收集终端信息，接受并执行管理服务器对终端下达的管理指令。

第三节　立项采购

一、项目立项

项目立项是三级医院等级保护项目实施的前提和起点，同时也是决定信息化安全起点高低的重要因素。“全面保障”原则：信息安全风险的控制需要多角度、多层次，从各个环节入手，实行全面的保障。“整体规划，分步实施”原则：对信息安全建设进行整体规划，分步实施，逐步建立完善的信息安全体系。“同步规划、同步建设、同步运行”原则：安全建设应与业务系统同步规划、同步建设、同步运行，在任何一个环节的疏忽都可能给业务系统带来危害。“适度安全”原则：没有绝对的安全，安全和易用性是矛盾的，需要做到适度安全，找到安全和易用性的平衡点。“内外并重”原则：安全工作需要做到内外并重，在防范外部威胁的同时，加强规范内部人员行为和访问控制、监控和审计的能力。“标准化”原则：管理要规范化、标准化，以保证在医院庞大而多层次的组织体系中有效地控制风险。“技术与管理并重”原则：网络与信息安全不是单纯的技术问题，需要在采用安全技术和产品的同时，重视安全管理，不断完善各类安全管理规章制度和操作规程，全面提高安全管理水平。

建设一套符合国家政策要求、覆盖全面、重点突出、持续运行的信息安全保障体系，达到国内一流的信息安全保障水平，支撑和保障信息系统和业务的安全稳定运行。该体系覆盖信息系统安全所要求的各项内容，符合信息系统的业务特性和发展战略，满足医院信息安全要求。

二、项目论证

（一）方案论证

三级医院的各种应用系统根据其应用特点和传统的使用方式分别部署在医院业务局域网中。但随着医院信息化水平不断提高，支撑业务的能力越来越强，应用和数据能更有效地服务于医疗、管理、患者和员工的需求不断涌现，医院业务内网和医院办公外网之间需要进行越来越多的数据和信息交换，彼此之间的应用交叉和访问也将愈加频繁。例如，已有内部人员要访问医疗信息和办公两种资源，向上级有关部门传输各种数据，与相关的医疗保健单位和其他医院联系等。

为了有效地集成、整合信息系统，解决因内外部频繁进行信息交换而面临的数据和网络问题，为医疗业务提供更加方便、高效的支撑服务能力，在进行应用和数据有效共享的同时，亟须保证应用和数据的安全性。这就要求建立一个具有安全纵深防御体系、整合能力强、扩展性良好的医院办公外网与医院业务内网数据连接通道，实现医疗信息的快捷流通和有效共享。

由于医疗信息的敏感性和隐私特征，在医院信息化快速建设的过程中，不仅考虑某个业务功能实现，同时应根据国家和行业的相关政策和规范，保护信息、数据的安全性。这就需要在三级医院的信息化建设过程中，逐步建立起适应业务发展要求的信息安全整体保障体系，面向今后的业务发展，进行全局的信息安全保障体系设计与规划，将已建的安全设施逐步纳入保障体系中，减少重复安全投资，提高安全保障能力和效果。

围绕等级化信息安全保障体系建设，结合三级医院当前信息安全需求，亟须集中解决以下关键性问题：

针对医院办公外网数据共享交互问题，需要医院办公外网在交互通道之间设计安全访问控制措施，能够兼容异构环境下的安全控制技术；针对医院办公外网数据共享后的安全问题，为确保业务应用与数据安全，在建立信息安全技术体系的基础上，运用体系化的纵深防御模型，对医院办公外网各信息系统的各个区域、各个层次，甚至每一个层次内部部署信息安全措施，实现对信息安全和业务运行综合防护；针对未来数字化医疗新业务发展和安全要求，逐步建立并完善信息安全管理体系，确保技术、管理、运维三者相互支撑、相互配合；针对外部监管机构和行业合规要求，全面建立安全运维保障体系，主要以风险评估、安全加固、定期巡检和应急响应机制为建设重点。

综上所述，在本方案中结合了三级医院的业务特点和安全需求，系统地提出了信息安全保障体系的总体设计规划。三级医院信息系统安全保障体系建设的基本思路是以保护信息系统为核心，严格参考等级保护的思路和标准，从多个层面进行建设，满足信息系统在物理层面、网络层面、系统层面、应用层面和管理层面的安全需求，建成后的安全保障体系将充分符合国家等级保护标准，能够为三级医院信息系统稳定运行提供有力保障。

（二）架构论证

等级保护基本要求：应按照信息系统的业务类别、安全等级保护等因素，划分为不同的安全域；内部安全域之间应采用防火墙、VLAN 划分等方式进行逻辑隔离。

根据三级医院信息系统各节点的网络结构、具体的应用以及安全等级的需求，可以考虑使用逻辑隔离技术（VLAN 或防火墙技术），将整个三级医院的网络系统划分为三个层次的安全域：

第一层次安全域：对于整个三级医院根据访问目标、业务需求的不同，将整个网络划分为业务内网及办公外网两大主要部分。

第二层次安全域：对业务内网及办公外网的业务应用、边界接入、终端接入等不同需求，按照等级保护的计算环境、区域边界及通信网络进行第二级安全域的划分。

第三层次安全域：根据业务系统的重要性不同、终端接入方式的不同、终端用户的部门等区别，将各安全域再次划分为详细的安全子域。比如对等级保护三级系统，则划分为 HIS、PACS 等多个子业务域；对不同的业务部门划分为门诊、医技、住院、传染、食堂等多个子域；对有线接入及无线接入进行隔离；对业务应用服务器及数据库服务器进行隔离。

网络架构更加优化，区域划分更加合理，按照功能将各部分区域进行有效隔离，可以有效制定边界安全策略；对网络进行冗余设计，避免业务高峰期由单点而引起网络和业务中断；便于安全产品部署，提高网络与信息系统防护能力；满足未来发展需要，使灵活性和扩展性更好；为将来的集中管理奠定技术基础。

为描述方便，图 11－3 中拓扑主要描述功能区的逻辑关系及相关的技术防护措施，与实际部署时的物理连接拓扑并无冲突。

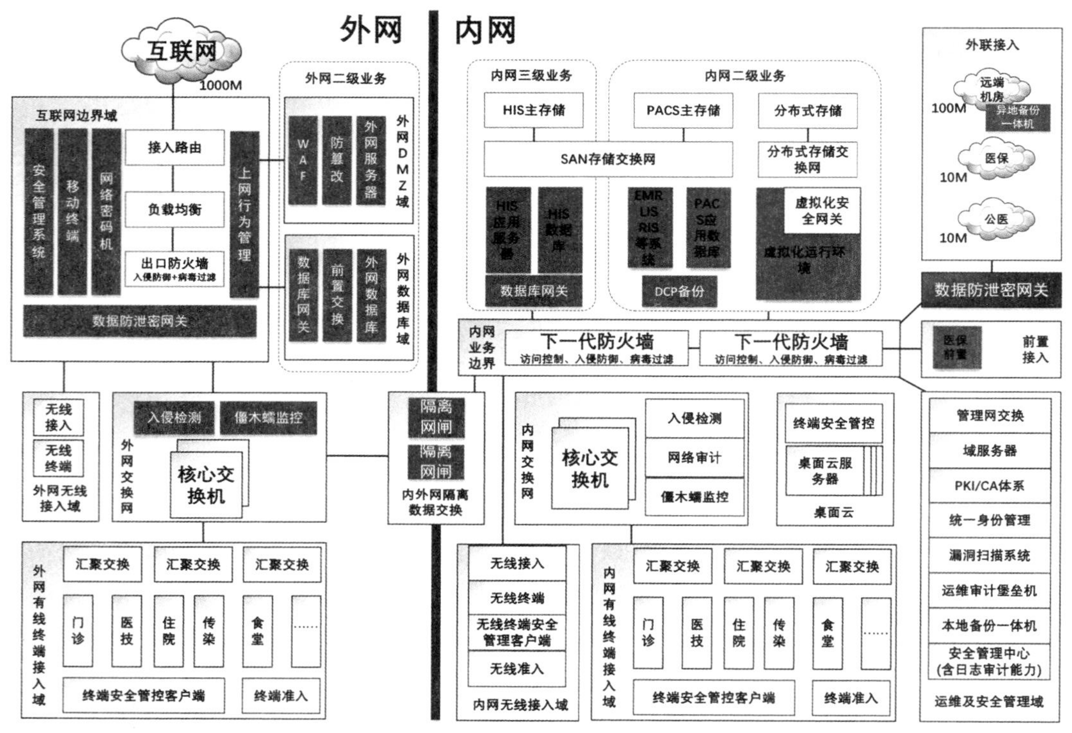

图 11－3 三级医院网络安全措施部署示意图

三、项目采购

（一）招标文件制作和发布

1. 招标文件组成

招标文件一般有许多个，少的有数十个，多的则达上百个，不过都比较规范。一般来说，工程项目招标文件包括以下内容：

（1）投标须知。

（2）工作范围。

（3）合同协议。

（4）合同条款。

（5）技术要求（技术规格书）。

（6）其他文件。

2. 招标文件解读

招标文件解读主要是为了解招标人的需求，围绕三级保护为中心的项目工程，其主要目的如下：

（1）了解项目性质、工期计划、截标日期、各类保函要求等关键事项。

（2）明确投标人的责任、工作范围和报价要求。

（3）明确投标书编制内容及要求。

（4）理解项目的技术要求，以制订合理的施工方案。

（5）了解工程中拟采用的软件和设备，以便进行场询价。

（6）发现招标文件中的错误、含糊不清或相互矛盾之处，提请招标人澄清。

（7）发现招标文件（合同、技术文件等）中暗藏的风险和不利隐私，以便做出合理的应对措施。

（8）找出合同中含有的不合理规定或投标人要承担风险的条款，以便采取相应的对策，标书解读也是风险管理中重要的一步，通过解读来发现和识别招标文件中存在的风险，引起投标团队的重视，做好应对工作。

3. 招标文件发布

依据招标法的要求，采取公开招标的方案，把招标文件投送到有资质的招标网站平台中。

（二）合同管理

1. 合同签订

合同签订应当遵守国家法律法规，符合产业政策，遵循平等自愿、诚实信用、协商一致、互利有偿及性价比择优签约的原则。合同签订前，合同承办部门及承办人员须切实了解对方当事人是否符合签订合同的主体资格，资信状况是否良好，是否具备履约能力。

合同谈判由承办部门组织。合同谈判人员由相关技术、财务、法律人员参加。按先技术后商务的顺序进行，合同谈判内容应包括合同技术范围和内容、交付日期、合同价款、付款方式、履行期限及地点、双方责任、违约责任、解决争议的方法等所有合同要件。

2. 合同履行

对生效合同应全面履行，如合同不能履行，应当采取补救措施，减少损失。发现对方不履行或不完全履行合同时，除催促对方继续履行外，应立即将对方不履行或不完全履行合同的情况及时报告信息化领导部门。

在接到对方要求变更合同的通知时，合同承办部门及承办人员应当立即审查对方的理由是否正当，需要变更的应当签订变更协议。因变更造成损失的，应当及时向对方提出索赔。变更协议的签订应完善合同签订审签手续，合同变更审批程序同该合同初始签订时的审批程序。

第四节　实施方案

一、项目启动

（一）组织架构

三级医院信息系统安全等级保护咨询项目是一项技术性强、过程复杂的咨询活动，对人员要求和项目组织要求都非常高，为确保本项目顺利圆满完成，确保项目质量并达到预期目标，应加强管理和协调合作，使工作和责任更加清晰明确，针对本项目成立专门的项目管理组织，明确职责分工，建立起层次清楚、分工明确的管理机构。项目组织结构如图 11－4 所示：

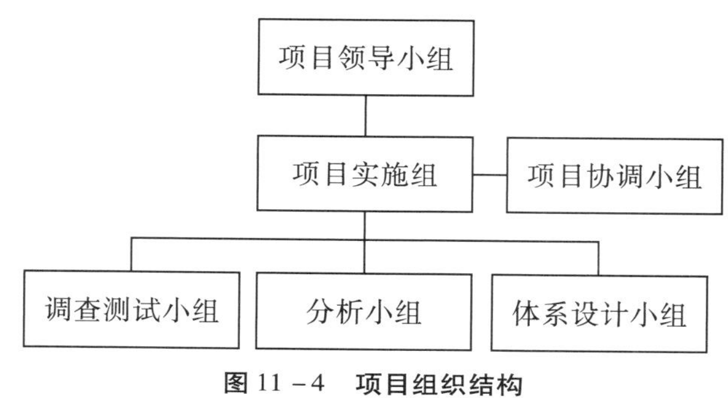

图 11－4　项目组织结构

（二）组织分工

三级医院等保项目实施按照工作职责划分为以下职能小组：

等级保护领导小组：制定项目工作策略、宏观掌控项目进展；对重要阶段成果进行评审；监督项目执行情况；推动项目顺利进行。

等级保护协调小组：沟通协调参与各方的相关事宜；监督、控制项目进度及质量，及时发现项目实施过程中存在的问题，并组织改进；对重大问题及时向领导小组汇报；组织项目验收工作。

等级保护调查测试小组：负责定级阶段的各项实施工作；负责差距分析阶段的各项调查和测试工作；负责等级保护整改阶段的各项检查和测试工作；配合体系设计小组完成分析工作；向项目协调小组反馈问题。

等级保护分析小组：负责差距分析阶段的调查和测试结果分析；负责定级阶段的调研结果分析；负责等级保护整改阶段的测试结果分析；向项目协调小组反馈问题。

等级保护体系设计小组：负责制定安全等级保护体系；向项目协调小组反馈问题；负责对项目进行总结；负责向项目协调小组及项目领导小组汇报评估结果；向项目协调小组反馈问题。

项目成员：高级咨询顾问、资深评估实施人员、等级保护专家参与项目。

（三）项目成员

项目成员登记表样式如表 11－5 所示：

表 11－5　项目成员登记表样式

<table>
<tr><td>项目组名称</td><td colspan="4"></td></tr>
<tr><td colspan="5">项目领导小组</td></tr>
<tr><td rowspan="3">领导小组</td><td colspan="2">组长</td><td colspan="2"></td></tr>
<tr><td colspan="2">商务总协调</td><td colspan="2"></td></tr>
<tr><td colspan="2">技术总协调</td><td colspan="2"></td></tr>
<tr><td colspan="5">技术专家委员会</td></tr>
<tr><td>委员</td><td colspan="4"></td></tr>
<tr><td>委员</td><td colspan="4"></td></tr>
<tr><td colspan="5">项目协调组</td></tr>
<tr><td>组长</td><td colspan="4"></td></tr>
<tr><td>成员姓名</td><td colspan="4"></td></tr>
<tr><td colspan="5">项目实施团队</td></tr>
<tr><td colspan="2">项目经理</td><td colspan="2"></td><td></td></tr>
<tr><td>项目组名称</td><td>姓名</td><td>岗位</td><td>拟担任工作</td><td>任职资格</td></tr>
<tr><td rowspan="2">安全咨询组</td><td></td><td>组长</td><td>系统安全方案设计方案审核安全培训</td><td>高级安全咨询</td></tr>
<tr><td></td><td>成员</td><td>系统安全方案设计信息化方案安全审核安全培训</td><td>高级安全咨询</td></tr>
<tr><td>项目组名称</td><td>姓名</td><td>岗位</td><td>拟担任工作</td><td>任职资格</td></tr>
<tr><td rowspan="2">等级保护整改组</td><td></td><td>组长</td><td>综合等级保护整改安全规划设计</td><td>高级安全咨询顾问</td></tr>
<tr><td></td><td>成员</td><td>网络安全分析</td><td>网络工程师</td></tr>
<tr><td>项目组名称</td><td>姓名</td><td>岗位</td><td>拟担任工作</td><td>任职资格</td></tr>
<tr><td rowspan="2">制度建设组</td><td></td><td>组长</td><td>管理制度建设</td><td>安全咨询顾问</td></tr>
<tr><td></td><td>成员</td><td>管理安全分析</td><td>安全咨询顾问</td></tr>
<tr><td>项目组名称</td><td>姓名</td><td>岗位</td><td>拟担任工作</td><td>任职资格</td></tr>
<tr><td rowspan="2">安全加固及服务组</td><td></td><td>组长</td><td>安全加固及安全服务</td><td>系统工程师/安全工程师</td></tr>
<tr><td></td><td>成员</td><td>安全加固及安全服务</td><td>系统工程师/安全工程师</td></tr>
</table>

（续上表）

项目组名称	姓名	岗位	拟担任工作	任职资格
质量保障组		组长	ISO 9000 质量控制	工程师
		成员	质量过程控制	工程师

二、项目执行

（一）技术体系执行

技术体系结构分析主要针对三级医院网络和信息系统的总体安全架构进行静态分析，通过分析三级医院整个网络拓扑架构，并深入了解各系统的业务状况，从而发现三级医院信息安全建设中存在的问题，并提出相应的改进建议。

（二）管理体系执行

管理体系分析通过现场安全管理调查问卷表等形式对三级医院的不足进行静态分析，从安全策略、安全管理制度、安全管理组织、人员安全管理、系统建设管理和系统运维管理等方面，并针对业务系统管理体系的建设提出完善的建议。

管理体系分析将结合医院信息安全建设的具体情况，主要涵盖如下内容：

物理安全策略：如机房环境、门禁系统、设备锁、数据备份、CMOS 安全设置等。

访问控制策略：内部网络和外界网络之间、内部不同安全域之间的访问控制策略。

安全配置及更新策略：对操作系统、应用系统、安全产品等进行升级更新、设置用户访问权限及信任关系等。

管理员和用户策略：制定机房出入管理制度、实行安全责任制等。

安全管理策略：安全规则设置、安全审计、日志分析、漏洞检测及修补等。

密码安全策略：密码复杂度、密码更改周期、密码有效期等。

紧急事件策略：针对攻击和入侵可能导致的结果制订应急处理流程和灾难恢复计划。

（三）业务系统执行

业务系统分析主要是分析信息系统承载的数据和业务流程，只有围绕着信息系统所承载的数据和业务进行详尽的分析，才能够准确地识别关键资产，明确要保护的对象，从而做到有的放矢。在对关键资产进行识别时，不应将资产的实际价格作为考虑重点，更为重要的是要考虑资产对于业务的重要性，也就是说根据资产损失所引发的潜在业务影响来决定关键资产。因此所识别的关键资产不会是孤立的服务器、数据库，而应是这些设备所承载和保护的业务数据和对内、对外提供的服务。以上提到的设备作为信息系统业务流程分析中的关键系统单元，它们在信息系统中的作用是承载业务数据，保护系统提供的业务服务能够安全、顺利进行。

通过对三级医院业务系统进行详尽的分析，才能了解应用系统的部署模式、用户认证及访问控制策略、权限的授权方式及流程、系统间的接口发布与调用模式，并分析其中的安全风险，从而提出相应的修改建议。

（四）培训管理体系

在此次等级保护整改实施过程中，将结合三级医院安全管理方面的具体情况，对三级医院信息部门相关人员进行多次、全面的等级保护整改培训，为今后实施等级保护自查工作奠定良好的基础。

（五）等保建设过程

严格按照等级保护的过程，规划并建设安全保障体系，更好地支撑应用和业务的开展，具体内容如图 11－5 所示：

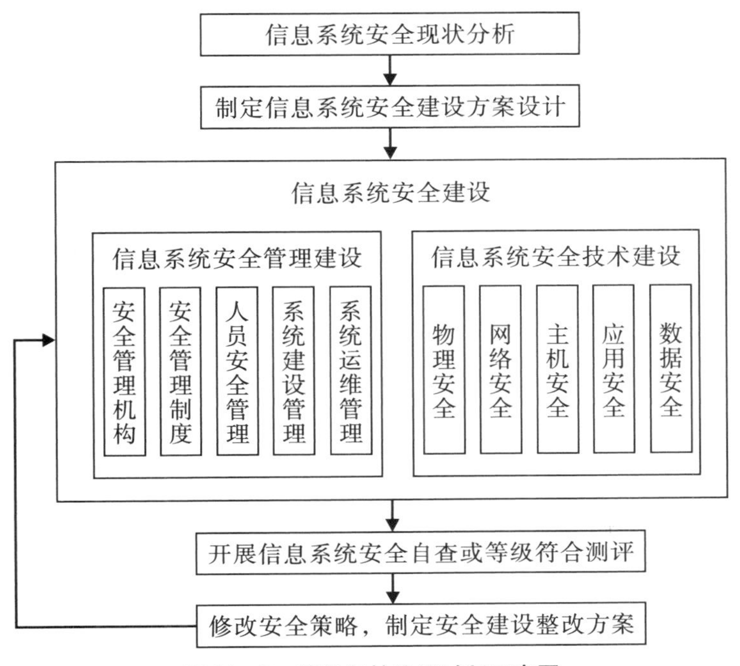

图 11－5　等级保护建设过程示意图

三、项目监控

（一）等保差距分析

差距分析工作内容就是根据网络和信息系统的安全保护等级，根据国家等级保护相应等级的技术和管理要求，分析评价网络和信息系统当前的安全防护水平及措施与相应等级要求之间的差距。

（二）整改方案设计

整改方案设计工作内容是根据信息系统差距分析结果，结合业务系统的使命、目标和行业要求，按照信息系统的不同安全等级，设计合理的技术措施和管理措施，构建结构化的信息安全保障体系。

（三）安全优化与调整

安全优化与调整是根据信息系统差距分析结果，对信息系统所依赖的服务器操作系统、数据库、网络及安全设备进行配置安全加固，安装和实施各项新增安全设备，保障信息系统的安全稳定性。

（四）管理制度建设

等级保护管理制度建设是根据信息安全等级保护安全管理的要求，编写符合等级保护要求的信息安全管理规范和制度，通过安全管理的加强来规避管理风险。

第五节 运维过程

一、日常运维执行

（一）运维管理

各系统管理员应根据各类技术规范制订本系统的安全运行维护计划，并根据已经制订的安全运行维护计划进行日常操作和检查；部门信息安全管理员应定期检查各系统安全运行维护计划的执行情况，查看安全运行维护记录和实际的匹配情况，并进行记录；部门信息安全管理员应定期向信息安全办公室提交安全检查情况记录和报告，由信息安全办公室统一进行备案和审计。

操作程序和操作记录：各系统管理员在进行系统日常操作活动时应依照文档的程序进行，如计算机启动和关机程序、备份、设备维护、计算机机房和信息处理的管理和安全控制程序。各系统管理员应将操作程序作为正式文件对待，经信息化领导后才可修改。为了加强日常运行的安全管理，便于落实和检查，运行部门的系统管理员应做日常记录和登记。对于重要设备的各种操作行为，应保留审计记录。

登录规程和口令管理：各系统制定相应的登录规程，包括登录失败审核、账户锁定、登录连接时间超时控制和历史登录信息提示等。各系统的账号、口令应根据《信息安全账号、口令及权限管理办法》中的规定严格执行。

安全检查：网络与信息安全工作组要根据各等级业务系统定义的安全目标定期进行以下检查，如信息安全组织机构的组成及运作，日常运行安全，数据备份安全，技术资料安全，防病毒，物理环境安全，设备物理安全，主机安全，数据库系统安全，应用系统安全，网络系统安全，信息安全应急，黑客防范和计算机安全专用产品等。

（二）变更管理

各系统应对本系统的设备、系统等 IT 资产进行配置记录，并保存配置记录的信息。各系统管理员对于系统配置操作的信息应进行记录并保存。各部门信息安全组织应对各系统制定配置操作规程，并严格按照操作规程进行操作。各系统应制定系统配置计划，根据配置计划定期进行设备和系统的配置。

各系统在发生变更操作时，应根据相关制度进行审批、测试。系统管理员提出变更申请，并填写“配置变更申请单”和“配置变更参与人员信息表”。

各系统执行变更操作前，要对变更操作进行测试，确定无不利影响，并向部门信息安全组织提交测试计划、风险分析报告以及回退计划。系统管理员测试完成后，连同申请单一并报部门三级经理审批，审批通过后可以进行配置变更操作。各系统发生配置后，应在信息安全办公室进行备案。各系统管理员应对变更操作的具体步骤进行记录并保存。

（三）备份管理

数据管理牵头部门在技术支持部门的协助下制定备份策略和相应的操作规程。备份策略的制定应根据系统性能、存储容量、数据量增长速度、业务需求、备份方式、存储介质、存储介质型号、有效期等因素制定。在特殊日、版本升级日应增加特殊备份。数据管理实施部门要根据备份策略按照操作规程做好数据备份。实施数据备份时，要仔细检查备份作业或备份程序的执行结果，核实目标备份与源备份内容一致，确保备份数据的完整性和正确性。数据管理实施部门应及时记录备份情况，包括备份作业（或名称），备份周期（定期或临时增加）、时间、内容、数据保存期限，磁带型号、磁带容量、业务种类、归档情况、异地备份记录、相关变更记录等信息，并进行当日备份的问题记录，以留档备查。存放备份数据的介质必须具有明确的标识。标识必须使用统一的命名规范，注明介质编号、备份内容、备份时间和有效期等重要信息。

（四）恢复管理

数据恢复前，必须根据情况对原环境有用的数据进行必要的备份，防止有用数据的丢失。数据恢复申请、审批要按照数据恢复流程和规范执行。数据恢复过程中严格按照数据恢复手册执行，出现问题时由技术部门进行现场技术支持。数据恢复后，必须进行验证、确认，确保数据恢复的完整性和可用性。

数据管理实施部门根据备份策略保存数据。数据管理实施部门应编制所保管数据的清单，清单内容应包括介质编号、备份内容、备份时间和保留期限等重要信息。采用自动化技术集中管理的备份数据必须实现备份数据清单管理的电子化。数据管理牵头部门必须对数据存储介质的异地存放、运输、交接和抽检等工作制定具体的管理规程。

牵头部门和技术支持部门共同制定数据抽检方法，包括抽检频度、验证方式等。对备份数据超过保存期限的介质进行清理，清除介质上的原有数据后入库转作可用带使用。数据存储介质的存放和运输要满足安全管理的要求，保证存储介质的物理安全。备份数据必须异地存放，并明确落实异地备份数据的管理职责。

（五）数据使用

信息系统中的数据不得随意查询、记录、携带、复制、传输、修改、删除和泄露。测试环境和研发环境需要使用生产环境的数据时，原则上要采用专用的处理程序进行适当的变形处理。技术部门对数据磁带的借用严格遵守磁介质借用审批流程，进行审批、登记、交接和归还，并保证备份数据完好无缺。

数据管理牵头部门根据信息系统运行性能，运行成本和业务部门对数据使用的要求，制定数据清理规范，包括清理周期、清理内容等。数据清理前必须对数据进行备份，在确认备份正确后方可进行清理操作。历次清理前的备份数据要根据备份策略进行定期保存或永久保存，并确保可以随时使用。数据清理的实施应避开业务高峰期，避免对联机业务运行造成影响。

数据管理牵头部门和技术支持部门共同对归档的数据制定合理的归档方案及有效的查询、使用方法，保证数据的完整性和可用性。对于需要长期保存的数据，数据管理实施部门根据归档方案和查询使用方法要在介质有效期内进行归档，防止存储介质过期失效。归档的数据必须有详细的文档进行记录，记录信息应包括：介质的编号、存储的内容、存储数据的记录时间、归档日期、保留期限、访问记录和操作、维护人员等。

任何单位和个人发现使用数据的违规行为都有权阻止或举报。涉及加密环节的重要数据（例如各类密码和密钥、各类校验算法、加/解密算法和参数、终端设备识别算法和参数、身份识别算法和参数等）及其存放介质和技术资料等，必须同时按照有关法律、法规和有关规定严格管理。外单位人员对存放数据的设备进行维修、维护时，必须由设备管理人员现场全程监督。有关设备或介质需送交外单位维修、维护前，设备管理部门应确认设备或介质内的数据已经清除。

二、安全运维管控

（一）恶意代码管理

所有计算设备用户应保证使用的计算设备按照要求安装了相应的病毒防护软件或采用了相应的病毒防护手段，并且应保证这些措施的可用性。如果自己无法对病毒防护措施的有效性进行判断，应及时通知 IT 服务部门进行解决；各系统防病毒系统应在遵循病毒防护系统整体规划的前提下由网络与信息安全办公室委托各系统自行建设和管理；各级人员在发现终端感染病毒的情况下，应首先拔掉网线，降低可能对网络造成的影响，然后向 IT 服务部门提交《病毒事件报告》；各系统管理员在生产和业务网络发现病毒，应及时进行处理，并依照相关规定进行汇报和备案。

病毒响应时限：所有病毒防护的负责部门或人员应严格遵守病毒响应时限的要求。如无法在病毒响应时限内完成对病毒的响应工作，应及时上报信息安全管理部门进行协调解决并承担相应责任。办公终端感染病毒的（非蠕虫类），应在发现时（防病毒系统记录或技术支持电话记录）起 2 小时内进行解决。办公终端感染蠕虫的，应在发现时（防病毒系统记录或技术支持电话记录）起 30 分钟内进行解决。服务器、监控平台等生产设备感染病毒的（非蠕虫类），应在发现时（防病毒系统记录）起 1 小时内进行解决。服务器、监控平台等生产设备感染蠕虫的，应在发现时（防病毒系统记录）起 30 分钟内进行解决。如果该设备会对其他生产设备产生大于设备离网产生的影响时，应立刻切断该设备与网络的连接。

监督和检查：病毒防护系统整体规划应由网络与信息安全工作组负责，定期组织各部门、各系统安全管理员对病毒防护系统现状进行检查、评估并提出改进建议。各系统信息安全管理员应根据系统信息安全操作计划按时上报系统防病毒系统运行情况。

（二）网络安全管理

在网络安全管理过程中，需要重点考虑如下内容：①各系统网络设备当前运行配置文件应和备份配置文件保持一致；②各系统网络设备的配置变更应根据《信息安全管理流程　安全配置变更管理流程》严格执行；③网络设备登录提示标识应适当屏蔽内部网络信息内容，并应有相关合法性警告信息；④各系统管理员应定期检查网络设备登录方式的开放情况，关闭没有使用的登录方式；⑤通过设备日志或外部认证设备维护对设备的登录状况，内容应当包括访问登录时间、人员、成功登录和失败登录时间及次数等信息；⑥严格控制对网络设备的管理授权，按照最小权限原则对用户进行授权；⑦各系统网络设备的密码应严格按照《信息安全账号、口令及权限管理办法》执行。

网络管理人员应定期地收集设备运行状况，通过运行记录和供应商了解目前已有设备的硬件或软件缺陷，跟踪设备缺陷的修复情况，及时向部门信息安全组织和信息安全办公室汇报，作为设备选型、厂商选择的参考指标。

网络设备维护的人员应与网络设备厂商保持畅通的沟通联系，以便能及时从厂商处获取必要的技术支持。其内容包括：①严禁管理员透漏设备口令、SNMP 字符串、设备配置文件等信息给未授权人员；②所有网络必须具有关于拓扑结构、所用设备、链路使用情况等关于网络情况的详细说明文档，并保持文档内容和现有网络、设备连接和链路信息一致；③网络应具备冗余设计和规划，实现基本的冗余配置，预防关键点的网络故障；④应配备冗余链路、核心和汇聚层的冗余设备，配置冗余路由以充分保障网络的可

用性；⑤对重要区域实行冷备份与热备份相结合的方式，避免双重失效造成的影响；网络冗余措施应根据预先制定的冗余配置、设备、线路等测试方案定期进行验证测试，以判别是否满足冗余要求。

安全管理员对网络链路应进行探测和监控，并对已经发生的安全事件进行及时响应和处理。其内容包括：①重要部门在网络上传输机密性要求高的信息时，必须启用可靠的加密算法保证传输安全；②在网络中选择和使用恰当的路由协议，并正确地进行配置和实施，保证网络的互联互通；③由统一的 IP 地址管理机构、人员负责对外部和内部各个部门、人员的 IP 地址进行规划、登记、维护和分配；④确保各个部门有足够的地址容量并有一定的冗余供扩展使用；⑤对于重要区域应单独分配地址段，用于专门的网络设备互联，不与其他用户混用，以利于安全措施的使用；⑥维护和记录 IP 地址的使用情况，及时关闭和回收被废止的地址；⑦未经部门或信息安全组织批准，测试网络与内部网络不能直接连接；⑧未经部门或信息安全组织批准，严禁员工私自设立拨号接入服务；⑨未经部门或信息安全组织批准，严禁员工通过拨号方式对外部网络进行访问。

审计管理人员对所有的远程访问必须具备身份鉴别和访问授权控制，至少应采用用户名/口令方式，通过 Internet 的远程接入访问必须通过 VPN 的连接，并启用 VPN 的加密与验证功能。其内容包括：①不同安全域之间应采用防火墙，路由器访问控制列表等方式对边界进行保护；②只开放必要的服务和端口，减少暴露在网络外部的风险；对于重要的系统需要在防火墙上对信息流的内容按照一定方式进行边界过滤；③根据业务变化及时检验更新现有的防火墙配置策略，满足新的安全需求；④采取逻辑或物理隔离方法对网络采取必要的隔离措施，以维护不同网络间信息的机密性，解决网络信息分区传输的安全问题；⑤在网络中的重要位置应部署网络监控设备或者采用人工手段，监控采集网络中的流量和事件，设备运行情况等信息，分析发掘异常事件；⑥网络中各设备应开启日志记录功能，对网络使用情况进行记录；⑦建立网络中的审计体系，应当对审计结果中的异常信息和长期性事件趋势进行分析。

（三）系统安全管理

1. 账号管理

在账号的管理过程中，需要重点考虑如下内容：

系统应根据不同的角色确定用户账号，账号至少应当分为以下角色：①系统管理员：负责维护系统的管理员；②普通用户：访问系统的普通用户，只具有相应访问内容和操作的最小权限；③信息安全管理员：对系统账号进行管理；④信息安全审计员：对系统的安全进行审计各系统管理员应当对系统中存在的账号进行定期审计。系统中不应存在无用或匿名账号。

应定期检查和审计账户信息，内容应包含如下几个方面：遵守最小权限原则；用户情况是否和安全部门备案的用户账号权限情况一致；是否存在非法账号或者长期未使用账号；是否存在弱口令账号。各系统应开启系统安全日志功能，能够记录系统的登录和访问时间、操作内容。各部门在创建账号、变更账号以及撤销账号的过程中，都应进行备案。

2. 权限管理

用户访问权限由用户所在部门主管领导申请，经应用系统管理部门审批后，由应用系统管理员开通相应的权限；系统管理员开通用户权限后，需向用户提供访问权限的书面说明，并要求用户签字确认，表明已了解访问的条件；各系统应限制第三方人员的访问权限，对第三方的访问进行定期检查和审计。

3. 用户注册、认证和注销

应用系统应该包括正式的注册、登录认证和注销模块，并且能够对不同用户的访问权限进行严格的访问控制。具体要求包括以下内容：信息安全审计人员定期检查授权访问的级别是否基于业务目的，且符合的安全策略，如不得违反职责分离原则。

系统管理员开通用户权限后，需向用户提供访问权限的书面说明，并要求用户签字确认，表明已了解访问的条件。保留所有注册人员使用服务的正式记录。根据人力资源管理部门的通知，及时修改或注销已经更换岗位或离开的用户的访问权限。定期核查并删除多余、闲置或非法的用户账号。

4. 用系统管理的安全控制

用系统的运维管理安全，需要进行如下限制：

确定不同系统的超级权限以及需要获得此类特权的人员类型；超级权限的使用授权应基于“使用需要”，按逐个事件进行分配，以完成其当前工作任务最低要求为依据，在完成特定任务后超级权限用户账号应被收回；超级用户的使用必须严格按照超级权限分配授权流程进行审批、分配和授权，并保留所有超级权限的分配授权流程的记录，在未完成授权流程和手续之前，不得授予特权；当现有用户需要超级权限时，应在其原有的用户账号之外，另行设置一个授予了超级权限的特殊账号；尽量对管理权限进行分割，把不同的管理权限赋予不同的账户；应用系统应该具备管理员账号登录和管理操作的记录；

定期对系统的日志进行审计，以发现异常的登录、操作；做好超级权限拥有者无法行使职责时的应急安排，如角色备份。

5. 应用系统安全审计

应用系统应该具有完善的日志功能，能够记录系统异常情况及其他安全事件。审计日志应保留规定的时长，以便支持日后的事件调查和访问控制监控。审计日志应包括以下内容：用户创建、删除等操作；登录和退出的日期和具体时间；终端的身份或位置（如果可能的话）；成功的和被拒绝的系统访问活动的记录；成功的和被拒绝的数据与其他资源的访问记录；成功的和被拒绝的管理操作记录。

第六节　解决方案

一、基础合规方案

（一）外网业务安全配置（见表 11－6）

表 11－6　基础合规方案外网业务安全配置表

序号	名称	要求	部署说明	数量	备注
1	出口下一代防火墙	必要	互联网接入边界 千兆低端	2	

（续上表）

序号	名称	要求	部署说明	数量	备注
2	SSL VPN 设备	必要	互联网接入边界 千兆中端，配置 100 许可	1	按照国密办标准的 SSL VPN 产品
3	终端安全管理系统	建议	互联网接入边界 须根据终端数确定许可，	1	
4	上网行为管理系统	必要	互联网接入边界 千兆中端，300～500M 吞吐	1	
5	WEB 应用安全网关	必要	外网 DMZ 网站服务器前 千兆中端	1	
6	网页防篡改系统	必要	外网 DMZ 网站服务器 须根据服务器类型及数量确定数	1	

（二）内网业务安全配置（见表 11－7）

表 11－7 基础合规方案内网业务安全配置表

第二部分:业务内网					
序号	名称	要求	部署说明	数量	备注
1	隔离网闸(必要)	必要	内外网隔离数据交换边界 千兆中端	2	
2	内网业务边界下一代防火墙	必要	内网核心业务边界 千兆中端	2	
4	数据库安全网关或数据库审计产品	必要	内网核心数据库前端 中高端	2	
6	入侵检测系统	必要	内网核心交换机旁路部署 千兆中端	1	
7	网络审计系统	建议	内网核心交换机旁路部署 千兆中端	1	
9	终端准入系统	建议	内网终端域 须根据终端数量确定档次	1	

（续上表）

第二部分：业务内网					
序号	名称	要求	部署说明	数量	备注
10	终端安全管理系统	必要	内网终端域 须根据终端数量确定许可	1	
11	漏洞扫描系统	必要	内网运维及安全管理域 低端	1	
12	运维审计堡垒机	必要	内网运维及安全管理域 须根据被管理对象数确定档次，暂按300许可选型	1	
13	网管系统	必要	对主机，网络设备，数据库等类型关键设备进行性能监控管理	1	
14	日志管理系统	必要	日志统一管理，可保存半年以上数据 须根据被管理对象数确定许可数量	1	

（三）安全咨询运维服务（见表11－8）

表11－8　基础合规方案安全咨询运维服务表

序号	名称	要求	内容说明	数量	备注
1	安全加固服务	必要	对网络设备、安全设备、操作系统、数据库、业务系统进行安全加固服务	1	
2	等保测评服务	必要	根据等保三级及二级系统数量确定服务成本（按照 N 个三级和 N 个二级等级保护系统）	1项/3年	

二、进阶安全方案

（一）外网业务安全配置（见表11－9）

表11－9　进阶安全方案外网业务安全配置表

序号	名称	要求	部署说明	数量	备注
1	出口下一代防火墙	必要	互联网接入边界 千兆中端	2	
2	网络密码机	必要	互联网接入边界 千兆中端，配置100许可	1	按照国密办硬加密标准的SSL VPN产品

（续上表）

序号	名称	要求	部署说明	数量	备注
3	终端安全管理系统	建议	互联网接入边界 须根据终端数确定许可	1	
4	上网行为管理系统	必要	互联网接入边界 千兆中端，300～500M 吞吐	1	
5	WEB 应用安全网关	必要	外网 DMZ 网站服务器前 千兆中端	1	
6	网页防篡改系统	必要	外网 DMZ 网站服务器 须根据服务器类型及数量确定数	1	

（二）内网业务安全配置（见表 11－10）

表 11－10　进阶安全方案内网业务安全配置表

序号	名称	要求	部署说明	数量	备注
1	隔离网闸	必要	内外网隔离数据交换边界 千兆中端	2	
2	内网业务边界下一代防火墙	必要	内网核心业务边界 千兆高端	2	
4	数据库安全网关或数据库审计产品	必要	内网核心数据库前端 中高端	2	
6	入侵检测系统	必要	内网核心交换机旁路部署 千兆中端	1	
7	网络审计系统	建议	内网核心交换机旁路部署 千兆中端	1	
9	终端准入系统	建议	内网终端域 须根据终端数量确定档次，按照 1 000 点	1	
10	终端安全管理系统	必要	内网终端域 须根据终端数量确定许可，按照 800 点	1	
11	漏洞扫描系统	必要	内网运维及安全管理域 低端	1	
12	运维审计堡垒机	必要	内网运维及安全管理域 须根据被管理对象数确定档次，暂按 300 许可选型	1	

（续上表）

序号	名称	要求	部署说明	数量	备注
13	统一身份管理系统	建议	内网运维及安全管理域 按终端数并发500及2个应用数确定许可	1	有部分医院有很多C/S架构业务系统，管理员账户写到客户端程序中，需外围加多层认证系统
14	安全管理系统	必要	内网运维及安全管理域 须根据被管理对象数确定许可数量，100点	1	
15	本地存储备份一体机	必要	三级医院内网运维及安全管理域 中端	1	

（三）安全咨询运维服务（见表11－11）

表11－11　进阶安全方案安全咨询运维服务表

序号	名称	要求	内容说明	数量	备注
1	安全加固服务	必要	对网络设备、安全设备、操作系统、数据库、业务系统进行安全加固服务	1	
2	安全风险评估和渗透测试服务	必要	为三级医院提供安全风险评估和渗透测试服务，包括物理、网络、主机、应用层面的安全评估和渗透测试	1	
3	等保测评服务	必要	根据等保三级及二级系统数量确定服务成本（按照N个三级和N个二级等级保护系统）	1项/3年	
4	安全巡检服务	必要	每季度一次，通过日志分析对网络设备、安全设备、主机设备进行周期性巡检	1项/3年	
5	应急响应和攻防演练服务	必要	在安全事件发生后提供应急响应支撑服务，同时每季度定期进行相关课题的攻防演练	1项/3年	

三、高级豪华方案

（一）外网业务安全配置（见表11－12）

表11－12　高级豪华方案外网业务安全配置表

序号	名称	要求	部署说明	数量	备注
1	出口下一代防火墙	必要	互联网接入边界 千兆中端	2	
2	网络密码机	必要	互联网接入边界	1	按照国密办硬加密标准的SSL VPN产品
3	移动终端安全管理系统	建议	互联网接入边界 须根据终端数确定许可	1	
4	上网行为管理系统	必要	互联网接入边界 千兆高端，500～1 000M吞吐	1	
5	网络防泄漏网关	建议	互联网接入边界 千兆中端	1	
6	WEB应用安全网关	必要	外网DMZ网站服务器前 千兆中端	1	
7	网页防篡改系统	必要	外网DMZ网站服务器 须根据服务器类型及数量确定数	1	
8	数据库安全网关	必要	外网数据库子域 低端	1	
9	入侵检测系统	必要	外网核心交换机旁路部署 千兆中端	1	
10	终端准入系统	建议	外网终端域 须根据终端数量确定档次，按照500点	1	
11	终端安全管理系统	必要	外网终端域 须根据终端数量确定，许可按照300点	1	
12	僵尸木马蠕虫监控系统	建议	互联网交换区 千兆中端	1	

（二）内网业务安全配置（见表 11－13）

表 11－13 高级豪华方案内网业务安全配置表

序号	名称	要求	部署说明	数量	备注
1	隔离网闸	必要	内外网隔离数据交换边界	2	
			千兆高端		
2	内网业务边界下一代防火墙	必要	内网核心业务边界	2	
			万兆低端		
3	分布式虚拟化防火墙	建议	内网虚拟运行环境	1	
			2 台物理机		
			配虚拟化防病毒模块		
			配集中策略管理系统		
4	数据库安全网关	必要	内网核心数据库前端	2	
			中高端		
5	网络防泄漏网关	建议	内网外联边界	1	
6	入侵检测系统	必要	内网核心交换机旁路部署	1	
			千兆中端		
7	网络审计系统	建议	内网核心交换机旁路部署	1	
			千兆中端		
8	僵尸木马蠕虫监控系统	建议	内网核心交换机旁路部署	1	
			千兆中端		
9	终端准入系统	建议	内网终端域	1	
			须根据终端数量确定档次		
10	终端安全管理系统	必要	内网终端域	1	
			须根据终端数量确定许可		
11	漏洞扫描系统	必要	内网运维及安全管理域	1	
			低端		
12	运维审计堡垒机	必要	内网运维及安全管理域	1	
			须根据被管理对象数确定档次，暂按 300 许可选型		
13	统一身份管理系统	建议	内网运维及安全管理域	1	有部分医院有很多 C/S 架构业务系统，管理员账户写到客户端程序中，需外围加多层认证系统
			按终端数并发 500 及 2 个应用数确定许可		

（续上表）

序号	名称	要求	部署说明	数量	备注
14	安全管理系统	必要	内网运维及安全管理域	1	
			须根据被管理对象数确定许可数量，100 点		
15	本地存储备份一体机	必要	内网运维及安全管理域	1	
			中端		
16	异地存储备份一体机	必要	三级医院远端部署	1	
			中端		

（三）安全咨询运维服务（见表 11－14）

表 11－14　高级豪华方案安全咨询运维服务表

第三部分：安全服务					
序号	名称	要求	部署说明	数量	备注
1	安全加固服务	必要	对网络设备、安全设备、操作系统、数据库、业务系统进行安全加固服务	1	
2	安全制度建设	必要	按照等级保护管理要求，进行各项安全制度建设	1	
3	安全风险评估和渗透测试服务	必要	为三级医院提供安全风险评估和渗透测试服务，包括物理、网络、主机、应用层面的安全评估和渗透测试	1	
4	等保测评服务	必要	根据等保三级及二级系统数量确定服务成本（按照 N 个三级和 N 个二级等级保护系统）	1 项/3 年	
5	安全巡检服务	必要	每季度一次，通过日志分析对网络设备、安全设备、主机设备进行周期性巡检，	1 项/3 年	
6	应急响应和攻防演练服务	必要	在安全事件发生后提供应急响应支撑服务，同时每季度定期进行相关课题的攻防演练	1 项/3 年	

本章详细描述了三级综合医院网络安全建设通用过程，即“对标—采购—实施—测评—运维”五个过程，并对每个过程可能出现的风险进行了防范措施的描述。而三级综合医院的特点在于网络结构复杂、硬件资源多、软件系统多以及人员数量大，同时每个医院都有自己的特殊情况。所以，本章最后提出的三套适合于不同资金投入的解决方案，整个建设过程是一个持续改进的过程，可随着投入的增大不断升级建设方案。

（本章作者：吴庆斌、潘志强）

第十二章　二级综合医院网络安全建设

本章导读：

当前各医院都在进行网络安全建设，其中大部分以等保测评整改为主要建设思路，但在实际建设过程中，很多信息主任发现整改后并没有解决医院网络安全问题，究其原因是等保测评整改主要是关注风险点的合规性，而较少以医院整体防护为出发点。同时安全建设投入资金较大，医院很少能一次性按照整改方案部署到位。而网络中任何一个薄弱点被攻破，都可能导致全线崩溃。本章主要以全院整体网络安全防御为立足点，分层分级分类给出建设指引。

第一节　医院网络安全面临的困境

一、《中华人民共和国网络安全法》给医院带来的压力

《中华人民共和国网络安全法》由全国人民代表大会常务委员会于2016年11月7日发布，自2017年6月1日起施行。它是为保障网络安全，维护网络空间主权和国家安全、社会公共利益，保护公民、法人和其他组织的合法权益，促进经济社会信息化健康发展而制定的。作为我国第一部全面规范网络空间安全管理方面问题的基础性法律，它是我国网络空间法治建设的重要里程碑，是依法治网、化解网络风险的法律重器，是让互联网在法治轨道上健康运行的重要保障。《中华人民共和国网络安全法》将近年来一些成熟的做法制度化，并为将来可能的制度创新做了原则性规定，为网络安全工作提供切实的法律保障。为方便说明，以下将“二级综合医院”简称为“医院”。

《中华人民共和国网络安全法》给医院带来的压力表现在如下几方面：

（1）《中华人民共和国网络安全法》由中华人民共和国最高国家权力机关立法，获得国家层面的高度关注。

（2）国家实行网络安全等级保护制度，不遵守即是违法，会问责到医院的最高负责人。

（3）开展信息系统安全等保测评工作涉及的医院部门较多，项目管理协调工作较难开展。

（4）开展信息系统安全等保测评工作，涉及各类信息系统的物理、网络、主机、应用、数据和管理等方方面面，技术上的工作范围比较广。

（5）部分医院，推进新的信息系统建设时，同步规划等保测评工作，在信息系统建设时，也要考虑到相关要求，这对医院和应用开发厂商来说也是一个不小的考验。

（6）医院与信息系统安全相关的技术储备不足，具备信息系统安全等保测评工作经验的技术人员较少。

医院开展信息系统安全等保测评工作，可以提高医院网络安全与信息化水平，保障

基础网络稳定，增强医院信息系统的安全保护能力。

从整体来看，需要进行信息系统安全等保测评工作有两方面的指标，一方面是安全技术，另一方面是安全管理。安全技术包括五个层面：物理安全、网络安全、主机安全、应用安全和数据安全。安全管理也包括五个层面：安全管理制度、安全管理机构、人员安全管理、系统建设管理和系统运维管理。

在实际的信息系统安全等保测评工作中，医院比较关注如下六个方面的工作：

（1）物理安全方面，防雷、防火、防震、防风、防雨水和防电磁干扰等是否符合标准要求。

（2）网络安全方面，划分子网、划分 VLAN、配置网络结构冗余、配置互联网出口带宽等是否合理；配置防火墙、配置安全网关、配置入侵检测、配置流量清洗等是否合理。

（3）主机安全方面，硬件架构、软件规划是否合理，主机、交换机等的冗余及高可用性如何，是否符合业务系统的需求。

（4）应用系统安全方面，身份鉴别、访问控制、漏洞检查、软件容错机制等，是否符合安全标准的要求。

（5）数据安全方面，操作系统、中间件、应用系统等的配置是否做到备份。数据库是否符合机密性、完整性、真实性、抗抵赖性要求，有无备份、容灾与恢复机制等。

（6）安全管理方面，安全管理制度、机构、人员、系统建设和系统运维等机制是否健全，是否达到等级保护的标准。

二、等保测评整改效果并不明显

互联网使全球信息互联变得越来越密切，畅通安全的网络互联也变得更加重要，但诸如恶意软件、钓鱼攻击、病毒攻击、木马攻击等非法攻击事件频繁出现，说明当前信息系统安全形势十分严峻，医院需要加强对这些信息系统的安全保护。

医院信息系统需要形成整体的等级化的安全保障体系，同时推进安全技术建设和安全管理建设，保障信息系统的整体安全。

医院可以通过开展信息系统等保测评服务项目，获得相应的等保测评报告和备案，但从国内通过等保测评的医院频发安全事件来看，等保测评整改的效果并不明显。

（一）医院的数据日益受到黑客青睐

近年来，网络黑客频频攻击医疗网络，并屡屡得手，反映出医疗数据的价值日益突出。一旦数据被黑客加密，医院往往只能缴钱认栽，或被黑客盗出患者信息、药品信息等进行牟利。医院数据丢失，不仅损失在经济层面上，更多的是医院无法承受的社会负面影响。

（二）医院信息系统的安全防护脆弱

从医院内部管理来看，医院信息系统存在较大的安全风险，迫切需要建立完整的网络安全防护体系。

这些风险主要在于：

（1）医院信息系统不是一个孤立的系统，它存在较多的外部交互接口，容易被黑客入侵攻击。

（2）作为医院最核心的业务系统——HIS 系统缺少有效的安全保护措施和审计机制，

存在账号滥用、业务数据被非法读取的风险。譬如，由于 HIS 系统缺乏严格权限管理，任何有机会接触 HIS 终端的人员均可以通过 HIS 系统进行药物使用情况的查询等。

（3）内外网划分不清晰，缺少内外网隔离措施，医院的核心业务信息存在通过互联网泄密的风险。

（4）大部分医院未部署终端安全管理和审计系统，导致不合规范的终端也能随时接入内部网络，若出现终端导致的安全事故时，将难以追查安全事故源。

（5）医院的门户网站缺少必要的安全保护措施，存在被结构化查询语言 SQL 注入攻击和被植入木马的风险。

（6）医院各安全防护范围内容割裂，很难形成有效的防御体系。

在上述安全风险下，医院信息系统的安全防护显得尤其脆弱，需要一系列的保障措施解决问题。

（三）医院信息系统的合理安全防护

针对上述的安全风险，仅仅部署防火墙和终端防病毒软件是不够的，远未达到等级保护、纵深防御的政策要求，也没有建立起一个完整的安全防护体系。不管是从政策合规性层面，还是从业务保障层面来看，医院信息系统安全建设的要求都是非常迫切的。

目前医院信息系统安全的技术方案有：

（1）区域边界的一体化防护：在安全域边界，如外联单位的接入区域、互联网接入边界部署一体化安全网关，实现检测防火墙的所有功能，更具有网络入侵防御功能和网络防病毒功能，能够检测并阻断木马连接、蠕虫病毒、网络扫描等各种威胁，同时一体化的部署大大简化了管理员的配置和管理工作。

（2）加强 Web 业务的保护：医院的门户网站和网上诊疗业务是典型的基于 Web 的应用，面临的主要风险是来自互联网的 SQL 注入攻击、跨站脚本攻击等应用层攻击，这些攻击能够穿越防火墙，对 Web 业务造成毁灭性的破坏。必须采用一些入侵防御类产品，实现基于入侵原理的攻击识别，精确识别 SQL 注入攻击并予以阻断，以加强 Web 业务的保护。

（3）分析核心网络入侵行为：在核心交换机的位置旁路部署设备，用来监视网络中的安全事件和流量变化情况，包括端口扫描、强力攻击、木马后门攻击、拒绝服务攻击、缓冲区溢出攻击、IP 碎片攻击、网络蠕虫攻击等各种入侵事件，以及 DDoS 流量攻击事件。当检测到入侵和流量攻击事件时，能够记录入侵的源 IP、攻击的类型、攻击的目的、攻击的时间，并在发生严重入侵事件时提供报警。

（4）安全审计消除业务风险：在 HIS 等核心业务系统之前部署网络安全审计系统，对业务数据进行记录和审计。网络安全审计采用旁路部署的形式，对医院的业务不会造成任何影响，仅需在交换机上作简单的配置即可实现对数据的采集和还原。在这种情况下，无论是通过 HIS 系统访问数据库，还是通过客户端对数据库直接访问，特别是对数据库敏感表（如医嘱表、药品代码表等）的联合查询都能够进行记录和审计。

（5）终端准入确保内网合规：《医疗机构信息系统安全等级保护基本要求》中规定，系统应具备记录、允许或拒绝终端接入医院网络的能力，应对医院内接入信息系统的终端进行管理和控制，比如必须安装杀毒软件、注册表状态正常、不能安装点对点应用程序、不能非法使用 USB 接口等。

（6）定期对网络进行漏洞扫描和脆弱性评估：在网络中部署脆弱性扫描和风险评估系统，对网络主机、数据库和应用系统定期进行漏洞扫描，并对所发现的安全漏洞及时进行修补。特别注意的是，在安装系统补丁前要对现有的重要文件进行异地备份，以免丢失数据。

（7）安全态势感知：医院可以考虑部署全局的风险管理，将不同位置、不同设备（主机、网络设备和安全设备等）中的分散且海量的信息进行范式化、汇总、过滤和关联分析，形成基于资产或域的统一等级的威胁与风险管理，并依托安全知识库和标准的工作流程，对威胁与风险进行响应和处理，提供网络架构的安全统一视点。这种信息安全解决方案即为“安全态势感知”，安全态势感知不仅在“419”讲话中被提及，而且被写入“‘十三五’国家信息化规划”的十大任务，再次体现了态势感知的重要性。

应该特别注意的是，信息系统等级保护不是一个单一的项目，它应该是一个不断循环的过程，它渗透到医院日常信息系统建设与信息系统运维过程中。医院在建设新的信息系统时要考虑信息系统等级保护方面工作，在日常的运维过程中，也要关注相关的要求，让相关的部门自觉执行。

所以，医院在信息安全等保测评整改过程中，需要参考信息系统安全技术与管理标准，查漏补缺，构建一套完整的信息系统安全保护体系，提升医院信息化水平，增强医院信息系统的健壮性，保护系统中的宝贵数据资产。

三、网络安全投入与风险意识不足

“没有网络安全就没有国家安全，就没有经济社会稳定运行，广大人民群众利益也难以得到保障。”在全国网络安全和信息化工作会议上，习近平就做好国家网络安全工作提出明确要求，对筑牢国家网络安全屏障、推进网络强国建设提出了根本要求。

从明确提出“没有网络安全就没有国家安全”，到突出强调“树立正确的网络安全观”，再到明确要求“全面贯彻落实总体国家安全观”，党中央高度重视国家网络安全工作，网络安全法的制定实施，使网络安全保障能力建设得到加强，国家网络安全屏障进一步巩固。同时我们也要清醒地看到，当前，世界范围的网络安全威胁和风险日益突出，重大网络安全事件常有发生，具有很大破坏力和杀伤力，我国网络安全保障体系还不完善，不断加剧的网络安全风险和防护能力不足的矛盾日益凸显。形势和任务要求我们，必须进一步筑牢医院网络安全屏障，加大网络安全的资源投入，为经济社会发展和市民群众福祉提供安全保障。

“患生于所忽，祸起于细微”，没有意识到风险就是最大的风险。事实上，我们面临的网络安全问题，很多是意识问题。一些同志对网络安全的认识还不到位，有的重发展轻安全、重建设轻防护；有的认为关起门来搞更安全，不愿立足开放环境搞安全；有的认为网络安全离自己很远，与自己无关。在信息时代，网络安全是整体的而不是割裂的，是动态的而不是静态的，是开放的而不是封闭的，是相对的而不是绝对的，是共同的而不是孤立的。树立正确的网络安全观，不断强化网络安全意识，在头脑中真正筑起网络安全的“防火墙”，我们才能打牢医院网络安全的地基。

筑牢医院网络安全屏障，必须按照党中央提出的明确要求，做好各项重点工作。加强信息基础设施网络安全防护，加强网络安全信息统筹机制、手段、平台建设，加强网络安全事件应急指挥能力建设，积极发展网络安全产业，做到关口前移，防患于未然。医院作为关键信息基础设施运营者应承担主体防护责任，主管部门也应履行好监管责任。

第二节 医院整体网络安全防御规划

一、通过等保测评找出医院的风控点

信息安全等保测评对医院的意义：

（1）满足国家相关法律法规和制度的要求。

（2）满足相关主管单位和行业要求。

（3）合理地规避或降低信息安全风险。

（4）提高信息系统的安全防护能力。

医院通过系统定级后，即可进入需求分析阶段。在需求分析阶段，可输出差距分析报告内容，在差距分析报告内容中，不符合项即为医院的风控点。

如表 12－1 所示，以物理安全为例，结果记录项填写安全漏洞，详细描述项填写每个风控点的成因、影响范围、破坏力评估，整改建议项填写防护工具、防护策略和防护方法等应对建议。

表 12－1 物理安全测评记录表

安全控制点	测评指标	结果记录	详细描述	整改建议
物理位置的选择	①机房和办公场地应选择在具有防震、防风和防雨等能力的建筑内			
	②机房场地应避免设在建筑物的高层或地下室，以及用水设备的下层或隔壁			
物理访问控制	①机房出入口应安排专人值守，控制、鉴别和记录进入的人员			
	②进入机房的来访人员应经过申请和审批流程，并限制和监控其活动范围			
	③应对机房划分区域进行管理，区域和区域之间设置物理隔离装置，在重要区域前设置交付或安装等过渡区域			
	④重要区域应配置电子门禁系统，控制、鉴别和记录进入的人员			

（续上表）

安全控制点	测评指标	结果记录	详细描述	整改建议
防盗窃与防破坏	①应将主要设备放置在机房内			
	②应将设备或主要部件进行固定，并设置明显的不易除去的标记			
	③应将通信线缆铺设在隐蔽处，可铺设在地下或管道中			
	④应对介质分类标识，存储在介质库或档案室中			
	⑤应利用光、电等技术设置机房防盗报警系统			
	⑥应对机房设置监控报警系统			
防雷击	①机房建筑应设置避雷装置			
	②应设置防雷保安器，防止感应雷			
	③机房应设置交流电源地线			
防火	①机房应设置火灾自动消防系统，能够自动检测火情、自动报警，并自动灭火			
	②机房及相关的工作房间和辅助房间应采用具有耐火等级的建筑材料			
	③机房应采取区域隔离防火措施，将重要设备与其他设备隔离开			
防水和防潮	①水管安装，不得穿过机房屋顶和活动地板下			
	②应采取措施防止雨水通过机房窗户、屋顶和墙壁渗透			
	③应采取措施防止机房内水蒸气结露和地下积水的转移与渗透			
	④应安装对水敏感的检测仪表或元件，对机房进行防水检测和报警			
防静电	①主要设备应采用必要的接地防静电措施			
	②机房应采用防静电地板			
温、湿度控制	机房应设置温、湿度自动调节设施，使机房温、湿度的变化在设备运行所允许的范围之内			

（续上表）

安全控制点	测评指标	结果记录	详细描述	整改建议
电力供应	①应在机房供电线路上配置稳压器和过电压防护设备			
	②应提供短期的备用电力供应，至少满足主要设备在断电情况下的正常运行要求			
	③应设置冗余或并行的电力电缆线路为计算机系统供电			
	④应建立备用供电系统			
电磁防护	①应采用接地方式防止外界电磁干扰和设备寄生耦合干扰			
	②电源线和通信线缆应隔离铺设，避免互相干扰			
	③应对关键设备和磁介质实施电磁屏蔽			

经过一系列的需求分析，可得出差距分析报告，如表12－2所示。

表12－2 物理安全测评差距分析报告

标准要求	检测内容	检查项	符合数	基本符合数	不符合数
安全技术	物理安全				
	网络安全				
	主机安全				
	应用安全				
	数据安全				
安全管理	安全管理制度				
	安全管理机构				
	人员安全管理				
	系统建设管理				
	系统运维管理				
合计					

医院根据这份差距分析报告表，即可知道哪些风控点还没有完善，这些都是即将要进行整改的内容。

二、将风控点进行分级分类管理

根据差距分析报告表，将不符合项识别为风控点，按紧急程度和重要程度对风控点进行分级分类管理，如表12－3所示。

表 12－3　风控点风险管理分类

标准要求	检测内容	紧急指数	重要指数	投入指数	影响面指数	综合指数
安全技术	物理安全					
	网络安全					
	主机安全					
	应用安全					
	数据安全					
安全管理	安全管理制度					
	安全管理机构					
	人员安全管理					
	系统建设管理					
	系统运维管理					

注：上表的指数为优先处理级别，五级最高，一级最低。医院在识别出风控点后，将其按等保测评十大项检测内容，分类归纳，然后参考相关指数，综合指数高则优先处理。

三、列出医院现有网络安全设备和软件

网络安全相关的设备和软件包括网络设备、安全设备、服务器、存储器、备份设备、防火墙、杀毒软件、数据库审计软件等。在开展安全等保测评活动时，可以列出医院现有网络安全设备和软件，如表 12－4 所示。

表 12－4　××医院网络安全设备和软件统计表

设备安装地点：××医院机房							
设备软件名称	统计参数						
	型号配置	数量	单位	是否在保	是否满足需求	是否需要调整防护位置	是否配合其他系统使用
××服务器医院信息系统 HIS							
××存储器							
××防火墙							
××负载均衡设备							
××核心交换机							
××防病毒系统							
××深度威胁发现设备							

注：若为虚拟化服务器，软件、系统等包括多个，可附表说明。

四、根据医院预算投入，确定建设内容

安全建设不是一蹴而就，也不是一劳永逸。医院有限的资金首先是购买医疗仪器设备，信息化建设资金首先用于硬件和应用软件建设，网络安全预算一般都是砍了再砍。因为不产生实际经济效益，也不会给管理临床带来便利，并且会给系统带来效率损耗，所以网络安全建设需要与医院信息化总投入保持相对合理的比例，即不能因为安全重要就忽略临床应用，也不能只建设应用软件而不注重安全。

网络安全也要分级分类进行建设。对投入比较大，效果又不是很好的项目，在预算充裕的情况下再做。可以先做比较容易实现，投入比较少，效果又比较好的项目，即首先做紧急、重要、影响面大、投入小的风控点。

五、对尚不能立即建设的项目，需要做好安全管理

安全建设投入较大，应逐步分期建设，并与医院总体信息化建设内容相配合。应充分考虑目前建了什么安全项目，防护哪些范围，防护到什么级别，还有哪些地方因为还未投入而存在风险，目前可以采取哪些措施来弥补这些不足，下一期建设的内容可以补足哪些不足之处等。

最好能做出全院网络安全的 360 度全景视图，让医院领导明确我们网络安全做了哪些工作，防护哪些范围，防护的级别或强度，还有哪些地方没有做到，通过什么方式来规避和发现，以及出现问题后的应急处理方案是什么，等等。这样即使我们投入了大量资金建设部分网络安全内容，但还是出现网络安全事件时，我们也好跟领导解释造成本次事件的原因是防护还存在漏洞，还是目前还没有做到这方面的防护，也便于第二年增加安全预算。

六、做出医院整体网络安全建设路径

安全不是一次性投入，也不是投入了就安全了，而是需要分级分步进行建设。分级分步一定要适合本院信息化总体建设目标，并能最大限度利用旧的设备等。

总体规划、分步实施，做好医院整体网络安全防御方案，设定好总体防护策略、安全策略配置、安全设备部署和安全软件选型等。

医院要做好本院整体网络安全建设，可参考信息安全等级保护建设整改流程，其流程包括系统定级、需求分析、技术方案总体设计、技术方案详细设计、安全技术措施实施、系统测评和验收、监督检查等步骤，如图 12－1 所示。

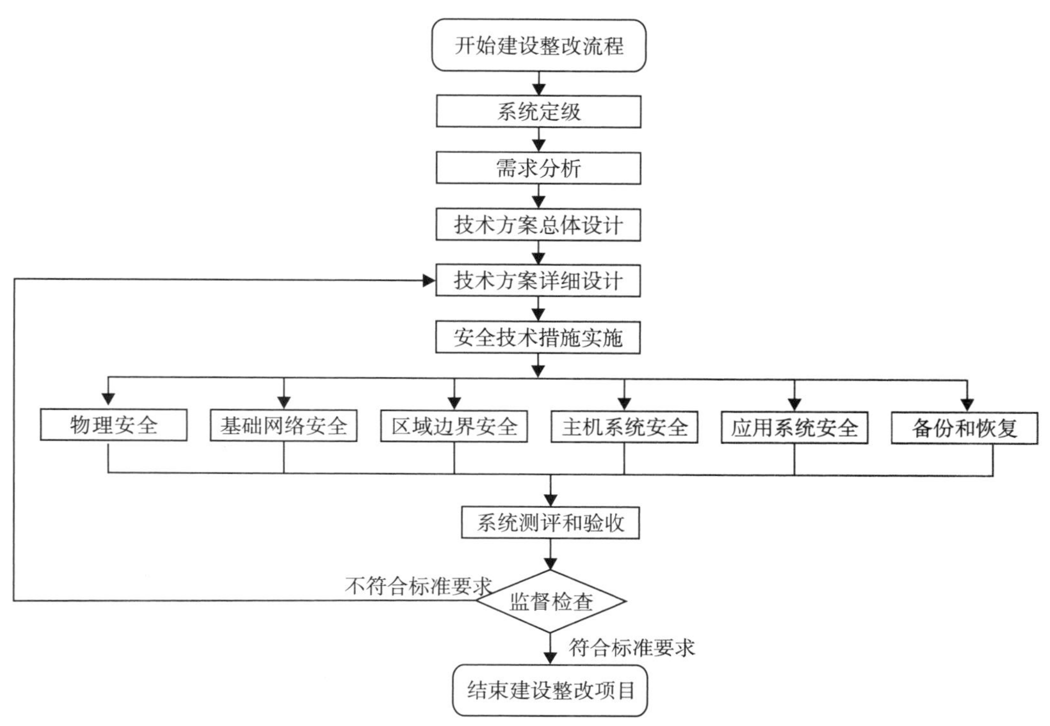

图 12－1　信息安全等级保护整改流程图

医院网络安全整体架构建设并不宜照搬等保全部的要求来建，而是要从医院的实际网络出发，实事求是做好需求分析和方案设计。在详细设计技术方案时，要确保方案是可执行的，在预算有限的情况下，尽量先做投入小、效果好的部分，后继年度再逐步补齐短板。同时加强网络安全教育和培训，加强日常运维管理和应急处置能力建设。

第三节　医院整体网络安全建设方案

目前常规网络安全建设路径是以等保为主线的区域边界建设和管理制度建设，将网络安全划分为不同的子域，但这种建设无法在各子域之间形成有效联动，防护不可避免会出现各种漏洞，这也是医院通过等保相关要求仍然频发安全事故的根本原因。因为安全防护的能力不是由木桶的高度决定的，而是由木桶之间的缝隙决定的，所以我们必须另设一条路径来验证安全的有效性，即通过一条完整的信息流来验证各个边界之间是否配合有效。例如：从患者微信挂号到诊疗过程结束，对全过程信息数据传递的路径进行攻击测试，查证整体方案设计是否合理，策略配置是否正确，安全设备是否可以经受高频次攻击，患者的诊疗信息是否可以正确无误地被传输、交换、计算和存储。

网络安全建设不是以产品和功能清单查验无误为验收标准，而是以是否达到相对应的安全防护级别为验收标准。

网络安全建设还必须把控好实施的步骤。医院信息系统种类繁多，结构复杂，所需的硬件网络环境各不相同，建设也有先后顺序。网络安全为整体医院信息系统服务，自然要按全院信息系统整体规划同步推进。同时，医院的资金必须先满足管理和临床的应用软件，用于网络安全建设的资金相当有限，所以网络安全建设不可能根据等保整改要求一步到位实施。以下是我们列举的较好实践路径，供大家参考。

一、建设投入少、见效快、保核心资产的项目

首先建设投入少、见效快、保核心资产的项目。安全加固是最方便快捷的方法。安全加固可以是将网络安全系统升级到最新版本和最小权限化管理，去除或封闭不常用的账户或端口；另外就是增加安全设备和加固产品。具体来说，可按如下顺序建设：

（一）物理环境安全加固

物理环境作为环境的一部分，从以下方面进行安全加固。

（1）增加安防措施，防火、防水和物理隔离措施等，保护设备安全。建设符合国家标准的机房环境。

（2）防止生物危险，如老鼠等。

（3）计算房间地板承重，特别是注意UPS电池的单位面积压力是否超重，可设置承重钢架来增大受力面积。

（二）主机安全加固

主机作为计算环境，安全加固具体实施内容如下：

（1）安装杀毒软件并定期更新病毒库。

（2）安装主机入侵防御系统，防止非法入侵。

（3）定期进行漏洞检测和安装补丁。

（4）制定包括口令策略在内的安全策略，并定期检查。

（5）开启安全审计功能，定期进行安全审计。

（6）整理数据库访问权限分配，实现最小特权原则。

（三）网络安全加固

网络作为传输载体，对其进行安全加固可防止黑客入侵，保护部门内部网络及主机安全，其实施内容包括：

（1）部署网络防火墙设备。

（2）部署网络入侵检测设备。

（3）部署安全网关设备。

（四）数据库安全加固

数据库安全加固的措施包括以下两点：

（1）利用数据库脚本技术和密码技术，对敏感信息的读写进行实时加密处理，提高数据的机密性。

（2）利用数据库脚本技术和数字指纹技术，记录重要信息的散列表，提高数据的完整性。

二、建设深度防护、等保合规项目

为解决深度防护、等保合规的问题，我们可以着手建设如下项目：

（一）用户认证类项目

用户认证是指信息系统对登录的用户进行身份确认的过程。它是医院信息系统启动后，用户进入系统的第一次安全检查工作，主要完成对用户的确认和权限的分配。通常用户通过用户名、代号或者姓名等信息作为系统的标识，并利用口令认证作为用户验证机制。常见的用户验证技术包括基于口令的验证机制、基于共享密钥的验证机制、基于物理形式的验证机制及基于生物识别的验证机制等。用户认证类项目，可加深防护深度。

（二）访问控制类项目

访问控制是对作为主体的用户对客体的系统资源进行访问和操作的控制机制。它在用户和系统进行标识的基础上，在一定的访问和操作规则的限制下，控制用户对系统的访问操作。访问控制类项目，可进一步加深信息安全防护的深度。

（三）高可用性项目

在医院信息系统中，高可用性对于很多关键部门来说非常重要。它确保了基于信息化的医疗系统的正常运行，也保证了核心医疗业务的正常开展。高可用性项目，可减少信息系统的停机时间，确保系统的稳定性、可靠性。

（四）数据安全技术类项目

数据是医院信息系统的直接安全保障对象。机密性和完整性是数据的两个重要安全属性。数据的机密性是指防止非授权用户获取信息内容。数据的完整性指数据不被非法修改、删除、插入、乱序、延迟等行为破坏。数据安全技术类项目，可以有效地增强信息系统的健壮性。

（五）安全审计类项目

安全审计是为确保系统的安全性而对用户的操作和相关数据进行审查和分析的过程。安全审计有助于发现系统的非法操作及越权操作的行为，便于实现跟踪和取证。安全审计类项目，可以增强信息系统的权威性。

（六）以业务流为基础的联动测试

梳理每一条业务流对应的信息流，对整个链条进行联动测试，以保证链条上部署的安全设备和软件能真实有效地发挥作用。最好能够打通各安全产品的预警规则，交叉验证，对可疑网络行为进行多重联动防控，让我们的安全真正做到无懈可击。

三、网络安全应急演练及性能调优

（一）网络安全应急演练

以往的应急管理体系主要以经验式、运动式为主，难以适应日益严峻的信息安全形势的发展。一个组织机构信息安全应急体系建设的关键是通过有计划地开展科学完善的应急体系与机制建设，把原来以应急处置为重点的被动应急管理模式，逐步转变为强调事前防灾、以应急准备为核心的主动应急管理模式。通过建设科学完善的信息安全应急体系与机制，不断提高医院对信息安全事件的应急能力，即“主动式”应急理念。

医院的应急预案体系由总体应急预案、专项应急预案和现场处置方案构成。其中，总体应急预案是应急预案体系的总纲，是组织机构应对各类突发事件的总体方案。专项应急预案是针对具体的信息安全突发事件、危险源和应急保障制订的方案。现场处置方案是针对特定的场所、设备设施、岗位以及典型的信息安全突发事件，制定的处置流程和措施。

为了更好地落实应急预案中的整体工作流程、各项工作内容，在信息安全突发事件发生后能够做到即刻响应、有序处理、立即恢复，需要通过定期培训的方式提高人员的应急处置能力，将信息安全事件给业务系统带来的损失降到最低。对此，可以成立应急管理小组，编制应急培训教材，定期组织开展信息安全应急理论讲座和技能培训。培训内容可以包括应急管理人员的组织协调、资源调配、信息汇报等应急处置技能，医院应急管理人员、技术人员的应急抢险意识和技能等。组织开展特定应急课题研究，结合信息系统安全运行事件进行分析，开展各种规模、形式的应急演练，构建适合并具有相应组织机构特点的应急支撑体系。

（二）网络安全性能调优

网络安全性能调优需要在信息系统安全运维过程中进行持续改进。

医院信息系统时刻处于变化之中：应用软件在不断更新替换；终端电脑、服务器、存储在不断维修更换；新增的网络节点、交换机、无线接入等也在不断变化；病毒每日都层出不穷。因此我们的安全策略、配置、病毒库、规则库不能一成不变。安全运维人员需要不断发现和研究网络运行新状况，不断将各安全设备和软件调至最优状态，时刻应对突发的网络状况。医院的网络要满足安全技术要求，安全运维人员要遵守安全管理要求，这样才会构成一套安全高效的信息安全体系，以保障医院的业务顺利开展。

网络安全建设水平高低并非单看技术概念有多先进，而是既能实实在在地保障网络安全，又能深入浅出地呈现出来，易明好用。比如将全院网络安全运行状态做成实时360度全景视图，进行可视化性能调优管理。让人清楚哪些是防控的关键节点，采用的是什么安全产品和策略，可以防控到哪个级别，可能波及的范围有多大及造成的影响有多深，目前应对的策略是什么，未来需要投入建设的项目等信息，让非网络安全专业的领导一目了然。

通过以上措施，我们医院的网络安全建设将会达到一个很高的水平。

（本章作者：范红涛、潘凯茂、邱峰）

参考文献

［1］张剑．信息系统安全运维［M］．成都：电子科技大学出版社，2016.
［2］李超．信息系统安全等级保护实务［M］．北京：科学出版社，2013.

第十三章　专科医院网络安全建设

本章导读：

本章对专科医院网络安全建设背景进行描述，结合网络安全形势，参照计算机安全等级保护的要求，对网络安全体系和数据安全体系进行综合分析，描述专科医院在网络安全建设过程及安全运维中需要注意的细节。

第一节　网络安全建设背景

一、网络安全法的实施

2017 年 6 月 1 日《中华人民共和国网络安全法》正式实施，标志着我国信息安全建设正式迈入法制化时代。它对我国网络空间主权进行了明确的定义，明确了保护网络空间安全是全社会共同的责任与义务，着重强调了实施网络安全等级保护制度，重点保护关键信息基础设施，保障公民个人、信息安全等问题。

二、国家政策要求

贯彻落实《中华人民共和国计算机信息系统安全保护条例》和《信息安全等级保护管理办法》等法律法规，做好信息安全等级保护，对于提升行业信息安全防护能力和水平，维护公共利益、社会秩序和国家安全具有重要作用。

为进一步加强信息安全等级保护工作，公安部先后发布《关于开展全国重要信息系统安全等级保护定级工作的通知》（公信安〔2007〕861 号）和《关于开展信息安全等级保护安全建设整改工作的指导意见》（公信安〔2009〕1429 号）等文件指出开展信息安全等级保护是提高网络安全的一项重要工作。

主要参照和执行的国家标准规范：

（1）《中华人民共和国计算机信息系统安全保护条例》（1994 年国务院令第 147 号）。

（2）《中共中央办公厅国务院办公厅转发〈国家信息化领导小组关于加强信息处理安全保障工作的意见〉的通知》（中办发〔2003〕27 号）。

（3）《关于印发 < 关于信息安全等级保护工作的实施意见 > 的通知》（公通字〔2004〕66 号）。

（4）《关于印发〈信息安全等级保护管理办法〉的通知》（公通字〔2007〕43 号）。

（5）《关于开展全国重要信息系统安全等级保护定级工作的通知》（公信安〔2007〕861 号）。

（6）《关于开展信息安全等级保护安全建设整改工作的指导意见》（公信安〔2009〕1429 号）。

（7）《关于印发党政机关、事业单位和国有企业互联网网站安全专项整治行动方案》（公信安〔2015〕2562 号）。

（8）2017 年 6 月 1 日《中华人民共和国网络安全法》。

（9）《计算机信息系统安全保护等级划分准则》（GB 17859 - 1999）。

（10）《信息安全技术信息安全风险评估规范》（GB/T 20984 - 2007）。

（11）《信息系统安全等级保护基本要求》（GB/T 22239 - 2008）。

（12）《信息系统等级保护安全设计技术要求》（GB/T 25070 - 2010）。

三、行业政策要求

2003 年《国家信息化领导小组关于加强信息安全保障工作的意见》（中办发〔2003〕27 号）提出“要重点保护基础信息网络关系国家安全、经济命脉、社会稳定等方面的重要信息系统，抓紧建立信息安全等级保护制度，制定信息安全等级保护的管理办法和技术指南”。

2011 年卫生部印发了《卫生部办公厅关于全面开展卫生行业信息安全等级保护工作的通知》（卫办综函〔2011〕1126 号），其中强调“依据国家信息安全等级保护制度，遵循相关标准规范，开展信息安全等级保护定级备案、建设整改和等级测评等工作”，因此开展信息安全等级保护工作已成为全国医疗卫生行业信息化建设的重点内容，也是医院实现自身核心业务安全稳定运行的关键。

2011 年 11 月卫生部发布《卫生行业信息安全等级保护工作的指导意见》（卫办发〔2011〕85 号），对卫生医疗部门的等级保护工作提出了具体要求。

主要参照和执行的行业标准规范：

（1）《关于进一步开展医疗行业信息安全等级保护工作的通知》。

（2）《关于开展医疗行业信息安全等级保护工作的指导意见》。

（3）《卫生部办公厅关于全面开展卫生行业信息安全等级保护工作的通知》（卫办综函〔2011〕1126 号）。

（4）《卫生行业信息安全等级保护工作的指导意见》（卫办发〔2011〕85 号）。

（5）《关于进一步推进以电子病历为核心的医疗机构信息化建设工作的通知》（国卫办医发〔2018〕20 号）。

四、专科医院的政策要求

按照专科医院评级以及 2014 年相关专科医院复评标准，评审指标中明确要求信息安全等级保护定级备案、建设整改和等级测评等工作。2018 年的评审标准含中医医院评审标准、实施标准及细则（2018 年版），也明确了专科医院的标准：实施国家信息安全等级保护制度，实行信息系统操作权限分级管理，保障网络信息安全，保护患者隐私。推动系统运行维护的规范化管理，落实突发事件响应机制，保证业务的连续性。评审标准明确要按照《中华人民共和国网络安全法》来实施测评医院信息化网络安全建设。

五、等保定级标准

专科医院核心信息系统包括 HIS、LIS、PACS、EMR、RIS 等，医院根据自己实际情况进行定级，三级专科医院整体定级必须达到等保三级标准；二级或以下专科医院整体定级必须达到等保二级或以上标准，在条件和预算充足的情况下可定级为三级。

第二节　网络安全形势

一、面临的威胁

相对于综合医院，多数专科医院业务比较单一，信息化专业人员少，技术水平弱，对网络知识和网络安全的认识处置能力普遍不强，多数医院都是敞开网络大门，因此威胁网络安全的来源多。根据这些威胁的性质可归纳为如下方面：

（1）信息泄露：信息被非授权的实体所获知，如黑客利用攻击手段控制数据库，实施非法统方。

（2）破坏信息的完整性：数据被非授权地进行增删、修改或破坏而受到损坏。

（3）拒绝服务：信息使用者对信息或其他资源的合法访问被无条件阻止。

（4）非授权访问：某一资源被某个非授权的人或以非授权的方式使用。

（5）内部威胁：很大一部分内部人员出于好玩或好奇心，造成数据泄露，主要是查询工作职责以外的数据；也有来自授权过的软件维护商权限的威胁。

（6）网络钓鱼：网络钓鱼是攻击者侵入目标系统的主流方法，利用网络钓鱼，攻击者可以在目标系统上安装勒索软件，加密货币挖矿脚本、间谍软件或数据盗取代码。

（7）云应用与物联安全：随着云应用（如微信、支付宝、App 等）、移动物联网、大数据、人工智能技术在医疗行业的广泛应用，极大降低了医院的管理成本，提高了医护人员的工作效率，节省了患者的就医时间，给医疗行业带来了一次“生产力革命”。但是整个医疗机构的网络安全防护水平还处于初级阶段，很难抵御有计划、有目的、有组织的网络攻击。

二、信息安全问题严峻

根据专科医院实际情况，在网络安全建设过程中，还是存在很多问题需要解决。

（1）网络环境复杂：专科医院网络虽说都做了一定的安全防护措施，但还要跟医保、妇幼、各类直报系统以及上级各类平台等进行对接，并不是纯粹的内网，因此造成网络环境架构复杂。各系统和平台操作系统的使用不统一，一些医疗设备（如 DR、CT、MR 等）还在使用不能更新的 XP、Windows2000、Windows2003 等老一代的操作系统。

（2）安全意识淡薄：很多专科医院的技术人员认为他们使用的是内网环境，不跟互联网连接，因此不会被病毒感染，没有意识去做一些安全防护。尤其是一些专业软件的厂商，如 HIS、PACS、CT、DR 等应用软件或医疗设备厂商，也不让用户安装杀毒软件，甚至不让用户打补丁，导致系统被病毒木马攻击后迅速蔓延。

（3）管理意识落后：专科医院普遍存在内外网互联和对 U 盘的管理不严。一般大型专科医院还好些，多数县级专科医院问题比较突出，对 U 盘缺少相应的管控措施，内外网没有做相应的物理隔断，用户可以随意接入 U 盘等移动存储介质，很容易导致内网中毒和木马植入。

（4）技术问题：一些县级特别是基层专科医院，信息化建设投入严重不足，没有采购专业的安全设备或杀毒软件，对于一些大规模的攻击完全无能为力。同时技术人员力量弱，出现问题时只是从网络设备和电脑本身去找原因，很少考虑病毒产生的原因，导致问题迟迟得不到解决甚至业务中断。

（5）机房环境安全：机房环境、电力系统等都对系统的稳定运行有影响，应该考虑自然灾害、人为破坏以及器材使用寿命等因素。

（6）网络安全问题：专科医院因内外网混用，没有严格意义上的物理隔离，容易受到网络攻击，面临巨大的网络安全风险。

（7）数据安全问题：信息系统数据库不可避免地受到来自外界的安全威胁，包括自然灾害、网络、硬件、软件以及人为的操作失误，数据存储的任何失误都可能给医院带来巨大的经济损失。在网络安全建设中应考虑数据库的非法访问、拖库、统方、破坏等。

三、信息安全对医院造成的危害

（1）导致业务中断：因网络安全而引起系统崩溃不能运行，导致医疗业务中断。

（2）造成不良影响：业务中断后引起患者投诉，以及社会舆论对医院的负面影响。

（3）患者隐私泄露：患者就医隐私数据被非授权的第三方窃取，造成患者隐私数据被贩卖以及处于网络流出的公开状态中。

（4）业务数据流失：系统内比较值钱的数据就是“统方”数据，有的妇幼医院甚至有已统计的新生儿信息流失的情况，被商家用来推销进口奶粉和尿片。

（5）对个人、其他组织和医院管理者造成损失，承担法律责任。

第三节　网络安全建设内容

一、网络安全体系建设

专科医院网络安全整体规划必须严格参照网络安全等级保护基本要求，结合现有的实际业务系统及网络情况，对各类核心业务系统进行充分调研及详细分析，划分不同等级的安全域，采取不同层次的安全防护手段。购置网络安全产品来增强网络安全防护和数据审计能力，建立健全网络安全管理规范和系统运维管理制度，在各网络节点进行有效落实。加强网络安全控制，实现基于安全策略模型和标记的强制访问控制以及增强系统的审计机制，使系统在统一安全策略管控下，具有保护敏感资源和数据的能力。把整个专科医院网络安全建设成一个既满足业务需要又符合等级保护标准的体系。

体系建设主要包括技术体系建设和管理体系建设，技术体系主要包括主机安全、网络安全、应用安全、数据安全、智能管理安全等方面；管理体系主要包括安全管理机构、安全管理制度、人员安全管理、系统建设管理、系统运维管理等方面，如图 13－1 所示。

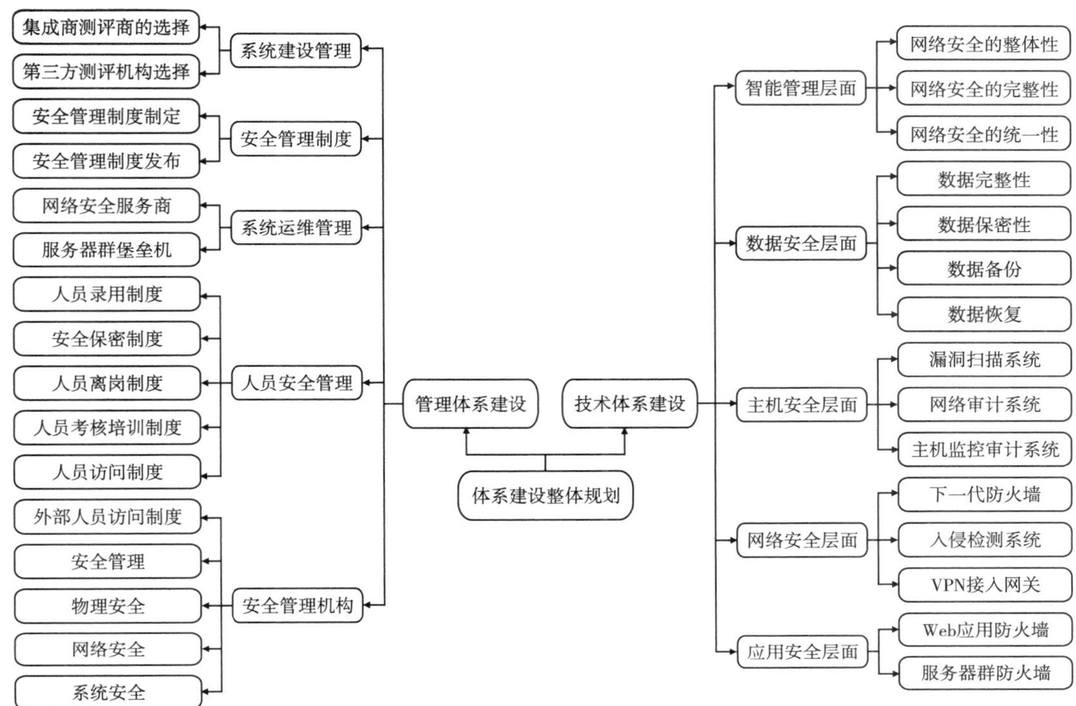

图 13－1　体系建设整体规划示意图

（一）技术体系建设

1．主机安全层面

专科医院由于涉及面大，接入网络复杂，业务系统功能繁多，对于网络安全管理有很大的技术要求，而且大多数安全风险是由管理疏忽造成的，有效的安全管理可大大提升工作效率及降低安全风险。

（1）在运维管理区域部署漏洞扫描系统，定期对网络进行漏洞扫描和配置核查，提前发现安全漏洞和配置不合理的问题，帮助网络管理人员及时修补漏洞和规范配置，杜绝安全风险的发生。

（2）针对内部运维区域部署网络审计系统，对所有进入主机的网络行为及操作行为进行安全审计，并且通过审计系统记录及追溯违规对重要系统进行操作的行为，有效帮助管理员实现安全事件预警、溯源等。针对核心资产的运维管理，通过部署安全运维堡垒机，可再现操作行为轨迹，探索操作意图，结合全局实现实时监控与敏感过程回放等功能，解决专科医院监管问题。

（3）部署主机监控审计系统，可以有效地监管内部用户对主机和网络的使用，防止内部违规行为的发生，提高专科医院数据中心内部的安全性。在主机监控、准入控制、存储介质管理等功能基础上，增加智能联动防御机制，通过与其他安全设备的配合，增强数据中心内部网络抵御各类风险的能力。

2．网络安全层面

对于专科医院网络安全，重点需要考虑的是结构安全、区域访问控制及远程安全接入、网络入侵防范、恶意代码防范等方面的内容。网络安全是保护各方网络端系统之间通信过程的安全性，保证机密性、完整性、认证性和访问控制性的重要因素。为了增强网络层的安全，可通过增加网络安全设备来加强防护。

（1）在对外出口部署下一代防火墙，将原先各自分散独立的网络进出口进行统一安全接入管理，将数据中心的应用数据与外部网络隔离，对内实现对内部信息数据的保护，对外实现对接入网络的监控。防火墙不仅可以降低网络安全风险，也会使网络安全防护性能得到大大提升，有效提高专科医院数据中心的安全性和稳定性。

（2）部署入侵保护系统 IPS 以及 VPN 接入网关，提前实现对攻击行为进行实时检测及防御，确保专科医院中的正常行为及经过 VPN 加密的流量通过整个专科医院网络。

（3）专科医院数据中心应严格区分内网安全区域和外网区域。在内网安全区域，除了部署防火墙实现边界隔离外，数据库及应用层核心区域和内部业务区域之间也应部署入侵防护系统 IPS，提升数据中心整个网络的可靠性，提高网络安全的综合防御能力。

3. 应用安全层面

专科医院数据中心的安全区域（DMZ 区）一般承载着数据中心对外的各种业务应用，如微信、支付宝线上平台、预约挂号、OA、Web 网站应用、物联网应用等，即有与内网数据库的数据交换，也存在与外网及第三方系统的数据交互，所以安全性非常重要。在这个区域除了采用常规的边界隔离手段之外，对网站的防护要求需要额外考虑。在 DMZ 服务器区域通过部署 Web 应用防火墙，可有效杜绝 SQL 注入攻击、网页篡改、跨站脚本攻击、DDoS 攻击、网站挂马攻击、黑客入侵、网络钓鱼攻击、蠕虫病毒及恶意代码等问题，如因安全防护不到位，造成重要数据的丢失、破坏，将会对整个医疗业务形成难以弥补的损失。

针对核心业务区的多种不同类型的数据库服务器、业务服务器、应用服务器等，还应部署服务器群组防护系统，实现服务器运行状态监控、数据防篡改、木马病毒过滤、服务器安全加固、应用访问加速等多重服务器保护机制。

4. 数据安全层面

专科医院数据安全层面主要考虑以下内容：数据完整性、数据保密性、数据备份和恢复等。在数据安全方面，内网区域和 DMZ 区都需要在数据存储加密、数据备份与恢复方面进行加强；在核心信息系统的业务数据中心区域部署数据库审计系统，实现对数据库操作行为的实时记录，帮助系统管理员实现数据库安全事件预警、溯源等。

5. 智能管理层面

专科医院智能管理层面主要考虑网络安全管理的整体性、完整性和统一性，需要解决各个独立安全设备部署引起的信息割裂、管理分散、响应缓慢等问题。旁路检测类安全设备，应统一规划部署运维管理区，通过运维管理区各类网络安全设备，可对整个网络中不同的设备资产进行事件采集、分析和处理，形成基于资产的统一等级的安全威胁与风险防护的综合管理，并依托安全知识库和强大的工作流服务驱动对威胁与风险进行响应和处理。

（二）管理体系建设

1. 安全管理机构

专科医院应建立专门的安全职能部门，配备专门的安全管理员，实施信息安全管理工作，同时对专科医院相关部门的安全管理人员的活动进行日常的指导。

（1）安全管理：要考虑政策、法规、制度、管理权限、级别划分、安全域划分、责任认定、安全培训等，制定切实有效的管理制度和运行维护机制，建设支撑安全管理的技术支撑体系。

（2）物理安全：根据实际情况建立相应的安全防护机制，建立数据和系统的本地、异地灾备中心，在发生数据安全事件时能够尽快恢复数据和业务系统，快速恢复业务。

（3）网络安全：要解决系统的安全域划分和逻辑隔离，实现纵深的防御体系。对各个安全域，要防范黑客入侵、身份冒充、非法访问，解决信息在安全域间传输时的完整性、可用性、保密性问题，避免非法的内部接入和外部访问行为。

（4）系统安全：要解决操作系统安全、数据库安全、病毒及恶意代码防范等问题，提升关键主机的抗攻击能力，以更好地支撑上层应用软件的运行；对应用安全的安全需求进行分析，实现统一的身份鉴别和授权访问机制。解决重要终端用户敏感信息和数据的完整性、可用性、保密性问题，以及数据访问控制等。

2. 安全管理制度

根据系统的实际情况，组织相关人员制定和发布信息安全工作的总体方针、政策，说明信息安全工作的总体目标、范围、方针、原则和责任，并定期进行评审和修订。

安全制度的首要任务是制定安全管理制度。对于核心业务系统的安全制度制定需考虑如下内容：①界定安全策略制度的制定权限：信息安全体系、安全策略框架、信息安全方针、信息安全体系等级化标准、全局性安全技术标准和技术规范、全局性安全管理制度和规定、安全组织机构和人员职责、全局性用户协议；②安全策略的制定要求：安全策略中不得出现涉密信息，对各类安全策略进行汇编时，需保留各安全策略的版本控制信息和密级标识。

安全策略需以正式文件的形式发布施行。安全策略应由专科医院的信息安全领导小组制定、审批和发布。安全策略发布后，如有必要，安全策略制定部门应召集相关人员学习安全策略，详细讲解规章制度的内容并解答疑问。安全策略修订后需要以正式文件的形式重新发布施行，修订后的策略也需由相应层次的管理部门审批。

3. 人员安全管理

专科医院信息管理部门在技术人员录用、离岗、考核、培训以及第三方技术人员的管理上，都要着重考虑安全因素。

（1）建立人员录用制度：对人员录用需要形成明文规范，有对其所具有的技术技能进行考核的规章制度。

（2）建立安全保密制度：形成对关键岗位人员签订保密协议的规章制度；形成对关键岗位人员录用首先由内部人员选拔的制度。

（3）建立人员离岗制度：对离岗人员的交接过程包括物品移交、工作移交等方面进行严格要求，并对离岗人员的访问权限立即停止等；严格制定人员离岗程序，关键人员离岗必须签订保密协议才能离岗。

（4）建立人员考核培训制度：定期对信息系统各岗位人员的安全技能、认知方面等进行考核；建立对关键岗位人员进行严格的安全技能考核和全面的审查制度，对考核内容、结果等以文档形式保存。

（5）建立外部人员访问制度：明确外部人员访问受控区域前先提出书面申请，并经主管领导批准后，由专人全程陪同或监督，将访问登记备案以文件形式保存。

4. 系统建设管理

在系统安全建设管理方面，不能盲目地选择集成商或测评厂商提供的方案与要求，应当根据不同专科医院各自要求，尽量在合法合规的基础上制定适应自己的系统建设管理制度。

选择有实力、权威、具有安全资质的第三方测评机构进行全面合作，制订安全方案，建设管理措施；对专科医院系统制订总体规划和中长期安全建设工作计划；依据信息系统定级级别，根据测评结果对系统建设进行安全保护；对安全方案的总体规划、详细设计方案、总体安全策略、管理策略等进行论证、评估、调整。

5. 系统运维管理

在系统运维管理方面，考虑到各个层次的专科医院建设方在网络安全建设方面的资金投入情况，以及技术人员能力参差不齐的情况，不仅需要专业的系统运维管理工具，更需要专业的人员参与咨询和应急服务，以配合系统运维管理，共同打造出一套适合专科医院的可操作、可控的网络安全环境。

在网络安全服务商选择方面，信息部门应建议有决策权的主管领导，尽量选择大品牌、稳定可靠的产品，选择有实力、有信誉的专业安全服务厂商进行系统运维服务。安全服务厂商的实力很重要，直接关系到整个专科医院网络安全后期整改方向，提前发现问题及时整改，可以有效降低被攻击的风险，提高信息安全防护能力，保证业务系统连续性。

二、数据安全体系建设

专科医院在数据互联互通和共享基础上，为医院医护人员、患者及各类服务商等提供数据交换业务和技术的平台，以支撑整个医疗服务及行政管理的全过程追溯。专科医院数据安全建设从系统设计规划阶段就需要做一个总体规划并制定长远的战略性目标，在建设初期完善平台数据安全方案，有利于提升整个专科医院数据安全体系的稳定运行水平（见图 13 –2）。

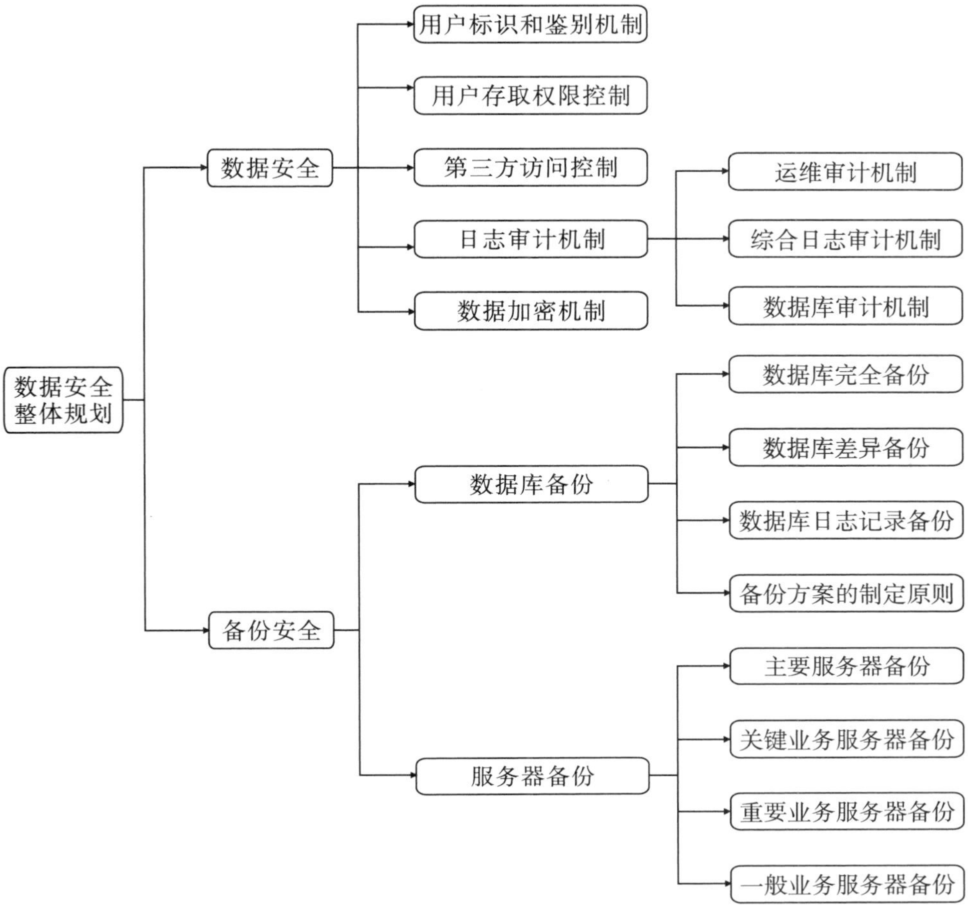

- 数据安全整体规划
  - 数据安全
    - 用户标识和鉴别机制
    - 用户存取权限控制
    - 第三方访问控制
    - 日志审计机制
      - 运维审计机制
      - 综合日志审计机制
      - 数据库审计机制
    - 数据加密机制
  - 备份安全
    - 数据库备份
      - 数据库完全备份
      - 数据库差异备份
      - 数据库日志记录备份
      - 备份方案的制定原则
    - 服务器备份
      - 主要服务器备份
      - 关键业务服务器备份
      - 重要业务服务器备份
      - 一般业务服务器备份

图 13－2　数据安全整体规划示意图

由图 13－2 可知，专科医院网络安全主要涉及数据安全和备份安全两方面，在建设初期要把数据库服务和应用层服务严格分开，并且在数据库区域和应用层区域通过网络安全设备进行安全隔离，避免不同区域产生故障或安全问题而引起连锁反应。

（一）数据安全

专科医院数据库中存在大量敏感数据，并且为各类用户提供数据共享，数据安全非常重要，是整个信息系统的核心，做好数据安全防护，是专科医院信息安全工作中的重中之重。

数据安全主要指保护各类敏感数据不被非法入侵，同时要防止不合法使用所造成的数据泄露、更改或破坏。数据安全性和计算机系统安全性，包括操作系统、网络系统的安全性是紧密联系、相互支持的，系统安全保护措施是否有效到位是数据安全的主要指标之一。目前实现数据安全性控制的常用方法和技术主要有以下五方面：

1. 用户标识和鉴别机制

用户标识和鉴别也就是我们常说的登录认证，登录认证包括多种不同的渠道，通过数据库鉴定权是最关键的环节。在用户登录系统前，提供一定的方式让用户表明自己身份的合法性，如用户名和密码，由系统与数据库进行核对，只有通过鉴定的用户才能获得系统的使用权。在专科医院中，因涉及的敏感数据较多，而且容易出现数据涉密的情况，有经费有预算的用户可以考虑进行第三方认证再次鉴别，如短信认证、软证书认证、Ukey、密码技术及生物技术等方式以增强数据的安全性。

2. 用户存取权限控制

用户存取权限控制也就是我们经常说的系统的权限级别，只有经过授权的用户或者是有权限的用户才能对数据库进行合法访问，不经授权的用户无法对一些敏感数据进行读取。可以在系统中通过用户权限或角色定义进行权限的分配，并且通过系统进行严格检查机制，确保只有合法权限的用户才能访问数据库中指定的内容，其他所有未被授权的人员无法存取数据。考虑到专科医院信息数据敏感性强，有必要在系统的各个存取数据环节过程中增加第三方电子认证和时间戳服务进行用户权限的核验，以保证各类数据的可追溯性和不可逆性。

3. 第三方访问控制

“麻雀虽小，五脏俱全”，专科医院虽然功能较少、网络架构相对简单，但也需要对第三方厂商的数据访问进行必要控制，把不涉及第三方厂商的数据通过不同的方式进行控制显示，从而形成平台的第三方访问控制机制。

在现有的专科医院中，相当多的单位不经批准就把数据库超级用户密码或者表结构和数据无条件、无任何过滤、直接开放给第三方公司技术人员。虽然在实际中比较少出现数据涉密的问题，但也应当引起我们信息技术人员的高度重视，如果某个第三方厂商的人员把数据导出，整个专科医院的敏感数据就会泄露出去，结果就得由信息部门承担责任。

在系统建设的过程中必须有严格的第三方访问控制制度以及访问控制流程，以监控专科医院技术人员，保证敏感数据的安全性。同时提供标准和规范作为数据存取格式，而不是根据第三方提供的标准作为平台的接入标准，所有的第三方需要存取数据，必须严格以平台的标准和规范作为接入依据。

针对不同的第三方系统，专科医院应提供相应的技术文档与接口标准和规范，通过建立不同的数据库访问用户，限制第三方访问数据库里面的敏感内容；通过建立不同的传输格式，为不同的用户自定义视图或传输标准；通过不同机制把无权存取保密数据的第三方隐藏起来，从而在源头自动对数据提供一定程度的安全保护。

4. 日志审计机制

（1）运维审计机制：所有网络设备、服务器、安全设备、第三方技术人员等都必须做运维审计访问控制，将运维审计与风险控制系统作为唯一的入口，对所有设备进行集中管理，从而能够极大地保护内部网络设备、服务器资源、数据库数据等的安全性。

（2）综合日志审计机制：用于收集全网各个网络设备、安全设备、应用系统、操作系统等的日志信息，形成日志数据大集中，通过综合日志审计平台规则，进行各类日志的关联分析，以便在发生问题时，技术人员能够快速定位问题，及时处理问题。

（3）数据库审计机制：建立数据库审计机制，把用户对数据库的所有操作自动记录下来，让技术人员可以利用审计跟踪数据库操作的信息，重现导致数据库现有状况的一系列事件，找出非法存取数据的人员、时间和内容等，降低法律风险。

5. 数据加密机制

由于专科医院数据的重要性，必须采用不同的加密方式对数据进行加密处理，以保证信息的完整性。如在系统建设过程中就应规划采用现今应用较多的非对称加密、数字信封技术、基于 Https 加密通道等不同方式在数据传输过程中对数据和报文进行保护，通过校验技术或密码技术等保证重要数据的安全性。即使在数据传输过程中被他人盗取相关数据，由于其不知道加解密算法也无法获知数据的准确内容，从而保证数据传输的安全性。

（二）备份安全

专科医院是在数据安全的前提下实现医疗数据最大程度的信息共享，患者的医疗数据可以在多家医疗机构共享，因而个人隐私保护、患者信息所有权等都对法律制度提出更高的要求。多数专科医院决策者对网络安全复杂性认识不足，简单地认为只要把医疗信息、医疗数据采集后进行归集和共享就可以达到目的，没有对医疗数据利用、数据备份做一个总体规划，从而造成专科医院在建设过程中出钱出力但实际应用效果却不理想的情况，出问题时也因为没有及时对重要数据进行备份而造成数据的丢失。

专科医院备份安全应提供重要数据本地数据备份与恢复功能；提供异地定时、实时备份功能，利用通信网络将重要数据实时备份至备份场地。

1．数据库备份

为了保证专科医院数据库的安全、稳定，应采用良好的备份策略，定期对重要数据库进行各种备份，降低因数据库损坏、数据丢失或数据库中毒而造成系统宕机的概率。当出现故障时，有效的数据库备份就会体现出最佳的效果。

数据库应有不同类型的备份方案，主要包括数据库完全备份、数据库差异备份、数据库日志记录备份等。

（1）数据库完全备份。数据库完全备份就是将整个数据库的内容进行完整备份，此备份方式虽然需要更多的备份时间和存储空间来存放备份数据，但其好处在于还原数据库时，只要将整个数据库从最近的数据库完全备份还原到应用环境中即可。同时数据库完全备份是不能缺少的，是其他备份方式的基础，在使用其他方式备份之前，必须得先做此方式的备份。一般数据库完全备份时间间隔 7 天左右，备份时间太短会对系统性能造成不利影响，而且也会占用太多的存储空间，时间太长又会影响数据的有效性。

（2）数据库差异备份。当执行数据库完全备份后有数据改动时就要进行数据库差异备份，因此所需要的备份时间和空间都比完全备份少得多，所以此方式最适合作为经常性的备份方式。按照专科医院数据的重要性，差异备份时间间隔原则上不能超过 24 小时，在条件允许的情况下差异备份时间控制为 6 ~ 12 小时，保证备份数据的及时性。

（3）数据库日志记录备份。数据库日志记录备份是备份日志记录文件的内容，由于日志记录文件只会记录我们在前一次数据库备份或日志记录备份之后对数据库所做的整个变动过程，也就是只记录某时间段的数据库变动情况，因此在做日志记录备份之前，必须做一次数据库完全备份，并定期对日志记录备份文件和在用日志文件进行核对，以保证备份的日志记录和在线数据库日志记录无差异性。日志记录文件因为对实时性要求不高，在一定时间内生成日志记录后即可以进入离线状态，再生成另一条在线的日志记录文件，因此日志记录备份时间间隔原则上不能超过 3 ~ 6 小时，在条件允许的情况下日志记录时间应控制在 1 小时以内或在资源允许的情况下以尽量短的频率和时间间隔执行一次，缩短数据丢失的时间。

（4）备份方案的制订原则。DBA 在制定数据库备份策略时应重点考虑专科医院数据库 RPO（Recovery Point Objective）、RTO（Recovery Time Objective）的恢复时间，这两个数据库时间值越小，证明数据库丢失的数据越少。

RPO 是指在数据库发生灾难后，容灾系统能把数据恢复到灾难发生前时间点的数据，它是专科医院在灾难发生后会丢失多少业务数据的重要指标。

RTO 则是指在数据库发生灾难后，从系统宕机导致业务停顿或不正常时开始，到系统恢复到可以支持业务系统正常运行时两点之间的时间。

数据库备份是从数据保护及应用的角度出发，提供对各类数据库的备份，当数据有问题时能在较短时间内进行数据恢复。有条件有预算的单位建议按“两地三中心”的标准进行建设，以最大限度地防止数据的丢失。

2. 服务器备份

专科医院除了要具有网络线路、网络安全设备负载均衡或热备份外，还需要对数据中心各类服务器系统进行必要的备份，以保证在服务器有故障时能及时通过数据库备份进行恢复，保证业务的连续性。

服务器备份主要是指专科医院所涉及的各种数据库、业务服务器、应用服务器等操作系统或应用系统的备份。主要包括以下三个方面：

（1）主要服务器备份。主要服务器是指在专科医院中使用率最高的服务器，任意一台主要服务器发生故障均会影响到整个专科医院的运行效率。如数据库服务器，此类服务器肯定要做到负载均衡及双机冗余热备，有条件有预算的三级专科医院需要做到数据库服务器及存储的双活，达到等保三级要求的“两地三中心”标准。

（2）关键业务服务器、重要业务服务器备份。此类服务器一般是向具体用户提供实时业务应用支撑，如 HIS、电子病历、PACS、LIS 等中间层服务器。专科医院信息系统均要通过此类服务器进行数据交换或数据共享，对整个专科医院影响较大，因此，此类服务器至少需要实现服务器的热备份，以便在服务器发生故障时使用热备份能使应用在较短时间内恢复起来，保证业务的使用。有条件或有预算的三级专科医院需要建立双机热备，同时使用网络负载均衡设备保证业务应用的连续性和稳定性。

（3）一般业务服务器备份。此类服务器主要是指对业务实时性要求不高的应用类服务器，其中断一段时间也不会对主要业务产生很大的影响。如决策支持应用、数据挖掘应用、BI 应用等主要供查询分析使用、应用系统变化相对较少的应用服务器，此类服务器原则上可通过一般的规划对服务器数据实现定期备份即可。

（本章作者：丘永宏　邓意恒）

第十四章　基本医疗保险系统网络安全管理

本章导读：

随着基本医疗保险患者就医直接结算需求的不断提高，医保系统率先与医院系统及网络实现对接，从而打破了原有医院系统和网络独立且封闭的局面，给医院带来了很多不可预知的风险。本章将通过四个方面阐述医院在面对基本医疗保险系统时需要注意和规避的安全风险，达到可管、可控、可追溯的效果。

第一节　医保网络安全建设背景

近二十多年来，随着计算机及网络通信技术的迅猛发展，各类各级医院都逐渐加大对医院信息化建设投入，不断地改善患者就医体验。经过多年发展建设，绝大部分医院都建成了比较完善的医院信息系统。1998 年随着国家基本医疗保险体制改革的全面推行，基于医保费用直接结算的需求，定点医院的信息系统与统筹区经办机构的信息系统实现了直接或间接互联，同步或异步地实现信息交互。开放后的医院信息系统和网络，在方便参保人的同时，也面临前所未有的安全隐患。如何既能满足医院信息系统和网络的开放性需求，又能最大限度地保证内部系统和网络的安全，设计一套可靠的医院与医保互联互通方案，是一个亟待解决的安全问题。

一、医保系统现状

医保系统是运用计算机、网络通信等信息技术，依托公共信息平台建立的统一的医疗保险业务管理及服务体系，从而实现医疗保险基金缴纳、记录、核算、支付及查询服务等，保障基本医疗保险改革政策的顺利实施。

现在全国很多省市建立了“两定机构”（指定点医疗机构和定点零售药店）与医保经办机构实时联网、直接结算的信息化体系，提高了参保患者参保待遇及就诊信息交互的能力。随着医疗保险工作的不断推进，医保经办机构所提供的医保系统与各医院的信息系统之间会有大量的信息需要交换，而各医院的信息系统大多是在医保系统推出之前就已建成，并且两个系统在很多方面不一致。所以，如何将医院信息系统和医保系统有机结合起来，使之既符合医保改革的需求，又适合医院管理的实际，便成为一个突出问题。

从“两定机构”的角度看，医保系统主要由医保经办机构内部管理系统和“两定机构”业务系统两部分组成。医保系统支持医疗保险业务与“两定机构”联网，核查并管理其业务，数据集中存储在统筹区本级，数据集中管理。从医保经办机构的角度看，医保系统实现了“管理一生、服务一生”的管理理念，实现市级（目前绝大部分城市实现了市级统筹）数据平台与省级数据平台对接。医保系统采用三层的技术路线，大大满足业务快速发展的需要，同时保证医疗保险数据的安全与保密管理，以“业务导向、协同集中”为理念，以业务工作流程为基础，实现信息流、资金流的协调统一。建设统一的医保系统与“两定机构”之间的信息互通标准规范，并兼容工伤保险、生育保险等其他社会保险种类。

医保系统的网络结构非常复杂和庞大，为保证数据的准确性和完整性，需要与公安、工商、审计、教育、技术监督、税务、民政、金融、邮政、“两定机构”等多个部门进行联网并完成数据交换，同时还需要与上级政府部门、上级经办机构和下级经办机构进行联网并共享部分数据。现阶段，随着“互联网 +”的推广应用，在移动政务、移动医疗的需求不断增长的情况下，多地的医保经办机构将其系统向互联网开放，如图 14 – 1 所示。

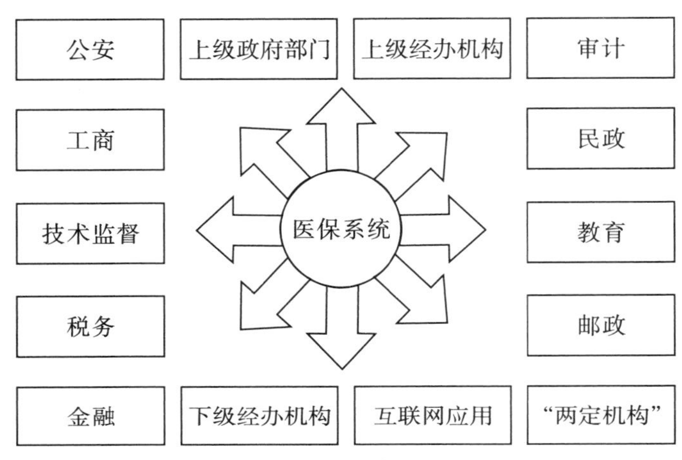

图 14 – 1　医保系统联网交互图

二、医保系统和医保系统的联网现状

社会保险制度改革 20 年来，医保系统也发生了重大变化，从建设初期的脱机方式演变到如今的联机方式。目前，随着异地就医直接结算工作的推广，国内绝大部分统筹区已经将系统升级为联机方式。医保系统发生的变化并没有影响与医院端的网络连接模式，依旧使用多年的由运营商提供的专线进行连接。

（一）脱机方式

医保系统需要在医院和经办机构均部署一台专用前置服务器，双方的数据交换都通过前置机上的“军事缓冲区”来完成，互不进入对方的网络。医院系统内部医保收费计算机通过医保前置服务器与医保系统交互数据。使用脱机方式时，医保前置机责任重大，承担着医保待遇算法计算、数据存储、数据传输等多项重要任务。患者就诊信息、账户余额等信息在社保卡中也有记录。当经办机构系统出现问题时，这些信息会以医院端前置机或者社保卡中记录的信息为准。使用脱机方式时，各医保经办机构一般会给医院动态库及其函数说明供医院调用，偶尔也有以提供中间库的形式传输数据（见图 14 – 2）。

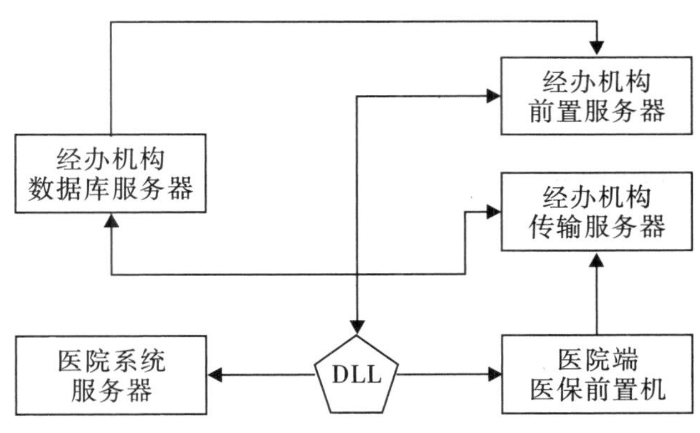

图 14－2　脱机方式架构图

（二）联机方式

医院端和医保经办机构不再设置医保前置机，所有医保交易通过网络连接到经办机构数据库服务器，数据直接存储在中心端相应的数据库服务器中。联机方式有其明显优势，由于数据的直接连接存取，使得业务经办更加及时、有效；减少了不必要的业务经办、数据等待时间；使患者的就医数据更加准确、及时、质量更高；使得医保经办机构和医院的业务对账更加方便。在这种模式下，医保经办机构给医院提供的接口模式多种多样，动态库依旧是一种主要的方式，WebService 方式也是当下流行的一种方式。本章的内容以动态库方式为主介绍医院网络安全管理的方式，WebService 方式的安全策略在其他章有阐述，这里就不再重复叙述。

三、医保系统和医保系统联网存在的安全风险

虽然医保网络被定级为三级网络，不能直接与国际互联网相连，各医院、药店、社区等单位也只能通过专线接入医保网络，但接入单位多，接入网络复杂，网络管理水平参差不齐。目前医院内部网络无论是采用脱机方式还是联机方式连接医保网络，均存在大量的安全隐患。

（一）网络安全环境不可控

医保网络覆盖各级医保经办机构、医院、银行、基层医疗机构、药店等单位，接入终端数量多、分布广、难管理，给病毒传播提供了便利。

（二）网络范围不可控

医保网络与医院网络之间的通信专线并非租用裸光纤，大多是用运营商提供的专线。由于专线经过运营商机房的交换机等网络设备，再通过城域网连接医保网络，这就需要各地运营商提供的网络管理严谨、性能可靠，才能降低安全风险。

（三）核心服务器主机安全不可控

脱机方式下，放置在医保网络与医院网络之间的前置机，是医保中心与医院交互数据的桥梁，不但可以访问医保网络，而且能直接访问医院网络的所有服务器和计算机，这就给黑客利用该前置机作为跳板攻击医院网络，窃取、破坏数据提供了可能。

联机方式下，医保网络与医院网络直接连接，网络开放程度更大，医保网络由于其自身要求防护相对较为严密，但医院网络略有疏忽就会将网内全部设备暴露出来。

（四）信息采集不透明

医院 HIS 系统（如挂号、收费、医嘱、出院结算等系统）通过调用医保接口完成与医保系统的数据交互，以满足参保人全流程的诊疗活动。

医院经办医保业务的计算机均需要部署 DLL，以完成与医保系统的数据交换。这类 DLL 是医保经办机构提供的，却在医院系统中运行。如果这类 DLL 具有采集医院业务系统数据的能力，医院系统并没有办法知道这次采集过程是否由 DLL 完成。因此部署了 DLL 的计算机存在着采集数据不透明的可能性。

（五）信息传输不透明

脱机方式下，在医院的医保前置机上所部署的应用程序均由医保经办机构配发，数据以加密方式进行传输，因此进出医院系统的数据也存在着信息传输不透明的问题。

第二节　医院和医保系统联网安全建设要求与可行性

一、系统建设总体要求

医保系统的建设过程中已经采用了业务数据的加密技术，所以在医院系统和医保系统的数据传输过程中，数据的完整性已经有了相应的保障。因此在医院系统和医保系统联网安全建设中，主要考虑的安全问题是阻止来自医保系统的威胁和攻击，以及防止医院系统的敏感信息向医保系统泄露等安全问题。

（一）两个系统边界的隔离防护

实现边界安全隔离，隐藏医院系统的网络拓扑，禁止医保系统的客户端主动访问医院系统。

（二）严格的授权访问控制

医院通过强认证技术防止非授权的医院系统客户端访问院内医保前置机，避免木马和病毒以医保系统客户端为跳板，连接医保前置机从而达到泄露医院系统敏感信息的目的。医院也采用强认证技术防止非授权的医院系统客户端对外访问医保前置机。

（三）非法外联控制

防止木马程序以医院网络客户端为跳板，连接医保前置机，泄露医院网络内部重要数据。

（四）增强网络入侵防御能力

采用网络边界处和终端处的入侵防护技术，保护医院系统客户端在与医保前置机信息交互过程中不受恶意代码感染、驻留，不被远程主机连接和控制。

（五）加强访问行为的审计工作

严格审计所有安装医保 DLL 动态链接库的医院系统客户端，禁止医保系统访问医院 HIS 数据库的请求，对医保系统试图访问含重点人员信息的行为进行审计、阻断和报警。

二、系统建设技术可行性

医院系统和医保系统联网安全建设的技术可行性，可以通过隔离网闸、三因素身份认证、终端沙箱计数和动态库 DLL 监控来保证。

（一）安全性

隔离网闸采用双网络接口加开关机制。当医院系统通过隔离网闸和医保系统通信时，网闸首先将与医保系统相连接的网络接口断开，保证医院系统不暴露给医保系统；然后把医院系统的数据保存起来；接着网闸会再断开与医院系统的网口，并连接与医保系统的网口，将数据传送到医保系统。

从上面的交互过程，我们可以看到网闸在医院系统和医保系统之间扮演着一种类似“信息渡船”的作用。从系统安全性上看，隔离网闸采用三主机架构设计，含有不可编程的硬件电子开关，能够有效防止因操作系统等软件漏洞导致的安全风险，因此具有极高的安全性。隔离网闸是实现医院系统与医保系统安全联网的最优边界防护技术。

三因素身份认证，是指安全网关的客户端将用户名和口令送到安全网关，安全网关通过后会将授权的设备 IP 和 MAC、应用进程 ID 和 MD5 值发送给网关客户端，网关客户端接收后写入白名单列表，并监控该客户端上所有的网络连接。因此可以通过三因素身份认证确保只有已授权的用户在特定设备上的特定应用进程才可以访问医保前置机。

医院系统的医保客户端需要频繁与医保前置机通信，容易受到病毒感染。将医保客户端放在沙箱之中，沙箱能够对医保客户端 DLL 动态链接库进行监控，有效地发现病毒并制止其活动。

（二）产品标准化

隔离网闸作为网络隔离与信息交互类安全产品，已经建立了国家的相关产品标准，GB/T 20279—2006《信息安全技术　网络和终端设备隔离部件安全技术要求》和 BMB 16—2004《涉及国家秘密的信息系统安全隔离与信息交换产品技术要求》。

安全认证网关的产品标准是 GM/T 0026—2014《安全认证网关产品规范》。

（三）应用案例

以隔离网闸为核心的网络隔离与数据安全交互已成为网络边界防护的主流技术，并被各行业广泛采用，技术成熟。

国家保密局《电子政务保密管理指南》中明确指出涉密网络与其他未连接互联网的非涉密网络间采用隔离网闸实现网络安全隔离与边界防护。

公安部《公安信息通信网边界接入平台安全规范（试行）》中要求公安内网与企事业单位、党政军等外网连接时必须采用隔离网闸进行网络隔离和信息交互。

在国税金税三期（上网报税）建设中，以隔离网闸为核心实现税务内网与互联网之间的网络隔离与报税信息的实时摆渡交换。

卫生部 2010 年颁布《电子病历基本规范（试行）》，其中明确规定“基于电子病历医院信息平台各业务应用应当满足国家信息安全等级保护制度与标准”，在其“医院信息平台安全等级建议”中也强调采用隔离网闸技术实现医院业务网与第三方网络、医院业务网与办公网间的边界隔离防护。

第三节　医院系统和医保系统网络安全建设解决方案

一、总体思路

医院系统和医保系统联网安全建设的总体目标是保障业务系统稳定、可靠、高效地运行，具有良好的可扩充性、可管理性，满足未来业务系统扩充与资源部署变更的发展需要。

从医院系统与医保系统联网中的具体安全风险分析，我们可以看出医院系统面临主要的安全风险在于：医院系统与医保系统之间没有以医院系统为防护重点的安全策略，使得医院系统在遇到来自医保系统的攻击时束手无策。

因此医院系统与医保系统联网的核心策略是建立以医院系统为安全目标的数据交互规则，其作用包括：

（1）能够有效切断医保系统与医院系统之间的直接连接。

（2）能够识别和阻断所有医保前置机访问医院系统的操作并进行报警。

（3）运行医保客户端的终端上，只有医保客户端可以访问医院系统数据库和医保前置机，禁止非法应用程序访问医院 HIS 数据库和医保前置机，防止病毒、木马窃取医院网络数据。

（4）具备网络抗攻击能力，防止被黑客攻击，保证对医院系统网络传输的控制权。

（5）能够有效阻断病毒、木马入侵医院系统或远程控制医院系统终端。

（6）采用有效认证与访问控制机制，保证只有授权的医院网络终端能够访问医保前置机。

（7）监控两个系统之间的通信协议及内容控制，防止医院系统内部主机主动泄密。

二、网络安全解决方案

（一）安全的网络边界保护

边界安全设备在网络边界处对进出流量进行监控，可以在网络攻击还没有爆发前及时发现，从而达到最大限度地对医院系统的安全防护。

采用三主机结构的隔离网闸产品具有非常高的抗攻击能力，能够防备攻击者对安全设备本身的攻击。

隔离网闸所采用的三主机结构在医院系统和医保系统之间建立了缓冲区，由两台安全主机和一台不含操作系统的硬件开关设备构成，该硬件开关设备用直接内存读取的方式来访问两个安全主机上的数据，该硬件开关设备的读写权限不受外界的影响。所以来自医保系统的攻击者无法穿越硬件开关设备进入医院系统（因为硬件开关只进行文件级的数据摆渡，不接受任何指令），从而保证了医院系统的安全性。

（二）总体安全架构

医院系统和医保系统联网的安全解决方案的总体架构为“五控两防两隔离”。

1. 五控

五控的目标是实现医院系统和医保系统之间严格的访问控制。

第一，做到禁止医保系统对医院系统的任何直接访问。

第二，做到只有已授权的医保终端才能够访问医保系统的医保前置机。

第三，对医院系统的所有通信协议和传输内容进行监控，禁止未授权的端口通信。

第四，对医院系统内能够和医保前置机通信的医保终端进行 IP 地址、MAC 地址或进程的白名单控制。

第五，医保终端只能够连接医保前置机，不允许连接医院系统其他的机器。

2. 两防

第一个目标是防止来自医保系统的暴力攻击，做到在面对医保系统的各类暴力攻击时，能够有效保证医院系统的业务持续性。

第二个目标是防止医院系统主动泄密，做到防止医院系统内主机利用反弹木马、应用劫持、ARP 欺骗等方式绕过安全系统检查向医保系统泄露敏感信息的行为。

3. 两隔离

两隔离的主要目标是实现网络边界的安全防护，并实现对医保网络终端访问医院 HIS 数据库等违规访问行为的监控与拦截，即医保网络与医院网络安全隔离，做到断开医保网络与医院网络的 TCP/IP 连接，采用数据摆渡方式交换应用层数据，对外部网络隐藏医院网络结构。医保终端与医院 HIS 终端隔离，做到医保终端禁止访问医院 HIS 系统，实现对医保终端违规访问医院 HIS 数据库行为的监控和拦截，保护医院 HIS 中重点人员信息的安全。

总体安全架构的总体原则是分期分批，先做到核心的防护，再阶段性地完善整体的防御体系。第一步应该是实现医院系统和医保系统的边界隔离功能；第二步要做的是用户、设备和程序三因素的强认证；第三步可以对医保客户端的主机采用沙箱保护技术和动态库 DLL 监控技术。

（三）技术路线

采用“网闸 + 网关 + 终端安全系统”的解决方案，实现医院系统与医保系统之间的网络隔离与数据的摆渡交换。即在医院系统与医保前置机之间放置安全隔离与信息交换系统（网闸）和安全网关，并在需访问医保前置机的医保客户端终端上安装安全控制软件。网闸、网关与终端安全系统相结合且相互联动，构成动态的防御体系（见图14 －3）。

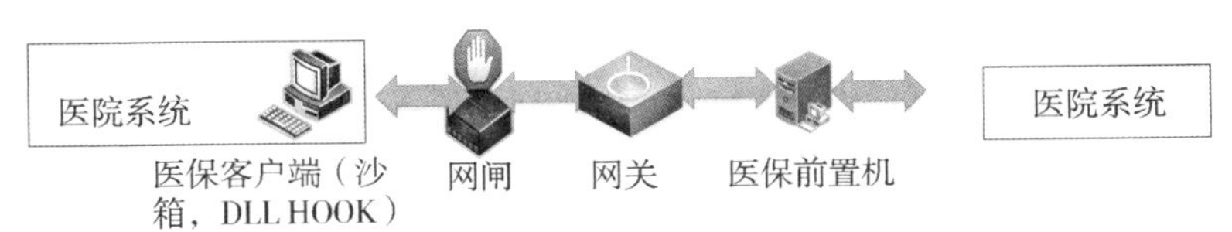

图 14 －3　医院系统与医保系统防御体系

1. 隔离网闸

网闸设备分别由内、外网处理单元与数据交换单元（专用隔离芯片）三部分组成（见图 14 －4）。内、外网处理单元是一台专用的网络安全计算机设备，分别连接内外网络。内、外网处理单元之间通过专用隔离芯片进行数据的摆渡传输，其过程类似 U 盘拷贝。当专用隔离芯片与内网联通时，和外网电路是断开的；当专用隔离芯片与外网联通时，和内网电路是断开的，并在确保网络隔离的前提下实现适度的数据交换。

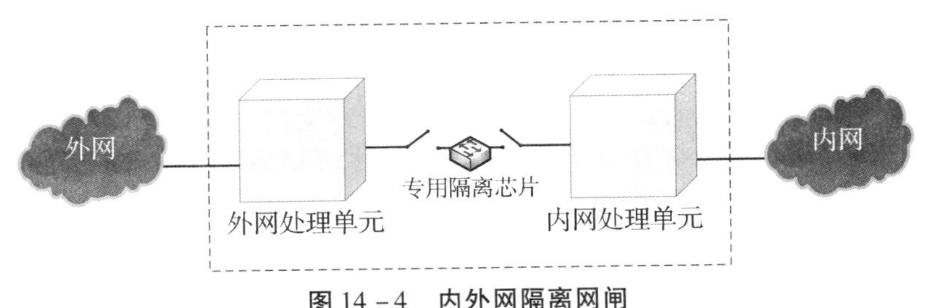

图 14 －4　内外网隔离网闸

在医院系统和医保系统联网的环境中，我们可以把网闸设置成桥接模式。当医院系统需要向医保系统发送文件时，专用隔离芯片将断开和外网处理单元连接，然后医院系统将文件保存在内网处理单元。之后专用隔离芯片断开和内网处理单元的连接，打开与外网处理单元的连接，并把文件传输到外网处理单元，并关闭和外网处理单元的连接。最后外网处理单元把文件传送给医保系统。

隔离网闸的配置建议为：2U 机架式，具备 4 个 100/1000M 以太网接口，1 个 Consol 控制口，1 个 HA 双机热备心跳口，内置 ASIC 芯片的千兆安全隔离交换板。

2. 基于安全网关的三因素身份认证

传统的认证授权方式是进行用户名/口令、PKI 数字证书等基于各种用户身份的认证机制，这些认证机制虽然具备较高的安全性，但只能识别操作者的合法性，对于操作者所使用主机硬件及应用程序的合法性不能进行鉴别。这就给木马等远程控制类程序提供了可乘之机。

采用安全网关的基于用户身份认证、主机硬件认证和应用程序认证的三位一体的多因素认证机制的强认证技术能够严格控制医院系统与医保系统之间的非授权访问（见图 14－5）。通过采用三因素认证，医院网络与医保网络的联网具备了全面的访问控制功能，包括：

（1）源目的地址访问控制。

（2）源目的 TCP 端口范围访问控制。

（3）TCP，UDP，IMCP 通信协议类型控制。

（4）访问时间控制。

（5）访问 IP/MAC 地址绑定控制。

（6）访问者用户名/口令或 USBkey 数字证书认证。

（7）单/双向通信（访问方向）。

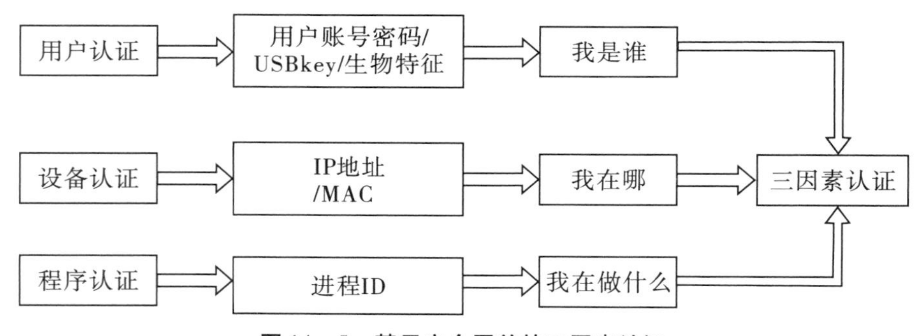

图 14－5　基于安全网关的三因素认证

对应用进程认证的方式是白名单方式。在医院医保联网环境中，访问的目的主机是医保前置机，访问的协议是数据库 SQL 或医保封装的访问接口，访问的程序是医院网络 HIS 客户端或医保客户端程序。因此只有在白名单已授权用户在已授权 IP 和 MAC 地址设备上已授权的进程，即明确合法的应用程序才可以进行网络通信。除此以外的任何程序，包括非病毒、木马但无须访问医保系统的程序，一律禁止与医保系统通信。

医保终端和医保前置机的通信主要集中在挂号、收费、住院等窗口，并且主要访问方向为医保终端到医保前置机，医保前置机主动访问医院网络的情况极少。因此管理员

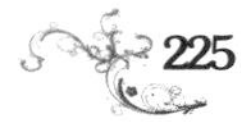

通过上述认证和访问控制规则能够严格控制医院网络与医保网络间的访问活动，禁止除医保前置机外的任何外网节点主动访问医院内网，禁止任何医保系统主机直接访问医院HIS等系统。同时也禁止医院系统主机向除医保前置机外的任何医保系统发起访问，同时也需要限制医院系统主机能够访问医保前置机的终端数量。

三因素应用进程认证流程如下：安全网关的客户端程序将用户输入的用户名口令送到安全网关进行认证，传输信道经过了加密保护。安全网关认证通过后会将授权的应用进程名和MD5值发送给网关客户端，网关客户端接收后写入白名单列表，并监控了该客户端上所有的网络连接。当连接的目的IP是医保前置机时，网关客户端将暂时控制该连接，并查询其对应的应用进程名，将其与白名单列表比对，计算应用进程的MD5值，并与白名单列表比对（见图14－6）。如果比对失败，则该连接被拒绝；如果成功，则允许其通过。对于没有经过网关认证的主机，网闸拒绝该主机对医保网络的所有连接。

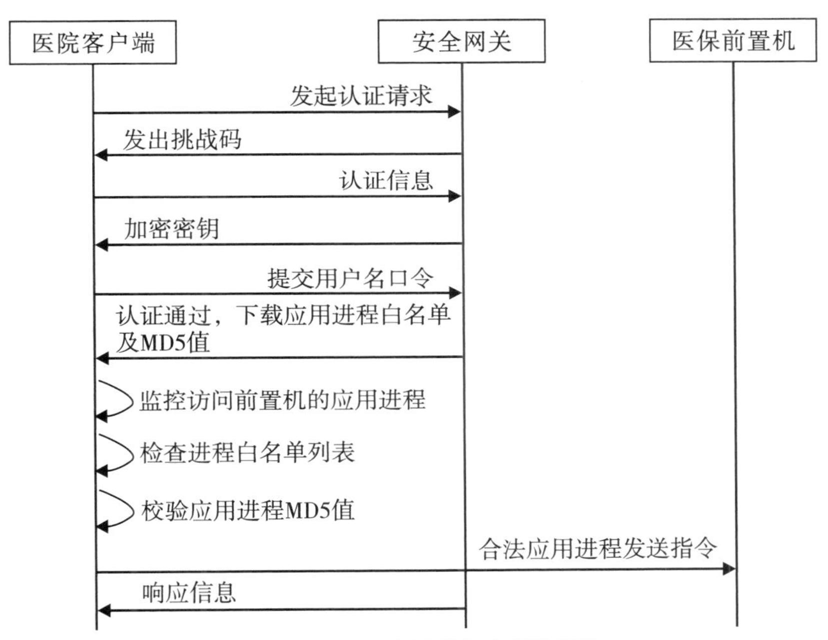

图14－6　TDI应用进程实现流程图

安全网关的硬件建议配置为：1U机架式，Intel Nehalem Quad Core E5530 80W 2.40GHz/5.8GT/8MB Cache，2x2GB DDR3－1066MHz，2.5in HS 146GB SAS，HS 675W PSU，ServeRAID－M5014 6Gbps PCI－E控制器256MB缓存/电池可选，2＊Giga Ethernet。

3．终端沙箱技术

医院系统的医保客户端需要频繁与医保前置机通信，容易受到病毒感染。病毒感染的途径主要是通过服务程序、客户端程序漏洞获取系统权限和植入木马。

将医保客户端放在沙箱之中，沙箱能够对医保客户端DLL动态链接库进行监控，能够有效地发现病毒并对客户端的文件系统与注册表访问的行为进行限制和监控（见图14－7）。以往较为频繁出现的利用协议、软件编程边界检查漏洞展开的医院网络攻击问题也将真正得以解决。

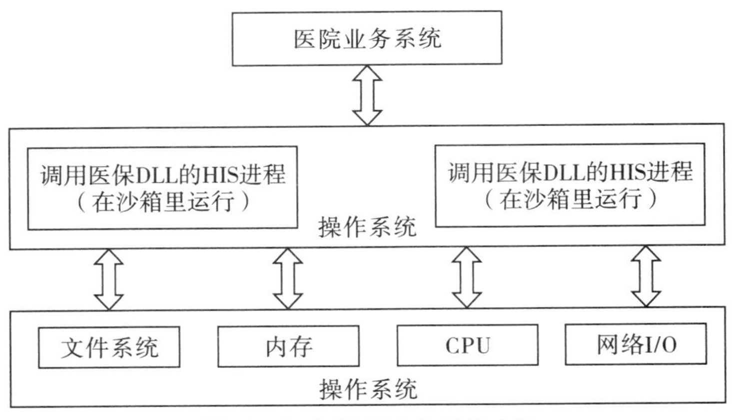

图 14-7 医保 DLL 沙箱技术图

具体实现方式是在沙箱模块中运行医保客户端程序，从而达到监控医保客户端程序访问主机文件系统、注册表，同时检查其是否受到病毒感染。

终端沙箱建议配置包括应用进程认证、DLL 行为监控、身份认证、HIS 客户端保护、系统文件保护等功能。

4. 动态库 DLL 监控

医保 DLL 动态链接库之所以监控困难，主要是由于该链接库在 HIS 医保客户端的进程中工作，这也是传统防火墙、交换机 802.1x 认证无法对其访问进行控制的原因。在沙箱系统内，通过使用 HOOK 技术，这一典型的 Windows 内核恶意代码分析与检测技术就能够实现高质量的 DLL 加载、运行操作、网络访问监控，以往可能因恶意入侵造成的随意侵入其他医院网络主机的情况也将根本性杜绝，医院网络与外部网络信息安全交互将得以更高质量的实现。

在沙箱中的医保客户端采用 HOOK 技术，对医保 DLL 动态链接库进行跟踪监控，全面记录医保 DLL 动态链接库访问医保前置机的全部操作请求，并对其试图访问医院系统的行为进行监控和阻断，准确掌握医保 DLL 动态链接库在医院系统内的通信和数据库访问行为（见图 14-8）。

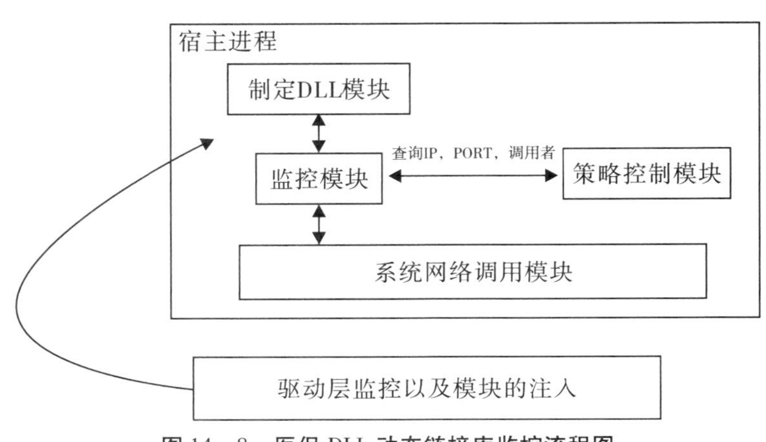

图 14-8 医保 DLL 动态链接库监控流程图

三、方案优势

（一）分层次的安全防御体系

本方案采用了客户端终端安全、安全网关和隔离网闸结合的配置方式，实现了多层次的防御体系，且所有安全功能相互关联，形成联动，有效地实现了不同安全功能的协同，构成了一个防御整体，能够实现医院系统制定的“五控两防两隔离”的安全防护目标。

（二）医保 DLL 风险控制

医保 DLL 在医保系统中是非常重要的安全隐患。

首先，医保 DLL 动态链接库是运行在医院的终端上，能够访问医保系统，甚至也能访问医院系统，因此医保 DLL 动态链接库的安全与否关系到医保系统和医院系统的安全。

其次，医保 DLL 与医保系统采用私有的协议进行通信，因此对于安全设备来说，医保 DLL 就像一个黑盒子，无法对通信内容进行监控，也就无法避免敏感信息的泄露。

最严重的是医保 DLL 不能作为进程独立运行，容易被黑客劫持，成为黑客的远程控制目标。

HOOK 是 Windows 的一种消息处理机制，应用程序可以在上面设置子程序，以监视指定窗口的某种消息，而且所监视的窗口可以是其他进程所创建的。钩子机制允许应用程序截获处理 Windows 消息或特定事件。当与指定的 HOOK 类型关联的消息发生时，系统就把这个消息传递到 HOOK 子程序。一些 HOOK 子程序可以只监视消息，或者修改消息，或者停止消息的前进。

通过采用 HOOK 技术，可以对医保 DLL 动态链接库进行监控，全面记录医保 DLL 动态链接库访问医保前置机的全部操作请求，并对其试图访问医院系统的行为进行监控和阻断，以达到降低 DLL 风险的目的。

（三）采用白名单杜绝木马病毒活动

目前主要的安全设备，包括防病毒网关和入侵检测设备等都是用黑名单的方式来防范病毒和攻击行为的。采用黑名单的方式最大的问题是要及时更新病毒特征，而且无法杜绝漏报和误报。

对于医院系统和医保系统联网的业务场景，医保客户端上的业务相关进程可以访问医院系统和医保系统，而医保客户端上的其他进程一定不可以访问医院系统和医保系统，且医院系统的其他进程和医保前置机的进程一定不可互相访问。对于这种业务场景，使用白名单方式完全满足业务的需要。同时，白名单的工作机制是只允许合法的访问通过，从而避免了漏报、误报的问题，能有效防御包括未知的病毒和木马等安全风险。本方案通过隔离网闸、安全网关和终端安全系统上的一系列白名单安全机制，实现了严格的访问控制，有效地限制了病毒、DoS 等攻击行为的传播。

第四节　设备运行与管理

一、设备安全运维与管理

整套安全系统的运行需要建立完善的安全运维管理制度，本方案针对医院网络与医保网络间信息交互业务的特点，建立了安全运维管理制度，具体条例包括：

（一）设备日常维护

定期对隔离网闸和安全网关设备运行状况进行检查，包括设备 CPU、内存、接口等运行状态检查，设备磁盘空间检查，并检查终端安全系统进程运行状态是否正常。

（二）设备安全审计

定期对隔离网闸和安全网关设备上的告警日志进行检查，核查是否出现违规事件。

（三）设备安全维护

定期检查隔离网闸和安全网关设备上的安全配置，核对是否进行过修改，修改是否有备案记录。定期对隔离网闸、安全网关设备的管理密码进行修改，使用强口令。设备日常维护巡查表如表 14－1 所示。

表 14－1　设备日常维护巡查表

<table>
<tr><th>检查类别</th><th>检查对象</th><th>检查内容</th><th>检查结果</th><th>备注</th></tr>
<tr><td rowspan="9">设备日常维护</td><td rowspan="4">隔离网闸</td><td>CPU</td><td></td><td></td></tr>
<tr><td>内存</td><td></td><td></td></tr>
<tr><td>接口</td><td></td><td></td></tr>
<tr><td>磁盘空间</td><td></td><td></td></tr>
<tr><td rowspan="4">安全网关</td><td>CPU</td><td></td><td></td></tr>
<tr><td>内存</td><td></td><td></td></tr>
<tr><td>接口</td><td></td><td></td></tr>
<tr><td>磁盘空间</td><td></td><td></td></tr>
<tr><td>医保客户端</td><td>进程运行状态</td><td></td><td></td></tr>
<tr><td rowspan="2">安全审计</td><td>隔离网闸</td><td>告警日志</td><td></td><td></td></tr>
<tr><td>安全网关</td><td>告警日志</td><td></td><td></td></tr>
<tr><td rowspan="6">安全维护</td><td rowspan="3">隔离网闸</td><td>配置参数是否修改</td><td></td><td></td></tr>
<tr><td>配置参数修改是否备案</td><td></td><td></td></tr>
<tr><td>管理密码是否定期修改</td><td></td><td></td></tr>
<tr><td rowspan="3">安全网关</td><td>配置参数是否修改</td><td></td><td></td></tr>
<tr><td>配置参数修改是否备案</td><td></td><td></td></tr>
<tr><td>管理密码是否定期修改</td><td></td><td></td></tr>
</table>

二、告警与应急处理

当出现终端安全系统进程终止、网闸设备故障、安全网关发现严重告警事件时，应进行应急处理，具体应急处理步骤如下：

第一步：登录隔离网闸管理界面，检查隔离网闸的配置、运行状态、系统日志和告警日志。如果发现配置出现错误，则恢复到默认的配置；如果发现隔离网闸的运行状态或者系统日志异常，则关闭隔离网闸，断开医院系统和医保系统的联网，并通知厂家维修。

第二步：登录安全网关管理界面，检查安全网关的配置、运行状态、系统日志和告警日志。如果发现配置出现错误，则恢复到默认的配置选项；如果发现运行状态或者系统日志异常，则关闭安全网关，断开医院系统和医保系统的连接，并通知厂家维修。

第三步：登录医保客户端，检查终端安全系统是否运行正常。如果运行不正常，重启系统，重启后仍运行不正常，则登录安全网关注销该终端，并通知厂家检查。

（本章作者：高铁、王华铎）

参考文献

［1］刘志宏，赵智涛，杨新．网络环境下院校计算机应用中的安全问题及对策［J］．中国医学教育技术，2004，18（2）：113－115.

［2］曾凡，于鸿飞，黄昊．医院与医保联网存在的安全风险和解决方案［J］．重庆医学，2011，40（35）：3562－3564.

［3］柳明．医院信息系统安全策略探讨［J］．医疗卫生装备，2011，32（3）：47－51.

［4］吴北江，王洋．“军字一号”工程与地方医疗保险的对接［J］．解放军医院管理杂志，2000，s7（6）：429.

第十五章　移动互联网信息安全管理

本章导读：

移动互联网应用已渗透到医疗业务流程的诸多环节，在给临床医护人员和患者带来便利的同时，也让医院网络信息安全面临更大的挑战。本章针对移动互联网医疗应用模式的特点，进行安全风险及安全管理需求分析，提出了移动互联网医疗信息安全体系建设的原则及总体架构，并阐述了相关关键技术，以及举例描述移动端个人应用场景及互联网医院移动服务应用场景。

第一节　移动互联网医疗安全风险及安全管理需求

一、移动互联网医疗应用模式的特点

随着互联网技术的发展，移动互联网已深入社会生活的各个领域，截至 2016 年 12 月，我国移动智能终端规模已达 13.7 亿台，根据国家统计局数据，2016 年中国大陆总人口为 13.83 亿，人均约一台智能终端设备。艾媒咨询数据显示，我国移动医疗健康市场用户规模数量持续增长，2016 年第四季度接近 3 亿，与 2015 年相比增长 16%，体现了居民对于移动互联网医疗应用的强烈需求。为了响应国家改善医疗服务的相关要求，近年来全国各医疗机构积极利用移动互联网技术优势，逐步将线下医疗服务迁移到移动端，使医疗服务更加便捷、可及。围绕移动医疗服务创新的应用模式层出不穷，展现了巨大的应用潜力。但移动医疗带来便捷的同时，其自身特性也对信息安全提出了更高的要求，在移动医疗应用让更多信息开放共享的同时，网络及信息安全也迎来了更大的挑战。移动医疗应用模式表现为以下特点：

（一）边界模糊化

互联网环境下，医疗机构开展移动医疗建设，向临床提供的移动医疗如移动查房、移动护理等，基本可在医疗内网下实现运行。但随着面向患者的移动医疗应用的逐步深化，原来“严防死守”医院“院墙内”的应用，已跨出内网的边界，与外部应用实现服务交互，呈现出内外部应用边界模糊化的特点。

（二）开放互连化

移动互联网医疗应用存在跨地域、跨网络、跨平台的特点，移动互联网医疗应用多数采取在现有信息化建设框架上，延伸增加移动端创新应用，内外部开展开放互连。为了实现线上线下流程一体化应用，外部数据与内部数据之间难免交互，虽设置了各类安全措施，但整体趋势上，已体现了其开放互连的特点。

（三）连接终端不可固化

接入移动互联网医疗应用的患者服务端，其移动端设备硬件多样，操作系统环境多样，接入的数量浮动大，并发数不可控，且对此部分终端设备可管控性不足。

（四）用户身份确认难度增大

移动互联网医疗应用，对于用户身份的确认更加有难度，使用移动设备的人员不固

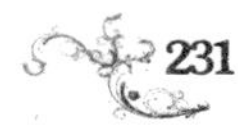

定是最大的难题，因移动终端设备遗失导致的应用信息泄露的事件常有发生。

二、移动互联网医疗信息安全风险及需求分析

（一）风险分析

移动互联网医疗借助移动互联网这个强大的资源共享方式以及云计算、大数据、移动网络通信等技术，从模式和能力上对传统医疗业务进行补充。基于第一节所述移动互联网医疗的特性，移动互联网医疗存在以下风险：

1. 移动终端环境的安全风险

移动终端主要以智能手机应用为主，iOS 是一个较封闭的操作系统，目前针对 iOS 的恶意软件数量比针对 Android 系统的明显较少。而 Android 系统是一个半开源的操作系统，任何人都可以看到其内部操作系统的核心代码，第三方终端厂商可调用操作系统底层的服务，定制成有别于标准系统的各类应用。半开源系统模式一方面方便了集成开发，实现了快速的应用发布和推广；另一方面，系统碎片化与更新过期等问题也让系统漏洞增加，加大了安全风险。

2. 互联网环境下的数据传输安全风险

互联网具有开放性的特点，对于移动互联网医疗应用的公众服务端，必然要以互联网接入方式提供应用。在这种网络环境下，数据传输本身并没有得到网络层面的加固，恶意行为的数据抓包等操作很容易获取相关的数据包，因此在传输层面，移动互联网医疗应用已存在较大的安全风险。

3. 数据开放共享，存在隐私泄露风险

在互联网环境下提供服务所需的数据有两种方式，一种方式为移动端系统与公有云端或私有云端的应用服务器进行数据交互，此方式下移动端数据传输如果未采取加密，若存在恶意抓取数据包的行为，很容易获取数据内容；另一种方式是云端应用服务器与医疗内网下的核心业务交互，如果未做专线连接，此过程也将成为数据共享的风险环节。数据未加密的情况下，任何恶意抓取数据的行为，都将对隐私带来极大挑战。

4. 身份认证机制不健全，带来身份冒用风险

身份认证包括两个层面，一方面是对移动互联网医疗应用级别的用户进行身份认证，目前多数以静态密码、动态密码等方式校验；另一方面是对数据的授权访问层面的身份认证。两者在移动互联网医疗应用上都存在机制不健全的问题，身份冒用带来的风险是无法有效确认行为人身份，数据操作审计无法正确执行。恶意用户以其他用户身份登录系统，访问被仿冒用户有权访问的信息，或以被仿冒用户身份进行操作，都会导致信息泄露甚至用户经济损失。

（二）需求分析

本质上，移动互联网医疗的信息安全所需要的信息安全保障并没有改变，主要是对于数据，特别是涉及医疗健康的数据以及个人隐私，要从传输、处理、共享、存储各方面确保其安全，保障数据无法被篡改、基于数据的行为可审计、行为不可抵赖。因此移动互联网医疗信息安全的需求，主要包括以下方面：①移动安全互联需求；②数据完整性和防篡改需求；③安全访问控制需求；④有效身份认证需求；⑤核心医疗数据隔离需求。

第二节　移动互联网医疗安全体系建设的整体思路

一、设计原则

无论是传统医疗内网还是移动互联网环境下的网络信息安全建设，都需要解决安全性与便捷性平衡的问题，尤其是在移动互联网应用“用户体验至上”的理念下，此问题也更加突出。为了兼顾这两方面要求，移动互联网医疗安全体系建设应坚持以下原则。

（一）“有所为有所不为”原则

互联网时代，应用的入口被分散，流量式的建设方式吸引了越来越多的用户使用移动互联网医疗相关应用。例如多数医疗机构既打造自身主导的移动掌上医院，又同时兼顾整合其他第三方互联网企业引流、新媒体资源接入的方式，这样的方式让接入渠道百花齐放，并不是坏事，但一定要坚持“主心骨”。外围接入的移动应用是入口，中心端的核心医疗数据不能脱离医疗机构的管控和所有；移动互联网医疗端应用与医疗机构端核心应用分工不同，变化的是接入渠道，不变的是核心数据的运行管理体系，要把控底线。

（二）责任边界隔离原则

通过技术手段，对医疗机构内部数据共享、服务开放的边界进行量化，即明确外部互联网应用不能与内网核心业务数据库直连，必须经由位于 DMZ 区的隔离服务器进行间接交互，且隔离服务器纳入院内安全策略，对开放的端口、防杀毒环境、漏洞补丁、日志审计等实行统一管理。互联网端则对从隔离服务器端出去的数据做好安全保障，清晰责任边界，同时对于开展移动互联网医疗应用的第三方，以授权白名单的方式接入，并制定信息安全保密责任制度，从管理机制上加以管控。

（三）最小化用户体验干扰原则

移动互联网医疗信息安全建设，主要措施是借助信息技术手段实现安全加固。在用户端，应尽量减少对用户体验的干扰，但对于用户身份校验，可通过人脸识别这种便捷易用的方式实现用户的自主参与。其他信息安全保障措施，则多数以嵌入后台运行及后端数据加密的方式处理。

二、总体架构

移动互联网医疗信息安全体系从以下几个方面做规划：将信息安全的支撑作为服务资源，作为信息安全的底层支撑，将安全服务抽象出移动互联网无证书签名服务、传输安全服务、密码加密服务、安全二维码服务及追溯管理服务；在医疗业务层，应包括医疗机构的核心业务系统所开放许可的外网服务以及相关数据资源；在安全隔离层，应有防火墙、端到端的 IPSEC 加密、数据链路加密、隔离前置服务器、安全网闸等设备；在应用端，主要面向公众、移动医疗的医护外网应用以及移动管理端应用提供安全支撑服务。

以上述架构作为引导，主要目的是阐述移动互联网医疗信息安全的各个层次，以安全服务来规划安全技术措施，让安全服务成为常态化的保障，而非仅仅一堆零散部署的设备，如图 15－1 所示。

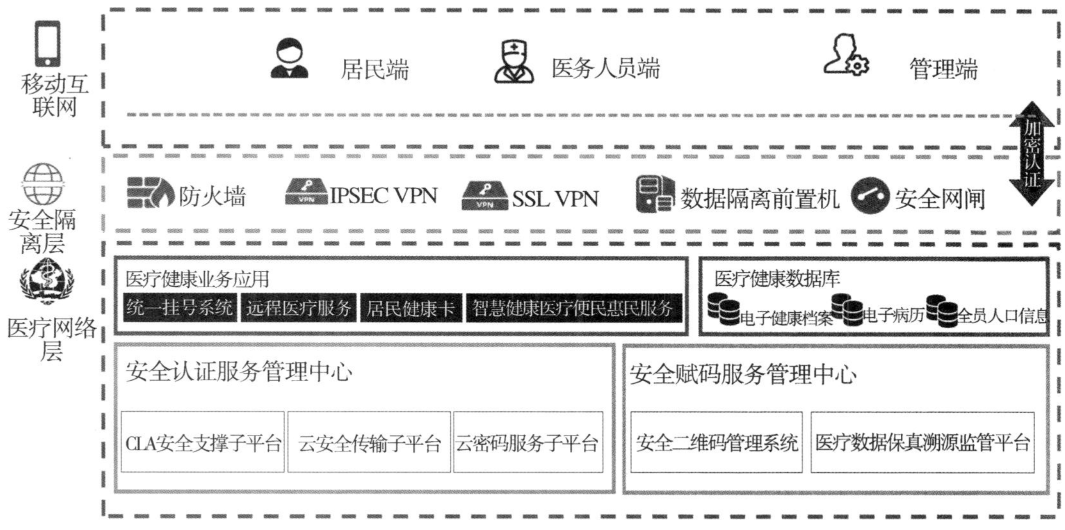

图 15－1　移动互联网医疗安全总体架构示例图

第三节　移动互联网医疗安全体系建设的关键技术

移动互联网医疗安全体系建设，以上述总体架构示例解决方案为例，其使用的关键技术主要包括以下几类：

一、无证书密钥技术

CLA 无证书密钥管理及认证系统借鉴 PKI/CA 证书认证系统的成熟技术，采用与之类似的系统架构，实现对用户密钥的有效管理。密钥管理子系统（KGS）负责密钥的管理，标识服务子系统（KSS）负责用户公钥标识的管理，密钥标识注册子系统（KRS）负责用户注册管理，密钥标识发布子系统（KDS）负责发布用户公钥标识和密钥状态，四个部分的结合构成了一个完整的安全服务体系。

CLA 无证书密钥管理及认证系统生成的密钥符合国家 SM2 标准算法，不需要设计新的密码芯片，可以使用现有的密码产品和设备，包括 SM2 签名算法、加密算法和密钥协商算法。所有密码运算（加密、解密、签名、验签等）均在密码设备内高速实现，保证系统绝对安全。

二、IPsec 技术

IPsec（IP Security）是 IETF 制定的三层隧道加密协议，它为 Internet 上传输的数据提供了高质量的、可互操作的、基于密码学的安全保证。特定的通信方之间在 IP 层通过加密与数据源认证等方式，提供了以下安全服务：

（1）数据机密性（Data Confidentiality）：IPsec 发送方在通过网络传输包前对数据包进行加密。

（2）数据完整性（Data Integrity）：IPsec 接收方对发送方发送来的数据包进行认证，以确保数据在传输过程中没有被篡改。

（3）数据来源认证（Data Authentication）：IPsec 在接收端认证发送 IPsec 报文的发送端是否合法。

（4）防重放（Anti - Replay）：IPsec 接收方检测并拒绝接收过时或重复的报文。

三、SSL VPN 技术

SSL 全名叫 Secure Session Layer（安全会话层），其最初是给 HTTP 加密使用的安全套件，使用 SSL 的 HTTP，也就变成了 HTTPS，端口也从 HTTP 的 80 变成了 443。

SSL VPN 的技术主要应用于互联网环境下终端应用的安全接入，特别是针对移动应用：

（1）移动端用户输入使用者的身份信息，身份信息可以是用户名、数字证书、静态口令、动态口令的组合，确保身份不泄露、不假冒。

（2）选择服务种类，其中 WEB 代理是最为简单的应用，也是控制粒度最细的 SSL VPN 应用，可以精确地控制每个链接。

（3）端口映射是粒度仅次于 WEB 代理的应用，它通过 TCP 端口映射的方式（原理上类似于 NAT 内部服务器应用），为使用者提供远程接入 TCP 的服务，它需要专门的、与服务器配套的 SSL VPN 客户端程序帮忙。

（4）IP 连接是 SSL VPN 中粒度最粗的服务，但也是使用最广泛的。它实现了类似于 L2TP 的特性，所有客户端都可以从服务器获得一个 VPN 地址，然后直接访问内部服务器，它需要专门的 SSL VPN 客户端程序帮忙。

（5）SSL VPN 由于处在 TCP 层，可以进行丰富的业务控制，如行为审计，可以记录每位用户的所有操作，为更好地管理 VPN 提供了有效统计数据。

（6）当使用者退出 SSL VPN 登录页面时，所有上述安全会话会通通释放。

以上六个步骤可以划分为三个阶段：阶段一是连接与验证，阶段二是 VPN 应用，阶段三是审计与退出。

四、数据隔离前置机技术

数据隔离前置机是实现内外部风险隔离的有效屏障，其部署在内外网的 DMZ 隔离区内，如图 15 - 2 所示。

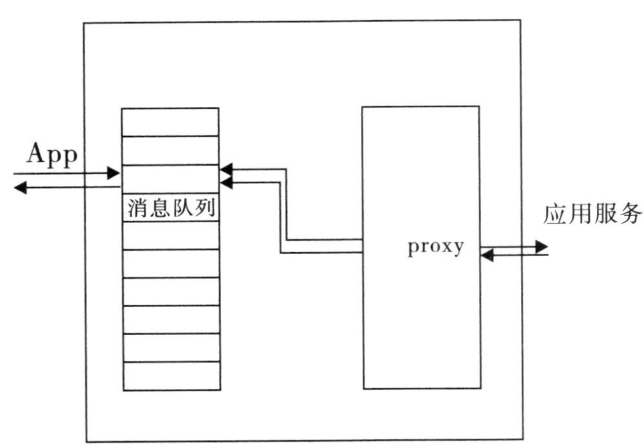

图 15 - 2　网络前置机结构原理图

当 App 提出访问服务器请求时，在前置机中先缓冲于对外消息队列中，并产生一个通知消息，通知对内的 proxy 有数据到达，由 proxy 主动读取消息队列中的请求消息，并根据策略进行过滤后转发给应用服务。应用服务将返回数据交还给 proxy，proxy 再将数据回填至对应的缓冲中，由消息队列控制程序发送回应用 App。

前置机中的 proxy 主动访问消息队列，其接受和返还数据都由 proxy 完成，App 的数据与应用服务隔离。应用服务与用户之间不存在主动访问，因而杜绝了外网对服务器的直接攻击。

第四节　典型应用场景的安全机制实现

一、移动端个人登录身份认证

移动端个人登录场景如图 15－3 所示。

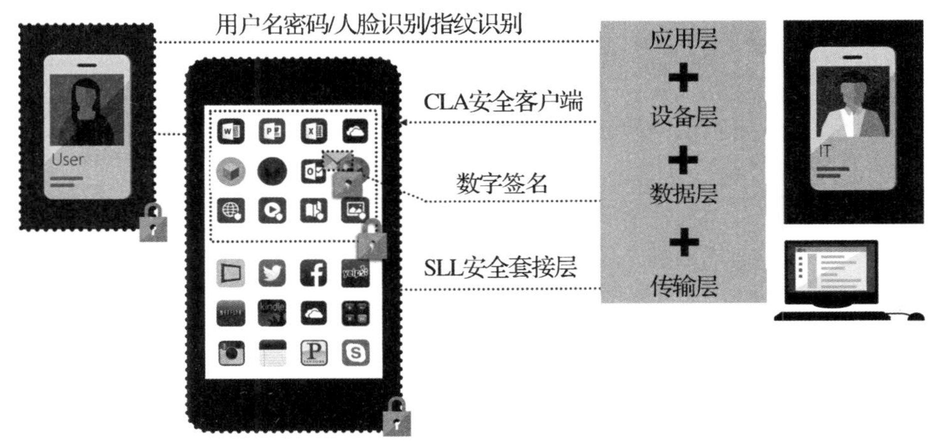

图 15－3　**移动端个人登录场景**

移动端个人登录流程如下：

(1) 用户通过操作智能手机，启动 App。

(2) 通过输入用户名密码，或者以人脸识别、指纹识别登录 App。

(3) App 通过调用 CLA 提供的 SDK（或 CLA 移动端无界面服务）对该手机进行身份认证。

(4) 在 App 内进行的任何网络传输，均通过调用 SSL 安全套接层进行加密传输。

(5) 在 App 内提交的任何具有可作为法律依据的数据，均需通过调用 CLA 提供的 SDK（或 CLA 移动端无界面服务），对数据进行数字签名。

(6) 在 App 内接收的任何具有 CLA 数字签名的数据，均需通过调用 CLA 提供的 SDK（或 CLA 移动端无界面服务），对数据进行验签。

二、互联网医院移动服务

互联网医院移动服务场景如图 15－4 所示。

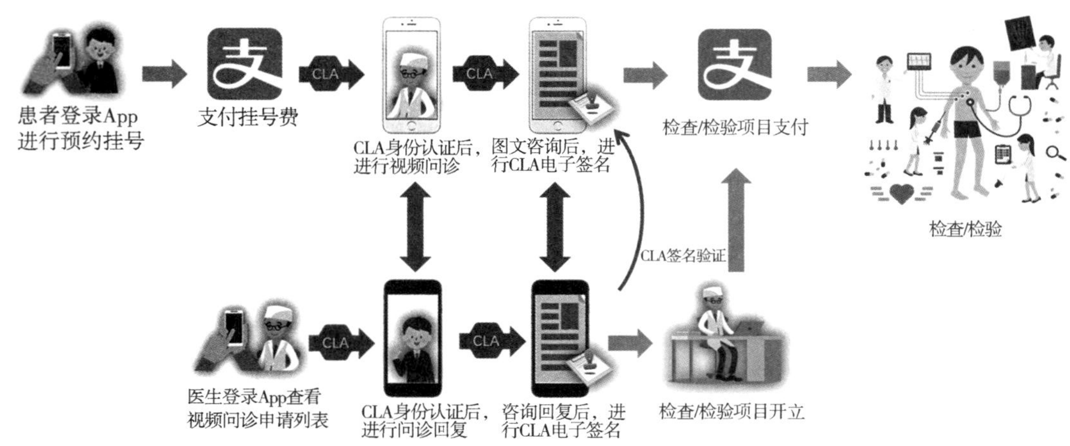

图 15－4　互联网医院移动服务场景

互联网医院移动服务情况如下：

（1）患者登录 App 患者端进行预约挂号，并支付挂号费。

（2）医生登录 App 医生端查看视频问诊申请列表。

（3）医生与患者均通过 CLA 强身份认证后，双方才能进行视频问诊，以及问诊回复。

（4）患者在问诊后可以进行图文咨询，患者编辑好咨询内容后，通过 CLA 进行电子签名。

（5）医生在收到咨询内容后，需要先对患者的签名进行验证，通过验证后可对咨询进行回复，并用自己的身份对回复内容进行 CLA 电子签名。

（6）医生根据问诊和咨询的内容进行检查/检验项目的开立，患者进行检查/检验项目的支付，并执行，完成后续医疗流程。

移动互联网渗透医疗应用是必然趋势，在信息高度开放共享的互联网时代，医疗信息更加需要做好安全防护，从通信安全、数据加密及签名认证等方面，实现信息安全加固。基于国密算法达到更高级别的安全防护，是一套必要且可行的方法。

（本章作者：左秀然）

第十六章　医院非结构化数据的安全管理

本章导读：

医疗机构有超过80%的数据都是非结构化数据，面对日益严重的数据安全问题，医疗机构已经成了公民隐私信息泄露和丢失的重灾区。医疗信息安全关乎民生根本，本章从医院当前非结构化数据的软硬件现状开始分析，重点阐述应用私有云盘、人工智能技术以及区块链技术进行非结构化数据安全管理的方式和方法。

第一节　医院信息数据背景概述

近年来，随着国家卫计委《医疗健康信息医院信息互联互通标准化成熟度测评》及《电子病历系统功能应用水平分级评价方法及标准》的推广，医院信息化建设逐渐进入高速稳健的发展。应用深入造成信息数据量成倍增长，给数据安全带来极大的挑战。

医院信息数据主要分为三类：结构化数据、半结构化数据和非结构化数据。结构化数据指保存在医院各种系统的数据库中，可以用二维逻辑表来表示的数据。半结构化数据一般是自描述的，数据的结构和内容混在一起，比如XML文件。非结构化数据指结构不固定，不能用二维逻辑表来表示的数据，即医院常用的办公文档、规章制度、图片、多媒体音视频等。

当前，医院非结构化数据的增长速度要远高于结构化和半结构化数据，据美国分析机构Gartner的一项数据显示，企事业单位中的非结构化数据已经超过了80%，而且这个数字每年还在递增。随着人工智能的不断发展，占医院数据量绝大多数的非结构化数据将是一个有待挖掘的金矿。

以电子病历系统为例，其数据库中同时存储着结构化与非结构化两种数据。结构化数据，主要包括患者的基本信息，如姓名、性别、出生日期、地址、身份证号等，以及需要做数据统计分析的诊疗信息，是可以有固定值域选项的内容。非结构化数据，主要包括患者主诉、入院记录、日常病程记录、上级医师查询记录、请会诊记录、出院小结等。非结构化电子病历数据因为是描述患者真实情况的自然语言，往往更具实际意义。此外，当电子病历归档之后，将全部转为非结构化的版式文档。与此同时，过去的纸质病案将通过扫描或拍照形成文件与电子病历，归档后的版式文档作为医院最完整的病案可长期保存。

但快速膨胀的非结构化数据给医院带来了两大难题，第一个是存储问题，第二个是管理问题。

第二节　医院非结构化数据现状及面临的挑战

一、医院常见非结构化数据管理现状

通常情况下，医院中的非结构化数据主要有以下几种：流媒体数据、PACS影像数

据、OA 电子数据，如管理制度、采购合同、规划、人事档案、科研档案等；版式文档，如归档后的电子病例、纸质档案及财务原始凭证电子化等。

（一）流媒体数据

医院中的流媒体数据主要包括监控数据和诊疗过程中的各种音视频数据。

监控数据指医院中的监控系统（如监控摄像头等硬件设备）所采集的音视频数据。医院的监控软硬件方案一般由专业厂商提供，但由于系统独立于医院 IT 系统之外，可管理性较差。举例来说，在医院中由于监控服务器硬盘损坏，导致监控数据丢失的情况时有发生。此外，作为医患纠纷中的重要辅助证据，监控系统的使用存在徇私舞弊、恶意删除数据等诸多问题。

医疗流媒体数据不仅关于患者隐私，更是医院宝贵的数据资产。诊疗过程中的各种音视频数据，指医生在诊断、治疗患者的过程所采集的动态数据，如 DSA（Digital Subtraction Angiography，数字减影血管造影），各种窥镜在诊疗过程中录制的影像，超声动态影像等，都属于医疗流媒体数据。这些数据一般存储在各自独立的应用系统中或独立的电脑中，在通常情况下医生拿到的是系统分析出来的书面报告和部分影像截图，诊疗过程中的数据本身是不需要拿出来的。

但随着日积月累，这些数据或被直接删除（很多系统设置，超过 7 天或 30 天不等的数据，会被系统自动删除以腾出硬盘空间），让医院数据资产白白流失；或被导出系统另外保存，而这个恰恰就是管理的难点所在，数据被导出后，大部分医院没有专门的存储系统保存它们。在很多医院的日常 IT 运维工作中，这些数据被直接放到服务器或者移动硬盘中，任何人都可以将其拷贝拿走，损坏了也没人知晓。此外，如手术示教这样的宝贵数据，通常都会被刻成光盘或放入其他存储介质保存，但对这些存储介质的保护和管理都不到位，丢失和损坏的情况时有发生。

（二）PACS 影像数据

PACS 的全称是 Picture Archiving and Communication Systems，即影像归档和通信系统。在 PACS 系统中保存的数据以 DICOM（Digital Imaging Communication in Medicine）文件、高清图片和视频为主，其数据的存储通常是以文件或文件夹的形式保存在工作电脑或 PACS 系统中。

从 PACS 系统采集到的影像文件，医生会在一套兼容 DICOM 传输协议的浏览器上进行查阅。作为目前医疗行业广泛遵循的一个国际标准，DICOM 极大简化了医学影像信息交换的实现，DICOM 文件除了包含患者的影像外，还包含了患者的姓名、年龄、检查内容等隐私。

目前 PACS 系统基本运行在相对安全的内网环境中，但随着远程医疗的不断发展，将 DICOM 文件放到公网容易受到黑客攻击，从而导致患者隐私的泄露。随着云计算技术的不断发展，很多厂商都推出了自己的“云 PACS 系统”。这些“云 PACS 系统”虽然在性价比方面非常有优势，而且加固了 DICOM 的技术安全性，但这些系统把数据放到了公网云端，即数据存放在第三方，这很难从根本上保证这些数据可以得到一个妥善的对待，更无法杜绝未经授权情况下发生数据被分析及被贩卖。

（三）OA 电子数据

OA 电子数据是医院非结构化数据中一个很重要的类型，在医院中涉及用电脑生产文件的场景非常多，例如用 WORD、EXCEL、PPT、WPS 等格式进行编写的文件（管理制度、采购合同、发展规划、人事档案、科研档案等），都是医院的 OA 电子数据。通常情况下，医院保存这些数据的地方有两个，一个是保存在 OA 系统中，另一个是保存在工作人员的电脑中。

一方面，保存在 OA 系统中的文件因为系统优化程度的不同，大多数情况下是得不到高效处理的。我们经常会看到，一些医院 OA 系统在使用一段时间后会变得非常慢，里面所保存的文件也变得混乱，难以管理。另一方面，保存在医院工作人员电脑中的文件，是缺乏有效监管的，它们不但可以被人随意拷贝，而且会出现信息数据版本不一致的情况。并且，医院电脑经常会因为各种原因删除数据或重装系统，很多有价值的文件、数据都在这个过程中丢失了。

（四）版式文档

版式文档通常指最终生成的版面效果固定、不跑版，在使用过程中不因软硬件环境、操作者的变化而变化，在版式、版面、字体、字号等方面与纸质文件保持完全一致的、不易篡改的电子文档格式。如纸质档案电子扫描件、带数字签名的电子文件等，都是版式文档。

医院中常见的版式文档包括各种纸质档案，如财务原始凭证扫描件、归档后的电子病案等。版式文档在医院中的应用是非常广泛的，首先，它可以用于医院的业务需要，包括诊断调阅、科研教学、稽查审计等；其次，在医患纠纷发生时，版式文档是一种很重要的司法证据；最后，它是很珍贵的历史文物，通过调阅旧时档案，可以了解医院发展历程或疾病发展历史。

当前，医院对于版式文档的重视程度还不够。医院通常都会开辟专门的档案室用于存放各种纸质档案，但随着时间的积累，所需的物理空间会越来越大，这对医院来说是一个很重的负担。此外，由于保存条件的千差万别，纸质文件会因气候、温度等原因发黄发霉，最终导致文件损毁，这其实等于让医院的财产白白流失。

这里要特别强调版式文档作为司法证据的重要性。医患纠纷是所有医院都不能回避的问题，患者的电子病案记录了诊断过程，这等于是在医患纠纷中有了一个可度量的标准。更重要的是，依照我国现行法律，因医疗行为引起的侵权诉讼，由医疗机构就医疗行为与损害结果之间不存在因果关系及不存在医疗过错承担举证责任，即举证倒置。简单来说，患者将医院告上法庭，医院需要给出实质证据来证明自己没有犯错。

医患纠纷一旦发生，医院所给出的作为司法证据的版式文档缺乏公信力。因为目前许多医院的版式文档并不能完全做到不可篡改，恶意删除或修改的事情时有发生。而这个也正是目前我国医患关系紧张的症结之一。

当前我国主流的版式文件标准分为四类，分别是：OFD（Open Fix - layout Document）、PDF（Portable Document Format）、SVG、XPS，其中，OFD 为我国自行研发的版式文件标准。但因为 OFD 周边的软硬件支持还需要一个逐步配套的过程，所以到目前为止，在全球范围内使用最广泛的版式文件标准，依然是 Adobe 公司推出的 PDF 标准，也就是我们平时经常使用的 PDF 格式的文件。

我们遇到的挑战是，当前无论是哪种主流的版式文档格式，都是完全开放的，也就是说，只要掌握了版式文档的格式源码，当前的版式文档格式就很容易被篡改。例如

PDF 格式的文件，它在设计之初为的是解决在不同设备上文件格式展示的一致性问题，而并非不可篡改的问题，在网上随便下载一个专业软件工具就能轻松实现对 PDF 文件的篡改。如果这一点被不法分子所利用，将大大损害医院的社会公信力。

版式文档在医疗教学领域也发挥着重要作用，在教学中结合真实患者病案授课，可以大大提高教学质量。但这里面有一个矛盾需要解决：病案是包含很多患者隐私的内容，如果将其大规模用于教学，无疑会增加信息泄露的风险。所以，版式文档是一把双刃剑。

二、非结构化数据面临的挑战

2017 年 5 月 12 日，一场突如其来的灾难降临医疗信息领域，英国国家医疗服务体系 NHS（National Health Service）和多家英国医院发生了大规模的电脑病毒感染事件，中毒电脑的文件被恶意加密，打开电脑时系统会弹出一个界面，要求付款才能解密文件。这就是 Wannacry 勒索病毒。全球有超过 150 个国家被攻击，超过 20 万台电脑感染此病毒。其中医疗和教育系统是重灾区，主要原因就是这两个行业人员对非结构化数据存储安全的重视程度不高，缺乏较好的技术和管理手段。

Wannacry 勒索病毒是通过 445 端口进行感染和传播的，这是一个已经被淘汰了的用于控制网络打印机的网络端口，一些网络运营商早在 2008 年就已经对它进行了禁用，原因就是它受到攻击的风险太高。感染 Wannacry 勒索病毒的操作系统多为 Windows XP、Windows 7 以及版本较旧的 Windows Server。在此之前，微软公司早就发布了安全更新补丁，但遗憾的是，相关的 IT 人员并没有及时更新这些补丁，最终酿成恶果。

Wannacry 事件发生后，英国紧急投入了 5 000 万英镑用于加强和修复 NHS 的网络安全。但这不仅仅是钱的问题，当前许多医院对待非结构化数据的做法是，无论是 IT 系统还是电脑所产生的文件，包括诸多涉及患者信息的敏感文件，都直接存储在电脑或者服务器中，不仅 U 盘可以随便插拔，而且对数据本身也没有实施任何的防护或加密处理，这些都使犯罪分子有可乘之机。

医院常规的数据备份是保存在传统硬件中，用光盘或磁带备份。我们把这些备份数据称为“冷数据”，无论是备份还是进行还原，所需时间都比较长。此外，传统备份设备本身是没有任何防护能力的，一旦被不法分子拿到，后果难以想象。很多数据泄露和盗窃的案例，其源头都是从备份数据下手的。

那么，如何对医院非结构化数据进行存储与管理呢？

第三节　医院非结构化数据的存储与管理

一、非结构化数据存储与备份

要做好医院非结构化数据的存储，首先应该重视非结构化数据。许多医院都有一个固有思维，认为非结构化数据处于电脑和网络安全产品的重重保护下，因此“不需要单独保护”。在过去较长的一段时间里，传统的电脑与网络安全产品，如杀毒软件、防火墙、防泄密软件等已经发挥了它们应有的作用。但当前数据安全问题的根源是，在新的科技形势下，数据的使用方式和管理机制存在漏洞。很多传统的网络安全产品已经力不从心，这一点从 Wannacry 事件中可见一斑。

对于医院来说，与其强行做到“掩耳盗铃”式的 100% 安全覆盖，倒不如将思路反过来，以从数据本身出发的思维来打造项目和产品，与传统网络安全产品形成一个强有力的互补。医院 IT 人员要确认的是，医院中的非结构化数据究竟有没有得到妥善的存储和备份。

医院 IT 人员首先应该根据医院的实际情况，展开自查，这里面有三点需要注意：①医院电脑及服务器是否打上了最新的系统安全补丁？②是否有定期备份医院电脑和服务器中的文件？③电脑或服务器是否能随便插 U 盘使文件可轻易被拷走？

稍有经验的 IT 人员会针对以上三点迅速给出解决方案，但解决这些只是一个开始。接下来需要考虑的是：①用什么硬件设备进行存储和备份？②除了 U 盘外，还有什么更加安全的文件拷贝和传输方式？③当遇到攻击或发生灾难时，如何提高数据的可用性？

（一）存储与备份方案

说起数据存储和备份，移动硬盘无疑是价格最低的一种选择。但使用移动硬盘在实操中不方便，且存在巨大的安全隐患。

既然是“移动硬盘”，“移动”这个词是关键，这意味着磕磕碰碰在所难免，但这正是硬伤所在。大部分低成本的移动硬盘，其内部还是基于传统机械硬盘的构造，其最大的缺点就是抗震能力差，很容易出现硬盘坏道的情况。硬盘坏道容易造成部分或全部数据丢失，导致移动硬盘用着用着就读不出来了。

新型的“SSD 固态硬盘”虽然速度快，抗震能力强，但仍有不足。当前主流的固态硬盘均采用 NAND Flash 芯片，其工作原理与 U 盘类似，它的擦写次数是有限的，容易坏，而且坏了之后数据基本上是不可恢复的。由于 NAND Flash 区块性读写的特性，重复读写会集中在单一区块，这将极大缩短其使用寿命，所以，全球的固态硬盘厂商都在想方设法解决这个问题，希望延长固态硬盘的使用寿命。因此，在高频使用的情况下，单纯使用固态硬盘无疑是给自己埋了一颗定时炸弹。

医院选择非结构化数据的存储和备份设备，最佳方案还是选择一套稳健的整体解决方案。目前市面上许多类似方案都以软硬一体化的形式呈现，传统的方案有存储备份一体机，较为创新的方案有一体化私有云盘方案等。在这些方案中，硬件主要解决的是硬盘坏道、数据损毁等问题，通过磁盘阵列，多个服务器的冗余存储，达到数据长期保存的目的；而软件主要解决的是与现有系统的对接问题，达到定时或者自动备份的目的。另外，搭建分布式存储网络也是软件需要处理的范畴。

（二）传输及拷贝方案

U 盘是医院中最为常用的存储介质，全面禁用 U 盘虽然有利于数据安全的保护，但在很多情况下却会引起工作人员的反弹情绪。

在一些数据敏感的企事业单位中，我们经常可以看到电脑的 USB 接口被全面“封杀”，工作人员在操作数据时只能使用防泄密软件，但通常实施下来的效果不怎么好。

传统防泄密软件倡导的是一种封闭的安全场景，它通常要求用户在特定地点、特定时间、使用特定设备以及在特定的监视下，才能访问文件数据。这种做法与未来多终端化、智能化、协同化的办公趋势是不相符的。而且，从人性的角度去分析，强制使用不好用且监视痕迹明显的软件只会有一个结果：用户私底下会选择更简单易用的工具，这样反而更不安全了。

因此，比较恰当的做法是，找到 U 盘的替代方案而不是一味禁止。新的方案需要在灵活好用的同时，能兼顾数据安全，而私有云盘就是这样一个更好的选择。

目前市面上有不少面向企事业单位的云盘厂商，大体分为三类：公有云盘、私有云盘和混合云盘。顾名思义，公有云盘指医院租用云盘厂商的服务器及存储资源，将数据放在公网云端，就像租房子；而私有云盘则相反，它搭建在医院内部机房或数据中心，就像买房子；混合云盘是公有云盘和私有云盘的结合体，主要解决公有云盘文件数据不存放在用户本地的问题，但从本质上讲，混合云盘最终还是会将数据上传到公网云端的。

对医院来说，患者文件属于个人隐私，对安全要求极高，因此不建议把数据放到公网云端。一些公有云盘和混合云盘的性价比固然高，但正如前面的 PACS 系统中所提到的，将医院的敏感文件保存到第三方的公网云端中，需要解决信任问题和承担相应的安全风险及后果。

私有云盘与公有云盘不同，私有云盘要求医院付出更多的成本，且部署难度更大。但好处也显而易见，自己的财产自己掌握，它既解决了信任问题，又有足以胜任的安全技术作为支撑。一个可以替代 U 盘的成熟私有云盘方案至少应具备三个特性：

第一，安全性。这里分为信任安全和技术安全两方面。信任安全在前面已经提到，私有云盘较公有云盘和混合云盘有较为明显的信任优势。而技术安全更多的是要求私有云盘具有完善的安全保障机制，例如底层加密技术、文件权限控制、文件行为审计及溯源机制等，这些都是医院考察的要点。

第二，智能性。随着信息技术的不断发展，文件数据需要变得更加智能才能体现更大价值。私有云盘的智能性主要体现在两方面：一是安全智能化，例如应用智能文件基因技术，为医院的每一份敏感文件打上“防伪标签”；二是应用智能化，例如在海量文件数据中进行智能文字及图形的匹配搜索等。

第三，易用性。易用性强的私有云盘有利于医院的内部推广，私有云盘的易用性分为两个方面：一是使用易用性，它要求使用场景要尽可能地做到轻量化，具备热更新功能，操作响应快速易上手；二是部署易用性，它要求私有云盘可以进行快速且标准化的实施部署，尽可能减少落地成本，提升效率。

案例一：

燕麦云 5.0 是当前市面上较为成熟的私有云盘产品，它基于人工智能技术，向医院成员提供了一个共用的云端存储空间，集多平台访问、文件加密、FILEDNA 智能文件基因技术、智能文件搜索、智能数据行为预测、文件后台行为审计等特性于一身。

这里需要稍作解释的是，FILEDNA 智能文件基因技术是燕麦云的一项专利技术，它的主要作用是在文档中嵌入基于人工智能技术的编码信息，从而达到版权信息的隐藏、提取以及溯源的目的。FILEDNA 主要包括以下三个方面的技术：

第一，隐形版权信息的嵌入。用户可将版权信息嵌入电子文档中，无论是预览还是传播，版权信息都是隐形的，肉眼不可见的，如同人类的 DNA 信息。

第二，隐形版权信息的提取。版权方如有需要，可在燕麦云鉴真中心将隐形版权信息从电子文档中提取出来，进而执行版权、归属权、真伪性的甄别。

第三，隐形版权信息的溯源。从电子文档中提取出来的版权信息，用户可在燕麦云鉴真中心追溯该文档的历史流转及操作的审计信息，从而定位操作源头。

在 FILEDNA 之前，DRM（Digital Right Management）数字版权管理系统提供了近似的能力，但这两者实现的本质是不一样的。

DRM 不改变文档本身，而是将文件放置在一个“牢笼式”的操作环境中，查阅文件内容时，用户必须使用特定的系统、特定的软件，甚至配置特定的网络才能打开文件。但这样一来不但局限了文档的流转和传播价值，更无法防止拥有系统权限的内鬼作案。

而 FILEDNA 则完全不一样，它基于人工智能图像技术，将人类肉眼不可见的编码信息植入文档画面中，文档本身是可以流转和传播的。FILEDNA 适用于档案、图像、视频等电子文档，同时它也具有很强的抗攻击能力，在不改变源文件视觉效果的前提下，无论是对文件内容进行截图、裁剪，或者利用修图软件进行修改，都很难清除文档中嵌入的版权信息。

在医院非结构化数据的应用场景中，我们可以应用燕麦云 5.0 系统，构建基于 FILEDNA 技术的敏感文件保障体系，从而大大增强医院数据的安全性。

同时，在易用性方面，私有云盘较传统 FTP 有着巨大的优势，它有着主流互联网应用软件的用户体验。医院中的工作人员均能分配到一个私有云盘登录账号，工作人员可以使用网页、客户端或者 APP 随时进行文件的存储和共享。以燕麦云 5.0 为例，一个标准私有云盘的网络拓扑如图 16－1 所示。

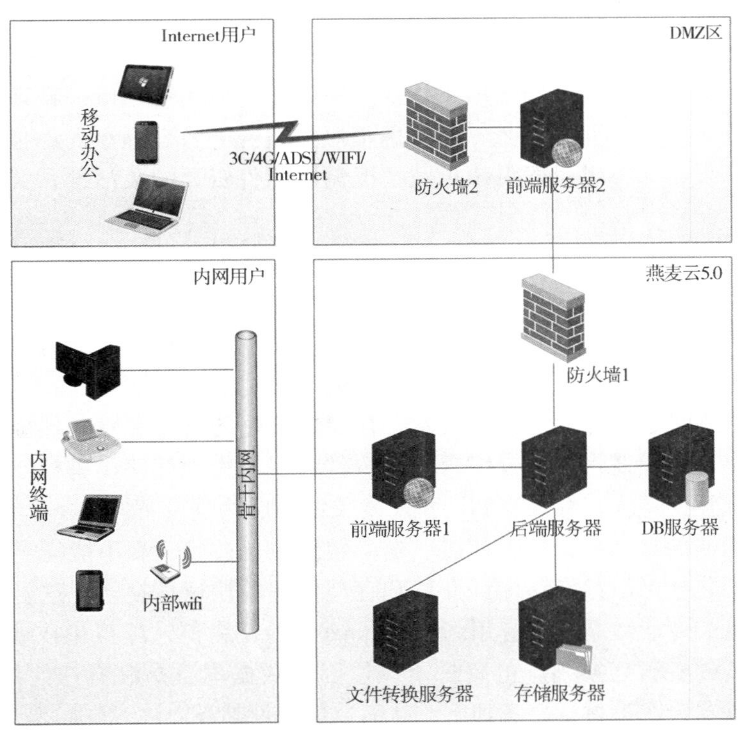

图 16－1　私有云盘的网络拓扑图

燕麦云 5.0 一般构建在内部机房，各服务器端是系统的核心，一般处在防火墙，而外部访问则需要通过 DMZ 区域的节点。此外，每个服务器可以根据需求进行集群扩展，从而达到高可用的目的。

（1）前端服务器：前端服务器为用户提供了用户界面（Web 端）、后台服务的代理、客户端消息推送等多种服务。

（2）后端服务器：后端应用服务器主要实现数据库访问、文件存储、消息管理等后台逻辑。使用基于消息总线的分布式架构，数据访问的统一封装，Session 信息的独立存储，保障线性扩展后台服务器。

（3）DB 服务器：数据库服务器可在集群方案中使用 Master - Master 模式。在双主模式下，两台数据库服务器同时提供服务，即使其中一台发生故障，也不会中断系统服务。

（4）存储服务器：采用燕麦云的专有 FDS 分布式文件系统，充分考虑了冗余备份、负载均衡、线性扩容等机制，并注重高可用、高性能等指标。

（5）文件转换服务器：文件转换服务主要是将用户文档转换为数据流，并嵌入智能文件基因特性，可以在浏览器中直接阅读。

（三）高可用性

IT 系统的高可用性通常可以用 MTTF（Mean Time Between Failure，平均无故障时间）来度量，即系统使用多久才发生一次故障。系统的可用性越高，MTTF 越长。医院因其行业的特殊性，对可用性的要求是非常高的。医院非结构化数据的高可用性，简单来说就是指数据在任何时候，例如遭遇灾难、意外或者攻击时，都可以保持访问，除非人为进行正常维护，否则 MTTF 趋于无限大。

在实践中提升医院非结构化数据的可用性，可以从以下两个关键点入手：

第一个关键点是运用服务器虚拟化技术。服务器虚拟化指在单一物理服务器上，用软件“模拟”出来多台虚拟服务器，每台虚拟服务器都有一套独享的虚拟硬件，从而实现硬件成本的降低，并提供根据系统负载情况调配硬件资源的灵活性，实现服务器的维护零停机。

因为服务器资源都是虚拟出来的，所以一台传统物理服务器在使用服务器虚拟化技术后，可以当作好几台服务器使用，这使得建立系统冗余架构的成本大大降低。例如，我们可以为非结构化数据多建几个热备份，这样的话就算灾难发生或者遇到攻击，一台服务器停机，另外热备中的服务器便可马上切换。

第二个关键点是运用存储虚拟化技术。存储虚拟化的概念和服务器虚拟化类似，它将实际物理存储和存储逻辑进行分离，通过软件将多个物理存储设备构建成虚拟存储空间，使用者可随意使用虚拟存储空间而不需要关注底层物理设备。

需要特别强调的是，无论是服务器还是存储虚拟化技术，都不能完全解决数据的可用性问题。虚拟化技术虽然能够保证计算和存储资源的快速切换，但这上面还是需要一个类似私有云盘的专业数据安全应用。以 Wannacry 事件为例，虚拟化技术虽然可以帮助医院快速从崩溃的资源切换到新的资源上，但因为数据本身是没有任何屏障和保护的，切换过来的服务器也会被再次恶意加密，从而造成恶性循环。

而先进的私有云盘不但是这样的一个数据安全应用，更是一套应用存储虚拟化技术的产品。应用服务器虚拟化技术，部署具有分布式架构能力的私有云盘，是目前为止解决医院非结构化数据高可用性、性价比最高的方案。

而不同区域之间采用专线或 VPN 进行网络通信。默认情况下，不同地域节点之间支持三种数据同步策略，医院可根据自身实际情况进行配置：

第一种策略：各区域之间数据独立存储，支持跨区域文件数据的调用。

第二种策略：总部实时同步和备份全部区域中的所有文件数据。

第三种策略：总部定时同步和备份全部区域中的所有文件数据。

未来，医院更可以基于私有云盘延伸建设出一个 PaaS 存储平台，所有 IT 系统中的数据都可以存储在这个 PaaS 平台，从而彻底解决医院所有 IT 系统非结构化数据的高可用性问题。

案例二：

以燕麦云 5.0 为例，一个典型的跨地域分布式存储拓扑如图 16 – 2 所示。将医院总部作为总控，我们可在不同的地域部署不同的燕麦云 5.0 节点，为了提升效率，不同地域节点的数据单独存储在该地域。

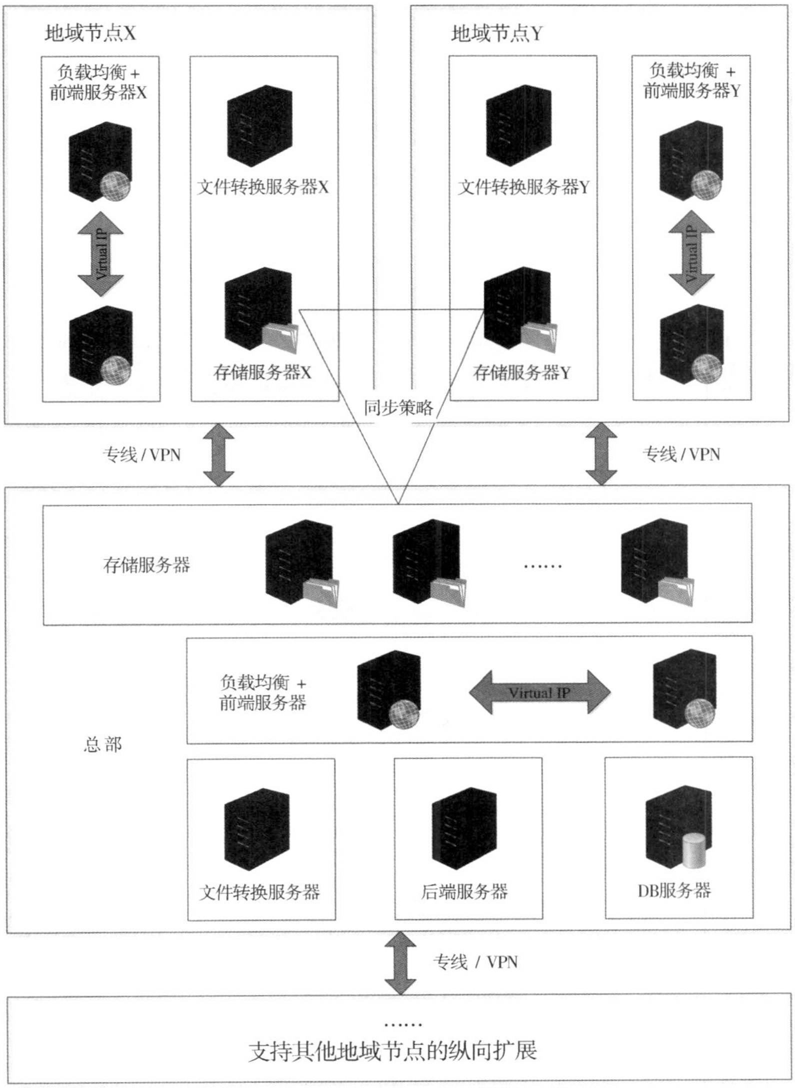

图 16 – 2　跨地域分布式存储拓扑图

二、非结构化数据安全管理

随着医院中非结构化数据的日积月累，数据量增长到一定程度就必然会遇到管理难题。在前文中我们提到，医院中的非结构化数据主要有四种：流媒体数据、PACS 影像数据、OA 电子数据、版式文档。这些数据的共同难题都是安全保管和后续管理。

（一）流媒体与 PACS 数据管理方案

对于医疗流媒体数据和 PACS 影像数据，医生需要频繁地对其进行查看和调用，这种调用多数出现在给患者看诊或者患者出院后的复查中。2013 年某家普通综合性医院一天约产生 9.8GB 的影像数据，一年下来约 3.6TB。随着医疗信息化技术的不断发展，医疗数据的增长量在近年翻了近两番，当前一个患者做心脏 CT，三维重建最少就是 1.3GB。因此，目前一家综合性医院一年的数据累计量已经暴涨到了 10TB，这对任何一个业务系统来说，都是巨大的压力。

无论是医院 IT 系统中的流媒体数据还是 PACS 影像数据，都会面临在导出后难以安全保管的难题。结合数据在导出后的使用和管理需求，我们认为私有云盘是解决难题的合适方案。例如，在需要调取影像资料时，私有云盘对于监控音视频数据的调用更为简单，而且，私有云盘可以做到对所有操作细粒度的审计，进而做到对文件的操作溯源。

将影像数据导入私有云盘可以大大缓解数据暴涨压力，因此医院在考察私有云盘厂商时，需着重考察厂商处理海量数据的技术方案和相关案例。

除了医院医生对患者的日常诊断需求外，影像文件在医疗教学方面也有着非常大的需求。但在这个使用场景下就会面临一个问题——患者隐私的处理问题。如果将医疗流媒体和 PACS 数据不加处理直接允许学生和老师访问，就有可能造成患者隐私的泄露。有关这个问题，我们将在下面的“医疗数据脱敏”中详细说明。

（二）OA 电子数据的融合应用场景

医院中的 OA 电子数据通常保存在两个地方，一个是 OA 系统，另一个是医院工作人员的电脑。大部分医院 OA 系统的设计初衷并不是为了存储非结构化数据，这就导致了许多医院在上线了 OA 系统后，一开始还很流畅，但使用一段时间后，里面积累的大量文件会大大拖慢系统的运行效率，进而影响整个医院的运转效率。

对于保存在 OA 系统中的非结构化数据，应用私有云盘与 OA 系统进行深度整合，可以有效缓解医院 OA 系统“慢”的难题。这就要求私有云盘厂商需要有足够的平台开放与整合能力，将私有云盘真正作为 OA 系统的文件存储与中转引擎，才能彻底解决问题。

成熟的私有云盘应具备良好的软件集成能力，这种能力可以体现在开放 API 接口与前端服务层两个方面。对外部业务接入来说，标准 API 接口能为第三方应用提供上传、下载、编辑、删除、新建文件夹等功能的接口调用。而前端服务层则可满足实际医院业务环境中的一些特殊定制需求，比如对接 OA 系统的用户接口并同步用户及权限信息，对接内部 OA 系统的审批流程，直接调用审批接口进行在线审批等。

对于保存在医院工作人员电脑中的非结构化数据，应用私有云盘进行统一管控是非常必要的，它能有效破解当前医院非结构化数据的信息孤岛难题。医院在选择私有云盘厂商的时候，应重点考察所选择的产品是否具备主动备份的能力。这个功能的好处是，就算工作人员不主动使用，医院管理人员也可以根据设定，自动将医院电脑中的敏感数据备份至私有云盘，从而做到有备无患。

（三）纸质扫描件的安全管理

纸质文件扫描件既是版式文档的一种，又是医院必须生成并妥善保管的一种非结构化数据，这不仅是维持医院正常运营所需，更是国家当前的司法要求。

对医院来说，将纸质文件扫描是一件耗时耗力的事情，因此医院通常都会外包给专业的扫描公司。但在很多情况下，这些公司仅仅是在纸质档案扫描后，将扫描件保存至电脑硬盘，但后续的安全管理没有涉及。

对于已将纸质文件扫描的医院来说，将扫描件导入私有云盘是一个比较好的后续安全管理方案，它大大增强了扫描件的可查阅性及可调用性。而针对还没有扫描纸质文件的医院，将扫描和私有云盘的实施打包成一个整体方案，是更具性价比的选择。

（四）电子病案的安全管理

电子病案是医院版式文档的重要组成部分，很多从 EMRS 系统中归档出来的电子病案都是 PDF 格式的，但正如我们之前所提到的，在网上可以下载到很多 PDF 文档编辑软件，其原理都是解析并修改 PDF 底层源码和内容结构来达到修改内容的目的。

事实上，PDF 格式有一定防篡改能力。根据 Adobe 官方使用文档，用户可以在 PDF 文档上设置“打开密码”或“权限密码”两种密码。“打开密码”指用户需要输入 PDF 文档创建者所设置的密码，才能打开 PDF 文档；而“权限密码”则可以控制 PDF 文档内容的使用操作，如打印、编辑、拷贝内容等。

虽然我们可以从网上搜索到很多 PDF 文档加密的破解工具，但只要创建者给 PDF 文档设置了密码，在不知道密码的情况下，这些工具都是无法破解这个 PDF 文档的。而另外一种方式是暴力破解，它指在不知道密码的情况下使用穷举法来尝试 PDF 密码直至成功打开。国际上已经有了利用混合处理器集群如 CPU、GPU、FPGA 等处理器，来高效破解 PDF 文档密码的学术研究，但这种做法普通人是根本无法做到的。

但问题是，PDF 文档密码虽然可以应对外来破解，却无法解决内部威胁。任何一个知道 PDF 文档密码的人在输入密码后，都可以利用“PDF 打印机”等简单的方式，将这个 PDF 文档的密码去除。如果这个漏洞被“内鬼”所利用，将 PDF 文档解密并修改后，再使用相同的密码再加密，就可以做到 PDF 加密文档的“无痕”篡改了。因此，光有 PDF 文档是不够的，业界用来保证 PDF 文档不被篡改的通常做法是加入“数字签名”技术。

简单来说，数字签名技术指在原 PDF 文档上生成一个唯一的电子标签，在系统中如果这个标签无缘无故发生了变动，即可判定 PDF 文档遭到了非法篡改。事实上，数字签名技术在医院 IT 系统中的应用已经有了不少案例，这些案例通过引入第三方数字签名服务器、基于病例文档的时间戳系统和电子签章系统，可提升 EMRS 系统的可信度。

客观地说，医院数字签名技术的应用，确实是解决了部分场景下的数据非法篡改问题，但目前它还有两大硬伤：

第一个硬伤，它还是无法解决内部威胁。举一个极端的例子，如果医院的 IT 人员或系统软件开发商想要篡改某个电子病案文件，直接在数据库中替换掉相应文件的标签，更有甚者直接串通第三方 CA 公司人员，就能“神不知鬼不觉”地完成数据篡改。

第二个硬伤，是患者的信任问题。目前的医院 IT 系统对于患者来说是一个黑盒子，医院是如何处理患者数据的，患者并不知情。因此，无论医院怎样宣称它的数据是可信的，当医患纠纷发生时，患者或患者家属却依然会对医院所给出的证据提出质疑。

在医患纠纷中，越具有权威效力的司法证据越能说明问题，想要完全解决电子版式文档不可篡改的问题，有一个新技术是值得探讨并引入的，那就是区块链技术。

（五）区块链技术保证电子病案（历）不可篡改

作为当今最热的科技话题，很多人把区块链等同于虚拟货币，但这样的理解是有失偏颇的。区块链最核心的概念是一个“少数服从多数”的“共识机制”，它允许信息存储及交换在一个不需要中心认证机构的网络中，同时还能保障公平和公正性。虚拟货币只是维持区块链公平公正的“奖励”，但区块链的应用则可以多种多样。

世界各国政府对待区块链的支持态度是非常明朗的，越来越多的国家已经专门成立了区块链研究部门，探索应用区块链解决问题的方法，中国也不例外。工信部已经在2018 年 3 月开始筹建“全国区块链和分布式记账技术标准化技术委员会”，指导国内区块链技术应用；2018 年 5 月，工信部信息中心发布了《2018 年中国区块链产业白皮书》，也提到了区块链技术在医疗方面的应用场景。

如果把数据看成是不同的“区块”，“区块链”就是使用了特定算法，将这些“区块”接在了一起，每一个连接上来的新“区块”都会被烙上前面所有“区块”的印记。因此，任何的数据调用都会在区块链中留下痕迹，任何的数据改动都会牵扯到整个“区块”链条的改动，篡改数据是一个复杂到几乎无解的问题。

将区块链这一技术特性应用到保障医院电子病案的不可篡改上，其作为司法证据的争议问题便能得到有效解决。为此，我们提出了一套基于区块链技术的新型电子病案方案，我们把它称之为区块链电子病案系统。它通过在不同医院和卫计委部署区块链节点，建立起一个基于电子病案的“共识体系”。在这个共识体系中，信任是由分布在不同区域的“区块链节点”来保证的，完全不受任何人为因素影响。

区块链电子病案系统是对电子签名技术的增强，它将电子病案的唯一标签同步到所有的区块链节点中。这样一来，就算有人在某个节点中对数据进行了篡改也没有关系，因为少数节点的变化不会影响整个共识体系对数据原始样貌的存储，而且修改节点数据是会留下永久痕迹的，这对不法分子来说，也能起到很强的震慑作用。此外，为了提升运行效率，电子病案的源文件不需要同步到全区块链节点，它只需要存储在至少两个节点即可。

我们可以延伸一下应用场景，除了电子病案外，我们还可以将区块链技术应用到医疗领域的方方面面。例如，医院可以给患者发放一个一次性手环，这个手环中存储着患者自己在区块链系统中的私钥，我们把它称为“私钥手环”。私钥手环的应用场景可以根据医院需求来定制，例如凭私钥手环在特定终端查看并打印患者在医院的就医过程；又例如医生和护士在对患者进行诊断和救护时，需要向患者确认，患者只需将私钥手环靠近专有设备即可。这样一来，患者对医院数据的参与度和医院自身数据的透明度，都将大大得到提升。

当然，以上的场景已经超出了电子病案，进入了电子病历的范畴。很多人可能对电子病案和电子病历的区别还不是特别清楚，简单来说，电子病案是非结构化数据，通常是患者完成治疗的时候生成，它是版式文档，是不可变的；而电子病历则是结构化数据，它记录在数据库中，它是动态的，医生在对患者治疗的过程中可以随时增删改查。如果从患者进入医院开始，就将诊疗数据放到区块链中，真实无误地还原医生和患者之间的每一次治疗和互动，从电子病历到电子病案，所有数据都无法进行随意篡改，那这些数据的价值无疑将更加宝贵，而医患纠纷也能得到更好的缓解。

案例三：

以燕麦云的行业解决方案为例，一个典型的区块链应用如图 16 - 3 所示，卫计委、医院 A、医院 B、医院 C、医院 D 分别作为区块链电子病案系统的五个节点。假设这时候医院 A 产生了一份电子病案，它所生成的唯一标签即同步到其他四个节点；而源文件因为体积相对较大，只需至少同步一份到卫计委节点即可。这样做的好处是，如果医院 A 想要篡改数据，其他四个节点所组成的“共识”将确保篡改不成功；如果医院 A 对自身的区块链节点进行破坏性操作，将电子病案的源文件彻底删除，那么至少我们在卫计委节点还能找到一份相同源文件的备份。

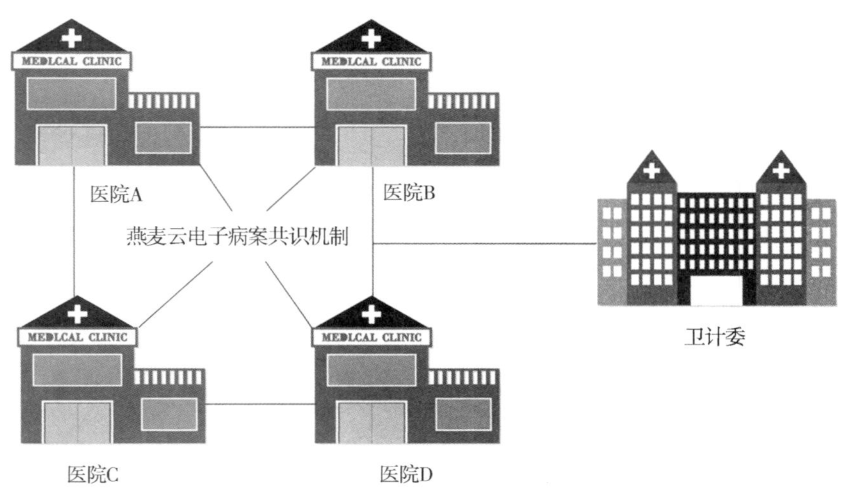

图 16 - 3　燕麦云区块链应用

（六）医疗数据脱敏

医学是一门实践性很强的应用学科，无论是基础医学还是临床医学，真实患者的病情信息都是极其有用的教学材料。但一直以来的矛盾在于，患者数据是涉及个人隐私的，直接将医院中的电子病案给学校，这当中存在着非常大的风险。因此，将患者数据给到学校之前，需要做“数据脱敏”处理。

数据脱敏指对个人或商业敏感数据进行伪装，以便用于生产系统以外的地方。一直以来，医学院校都是医疗文档数据脱敏的最主要需求方之一，它主要是指在版式文档中将患者隐私信息的部分进行遮挡处理。但这个工作一直以来都得不到有效开展，最主要的原因之一是无法找到一个有效方案将数据进行批量脱敏。

OCR 技术的兴起给数据脱敏指明了一条可发展的道路，它可以将版式文档中的敏感信息识别出来。但实际情况是，当前 OCR 技术只在识别单纯的印刷字体上有比较好的效果，对于一些排版复杂、图字结合或者手写文字的识别，还面临着不小的技术挑战。

目前来讲，把数据脱敏和数据规划挂钩是较为成熟的做法。这个概念与“垃圾分类”类似：我们都知道，如果提前将垃圾分类，就可以大大提升降解处理和循环再利用的效率。同理，如果我们提前将数据脱敏列入医院数据的规划当中，很多问题就能迎刃而解。

首先，医院可以从版式文档生成的源头开始抓，拿电子病案举例，在EMRS归档系统中添加一个生成脱敏电子病案的插件，也就是说，生成出来的电子病案就是已经被脱敏的了；其次，医院需要从扫描规划中注意，在将纸质文件扫描成电子档的时候，提前考虑数据脱敏的需求和预算，将扫描任务外包给具备数据脱敏能力的技术厂商，这样扫描出来就是脱敏后的数据。

三、IT安全使用培训

我们从技术角度分析了医院非结构化数据安全管理的方方面面，但有一点是医院必须要重视的，那就是医院内部的IT安全使用培训。

培养医院内部人员的信息安全意识，当然不是指放下日常繁忙的本职工作去倒腾IT技术，而是培养自身对IT信息安全的观念和敏感度，对核心技术要有一定的了解。此外，医院管理人员一定要将内部人员的IT安全使用培训重视起来，因为它是一切管理和技术改革的基础。一个安全的系统，一定是系统本身配以良好的使用规则和习惯才能打造出来的。除了具体系统安全操作的培训外，医院应把握好以下三方面：

第一，克服抵触心理，改掉不好的用户习惯。升级麻烦、不愿学习新的软件操作等，从本质上来看，还是懒惰心理在作祟，但作为新时代的医疗工作者，应该推陈出新、坚持做对的事情，而不是一直抱着旧有的、错误的习惯不放，这本身就是一种可贵的习惯。

第二，培养对新技术的价值判断和学习能力。电脑病毒和外在威胁不断推陈出新，操作系统之所以经常打补丁和更新，是为了适应新情况。如果医院依然抱着偏见和旧观念，不在学习和认知新形势的基础上做出独立判断，必然会受到伤害。

第三，永远把“安全”放在医院数据使用的第一位。虽然本书的大部分内容都在讲述如何帮助医院进行非结构化数据的主动防护，但技术是一方面，使用又是另外一方面。在培训如何使用操作之前，首先需要让医院工作人员认真对待敏感医疗数据。

第四节　未来发展趋势

未来，无论是在技术创新还是在理论体系的建立方面，医院非结构化数据的安全管理还有很长的一段路要走。

一、人工智能技术的应用趋势

科技发展日新月异，人工智能技术将应用在我们生活的方方面面，在上文中我们着重强调了基于人工智能技术的私有云盘在医院非结构化数据安全管理中的价值，而医院非结构化数据本身的分析和挖掘，也是未来的技术趋势。例如现在发展得比较好的人脸识别技术，它不仅可以应用于医院门禁，更能通过对医院监控媒体数据的智能分析，快速提取想要的数据；或者某位急救患者在入院的时候是否得到了悉心照料。

另外，语音和OCR（Optical Character Recognition）识别也是一个技术攻关方向。

语音识别可以应用于医生对患者的诊断环节，将医生与患者交流时的语音记录下来，然后通过人工智能技术对其进行识别和分析，这个是非常有价值的。我国一些专业公司已经掌握了关键技术并取得了实质性突破，目前领先的产品对于语音的识别率已经超过了98%。此外，随着各大互联网巨头的加入，语音识别技术已经在部分医院试用。

OCR，即光学字符识别技术。OCR识别技术的基本运作原理是将纸质文件扫描成图像文件，利用算法识别字符形状，最后将其转化为计算机文字的过程。OCR识别一直是科研工作者的攻坚对象。OCR的难度主要有两方面：一是不规则的书写格式；二是手写笔迹各异。

目前可行的发展方向是在固定格式内进行识别，这个思路事实上是将OCR难题“降维”，与其识别白纸上的任何内容，还不如在一个规定书写的格式中去识别各个区域相应的内容。目前中国一些大型云计算平台所提供的诸如“身份证识别”“银行卡识别”等服务就是基于上述“降维”思路所研发出来的产品，而且效果相当不错。

二、网络空间拟态防御体系

信息技术已经渗透到了我们生活的方方面面，网络空间的安全问题已发展成为当前最大的挑战。医院IT系统多且繁杂，我们不能回避的问题是：现阶段这些系统或解决方案都是由不同的产品及软硬件模块整合而来的，而这恰恰就是当前网络安全问题的最大软肋。

Wannacry病毒给我们敲响了警钟，面对未来可能发生的各种新型网络威胁，我们很有可能依然无法抵御。上文提及的各种数据安全管理技术，虽然可以确保数据本身的安全，但医院IT系统牵扯到的是一个庞大的运转流程，流程停了，业务也就停了。

由中国工程院院士邬江兴教授领衔的最新安全研究理论认为，无法防御新型网络攻击的根本原因有以下四个：①人类科技尚无法杜绝软硬件的设计缺陷和漏洞；②产品制造依赖经济全球化生态环境，无法杜绝后门问题；③现有科技尚无法彻底筛查软硬件中的后门和“暗功能”；④网络攻击技术门槛低，掌握基础知识及漏洞即可造成巨大伤害。

为此，邬江兴教授及其科研团队创立了“网络空间拟态防御”（Cyber Mimic Defense，CMD）理论体系。“拟态”一词的灵感来源于拟态章鱼“隐真示假”的生理特征。一方面，它和“军事隐身”的初衷如出一辙；另一方面，“拟态现象”也指生物通过与生俱来的“免疫力”清除外来细菌入侵。相比其他安全技术，CMD可以为基础信息网络设施提供一种不依赖于传统安全手段（如防火墙、入侵检测、杀毒软件等）的一种内生的安全机制，从而对外来网络安全威胁形成一种近乎绝对的防御。

CMD理论中的一个核心概念——异构性，简单来讲就是在一个CMD功能模块中，通常会引入多个不同的执行体，这些执行体同时运行，互不影响，且产出物相近。当一个CMD功能模块收到多个外部请求时，这些请求将被指派到不同的执行体，然后通过整合不同执行体的运算结果得出最终结果，正是这种特性赋予了CMD如拟态章鱼般的主动防御能力。

绝大部分网络攻击都由一连串的网络请求组成。例如Wannacry，在CMD系统中就算有一个执行体的445端口受到了攻击，但Wannacry的下一个攻击请求则会被指派到另一个执行体，在这个执行体中，445端口是关闭的且防火墙规则也不同，这样一来，Wannacry的攻击逻辑就会被打断。这时候如果Wannacry代码的鲁棒性不强，不但攻击进行不下去，更有可能引起病毒自身的崩溃。

CMD对于非结构化数据的安全管理来说具有重大意义，未来CMD设备如果可以应用在医院的 IT 系统中，那医院非结构化数据的安全保障无疑将更上一层楼。目前，CMD 不仅已经完成了理论体系的建立，其 CMD 产品原型也已进入测试阶段。从最新的测试结果来看，我们应该很快就可以看到拟态路由器、拟态 Web 服务器、拟态存储等产品推向市场。虽然从理论到原型，再到产品的成熟还需要一段时间的测试和完善，但 CMD 所代表的未来网络数据安全的趋势非常明确，我们拭目以待。

（本章作者：欧镔进，何洋）

参考文献

［1］王晓波．非结构化数据采集和检索技术的研究与实现［J］．中国内部审计，2014（7）：73－75.

［2］JULIETTE R. The big（unstructured）data problem［EB/OL］．https：//www. forbes. com/sites/forbestechcouncil/2017/06/05/the－big－unstructured－data－problem/#3a22c633493a，2017－06－05.

［3］KRUSE C S，GOSWAMY R，RAVAL Y，et al. Challenges and opportunities of big data in health care：a systematic review［J］．JMIR Medical Informatics. 2016，4（4）：38.

［4］WULLIANALLUR R，VIJU R. Big data analytics in healthcare：promise and potential［J］．Health Information Science and Systems，2014，2（1）．

［5］王才有，汤学军，董方杰，等．全国三级医院信息化情况调查研究［J］．中国卫生信息管理杂志，2016，13（4）：342－347.

［6］O'Dowd A. Major global cyber－attack hits NHS and delaystreatment［J］．Bmj，2017，357：2357.

［7］向涛，余晨韵，屈晋宇，等．基于改进 AES 加密算法的 DICOM 医学图像安全性研究［J］．电子学报，2012，40（2）：406－411.

［8］潘其明．电子病历版式化归档与信息抽取的研究［J］．中国数字医学，2015（2）：107－109.

［9］曹印专．举证责任倒置下的医院病案管理［J］．中国卫生事业管理，2002，18（7）：15－17.

［10］徐鹏，王聪，李海波．版式文档格式规范与国际同类标准对比分析［J］．信息技术与标准化，2012（9）：24－27.

［11］陈明达．固态硬盘（SSD）产品现状与展望［J］．移动通信，2009，33（11）：29－31.

［12］刘芳，管新，袁飞，等．医疗信息系统私有云建设方案探讨［J］．中国医疗设备，2012，27（10）：85－89.

［13］陈鹏．平均无故障时间（MTBF）的概述与应用［J］．电子产品可靠性与环境试验，2012，30（b05）：272－276.

［14］朱福华．医院高可用性数据中心建设研究［J］．中国科技博览，2015（21）：264－264.

［15］刘贺．PACS 存储归档备份管理系统的设计与实现［D］．东北大学，2013.

［16］ ADOBE, ACROBAT. Securing PDFs withpasswords ［EB/OL］. https://helpx. adobe. com/acrobat/using/securing - pdfs - passwords. html, 2017 - 06 - 06.

［17］ FUSS J, GRADINGER S, GRESLEHNER - NIMMERVOLL B, et al. Complexity Estimates of a SHA - 1 Near - Collision Attack for GPU and FPGA ［C］ //Availability, Reliability and Security (ARES), 2015 10th International Conference on. IEEE, 2015: 274 - 280.

［18］ ANSWER, LINE. How to remove encryption from a PDFfile ［EB/OL］. https://www. pcworld. com/article/2873665/how - to - remove - encryption - from - a - pdf - file. html, 2015 - 02 - 02.

［19］ 王文翠，李志强，秦芳，等．基于数字签名的可信电子病历系统［J］．中国数字医学，2016，11（3）：19 - 21.

［20］ 信息化和软件服务业司．信息化和软件服务业司研究筹建全国区块链和分布式记账技术标准化技术委员会［EB/OL］. http://www. miit. gov. cn/n1146290/n1146402/n1146440/c6081357/content. html, 2018 - 03 - 12.

［21］ 工业经济研究所．工业和信息化部信息中心发布《2018 中国区块链产业白皮书》［EB/OL］. http://xxzx. miit. gov. cn/InfoAction! showDetail. action? sectionId = M002&info. infoId = 1026, 2018 - 05 - 29.

［22］ IANSITI M, LAKHANI K R. The truth aboutblockchain ［J］. Harvard business review, 2017, 95 (1): 118 - 127.

［23］ 乔宏明，梁奂．运营商面向大数据应用的数据脱敏方法探讨［J］．移动通信，2015（13）：17 - 20.

［24］ 郑琳，刘克新，赵永兰．大数据时代的病案信息全文检索［J］．中国病案，2016，17（5）：34 - 35.

［25］ 邬江兴．网络空间拟态防御导论［M］．北京：科学出版社，2017.

第十七章　互联互通安全管理

本章导读：

国家医疗健康信息互联互通标准化成熟度测评是基于国家相关标准规范，对各级医疗卫生机构的数据、文档、技术架构、交互服务、运行性能以及基础设施等各方面，进行定量和定性的测试与评价。医院信息互联互通测评的项目应用评价分为七个等级，由低到高依次为一级、二级、三级、四级乙等、四级甲等、五级乙等、五级甲等，每个等级的要求由低到高逐级覆盖累加，即较高等级包含较低等级的全部要求。国家政策规定“到2020年，三级医院要实现院内各诊疗环节信息互联互通，达到医院信息互联互通标准化成熟度测评4级水平”，毫无疑问，在接下来的时间里将有大量的三级医院开始信息互联互通标准化成熟度测评的申报。本章将对测评中的网络信息安全的体系与具体指标进行解读，以信息化全网为全院服务为基础，解决网络层、信息层和业务层互联互通的安全管理过程中产生的问题，使医院信息互联互通的同时保证信息安全。

第一节　概　述

网络信息安全测评在医院信息互联互通测评中具有重要的地位和作用，是达到互联互通测评三级以上级别的必然要求。而互联互通测评三级要求有医院信息平台。因此，医院信息互联互通安全测评实际上是对医院信息平台以及与平台关联的核心业务系统的安全测评。在医院信息互联互通标准化成熟度测评方案中，网络信息安全测评包含网络安全、环境安全、应用安全、数据安全、隐私保护、管理安全六个方面的内容。作为对医院核心业务应用的支撑，医院信息互联互通的网络信息安全建设要纳入医院整体信息化的网络信息安全体系建设中，统一设计安全配置，确保医院通过网络信息安全等级保护认证。

一、网络信息安全测评在医院信息互联互通测评中的地位和作用

信息系统安全是医院信息化建设的基本保障之一。依据信息安全等级保护定级标准，三甲医院核心业务系统应达到信息安全等级保护三级。医院信息平台是实现医院信息互联互通的标准解决方案，涉及医院核心数据的整合和共享利用、核心业务的互联互通，为此，医院信息互联互通标准化成熟度测评方案将网络安全、信息安全列为重要的测评指标，是达到互联互通测评三级以上级别的必要选项。在国家网络安全法施行后，为与国家网络空间安全战略相呼应，信息安全等级保护从1.0阶段发展到网络安全等级保护2.0阶段，医院信息互联互通的安全保护也要适应区域卫生信息化、互联网医疗、医疗大数据应用发展的需要，达到网络安全等级保护三级。

在数据资源标准化、互联互通标准化、基础设施建设、互联互通应用效果四个维度的测评指标中，基础设施建设占总分100分中的12分，除去网络带宽情况的0.88分，其余均为对安全测评的评分。

二、医院信息互联互通的网络信息安全策略

按照国家网络安全等级保护定级指南，安全等级保护对象主要包括网络基础设施、信息系统、大数据、云计算平台、物联网、工控系统等；安全等级保护对象根据其在国家安全、经济建设、社会生活中的重要程度，遭到破坏后对国家安全、社会秩序、公共利益以及公民、法人和其他组织的合法权益的危害程度，由低到高划分为五级：

第一级，等级保护对象受到破坏后，会对公民、法人和其他组织的合法权益造成损害，但不损害国家安全、社会秩序和公共利益。

第二级，等级保护对象受到破坏后，会对公民、法人和其他组织的合法权益造成严重损害，或者对社会秩序和公共利益造成损害，但不损害国家安全。

第三级，等级保护对象受到破坏后，会对公民、法人和其他组织的合法权益造成特别严重损害，或者对社会秩序和公共利益造成严重损害，或者对国家安全造成损害。

第四级，等级保护对象受到破坏后，会对社会秩序和公共利益造成特别严重损害，或者对国家安全造成严重损害。

第五级，等级保护对象受到破坏后，会对国家安全造成特别严重损害。

安全保护等级如表 17 –1 所示。

表 17 –1　安全保护等级

受侵害的客体	对客体的侵害程度		
	一般损害	严重损害	特别严重损害
公民、法人和其他组织的合法权益	第一级	第二级	第三级
社会秩序、公共利益	第二级	第三级	第四级
国家安全	第三级	第四级	第五级

按照卫生部2011 年发布的《卫生行业信息安全等级保护工作的指导意见》，三级甲等医院的核心业务信息系统安全保护等级原则上不低于第三级。

按照国家卫健委 2018 年发布的《国家健康医疗大数据标准、安全和服务管理办法》，各级各类医疗卫生机构等健康医疗大数据安全和应用管理的责任单位应当按照国家网络安全等级保护制度要求，构建可信的网络安全环境，加强健康医疗大数据相关系统安全保障体系建设，提升关键信息基础设施和重要信息系统的安全防护能力，确保健康医疗大数据关键信息基础设施和核心系统安全可控。健康医疗大数据中心、相关信息系统等均应开展定级、备案、测评。

随着医院信息化建设进入智慧医院建设阶段，医院信息互联互通成为智慧医院建设的基础，我们不仅要实现医院内部应用系统的互联互通，而且要适应区域卫生信息化、互联网医疗、医疗大数据应用发展的需要。因此，网络安全三级等级保护已经成为智慧医院建设的重要目标。

医院信息互联互通的网络信息安全测评要求的各个指标都属于网络安全等级保护的要求。医院信息互联互通的网络信息安全测评包含网络安全、环境安全、应用安全、数据安全、隐私保护、管理安全六个方面的内容，而网络安全等级保护包括技术和管理要

求两部分。技术部分划分为物理和环境安全、网络和通信安全、设备和计算安全、应用和数据安全。

医院信息互联互通的网络信息安全测评指标与网络安全等级保护要求对照见表 17－2：

表 17－2 互联互通安全测评、网络安全等级保护要求对照

互联互通安全测评要求	网络安全等级保护要求
网络安全	网络和通信安全
环境安全	物理和环境安全
应用安全	应用和数据安全
数据安全	应用和数据安全
隐私保护	应用和数据安全
管理安全	管理要求

对比互联互通安全测评、网络安全等级保护要求的具体指标（见下节），网络安全等级保护要求的内容更加广泛。因此，医院在网络安全系统建设和等级保护认证中，应该将医院信息互联互通的网络信息安全测评要求统一考虑，统一设计安全配置，确保医院既能通过网络信息安全等级保护认证，又能通过医院信息互联互通测评。

第二节 医院信息互联互通的网络信息安全测评要求

一、安全测评指标体系

（一）指标体系框架

根据《国家医疗健康信息医院信息互联互通标准化成熟度测评方案（2017 年版）》，医院信息互联互通的网络信息安全测评包含网络安全、环境安全、应用安全、数据安全、隐私保护、管理安全六个方面的内容。医院信息互联互通的网络信息安全测评指标体系框架见图 17－1。

（二）医院信息互联互通网络信息安全测评标准

根据《国家医疗健康信息医院信息互联互通标准化成熟度测评方案（2017 年版）》，医院信息互联互通的网络信息安全测评包括网络安全、环境安全、应用安全、数据安全、隐私保护、管理安全六个方面。

二、安全测评指标解读

（一）网络安全

1．三级

（1）要求平台服务器接入带宽千兆以上，否则不得分。

本测评指标主要考查平台服务器是否接入带宽。在互联互通三级测评中，仅要求测量平台服务器接入带宽指标，采用对医院平台网络接入实地查验测评。

平台服务器包括专用集成服务器、独立的数据库服务器和应用服务器。专用集成服务器主要用于医院以电子病历为核心的数据集成，建立临床数据存储库（CDR），还用于平台的业务集成，包括采用 ESB 总线的平台集成服务，如注册服务、交互服务等。独立的数据库服务器主要用于 CDR 数据库存储和管理、临床共享文档数据库存储和管理。应用服务器主要用于平台的数据共享调阅、数据统计分析和可视化展现利用、应用门户 Web 服务等。按照要求，这些服务器均要求以千兆以上带宽接入医院网络和核心网络，以满足业务高峰期需求。业务高峰期主要是指医院数据集中采集集成期间的大量数据从医院生产系统数据库（如 HIS、EMR、LIS、RIS 等）传输到平台数据库，此时集成服务器、数据库服务器处于高峰期；在医院医疗服务业务开展期间，大量的预约、挂号、病历、医嘱、收费、检查检验申请和报告等业务数据发生协同交换和共享调阅，此时三类服务器均处于高峰期。

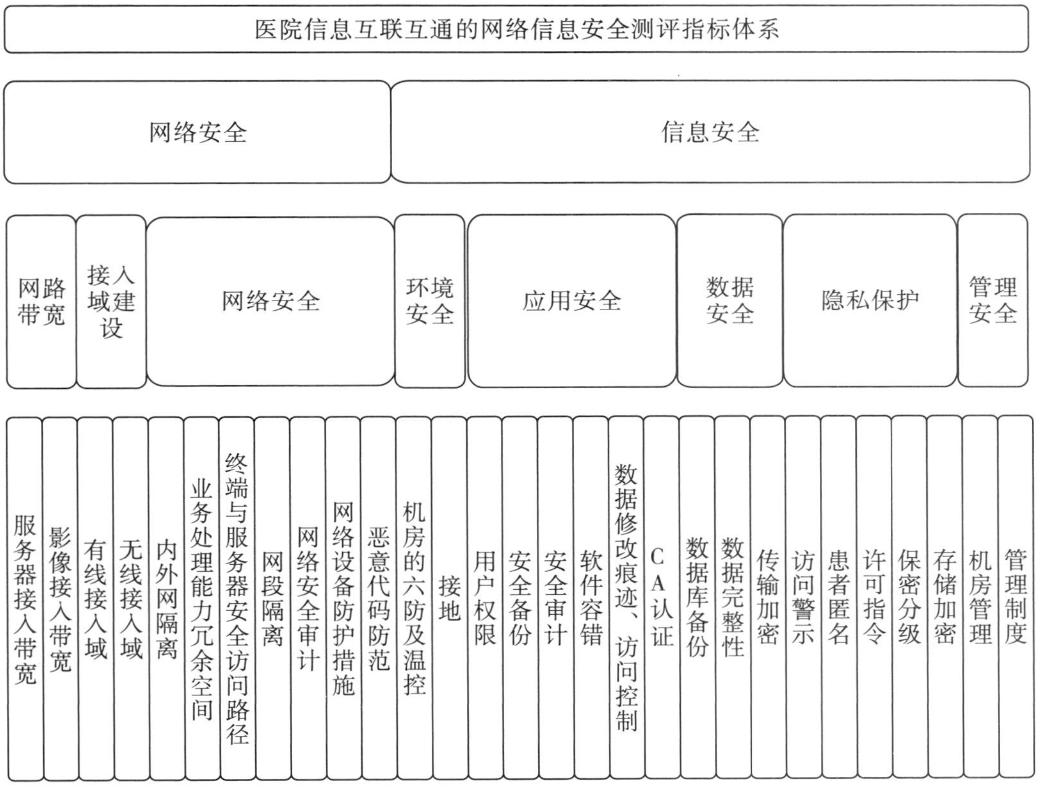

图 17－1　医院信息互联互通的网络信息安全测评指标体系框架

在医院信息平台建设中，网络接入结构要与医院整体网络结构统一考虑，通常医院的局域网络采用三层结构，即核心交换、汇聚交换和接入交换。可将平台服务器直接接入核心交换机，由于医院的核心业务数据库服务器通常会接入核心网络，所以要求医院的核心交换机具有足够的背板带宽。如果采用划分局域网络为独立平台网络区的结构，也可通过汇聚交换机或者接入交换机接入核心交换机。无论是采用核心交换还是汇聚交换，均可以对平台网络的 VLAN（虚拟局域网）或者 VxLAN（采用虚拟化技术的扩展虚拟局域网）进行设置。

在网络安全等级保护基本要求的通用要求（三级）中，网络和通信安全分类中的网络架构安全也要求保证网络设备的业务处理能力具备冗余空间，以便满足业务高峰期需要，保证网络各个部分的带宽满足业务高峰期需要。

（2）医院网络在物理上采用有线接入域。满足要求得分，否则不得分。

本测评指标主要考查医院网络物理有线接入域。医院局域网在网络结构上设计成通过物理网络设备设置有线接入域，如通过网络接入交换机设置不同的有线接入域，分配区域地址，采用VLAN或者VxLAN技术实现不同安全接入区的网络逻辑隔离。

在采用三级网络或两层网络架构的医院，通常会设置多个局域网络接入区，以隔离不同业务，如门（急）诊区、住院区、影像区、办公区、监控管理区等。

本项指标采用对医院平台网络有线接入实地查验测评。

在网络安全等级保护基本要求的通用要求（三级）中，网络和通信安全分类中的网络架构安全也要求划分不同的网络区域，并按照方便管理和控制的原则为各网络区域分配地址。

（3）内、外网之间采用的隔离方式：防火墙、IDS/IPS、网闸、其他，任选其一得分，否则不得分。

这里的内网还是指医院内部局域网，外网是指区域卫生网络、医保网、互联网、第三方服务（如结算、远程医疗、远程诊断等）网络等。网络防火墙是按照系统预先定义好的规则来控制数据包的防护技术。IDS是不阻断网络访问而以提供报告和监督为主的入侵检测系统，而IPS则提供阻断功能。安全隔离网闸是一种由带有多种控制功能专用硬件的在电路上切断网络间的链路层连接，并能够在网络间进行安全适度的应用数据交换的网络安全设备。

在医院网络中，通常同时采用防火墙、IDS/IPS（入侵检测、入侵防御系统）实现医院内网与区域卫生网络、医保网、远程医疗、远程诊断等通过较安全的专网、政务网实现互联，而采用网闸可实现医院互联网服务区（DMZ）与互联网的隔离。

内、外网之间的隔离应采用物理隔离，理论上，采用物理隔离设备的（如防火墙、IDS/IPS、网闸）都是物理隔离，而采用虚拟网络技术的则是逻辑隔离，只能用在医院内网，不能用在内、外网之间的隔离。其他的物理隔离技术还有物理隔离卡、物理隔离集线器、Web应用防护系统（Web Application Firewall，简称WAF）等，但在医院不常用。在互联互通三级测评中，只要求任选其一即可得分。

本项指标采用对医院平台内、外网接入实地查验测评。

在网络安全等级保护基本要求的通用要求（三级）中，网络和通信安全分类中的网络架构安全也要求避免将重要网络区域部署在网络边界处且没有边界防护措施；边界防护要求能够对内部用户非授权联到外部网络的行为进行限制或检查；访问控制要求应在网络边界或区域之间根据访问控制策略设置访问控制规则，默认情况下除允许通信外，受控接口拒绝所有通信，应对源地址、目的地址、源端口、目的端口和协议等进行检查，以允许/拒绝数据包进出，应能根据会话状态信息为数据流提供明确的允许/拒绝访问的能力，控制粒度为端口级，应在关键网络节点处对进出网络的信息内容进行过滤，实现对内容的访问控制；入侵防范要求应在关键网络节点处检测、防止或限制从外部发起的网络攻击行为；应采取技术措施对网络行为进行分析，实现对网络攻击特别是新型网络攻击行为的分析；当检测到攻击行为时，记录攻击源的IP、攻击类型、攻击目的、攻击时间，在发生严重入侵事件时应提供报警响应。

(4) 业务处理能力具备冗余空间以满足业务高峰期需要的具体措施。满足要求得分，否则不得分。

本测评指标主要考查业务处理能力冗余。业务处理能力具备冗余空间只是网络设备的业务处理能力具备冗余空间，以便满足业务高峰期需要；在互联互通三级测评中，要求提供具体措施，网络设备的冗余空间通常采用设备双机热备、负载均衡系统来实现，要有对网络设备的带宽指标、流量指标的测量，以便满足业务高峰期需要。

本项指标采用对医院平台网络接入实地查验测评。

在网络安全等级保护基本要求的通用要求（三级）中，网络和通信安全分类中的网络架构安全也要求保证网络设备的业务处理能力具备冗余空间，以便满足业务高峰期需要。

(5) 具有终端与服务器之间建立安全访问路径的具体措施。满足要求得分，否则不得分。

本测评指标主要考查网络安全访问路径。终端与服务器之间建立安全访问路径只是终端访问服务器的静态路由配置和动态路由自动分配，通过检查边界设备和主要网络设备是否建立了路由控制，建立安全的访问路径；在互联互通三级测评中，要求提供具体措施，医院通常采用具有路由功能的三层交换设备的路由控制来实现。

本项指标采用对医院平台网络接入实地查验测评。

在网络安全等级保护基本要求的通用要求（三级）中，网络和通信安全分类中的网络架构安全取消了原1.0版本信息安全等级保护的，应在业务终端与业务服务器之间建立安全访问路径的要求。

(6) 重要网段与其他网段之间有隔离措施。满足要求得分，否则不得分（要求根据各部门的工作职能、重要性和所涉及信息的重要程度等因素，划分不同的网段或VLAN）。

本测评指标主要考查网络隔离措施。重要网段与其他网段之间有隔离措施是指医院内网网段之间的虚拟隔离，通常采用三层接入交换来实现。采用三级网络或两层网络架构的医院，通常会设置多个局域网络接入区，以隔离不同业务，如门（急）诊区、住院区、影像区、办公区、监控管理区等。医院局域网在网络结构上设计成通过物理网络设备设置网络域，如通过网络接入交换机设置不同的接入域，分配区域地址划分不同的网段，采用VLAN或者VxLAN技术实现不同安全接入区的网络逻辑隔离。

本项指标采用对医院平台网络架构实地查验测评。

在网络安全等级保护基本要求的通用要求（三级）中，网络和通信安全分类中的网络架构安全也要求划分不同的网络区域，并按照方便管理和控制的原则为各网络区域分配地址。

2. 四级乙等

(1) 医院临床业务系统网络带宽应满足大容量医学影像数据的传输，带宽千兆及以上得分，否则不得分。

本测评指标主要考查医学影像数据传输网络带宽。本指标要求医学影像服务器、医学影像工作站、访问影像的医生工作站、移动工作站均具有千兆以上带宽接入。采用对医院网络带宽实地查验测评。但在网络安全等级保护中无此具体要求。

（2）具有网络设备防护具体措施。满足要求得分，否则不得分。

本测评指标主要考查网络设备防护具体措施。测评标准中提出具体要求，如对登录网络设备的用户进行身份鉴别，用户名必须唯一；对网络设备的管理员登录地址进行限制；口令设置需3种以上字符、长度不少于8位，并定期更换；具有登录失败处理功能，失败后采取结束会话、限制非法登录次数和当网络登录连接超时自动退出等措施；启用SSH（Secure Shell）等管理方式，加密管理数据，防止被网络窃听等。须措施完善，手段有效。

其中SSH由IETF的网络小组（Network Working Group）所制定，SSH为建立在应用层基础上的安全协议。SSH是目前较可靠、专为远程登录会话和其他网络服务提供安全性的协议。利用SSH协议可以有效防止远程管理过程中的信息泄露问题。SSH最初是UNIX系统上的一个程序，后来又迅速扩展到其他操作平台。SSH在正确使用时可弥补网络中的漏洞。SSH客户端适用于多种平台。

在医院互联互通四级乙等测评中，采用对医院平台网络设备实地查验测评。

在网络安全等级保护基本要求的通用要求（三级）中，设备和计算安全分类中的身份鉴别要求对登录的用户进行身份标识和鉴别，身份标识具有唯一性，身份鉴别信息具有复杂度要求并定期更换；应具有登录失败处理功能，应配置并启用结束会话、限制非法登录次数和当登录连接超时自动退出等相关措施；当进行远程管理时，应采取必要措施，防止鉴别信息在网络传输过程中被窃听；应采用两种或两种以上组合的鉴别技术对用户进行身份鉴别，且其中至少一种鉴别技术应使用动态口令、密码技术或生物技术来实现。

（3）具有恶意代码防范的具体措施。满足要求得分，否则不得分。

本测评指标主要考查恶意代码防范的具体措施。测评标准中提出具体要求，在与平台相关的终端主机和服务器上部署网络防病毒系统、防病毒服务器，在网络边界通过防火墙、网闸等手段进行基于通信端口、带宽、连接数量的过滤控制。

在医院互联互通四级乙等测评中，采用对医院平台网络设备实地查验测评。

在网络安全等级保护基本要求的通用要求（三级）中，网络和通信安全分类中的恶意代码防范要求应在关键网络节点处对恶意代码进行检测和清除，并维护恶意代码防护机制的升级和更新；应在关键网络节点处对垃圾邮件进行检测和防护，并维护垃圾邮件防护机制的升级和更新。

3. 四级甲等

具有网络安全审计系统，用于监视并记录网络中的各类操作，分析网络中发生的安全事件，满足要求得分，否则不得分。

本测评指标主要考查网络安全审计系统。测评标准中提出具体要求，具有集中收集、管理、分析各种安全日志的安全审计系统。医院信息系统应建设网络安全审计系统。

在医院互联互通四级甲等测评中，采用对医院平台网络安全审计系统实地查验测评。

在网络安全等级保护基本要求的通用要求（三级）中，网络和通信安全分类中的安全审计要求应在网络边界、重要网络节点进行安全审计，审计覆盖到每个用户，对重要的用户行为和重要安全事件进行审计；审计记录应包括事件的日期和时间、用户、事件类型、事件是否成功及其他与审计相关的信息；应对审计记录进行保护，定期备份，避免受到未预期的删除、修改或覆盖等；应确保审计记录的留存时间符合法律法规要求；应能对远程访问的用户行为、访问互联网的用户行为等单独进行行为审计和数据分析。

4. 五级乙等

医院网络在物理上采用无线接入域，能够保证随时随地的无线业务终端的接入，并考查接入覆盖率。满足要求得分，否则不得分。

本测评指标主要考查医院无线网络物理接入域。无线接入域是医院网络分区配置的区域之一。通常采用汇聚交换或者接入交换接入无线网交换机，再连接到各个无线访问点（AP)。这里的无线网络是指医院内部的 WLAN，即 WiFi 内网，而不是无线互联网。医院的内部无线网络和无线互联网应独立部署，物理隔离。

在医院互联互通五级乙等测评中，仅考查是否有无线接入域，并覆盖无线业务终端的所有使用区域。覆盖率不是评分标准，但医院无线网络布线应覆盖门（急）诊输液、门（急）诊诊间、住院病区、药房、耗材库房、总务库房等无线输液、无线医生站、无线护士站、无线物流管理等无线医疗应用区域。

本项指标采用对医院平台网络设备实地查验测评。

在网络安全等级保护基本要求的通用要求（三级）中，网络和通信安全分类中的边界防护要求应限制无线网络的使用，确保无线网络通过受控的边界防护设备接入内部网络。

5. 五级甲等

医院互联互通五级甲等测评对网络安全无新增要求。

（二）环境安全

1. 三级

（1）有专业机房，机房的防磁、防尘、防水、防火、防雷、防静电及温控性能符合国家标准要求，最好有机房检测报告。满足要求得分，否则不得分。

本测评指标主要考查医院计算机房（数据中心机房）安全。

在网络安全等级保护基本要求的通用要求（三级）中，物理与环境安全要求包括：①数据中心机房的物理位置的选择，要求机房和办公场地应选择在具有防震、防风和防雨等能力的建筑内，机房场地应避免设在建筑物的顶层或地下室，否则应加强防水和防潮措施；②物理访问控制，要求机房出入口应配置电子门禁系统，控制、鉴别和记录进入的人员；③防盗窃和防破坏，要求应将设备或主要部件进行固定，并设置明显的不易除去的标记，应将通信电缆铺设在隐蔽处，可铺设在地下或管道中，应设置机房防盗报警系统或设置有专人值守的视频监控系统；④防雷击，要求应将各类机柜、设施和设备等通过接地系统安全接地，应采取措施防止感应雷，例如设置防雷保安器或过压保护装置等；⑤防火，要求机房应设置火灾自动消防系统，能够自动检测火情、自动报警，并自动灭火，机房及相关的工作房间和辅助房应采用具有耐火等级的建筑材料，应对机房划分区域进行管理，区域和区域之间设置隔离防火措施；⑥防水和防潮，要求应采取措施防止雨水通过机房窗户、屋顶和墙壁渗透，应采取措施防止机房内水蒸气结露和地下积水的转移与渗透，应安装对水敏感的检测仪表或元件，对机房进行防水检测和报警；⑦防静电，要求应安装防静电地板并采用必要的接地防静电措施，应采取措施防止静电的产生，例如采用静电消除器、佩戴防静电手环等；⑧温湿度控制，要求机房应设置温、湿度自动调节设施，使机房温、湿度的变化在设备运行所允许的范围之内；⑨电力供应，要求应在机房供电线路上配置稳压器和过电压防护设备，应提供短期的备用电力供应，至少满足在断电情况下设备的正常运行要求，应设置冗余或并行的电力电缆线路为计算机系统供电；⑩电磁防护，要求电源线和通信线缆应隔离铺设，避免互相干扰，应对关键设备实施电磁屏蔽。

在医院互联互通三级测评中，采用对医院数据中心机房实地查验测评。

机房检测报告由国家认可的具有资质的专业检测机构提供，医院应按照数据中心B级机房建设标准及网络安全等级保护物理与环境安全要求完成机房建设，在完成机房建设并投入使用后，通过机房检测并获取正式的报告。

（2）电源接地符合国家标准要求（参考：GB/T 2887－2011），做到安全可靠、经济合理、技术先进、留有裕量。满足要求得分，否则不得分。

本测评指标主要考查机房电源接地。标准要求电源接地要求执行GB/T 2887—2011，包括工作接地、保护接地、防雷接地等场地接地要求，场地接地电阻不大于1Ω，接地电压不大于2V。

在网络安全等级保护基本要求的通用要求（三级）中，根据物理与环境安全要求中的防雷击要求，应将各类机柜、设施和设备等通过接地系统安全接地。

在医院互联互通三级测评中，采用对医院数据中心机房实地查验测评。通过机房检测应能确保接地指标符合标准。

2．四级或五级

医院互联互通环境安全测评对其他级别无新增要求。

（三）应用安全

1．三级

（1）系统软件和应用软件具有规范的用户授权控制功能，满足要求得分，否则不得分。

本测评指标主要考查用户授权粒度是否到位。

医院信息系统和平台应在系统软件和应用软件中提供用户权限管理和控制功能，用户授权粒度满足系统软件和应用软件的管理和应用需求。用户配置应按照用户组、角色、个人配置用户及权限主数据库。

系统软件主要包括操作系统、数据库、监控运维系统、数据备份系统等，各个系统软件应配置系统管理员、系统操作员等角色，对每个用户定义不同的用户组、角色，制定对系统软件、功能的操作权限。应用软件应按照系统、子系统、功能模块配置操作使用用户、系统管理用户。操作使用用户应该按照部门、职务级别、岗位、职责配置，如按照收费挂号员、发药窗口药剂师、药库管理药剂师、临床药师、主任医师、主治医师、医师、护士长、护士等角色配置操作权限。一个用户可以有多重角色功能。

在医院互联互通三级测评中，采用对医院系统软件、应用软件功能测评方式考查用户授权控制功能。

在网络安全等级保护基本要求的通用要求（三级）中，应用和数据安全分类的访问控制要求应提供访问控制功能，对登录的用户分配账户和权限；应重命名或删除默认账户，修改默认账户的默认口令；应及时删除或停用多余的、过期的账户，避免共享账户的存在；应由授权主体配置访问控制策略，访问控制策略规定主体对客体的访问规则；应授予不同账户为完成各自承担的任务所需的最小权限，并在它们之间形成相互制约的关系；访问控制的粒度应达到主体为用户级，客体为文件、数据库表级、记录或字段级；应对敏感信息资源设置安全标记，并控制主体对有安全标记信息资源的访问。

（2）定期进行完全备份并有记录文档。满足要求得分，否则不得分。

本测评指标主要考查应用是否有备份。

应用备份是指对应用软件和系统软件的备份，以便系统崩溃后能够及时恢复。

在医院互联互通三级测评中，采用对医院系统软件、应用软件功能测评方式考查应用备份和记录文档功能。但在网络安全等级保护中无此项要求。

2. 四级乙等

（1）安全审计覆盖每个用户，对应用系统的重要事件进行审计。满足要求得分，否则不得分。

本测评指标主要考查应用层安全审计。应用层安全审计是对业务应用系统行为的审计。应用系统审计功能记录系统重要安全事件的日期、时间、发起者信息、类型、描述和结果等，并保护好审计结果，阻止非法删除、修改或覆盖审计记录。

医院信息系统和平台应建立应用层安全审计系统，应用软件安全审计通过不同应用软件系统开发安全审计功能，系统软件采用操作系统、数据库、监控运维、数据备份等系统的通用安全审计系统。在医院互联互通四级乙等测评中，采用对医院系统软件、应用软件功能测评方式考查应用安全审计功能。

在网络安全等级保护基本要求的通用要求（三级）中，应用和数据安全分类的安全审计要求应提供安全审计功能，审计覆盖到每个用户，对重要的用户行为和重要安全事件进行审计；应对审计进程进行保护，防止未经授权的中断；应确保审计记录的留存时间符合法律法规要求；应对审计记录进行保护，定期备份，避免受到未预期的删除、修改或覆盖等；审计记录应包括事件的日期和时间、用户、事件类型、事件是否成功及其他与审计相关的信息。

（2）具备软件容错能力。满足要求得分，否则不得分。

本测评指标主要考查平台及核心业务是否有容错，如退药数量不能大于领药数量、对医嘱内容的自动逻辑检查等。

平台及核心业务的应用软件容错包括：因录入数据错误而影响应用系统正常操作的容错；因业务流程或者规则逻辑错误而影响应用系统正常操作的容错；因软件运行环境故障（如网络瘫痪）而影响应用系统正常操作的容错。平台及核心业务软件都需要能够判断并处理错误，并具有选择应急方式继续操作、保持错误断点数据和状态、终止系统运行、恢复运行等功能。

在医院互联互通四级乙等测评中，采用对平台及核心业务功能测评方式考查应用软件容错功能。

在网络安全等级保护基本要求的通用要求（三级）中，应用和数据安全分类的软件容错要求应提供数据有效性检验功能，保证通过人机接口输入或通过通信接口输入的内容符合系统设定要求；在故障发生时，应能够继续提供一部分功能，确保能够实施必要的措施；在故障发生时，应自动保存易失性数据和所有状态，保证系统能够进行恢复。

3. 四级甲等

(1) 有数据修改痕迹和访问控制功能。满足要求得分，否则不得分。

本测评指标主要考查平台及核心业务的数据修改痕迹和访问控制功能，访问控制主要是对应用系统的文件、数据库等资源的访问，避免越权非法使用。

医院电子病历系统应建立病历数据修改痕迹，包括记录追溯功能。当医院平台数据中心 CDR 或者共享文档数据因业务系统变化而同步更新时，也应该保留修改痕迹，如记录因患者退费而引起的费用记录的变化。

在医院互联互通四级甲等测评中，采用对平台及核心业务功能测评方式考查应用软件数据修改痕迹和访问控制功能。

在网络安全等级保护基本要求的通用要求（三级）中，应用和数据安全分类的访问控制要求应提供访问控制功能，对登录的用户分配账户和权限；应重命名或删除默认账户，修改默认账户的默认口令；应及时删除或停用多余的、过期的账户，避免共享账户的存在；应由授权主体配置访问控制策略，访问控制策略规定主体对客体的访问规则；应授予不同账户为完成各自承担任务所需的最小权限，并在它们之间形成相互制约的关系；访问控制的粒度应达到主体为用户级，客体为文件、数据库表级、记录或字段级；应对敏感信息资源设置安全标记，并控制主体对有安全标记信息资源的访问。

4. 五级乙等

医院互联互通五级乙等测评对应用安全无新增要求。

5. 五级甲等

支持 CA 认证或其他第三方认证方式。满足要求得分，否则不得分。

本测评指标主要考查医院电子病历电子认证。指标具体要求具有 CA 或其他第三方认证方式（国家认可）；重点电子病历相关记录（门诊、急诊、病房、检查检验）是否具有可靠的电子签名；还需考查管理界面；第三方无证书认证方式应关注互联网端应用等方面。

CA 认证是指国家授权认证的、国家卫健委许可的电子认证机构。目前我国的电子认证主要采用国家授权认证的 CA 机构的服务。

医院应在电子病历应用系统中应用电子认证技术实现对电子病历应用系统的用户身份识别、登录、电子病历录入修改、电子病历的电子签名、可信时间戳，确保电子病历数据的完整性、可追溯性、可验证性、不可抵赖性、不可篡改性。医院信息平台的 CDR 和电子病历共享文档应保留电子签名记录。

电子认证应应用于门（急）诊、住院电子病历、电子处方、医嘱、申请单、检查检验报告、护理记录和护理病历、手术麻醉记录、输血记录、治疗记录、知情告知书、公共卫生报告、不良事件报告等需要医务人员签名且具有法律效应的电子医疗文书中。电子认证还应具有电子证书管理功能，支持硬件的证书和数字证书，支持医院本地的应用和互联网上的应用。

在医院互联互通五级甲等测评中，采用对平台及核心业务功能测评方式考查应用软件电子认证应用功能和管理功能。

在网络安全等级保护基本要求的通用要求（三级）中，应用和数据安全分类的身份鉴别要求应对登录的用户进行身份标识和鉴别，身份标识具有唯一性，鉴别信息具有复杂度要求并要求定期更换；应采用两种或两种以上组合的鉴别技术对用户进行身份鉴别，且其中至少一种鉴别技术应使用动态口令、密码技术或生物技术来实现；应提供并启用登录失败处理功能，多次登录失败后应采取必要的保护措施；应启用身份鉴别、用户身份标识唯一性检查、用户身份鉴别信息复杂度检查以及登录失败处理功能，并根据安全策略配置相关参数；应强制用户首次登录时修改初始口令；用户身份鉴别信息丢失或失效时，应采用技术措施确保鉴别信息重置过程的安全。数据完整性要求应采用校验码技术或密码技术保证重要数据在传输过程中的完整性，即保证鉴别数据、重要业务数据、重要审计数据、重要配置数据、重要视频数据和重要个人信息等在传输过程中的完整性。

（四）数据安全

1. 三级

有安全、完善的数据库备份措施，满足要求得分，否则不得分。

本测评指标主要考查平台及核心业务数据库备份措施。要求数据库备份机制，应具备稳定性、全面性、自动化、高性能、操作简单、实时性等原则。

平台及核心业务的数据库均应有备份措施，配备数据库备份服务器和备份存储系统，具备稳定性、全面性、自动化、高性能、操作简单、实时性的备份软件系统，提供包括本地实时数据备份、异地实时数据备份，提供应用级的灾备能力。数据库还应具有数据恢复功能。

在医院互联互通三级测评中，采用对平台及核心业务数据库备份硬件现场考查、软件测评方式考查数据库备份措施。

在网络安全等级保护基本要求的通用要求（三级）中，应用和数据安全分类的数据备份和恢复要求应提供重要数据的本地实时数据备份与恢复功能；应提供异地实时备份功能，利用通信网络将重要数据实时备份至备份场地；应提供重要数据处理系统的热冗余，保证系统的高可用性。

2. 四级乙等

具有数据完整性（数据故障恢复）措施，满足要求得分，否则不得分。

本测评指标主要考查平台及核心业务数据完整性（数据故障恢复）措施。要求医院信息平台中涉及医疗数据的传输、存储，采用电子签名及时间戳（采用电子认证技术）等相关技术来保证医疗数据的完整性以及可追溯性。

在医院互联互通四级乙等测评中，采用对平台及核心业务数据完整性（数据故障恢复）硬件现场考查、软件测评方式考查的相应措施。

在网络安全等级保护基本要求的通用要求（三级）中，应用和数据安全分类的数据完整性要求应采用校验码技术或密码技术保证重要数据在传输过程中的完整性，即保证鉴别数据、重要业务数据、重要审计数据、重要配置数据、重要视频数据和重要个人信息等在传输过程中的完整性。

3. 四级甲等

医院互联互通四级甲等测评对数据安全无新增要求。

4. 五级乙等

数据传输进行加密处理，关键数据可追溯。满足要求得分，否则不得分。

本测评指标主要考查平台及核心业务数据传输加密处理、可追溯措施。要求医院信息平台中涉及医疗数据的传输、存储，可采用网络密码设备的加密、完整性验证、数据源验证、抗重播等技术实现信息在不可信网络上的安全传输。

在医院互联互通五级乙等测评中，采用对平台及核心业务数据传输加密处理、可追溯硬件现场考查、软件测评方式考查的相应措施。

在网络安全等级保护基本要求的通用要求（三级）中，应用和数据安全分类的数据完整性要求应采用校验码技术或密码技术保证重要数据在传输过程中的完整性，即保证鉴别数据、重要业务数据、重要审计数据、重要配置数据、重要视频数据和重要个人信息等在传输过程中的完整性。

5. 五级甲等

医院互联互通五级甲等测评对数据安全无新增要求。

（五）隐私保护

1. 三级

提供了数据访问警示服务。满足要求得分，否则不得分。

本测评指标主要考查平台数据访问警示服务功能。测评指标要求当医务人员因工作需要（如科研需要）查看或访问非直接相关患者的电子病历资料时，应警示使用者依照规定使用患者电子病历资料。警示服务功能通过弹出警示消息框提示医务人员，医务人员可选择取消或者继续，如继续应登记使用目的。系统可追溯调阅记录。

在医院互联互通三级测评中，采用对平台电子病历调阅等患者的电子病历资料利用功能的软件测评方式考查数据访问警示服务功能。

在网络安全等级保护基本要求的通用要求（三级）中，应用和数据安全分类的个人信息保护要求应仅采集和保存业务必需的用户个人信息；应禁止未授权访问和非法使用用户个人信息。

2. 四级乙等

医院互联互通四级乙等测评对隐私保护无新增要求。

3. 四级甲等

提供了对电子病历进行患者匿名化处理的服务。满足要求得分，否则不得分。

本测评指标主要考查平台电子病历中患者匿名化处理功能。

测评指标要求采用替换、重排、加密、截断或掩码等脱敏技术对患者敏感信息进行匿名化，确保在信息平台中及提供正常医疗服务以外的（例如医疗保险、科研等）传递中使用的资料不向非授权用户透露患者的身份及其他敏感信息。

在医院互联互通四级甲等测评中，采用对平台电子病历调阅患者的电子病历资料，利用功能的软件测评方式考查患者匿名化处理功能。

在网络安全等级保护基本要求的通用要求（三级）中，应用和数据安全分类的个人信息保护要求应仅采集和保存业务必需的用户个人信息；应禁止未授权访问和非法使用用户个人信息。

4. 五级乙等

提供了许可指令管理服务。满足要求得分，否则不得分。

本测评指标主要考查平台电子病历许可指令管理服务功能。

测评指标要求在提供访问或传输患者电子病历等医疗数据前，该服务应用于电子病历以确定患者或个人的许可指令是否允许或限制这些医疗数据的公开。

在医院互联互通五级乙等测评中，采用对平台电子病历数据采集、调阅等患者的电子病历数据集成、利用功能的软件测评方式考查许可指令管理服务功能。

在网络安全等级保护基本要求的通用要求（三级）中，应用和数据安全分类的个人信息保护要求应仅采集和保存业务必需的用户个人信息；应禁止未授权访问和非法使用用户个人信息。

5. 五级甲等

(1) 提供了数据保密等级服务。满足要求得分，否则不得分。

本测评指标主要考查平台数据保密等级服务功能。

测评指标要求对存储系统之中的数据进行分类，对不同类别的数据和不同的存储设备设置不同的安全等级。

在医院互联互通五级甲等测评中，采用对平台数据集成和存储管理软件测评方式考查数据保密等级服务功能。但在网络安全等级保护基本要求中无此要求。

(2) 支持对关键个人病历信息（字段级、记录级、文件级）进行加密存储保护。满足要求得分，否则不得分。

本测评指标主要考查平台关键个人病历信息加密存储功能。

测评指标要求进行数据存储加密，加解密文件和其他数据块，用于保护在联机存储、备份或长期归档中的数据。

平台上需要加密存储的数据包括 CDR、电子病历共享文档、影像文件等，保存在平台的本地的在线存储、备份存储，异地的灾备存储，以及磁盘、磁带上长期归档的数据，并提供解密功能。

在医院互联互通五级甲等测评中，采用对平台数据集成和存储管理软件测评方式考查数据存储加密解密功能。

在网络安全等级保护基本要求的通用要求（三级）中，应用和数据安全分类的数据保密性要求应采用密码技术保证重要数据在存储过程中的保密性，即保证鉴别数据、重要业务数据和重要个人信息等在存储过程中的保密性。

（六）管理安全

1. 三级

(1) 有机房进出控制和监控系统。满足要求得分，否则不得分。

本测评指标主要考查医院信息平台数据中心机房有无进出控制和监控系统。

机房进出控制是指机房门禁系统，医院在机房建设时应选择门禁设备。监控系统是指机房的视频监控系统，医院在机房建设时应选择视频监控设备。近年来人脸识别技术已广泛使用，建议采用人脸识别门禁系统，防止门禁卡的借用。

在医院互联互通三级测评中，采用对平台数据中心机房现场考查方式检查有无门禁系统、监控系统。

在网络安全等级保护基本要求的通用要求（三级）中，物理和环境安全分类的物理访问控制要求机房出入口应配置电子门禁系统，控制、鉴别和记录出入的人员。

2. 四级乙等

建立了较健全的安全管理制度。满足要求得分，否则不得分。

本测评指标主要考查医院信息平台安全管理制度是否健全。

在医院互联互通四级乙等测评中，采用文档检查、现场制度公示检查等方式考查安全管理制度。医院应该按照三级等级保护要求，制定较健全的安全管理制度。

在网络安全等级保护基本要求的通用要求（三级）中，要求的安全管理制度内容应包括：

（1）安全管理机构和人员：①岗位设置；②人员配备；③授权和审批；④沟通和合作；⑤审核和检查；⑥人员录用；⑦人员离岗；⑧安全意识教育和培训；⑨外部人员访问管理。

（2）安全建设管理：①定级和备案；②安全方案设计；③产品采购和使用；④自行软件开发；⑤外包软件开发；⑥工程实施；⑦测试验收；⑧系统交付；⑨等级测评；⑩服务供应商选择。

（3）安全运维管理：①环境管理；②资产管理；③介质管理；④设备维护管理；⑤漏洞和风险管理；⑥网络和系统安全管理；⑦恶意代码防范管理；⑧配置管理；⑨密码管理；⑩变更管理；⑪备份与恢复管理；⑫安全事件处置；⑬应急预案管理；⑭外包运维管理。

3. 其他级别

其他级别测评对管理安全无新增要求。

第三节　迎评注意事项

医院信息互联互通测评采用自动化测评和专家评审、定量和定性相结合的方式。测评分为两个部分、三个环节，两个部分包括产品测试部分、项目应用评价部分，三个环节包括通过实验室测试完成的产品测试（定量）、通过专家文件审查（定性）以及现场查验（定量 + 定性）完成对项目的应用评价。医院信息互联互通测评流程包括申报、准备、实施、评级、授牌五个阶段。

按照医院信息互联互通测评安全测评指标，安全测评包括实验室自动化安全产品定量测评、专家文件定性审查、现场定量 + 定性查验。准备安全测评时，医院应该注意测评申请准备、网络信息安全的标准化改造、测评文件准备、现场查验准备四个环节的事项。

一、测评申请准备

（一）医院网络信息安全现状调查

为了顺利通过测评，医院首先应调研分析医院网络信息安全的建设和应用现状，将医院信息系统整体网络信息安全与医院信息互联互通安全测评统一考虑，按照医院信息互联互通安全测评指标要求，逐项检查可共享的安全配置以及尚缺的安全配置。

建议医院委托第三方安全测评咨询机构，或者在第三方机构指导下完成医院网络信息安全现状调查，并形成医院信息系统及信息平台网络信息安全现状调查分析报告。

（二）自评估

医院可通过国家卫健委统计信息中心的医院信息互联互通标准化成熟度测评网站，完成在线自评估。建议医院委托第三方安全测评咨询机构，或者在第三方机构指导下完成安全测评自评估。

（三）根据自评估情况确定申请级别

测评标准规定测评未达到申请等级则为不通过，因此，要根据安全测评自评结果，结合在其他机构的测评结果，综合评估，慎重选择申请等级。

由于医院信息互联互通网络信息安全测评针对三级以上，若医院因在其他机构测评的结果达不到三级而选择申请三级以下，则不用考虑安全测评。

（四）根据自评估情况确定改造内容

若医院确定的申请等级超出自评估等级，则要确定哪些指标达不到标准要求，据此确定网络信息安全的改造需求。

二、网络信息安全的标准化改造

网络信息安全的标准化改造可在测评之前进行，申请测评之后仍可不断完善、修改证明材料并上传。

（一）改造方案设计

医院应按照网络信息安全的改造需求，完成医院信息互联互通网络信息安全标准化改造方案。建议医院委托第三方安全测评咨询机构、网络信息安全厂商、医院信息平台开发商，或者在第三方机构指导下完成改造方案。

医院信息平台网络信息安全改造方案应该与医院的整体网络信息安全建设方案统一规划，才能既符合医院信息互联互通网络信息安全测评标准，也符合网络信息安全等级保护要求。

（二）网络信息安全系统改造实施

医院应在测评之前完成网络信息安全系统改造的部署实施。

医院信息互联互通网络信息安全改造实施包括网络安全、环境安全要求的机房设备采购、系统集成和工程实施、网络安全设备采购、安全系统软件的部署实施，医院信息平台及相关核心业务系统的应用和数据安全改造实施在网络信息安全系统改造中，要注重网络信息安全系统的应用推进和应用效果，做好网络信息安全教育培训和应用动员，配备专门人员操作管理网络信息安全设备和系统，以确保通过测评的现场查验。测评要求平台上线运行满一年。

（三）安全制度完善

医院应按照管理安全的管理制度要求，完善现有的制度，制定新的制度，形成完整的安全制度文档，并定期修订发布，做好制度培训工作，关键制度在现场公示。

要注重管理制度的落实，按照制度要求建立安全管理机构和岗位，做到制度落实、机构落实、岗位落实、人员落实。

（四）等级保护认证

建议在医院信息互联互通网络信息安全测评之前，医院能通过网络信息安全三级等级保护认证，以确保顺利通过互联互通安全测评。

三、测评文件准备

参加测评需要提供相关汇报 PPT、已经具备或者通过完成改造具备的测评证明材料、管理制度文档。证明材料要上传国家卫健委互联互通测评申请网站。

汇报 PPT 中包括医院简介（业务构成、特色、平台建成年份、架构、运行情况）、定性指标证明材料等内容。证明材料包括国家认证第三方专业机构颁发的机房检测报告、网络安全等级保护认证书、网络信息安全系统说明书、用户使用报告等。

文审通知下发时，确保系统上的证明材料是最新版本。

四、现场查验准备

现场查验需要做好如下的准备工作：

（一）文字材料

为评审专家现场查验准备汇报 PPT、证明材料等文字材料，与网上的材料版本一致。

（二）硬件环境

准备互联互通网络信息安全测评的机房环境（医院信息平台数据中心所在的机房），网络环境（医院信息平台使用的网络环境），医院信息平台服务器及有线、无线应用终端等基础设施环境等。

（三）软件环境

准备与应用安全和数据安全相关的应用系统、数据库服务器端、应用终端软件环境和数据环境（相关的测评应该在终端屏幕上展现），做好真实系统测评演示的演练。

（四）人员安排

做好汇报讲解人员、现场解答人员、考查引导人员以及接待人员等的安排，按照测评内容设计较快捷的医院考察路线。

（五）现场答疑

做好测评过程的现场答疑问题准备。

信息安全的重要性不言而喻，为应对安全挑战，从信息技术、信息安全、风险管理三重门槛上建立防线。医院应根据国家医疗健康信息医院信息互联互通标准化成熟度测评方案，在线上申请、准备阶段、测评实施阶段、评级阶段四个过程中，加强对标准与测评指标的解读，重视差距，落实改造，把网络信息安全做到合规性，以便达到顺利通过测评的安全指标要求。

（本章作者：吴庆斌、罗志权）

第十八章　大数据安全管理

本章导读：

医疗大数据因其蕴藏的巨大价值和集中化的存储管理模式而成为攻击的重点目标。针对医疗数据泄露日趋严重这一问题，本章提出一套可行的大数据安全保护方法。首先寻找大数据安全管理价值，发现隐患与痛点；其次分析了医疗大数据环境下的新挑战和机遇；最后提出大数据安全管理方案。

第一节　概　述

一、数据安全建设背景

现代医学以自然科学为基础，对维持生命的规律及体质变化做出科学的、精细的分析，而科学分析越来越依赖大量、系统、高可信度的科学数据。随着大数据、云计算、移动互联网等多领域技术与医疗领域跨界融合，新兴技术与新服务模式快速渗透到医疗的各个环节，人们的就医方式出现重大变化，也为医疗行业带来了新的发展机遇。大数据等新技术对医疗行业发展有强劲的促进作用，利用这些新兴技术可以整合各种医疗数据，通过对这些信息和资料的合理安排，进而做更好的数据背景分析，这些分析可以为患者提供一个更细致的医疗方案。

大数据技术促使数据生命周期从传统的单链形式逐渐演变为复杂的多链形式，增加了共享和交易等环节。由于数据应用场景和参与角色的多样化。数据安全威胁渗透在数据生产、采集、处理和共享等大数据产业链的各个环节，风险成因复杂交织：既有外部攻击，也有内部泄露；既有技术漏洞，也有管理缺陷；既有新技术新模式触发的新风险，也有传统安全问题的持续触发。

大数据环境中，数据从多个渠道大量汇聚，数据类型、用户角色和应用需求更加多样化，访问控制面临诸多新的问题。复杂的数据存储和流动场景使得数据加密变得异常困难，海量数据的密钥管理亟待解决。大规模的分布式存储和计算架构也增加了安全工作的难度，并对人员的技术水平和素质提出了更高的要求。数据存储、计算、分析等技术的发展，催生出很多新型的高级网络攻击手段，也使得传统的数据安全防御技术暴露出不足。

对医疗行业而言，随着医疗大数据的集中，数据开放性更高，大数据安全的“脆弱性”逐渐凸显。近年来，国内外数据泄露事件频发，用户隐私受到极大挑战。在数据驱动环境下，网络攻击也更多地转向了存储重要敏感信息的医疗信息化系统，数据安全防护俨然成了医疗大数据应用发展的一项重要课题。

确保医疗大数据安全，应当覆盖数据的整个生命周期，建立从外部威胁防御、内部风险控制、数据追责溯源、数据共享与交换安全以及业务连续性等层面，围绕敏感数据安全构建由内而外的纵深防御体系。

二、医疗数据安全的价值

医疗信息化的迅猛发展在给人们的就医保健等带来便利时，也带来了海量医疗保健数据的安全性问题。

在 Ponemon Institute 携手 IBM 发布的《2016 年数据泄露成本研究：全球分析》中指出，参与本项研究的 383 家企业（包括医疗、教育、金融、通信、工业、能源等行业，见图 18－1）的平均数据泄露总成本从 379 万美元增至 400 万美元。至于包含敏感和机密信息的记录，每条丢失或被盗的平均成本则从 2015 年的 154 美元增至 2016 年研究中得出的 158 美元。

受到严格监管的行业（如医疗、教育和金融行业）的每条记录平均泄露成本远高于 158 美元的整体平均值。公共部门、科研和运输机构的每条记录平均泄露成本则低于整体平均值。其中医疗行业的数据泄露成本较高，为行业之最，每条敏感或机密信息记录泄露成本平均值高达 355 美元（2017 年数据泄露成本分析报告中医疗行业数据泄露成本已升至 369 美元），可见医疗行业的数据价值最为重要。

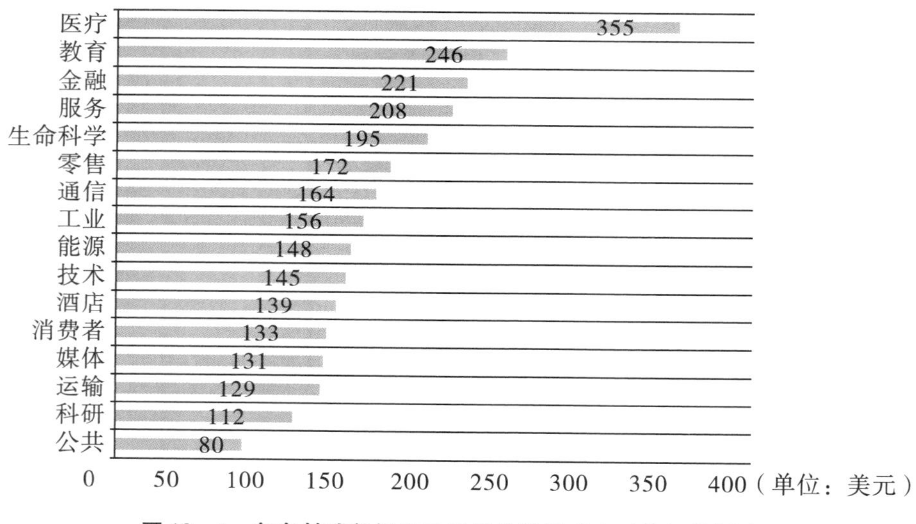

图 18－1　每条敏感数据记录的平均泄露成本（按行业划分）

第二节　大数据给信息安全带来利与弊

一、大数据的信息安全

大数据时代，每个人都是大数据的生产者和使用者。人们一边享受着大数据带来的快捷服务，一边处在数据泄露的风险当中。近年来，大数据在发挥其有益作用的同时，也暴露出不少信息安全问题。2013 年轰动全球的“棱镜门”事件发生后，国内持续发生了多家快捷酒店开房记录被泄露、保险公司 80 万保单信息外泄、手机输入法漏洞导致用户信息公开等信息安全不良事件。

近期，一家名为 Gemalto 的数字安全研究公司发布了 2015 年数据外泄水平指数报告，报告中指出 2015 年是发生数据外泄情况非常严峻的一年。该年公司安全人员总共收集和分类编录了 1 673 多例数据外泄事故，造成共计 7.07 亿条数据记录泄露。大多数数据泄露源自政府部门（3.07 亿，占 43%），而 1.24 亿条数据泄露来自医疗健康机构，占 19%；科技和教育领域数据外泄共占 15%。

二、大数据面临的新挑战和机遇

（一）大数据成为网络攻击的明显目标

在网络空间中，大数据作为更容易被“发现”的大目标，受到了越来越多的关注。一方面，大数据不只代表着海量的数据，也意味着更复杂、更敏感的数据，此类数据会招致更多的潜在攻击者，变成更具吸引力的目标。另一方面，数据的大量汇聚，使其一旦被成功攻击，黑客就能获取庞大的数据，这无疑为黑客降低了进攻的成本，提高了收益率。

（二）大数据增加隐私外泄的风险

网络空间中数据具有非常广阔的来源，例如来自传感器、社交网络、记录存档、电子邮件等，大量数据的聚集不可避免地增加了用户隐私外泄的风险。一方面，大量的数据集中，包括医院运营数据、个人的客户隐私信息和各种行为的详细记录。这些数据的集中存储增大了数据泄露的风险，而这些数据的滥用也是一大安全隐患。另一方面，尚未明确一些敏感数据的归属权和使用权，目前许多基于大数据的分析都没能考虑到其中一些数据的隐私和使用权问题。

（三）大数据对当前的存储和防护措施提出更高的要求

大数据存储引入了新的安全问题，数据集约的后果是复杂多样的数据被存放在一起，例如开发数据、客户信息和运营数据存放在一起，可能出现违规地将某些生产数据放在运营数据存放位置的情况，导致医院安全管理不规范。大数据的规模影响到安全控制措施是否能够正确实施。对于海量数据，通常的安全扫描模式需要耗费大量的时间，已经不能满足安全需要。安全防护方法的更新升级速度跟不上数据量非线性增长的速度，导致大数据安全防护存在一定的隐患。

（四）大数据技术被运用到攻击手段中

在医院通过数据挖掘和数据分析等大数据技术获得更多数据价值的同时，黑客也在利用这些大数据技术向医疗行业发起攻击。黑客最大限度地收集有用数据，例如病历档案、病案记录、住院记录、身份、体检等信息，为发起攻击做准备，大数据技术让黑客的攻击更加准确。另外，大数据技术为黑客发起攻击提供了更多机会。

（五）大数据成为高级可持续攻击的载体

黑客通过大数据将攻击较好地隐藏起来，使过往传统的防护机制很难检查出来。传统的机制是基于单个时间点进行的基于威胁特征的实时匹配检测，而高级可持续攻击 APT 是一个实施过程，并不具备能够被实时检测出来的明显特点，即不能被实时检测。此外，APT 攻击代码隐蔽在大量的数据之中，让其很难被检测出。同时，大数据的价值低密度性，让安全分析工具很难集中在价值点上，黑客能够将攻击隐藏在大数据中，给安全服务供应商的分析造成很大麻烦。黑客设置的任何一个误导安全厂商提取和检索目标信息的攻击，都会造成安全监测偏离应有的方向。

（六）大数据技术为信息安全提供新支撑

大数据不仅带来了新安全风险，也为信息安全的发展提供了新的机遇。大数据技术正在为安全分析提供新的思路和方式，对海量数据的分析有利于信息安全服务供应商更详细地描述网络异常状况，以便找出数据中存在的风险。对实施安全和商业数据融合在一起的数据进行预防性的分析，以防范钓鱼攻击，谨防诈骗和阻止黑客的侵犯。网络攻击行为多少会遗留蛛丝马迹，这些痕迹都以数据的形式隐藏在大数据中，利用大数据技术计算和处理资源能更有针对性地应对信息安全威胁，有助于寻找发起攻击的源头，防御网络攻击行为。

第三节　医疗大数据安全需求分析

一、信息系统安全现状

医院信息系统是指利用计算机软硬件技术、网络通信技术等现代化手段，对医院及其所属部门的人流、物流、财流等进行综合管理，对在医疗活动各阶段产生的数据进行采集、存储、处理、提取、传输、汇总、加工，从而为医院的整体运行提供全面的自动化管理及各种服务的信息系统。医院信息系统是现代化医院建设中不可缺少的基础设施与支撑环境。

医院信息系统主要划分为：临床诊疗部分、药品管理部分、费用管理部分、综合管理与统计分析部分、外部接口部分等，其中又包含多个子功能模块，系统信息之间的交换频繁且复杂，如临床部门的门诊和住院有最全面的人员信息、病情资料、药品资料、物材设备等信息（见图 18－2）。业务系统数据的高度集中、管理人员的多样化、业务系统的漏洞等，使得安全“脆弱性”逐渐凸显，因此医院在聚焦及交换用户大量数据的同时，其承担的数据安全风险也成倍增长，如果不重视数据安全，就会因数据保管不善而遭受更多的法律风险。

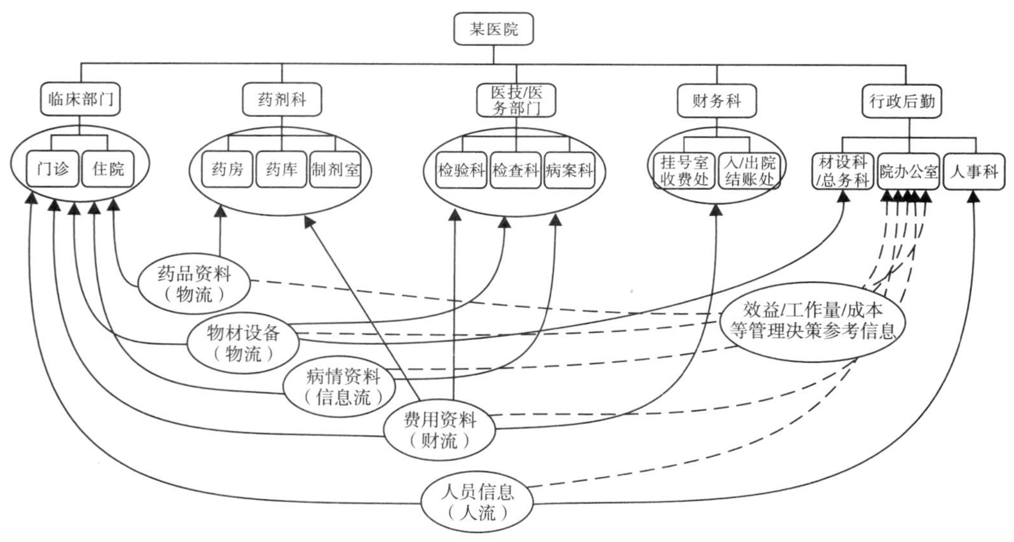

图 18－2　某医院各组织机构间的数据传递关系

目前医疗行业基本都规划及实施了信息安全体系建设，如信息安全等级保护建设。

但由于新技术、新应用、新业务形态的大量出现，尤其是大数据、物联网、云计算等的大量应用，加上安全趋势和形势的变化，原有的国家法律法规已经不再适用于当前的安全要求，或者说在新技术和新应用下已经不能满足安全要求，需要制定新的等级保护标准。因此从2015年开始，国家基于等级保护的安全要求逐步开始制定信息安全等级保护新标准，除了对通用系统制定一般要求外，还增加了对云计算、大数据、移动互联、工控、物联网等方面的安全扩展性要求，丰富了防护内容和要求。

在技术体系建设中，应通过物理安全、网络安全、主机安全、应用安全、数据安全五个基本方面进行。为满足安全管理制度、安全管理机构、人员安全管理、系统建设管理、系统运维管理五个方面的基本管理要求进行管理体系建设，使得网络系统的等级保护建设方案最终既可以满足等级保护的相关要求，又能够为业务系统提供立体、纵深的安全保障防御体系，保证信息系统整体的安全保护能力。

二、安全需求分析

（一）临床诊疗部分安全需求

在大数据时代，数据安全不仅仅是信息科的责任，更是每个医疗行业从业人员共同的责任。其中临床诊疗数据安全更是每个医疗行业从业人员应该维护的，因为临床数据的信息更为全面，具备巨大的数据价值。临床数据可包含患者个人信息、费用信息、病情信息、医疗设备信息以及药品资料信息等。

目前在临床诊疗部分存在如下安全需求：

（1）医疗机构管理者首先要明确安全架构和安全组织，制定数据安全管理制度，将临床数据安全理念纳入医院文化建设，提高医务人员信息安全意识（医务人员是临床数据的采集者和使用者，因此也是保护临床数据安全的重要一环），让医务人员重视数据安全，通过制度规范及个人信息安全意识的提升，实现临床数据的安全保护。

（2）在利用临床诊疗数据发表文章、交流学术时，是否做了敏感数据的脱敏处理。

（3）在利用互联网进行多中心临床试验时，如何确保收集的信息数据不被泄露，数据安全如何保障。

（4）在与外部系统进行数据共享交换时，是否存在利益交换，数据共享交换的安全如何保障。

（5）系统日常维护：如何防止数据库管理员直接访问数据库并获取数据；如何防止系统管理员直接拷贝数据库文件；如何防止系统维护员通过应用服务器下载导出数据。

（6）第三方软件公司负责驻场、开发业务系统，如何防止数据泄露。

（二）药品管理部分安全需求

药品管理部分包括药库、药房及发药等进、销、存管理；临床诊疗合理用药的各种审核，用药咨询、教育与服务；药价监控的药价调整、利润分析、统计报表等。国家卫健委要求各级卫生行政部门和各类医疗机构加强对医院信息系统药品、高值耗材统计功能管理，避免为不正当商业目的所利用，统计医师个人和临床科室有关药品、高值耗材用量信息。要对医院信息系统中有关药品、高值耗材使用等信息实行专人负责、加密管理，严格“统方”权限和审批程序，未经批准不得“统方”，严禁为商业目的的“统方”。

（1）非法“统方”行为导致医药贿赂事件频频发生。信息科人员、其他业务科室、系统维护人员等内部员工可以通过终端访问，登录数据库、应用系统等批量查询或下载处方数据，“统方”行为是导致医疗行业贿赂的主要原因。目前医院在部署“防统方”审计设备的情况下，统方数据仍然出现泄露。

（2）管控第三方外包机构、管理人员非法获取、接触、处理业务敏感数据的行为。

（3）业务系统数据库脆弱配置风险，如弱口令、数据库漏洞、权限职责过大等。

（三）费用管理部分安全需求

费用管理部分属于医院信息系统的最基本部分，它与医院中所有发生费用的部门有关，处理的是整个医院中各有关部门产生的费用数据，并将这些数据整理、汇总、传输到各自的相关部门，供各级部门分析、使用，并为医院的财务与经济收支情况服务，主要安全需求如下：

（1）以住院费用查询系统为例，住院患者费用明细清单包括床位费用、医生诊疗费用、药品费用、检查费用等重要信息。维护人员、程序开发人员、信息中心技术人员拥有数据库的高级别权限，正常的数据维护工作和敏感数据的非法篡改，从权限上无法分离，事后亦无法有效定责。

（2）内部缺少管理手段，缺乏有效的控制：无返回数量控制、超级用户限制、SQL 注入语句控制、高危 SQL 控制。

（四）综合管理与统计分析部分安全需求

综合管理与统计分析部分主要包括病案的统计分析、管理，并将医院的所有数据汇总、分析、综合处理，供领导决策使用，包括：病案管理、医疗统计、院长查询与分析、患者咨询服务。综合管理与统计分析部分集中了医院的数据汇总，数据是信息系统中最核心的资产，数据的丢失、破坏或泄露，很可能给医院带来难以估量的损失。

（1）如何防止数据库文件被下载或者复制，以及直接分析数据文件导致的数据泄露和破坏。

（2）如何防止 DBA 或高权限账号密码泄露导致的数据泄露和破坏。

（3）如何防止部分 SQL 注入方式拖库导致泄露全库数据和数据破坏。

（4）如何弥补仅由口令验证方式导致安全性不足的缺陷。

（五）外部接口部分安全需求分析

随着信息化的高速发展及各项改革的进行，医院信息系统已不是一个独立存在的信息系统，它必须考虑与社会相关系统实现互联互通。因此，医院信息系统必须提供与医疗保险系统、社区医疗系统、远程医疗系统及上级卫生主管部门进行数据共享及交换的接口。目前，医院对外接口实现信息交换与信息共享一般都是由应用系统自行处理和完成，常用的方式包括共享文件服务器进行文件交换、采用中间数据库进行数据库记录交换，或直接在内部应用系统上开放 Web Service 服务接口给外部系统调用，为提高信息交换与信息共享的安全性，会在内外网边界部署防火墙、入侵防御系统、防病毒网关、WAF 等安全设备进行防护。

由于医院的业务特性，业务系统平台需与众多外部单位进行大量的数据交换、信息共享与业务协同，若继续使用上述方式进行安全防护，医院业务系统基础平台与数据将面临较大的安全风险，包括但不限于：

1. 架构中存在安全风险

为了使业务系统服务接口能够被外部调用，需要将所有相关系统对外映射，这会使得系统平台的所有服务暴露在外部网络（电子政务外网），潜在的安全风险大为提高。若对外提供信息共享服务的系统采用的是国外产品，则在高威胁环境中，需考虑到非自主可控系统可能存在后门的风险。信息共享的安全防护缺乏“纵深防御”能力，信息共享完全依赖基础平台应用系统本身的安全功能。一旦应用系统出现安全漏洞，系统就会被攻破。

2. 数据交换中存在的安全风险

若数据交换时缺乏事务控制机制，无法保障数据在交换时的一致性，可能导致数据的完整性遭到破坏。

若数据交换时认证机制不完善，系统平台就可能与假冒的数据交换对象进行数据交换，导致敏感数据泄露或重要数据被篡改。

若数据交换时缺乏端到端数据机密性和完整性保护措施，数据在交换过程中就可能被非法截获，导致敏感数据泄露或重要数据被篡改。

若数据交换时缺乏抗抵赖和不可否认保障措施，就可能导致数据交换后双方数据不一致时无法进行追溯，从而无法确定问题与责任所在。

若不当配置或违规配置，基础平台中超出业务需求范围的数据被导出，可能导致敏感数据泄露。

若缺乏有效的检测措施，病毒或恶意代码可能通过数据交换从外部进入系统平台。

若缺乏有效的控制措施，对外数据交换通道存在被攻击者用来将系统平台中的数据从内部传出的风险，攻击者或木马可以利用该通道向外传输数据。

3. 服务接口调用中的安全风险

若系统安全功能缺失或配置失当，外部系统或用户可获得基础平台过大的使用权限，若其越权访问，可能导致敏感数据泄露或重要数据被篡改。

若应用系统在编码上存在漏洞，系统平台可被匿名攻击者从外部进行攻击，非法访问甚至控制系统，导致系统敏感数据泄露、重要数据被篡改、系统服务不可用。

若系统平台缺乏必要的审计功能，无法对来自外部的服务接口调用进行审计，这会导致服务接口被滥用时无法进行追溯，进而无法确定问题与责任所在。

在通过接口调用及应用访问方式进行数据交换时，存在与前述数据交换相同的安全风险。

4. 信息共享管理中存在的安全风险

在信息共享完全依赖于应用系统本身安全功能的模式下，信息共享的安全取决于业务部门及软件开发商的安全意识和安全知识，无法利用安全管理部门和安全公司的专业知识和专业技能来提高信息共享的安全性。

在应用系统出现安全漏洞时，除了进行应用漏洞修复或停用系统外，安全管理部门无其他方法和手段快速主动地做出反应，难以在漏洞修复前保护基础平台的安全。

第四节　大数据安全管理设计

一、大数据安全策略

遵照我国现有的信息安全等级保护制度，提升大数据信息安全保护水平，是解决大数据安全的唯一途径。

（一）立足信息安全等级保护，全过程提升信息安全保障水平

信息安全等级保护是根据信息处理系统的计算资源和信息资源的安全程度实施不同保护强度的保障措施，是围绕信息安全保障全过程的一项基础性管理制度，是一项基础性和制度性的工作。

（二）坚持积极防范，打造基于等级保护的大数据纵深防御体系架构

1. 应加快构建多层次、高质量的大数据纵深防御体系

大数据进一步加大了网络空间中防御与攻击的不对称性，传统的信息安全保护方法大多集中在“封堵查杀”层面，难以解决大数据时代的信息安全面临的诸多问题。

新的防御体系一是要构建多重保护、多层互联体系的架构，保证大数据处理环境的可信性；二是要加强处理过程的可控性，防止受到内部攻击，增强计算节点自我免疫能力；三是要提升技术平台支持下的安全管理能力，基于安全与业务处理、监控与日常管理制度的有机融合；四是要强化全局层面安全机制，制定数据监管把控策略，梳理数据处理流程，建立安全的数据处理新模式。

2. 应重视大数据攻击技术研发，做到攻防兼备

随着国际网络竞争不断加剧，我们面临的网络空间环境日趋复杂，被动防御不能实际解决大数据安全问题。

（三）管理和技术并重，全方位提高信息安全防护能力

信息安全管理主要包括：建立安全管理策略，建立健全安全管理制度，建立安全管理平台，开展信息安全意识培训等。

二、大数据安全措施

在大数据时代，需要通过多种信息安全技术的结合来保障大数据敏感信息和隐私数据的安全。

（一）社交网络匿名保护技术

社交网络中典型的匿名保护：①用户标识匿名与属性匿名，在数据发布时隐藏用户的标识与属性信息。②用户间关系匿名，在数据发布时隐藏用户间的关系。

（二）数据水印技术

数据水印是指将标识信息以难以察觉的方式植入数据载体内部且不影响其使用的方法，多见于多媒体数据版权保护，也有针对数据库和文本文件的水印方案。数据水印应用的前提是数据中存在冗余信息或可容忍一定精度的误差。强健水印类可用于大数据起源证明，脆弱水印类可证明数据的真实性。

（三）数据测源技术

数据测源技术目标是帮助人们确定数据仓库中各项数据的来源，也可用于文件源的恢复。基本方法是标记法，比如通过对数据进行标记来记录数据在数据仓库中的查询与传播历史。

（四）数据匿名化

在信息系统使用中、研究机构的数据分析工作中、各种医疗信息的传递中，要保护用户隐私的安全。公开发布数据时，去掉身份信息，对数据进行泛化处理，保留数据的整体分布规律。

（五）加密和数字签名

对数据库加密，对数据字段加密，并管理加密密钥，保护信息系统中用户隐私的安全。信息系统的使用者创建或更改数据时，要进行数字签名，保证信息数据的不可否认性。

（六）身份认证和访问控制

根据角色级别、用户类型及其对信息系统的重要性来选择是否进行身份认证，对不同的用户选择恰当的身份认证手段。访问控制策略要有时间维度和空间维度的限制，具有访问权限的用户，只有在规定的时间和空间内，才可以访问信息系统。

（七）网络通信的安全保障

网络安全设备（防火墙，入侵检测系统等）可以监控网络的数据流，对危险的网络行为进行报警，自动检测并处理安全事件，降低使用风险，确保业务数据通信的安全性。

（八）安全审计

对每项服务所涉及的系统、用户、工作人员、信息数据的行为进行记录，帮助安全人员审计信息系统的可靠性和安全性。

（九）信息资产的物理安全

信息资产的安全保护分为硬件和软件两个方面。硬件方面，首先确保信息资产处在安全、适合工作的物理环境当中；其次要确保能源供应，并做到冗余备份。软件方面，确保系统软件的可靠性和安全性以及入网端点设备接口启用情况、注册表关键值、系统运行进程等情况的安全性。

特别值得一提的是，随着未来医疗大数据交易的日益增多，对医疗大数据的隐私保护要求愈加迫切，结合以上的相关技术做好各个环节的安全保护工作，才能让医疗大数据的未来更美好。

参考文献

［1］全国信息安全标准化技术委员会．信息安全技术大数据安全管理指南（征求意见稿）［Z］，2017.

［2］中国信息通信研究院．大数据安全白皮书［Z］，2017：12－14.

［3］卫生部信息化工作领导小组办公室．医院信息系统基本功能规范［Z］，2002.

［4］全国信息安全标准化技术委员会大数据安全标准特别工作组．大数据安全标准化白皮书［Z］，2017：43－44.

（本章作者：吴恒、周亮）

第十九章　个人隐私保护与脱敏应用

本章导读：

随着现代社会的发展，人们的隐私保护意识日渐增强。医疗作为一个特殊的领域，不可避免地涉及患者的隐私。而患者隐私的泄露是医患关系和谐发展的绊脚石。因此我们要了解哪些信息属于患者隐私，清楚哪些现象是泄露患者的隐私、侵犯患者隐私权，哪些现象是法律所允许的。结合现有法律提出保护患者隐私的制度和方案，利用信息技术达到双重保障，从而缓解医患矛盾，保护患者隐私。

第一节　隐私概述

互联网信息时代的来临，使我们获取信息的能力随之提升，但当我们在享受新时代给我们带来诸多便利的时候，个人隐私信息泄露的风险也在不断提高。而伴随着人类文明程度的提升，法律观念的增强，人们对隐私的关注度也日益提高，对隐私安全的渴望也愈发强烈。因此，隐私安全成为医院信息化建设过程中不容忽视的问题。

隐私，从字面上来理解，就是隐秘的、私人的事情。从广义上来说，隐私是保持独立而不受侵犯的权利。隐私涉及的内容主要包括基本人身隐私、个人相关信息的隐私、个人精神和情感的隐私等。而隐私又是通过隐私数据来表现和承载的，隐私数据主要包括个人基础信息（姓名、身份证号、电话、性别、年龄等）、个人的财产状况、电子邮件地址、网络通信内容等。对医疗领域来说，隐私通常是指患者隐私，一方面是患者的身体隐私（一些特殊部位和器官）；另一方面是医疗信息方面的隐私，即患者医疗信息的一些内容。我们这里主要谈论医疗信息隐私，基本归纳为三类：第一，患者的基本资料信息，比如：身份证号、地址、电话等；第二，医生向患者采取的相关治疗信息，比如：既往史、个人史、婚姻史、生育史、家族史、药物过敏史等内容；第三，诊疗过程中形成的病历资料，比如：检查检验结果、就诊记录、手术记录等。

由于就诊需要，这些信息不可避免地被医疗机构获取，但是这些信息属于患者隐私，未经当事人许可不得向无关者公开，不能被非法泄露。

《中华人民共和国刑法》第二百五十三条中明确规定：国家机关或者金融、电信、交通、教育、医疗等单位的工作人员，违反国家规定，将本单位在履行职责或者提供服务过程中获得的公民个人信息，出售或者非法提供给他人，情节严重的，处三年以下有期徒刑或者拘役，并处或者单处罚金。窃取或者以其他方法非法获取上述信息，情节严重的，依照前款的规定处罚。单位犯前两款罪的，对单位判处罚金，并对其直接负责的主管人员和其他直接责任人员，依照该款的规定处罚。

《侵权责任法》第六十二条规定："医疗机构及其医务人员应当对患者的隐私保密。泄露患者隐私或者未经患者同意公开其病历资料，造成患者损害的，应当承担侵权责任。"

《中华人民共和国执业医师法》第二十二条明确规定，医师在执业活动中“要关心，爱护，尊重患者，保护患者的隐私是医师在执业活动中应履行的义务”。第三十七条：“泄露患者隐私，造成严重后果的，根据情节将会受到有关处分，轻者可给予当事人警告或责令暂停6个月以上1年以下执业活动，情节严重的，可吊销其医师执业证书。”

《全国医院信息化建设标准和规范》第二百零五条规定了关于个人隐私保护，患者隐私数据存储于数据库，医院应具备隐私（敏感）数据防泄露能力。

患者的隐私权是法律赋予患者在接受医疗服务时享有的，要求医疗机构及医务人员对合法掌握的涉及患者个人的各种隐私不得擅自泄露并排斥医疗机构及医务人员非法侵犯的权利。因此，关于患者的数据在收集、存储、分配和使用中应受到保护，而且我们要多关注隐私泄露的途径，以及在利用大数据时，做好脱敏处理，保护个人隐私。

第二节　医疗信息隐私泄露的途径

在互联网和经济越来越发达的今天，医疗信息化也不断深入，诸如电子病历、区域医疗、互联互通、物联网、互联网医疗等各种应用不断拓展，数据挖掘与数据分析也日益突出，大数据技术开启了一扇高效利用医疗数据的大门，也带来了医疗大数据隐私安全问题。在医疗领域，有哪些数据和操作可能会发生泄露呢？

（一）医院管理方面

（1）医院门诊就诊“一医一患一诊室”制度管理的不严格，以及患者和家属不自觉地拥挤在同一诊室内，致使医生在询问当前患者病情时，其他候诊患者或他人“旁听”，从而可能将患者隐私的病情传扬出去。

（2）检验、检查报告发放不合理，安全措施不到位。互联网的应用，使得化验单、检查报告不仅可以在医疗机构自助机打印，还可以通过网络、手机查看，在给患者带来便利的同时，可能会因内外网络和终端设备的安全性能问题，导致患者医疗信息的泄露。更严重的就是有些医院直接将报告单放置在科室窗口，患者或家属可以随意领取，患者的隐私随之暴露。

（3）床头卡曝光了患者的病情。医院设置床头卡是防止差错的一个重要环节，床头卡上的姓名、年龄、性别、疾病名称、护理级别等内容，可以鉴别患者身份，方便医生和护士了解患者的情况，但其内容暴露了患者的隐私。

（4）患者被用作医院治疗能力的宣传。患者医疗信息（例如：患者治疗前后的照片）未被处理，未经患者同意而直接用作体现医院诊治水平的宣传内容，泄露了患者医疗信息，也侵犯了患者的肖像权。例如一些记者在医院做采访或者报道时，为了提高关注度，需要拍更多的细节，在拍摄中可能将桌上的病历中涉及患者名字、单位等的信息拍进去。所有任何向外界发布的信息、照片和视频都应仔细审查，避免泄露患者的隐私。

（二）病案管理方面

病案管理工作疏忽也容易导致患者隐私泄露。住院病案与患者相关的隐私信息主要包含三部分。第一，患者的基本信息。如姓名、性别、出生年月、出生地、婚姻状况、身份证号、职业、籍贯、电话、工作单位、邮政编码、家庭住址等；第二，与患者疾病诊断治疗相关的个人信息。比如：疾病的主诉、现病史、既往史、家族史、月经史、生育史、身体缺陷等；第三，在诊断治疗过程中患者病情的发展信息。如入院病历、病程记录、手术记录、出院记录、各种辅助检查检验结果等，涉及面广、内容多。

若病案管理不严格，病案管理人员工作疏忽，随意放置病案可能造成病案损坏、丢失而发生患者隐私泄露。工作人员未严格执行病案的查阅制度，导致患者病历资料外泄；在受理患者及家属申请复印病案时，未认真审核其身份及所持有证件，不充分判断其是否具备复印患者病案的权利，造成患者隐私泄露。不少医院由于各种原因，存在聘用非医疗专业人员作为病案室临时工作人员的现象，他们在工作中接触大量病案内容，由于没有接受过医疗专业培训和法律知识的宣教，不能充分认识到患者隐私、病案与法律的相关性和严重性。少数院外办案人员调阅、复印病历，窥探到与本案无关的患者隐私内容，予以宣扬。

（三）医务人员及其他工作人员

（1）医务人员之间讨论病情。少数医、技、管人员以口头形式在不恰当的场所谈论患者的隐私病情；还有一种情况就是，在自媒体时代，专业相同或者有交集的医生常常组建微信群，讨论专业病例，内容往往涉及正在处理的疑难、危重症患者。但是在讨论中往往需要上传一些未处理的医疗影像、化验资料等内容，医生无意识间就将患者的医疗信息透漏于其他人。

（2）医务工作人员违法泄露。医务工作人员有意或无意向商业企业、保险公司提供患者的医疗信息，企业从这些个人医疗信息中提炼出患者的医疗需求、消费倾向等信息，然后向患者推销产品，从而对患者生活产生困扰。

（3）长期在医院工作的人员可能对隐私保护的责任比较清晰，但是刚刚上岗的医务人员、实习生，外勤工人以及外包服务的人员，对隐私的认识不强，可能会将一些信息当成八卦放到朋友圈，或者与他人谈论（比如某某大明星在医院看产科），这些都会造成患者信息的泄露。

（四）科研、教学方面

（1）临床带教泄露患者隐私问题。由于医护人员法制观念淡薄和医学教学管理制度的缺位，导致医生直接将患者病历作为教学资料用于临床教学，且未经患者同意，也未对患者真实姓名、年龄等个人信息进行处理、隐藏，使患者隐私暴露于大众。在临床教学实践过程中，带教老师根据教学目的和要求，未经患者同意便让学生站在病床旁或操作室，向学生介绍患者身体各部位的病情特征，不顾患者及家属的心理感受和主观意愿，私自将患者的隐私变成了教材。

（2）数据统计分析。医务人员在撰写医学论文期间需要采集患者数据，进行统计分析，而未对患者基础信息进行处理，直接公开患者隐私；还可能将数据直接转给统计分析人员，致使更多的人员接触到患者隐私信息。

（3）课题研究及论文撰写。在开展科学研究的过程中，往往会无意间将患者隐私泄露，直接以医学论文的书面形式公开。

（五）网络安全和数据安全方面

（1）患者诊疗数据共享问题。互联网医疗中一卡通和电子病历的广泛应用，也是一大安全隐患。电子病历是医疗机构对门诊、住院患者临床诊疗和指导进行干预的、数字化的医疗过程记录，是居民个人在医疗机构历次就诊过程中产生和被记录的完整的、详细的临床信息资源，其最大的优点就是共享性好。患者在各个医院的诊治结果，可以通过医院之间的计算机网络或患者随身携带的健康卡实现传输。然而，在保持优点的同时，也对患者的隐私安全构成了威胁。

（2）电子病历系统的应用，密码和网络安全问题。根据我国《执业医师法》《医疗机构管理条例》《病历书写基本规范》等法律法规的要求，在电子病历共享中，各类人员应当有不同的权限设置和密码控制。目前各地医疗机构建立的电子病历系统缺乏统一标准，权限设置不规范、密码设置不科学。若网络系统管理不完善，医务人员不注意保密，密码被他人窃取，或者医生工号和密码随意让学生或者进修人员使用，造成患者隐私被泄露，会导致患者信息被与诊疗无关的第三人获取，从而侵害患者的隐私权。

（3）共享标准不统一，传输中产生隐患。由于医院与医保机构、新农合机构分属不同政府部门管辖，实现医院电子病历共享，缺乏安全规范的电子病历传输标准，加上医院本身技术水平的限制，需要通过诸多“接口”与不同的系统实现连接，而传输信息未被加密导致信息丢失或系统错误，影响患者隐私的安全。

（4）网络安全设备配备欠缺。许多医院由于缺乏资金投入、技术支持等原因，其内部电子病历系统和互联网之间没有安装网络版防病毒软件、防火墙等。患者资料在遭受病毒侵袭时，会造成隐私信息丢失。

（六）第三方公司方面

（1）信息安全不到位。医疗机构与第三方公司合作互联网项目，若第三方公司信息安全方面做得不完善，可能造成患者数据丢失、泄露。

（2）药效评估不严格。医药组织向调查员分享患者的数据，来评估诊断疗效。这些被拷贝到非生产环境中的真实数据，一旦被窃取或者泄露，可能造成难以挽回的损失。

（3）远程医疗中的泄露风险。远程医疗服务是指远距离地对患者进行医学诊疗，突破了空间的限制，有利于优质医疗资源的配置，使处于医疗资源不足区域以及身体行动不便的患者不需要长途跋涉、劳心劳力地去医院就诊，在家就能通过网络得到专业的医疗服务，实现数据多跑路，患者少跑腿的便民服务。但是在远程诊疗过程中，患者的病理学诊断、影像学诊断等数据或图片都通过互联网传送，与医生的沟通也是采用视频通话方式，数据容易被拦截甚至篡改，视频也有可能被窃听，隐私存在泄露风险。

（七）患者自身方面

（1）在咨询服务中的泄露。在互联网医疗中，患者可通过互联网进行预约挂号、医疗保健咨询，但是患者首先需要填写一系列个人信息注册，这样才能获取网站服务；其次，在进行医疗咨询时，患者会无意地泄露一些碎片信息，虽然这些碎片信息单独看似乎毫无价值，但与患者提供的其他信息关联后却有可能识别其身份。最重要的是，一些网站允许广告商或其他第三方获取用户信息，当患者浏览网站时点击了外部广告，广告商便能追踪到这些患者，对患者进行定向广告推送。这些都会造成患者隐私泄露的问题。

（2）在家中使用移动医疗设备造成的泄露。互联网医疗催生了各种类型的移动医疗设备，主要包括健康管理类的可穿戴设备，如手环；慢性病管理类的监测设备，如家用血糖仪；适用于远程医疗的监控设备等，受到广大社会群众的欢迎。这些设备可持续性、长期地采集、存储患者的数据，帮助患者进行健康管理，并向互联网医疗机构传输数据。同时，这些移动医疗设备还具有汇总数据的功能，对收集到的大量数据进行聚合、关联、分析，从中挖掘出新的信息。此外，还有一些设备可能记录其他数据，如患者的位置信息等。这些数据对商业企业有很大的利用价值，如用于定向营销等，可为其带来巨大的商业利益，而且目前我国对此类设备的数据采集与利用并无相关规定。

另外对于家用远程设备，在信息访问、传输和存储时，由于用户操作失误，直接将信息上传、公开于网络也会造成信息的泄露、篡改和丢失。

（八）患者隐私的限制

隐私的保护不是绝对的、无限的。隐私的保护范围受公共利益的限制，不得妨碍他人的合法权益，不得违反国家法律。比如，夫妻一方患有性病，可能会通过夫妻之间正常的性生活传染给另一方，所以另一方有权知道，以便采取相应措施。再如，《传染病防治法》要求医生必须在规定的时间内向卫生防疫机构报告，漏报、未报传染病疫情的要承担相应的法律责任。

第三节　如何加强患者隐私的保护

保护患者隐私涉及医疗活动的方方面面，也涉及很多医务人员，这就需要国家、医疗机构、软件公司以及患者共同努力做好这项社会工程。

（一）健全法律法规

隐私权作为一项独立的人格权，已被许多国家的法律确认和保护。但是我国尚未建立起完善的保护患者隐私权的立法体系，也未出台相应的政策和法规来保障患者个人信息的隐私安全，而是将关于个人信息和隐私权保护存在相关的司法解释中，将隐私权归于名誉权加以保护，而且在《侵权责任法》中只是泛泛的表述。

在医疗行业，虽然《职业医师法》《护士条例》等法规都对患者隐私保护做出了相关规定，但是均过于原则化，缺乏可操作性，也未明确界定隐私权的范围、侵犯隐私权行为的表现和侵犯隐私权的法律责任。因此我国需要尽快出台具有前瞻性的关于患者隐私保护的专门法律和个人信息保护的规范性文件，并且对可能存在的个人医疗信息问题提前加以剖析，做出明确而具体的规定，规范个人医疗信息的保护。医疗机构也要建立患者隐私保护的规章制度，细化尊重患者隐私权的规则，明确常见侵犯患者隐私权的情况。

（二）完善医院管理体系

第一，合理设置门诊诊室的坐诊医生人数和接诊患者数，由分诊护士按挂号顺序严格控制入室人数，严格执行“一医一患一诊室”制度，使每位患者的隐私都能得到保护。但是往往很多患者及家属受好奇心或自身病情焦虑的驱使，旁听其他患者讲述病情，窥探他人的隐私，工作人员一旦阻拦却往往被投诉态度差。因此我们应加强对门诊患者及家属进行关于隐私和相关法律法规的宣教，“保护他人的隐私就是保护自己的隐私”，取得患者及家属的理解，使其自觉配合医务人员。

第二，妥善保管患者的化验单据，优化取单程序。

第三，在病史调查中，对与诊断、治疗或医学研究无关的患者隐私应予回避。

第四，患者的姓名、肖像、地址、电话号码等限于医疗范围使用，不得向外传播。

第五，医务人员不得以口头、书面的方式泄露患者的隐私。当涉及患者隐私，需要患者协助医院完成教学或科研任务时，需要事先告知患者，征得患者同意后方可进行。若需要统计或引用患者病历资料，应隐去患者的一般信息等，避免被引用信息具有识别性。

第六，加强病案管理。医疗机构工作人员要做好病案的保密管理，严格执行病案复印和病案借阅制度。

第七，加强监督管理。医疗机构医务处和护理部应对医务工作人员进行隐私保护宣教和行为监督，使医务人员遵守隐私方面的规章制度，更好地在医疗活动中保护患者隐私。

（三）进行岗前培训

岗前培训有利于强化医务人员保护患者隐私的意识，提高医务工作者的职业道德修养。

我国医务人员缺乏隐私保护意识主要有两方面原因：第一，缺乏法律意识；第二，缺乏道德意识。因此，各级医疗机构应该组织医务工作人员进行岗前培训，内容主要是关于隐私法律和道德教育，增强医务人员保护患者隐私的主动性，减少患者隐私泄露事件的发生，更好地为患者服务，减少医患矛盾。始终牢记古希腊医学家希波克拉底的医学誓言“行医处事所见所闻，永当保密，绝不泄露”。

（四）加强医疗机构和第三方公司的网络、数据安全

医院在信息化建设方面，必须努力确保网络安全和数据安全，避免各种病毒对内部网络和服务器的攻击。

根据《全国医院信息化建设标准和规范》内容要求：

Web 防火墙：Web 网站访问防护专用安全设备，具备 Web 访问控制、Web 网络数据分析等基本功能。具备对 SQL 注入、跨站、扫描器扫描、信息泄露、文件传输攻击、操作系统命令注入、目录遍历、异常发现、Webshell 攻击检测、盗链行为、拒绝服务攻击防护、网页防篡改、身份认证、日志审计等 14 项安全功能。

数据库防火墙：数据库访问控制和安全审计专用设备，具备数据库审计、数据库访问控制、数据库访问检测与过滤、数据库服务发现、脱敏数据发现、数据库状态和性能监控、数据库管理员特权管控等功能。支持桥接、网关和混合接入方式，基于安全等级标记的访问控制策略和双机热备功能，保障连续服务能力。

网络防火墙：网络边界防护和访问控制的专用设备，具备访问控制、入侵防御、病毒防御、应用识别、Web 防护、负载均衡、流量管控、身份认证、数据防泄露等功能。支持区域访问控制、数据包访问控制（例如基于 IP、端口、网络协议访问的数据包）、会话访问控制、信息内容过滤访问控制、应用识别访问控制等 5 种访问控制类型。

网络安全审计：记录网络行文并进行审计和异常行为发现的专用安全设备，具备监控数据库系统的用户操作日志、数据库活动、预警的专用设备。具备数据中心运维操作审计及预警的专用设备。具备记录主机操作的审计设备。

网络防泄露设备：防止通过网络传输泄露敏感/关键信息的专用设备，具备存储数据防泄露设备、发现和处理存储系统敏感数据的专用防泄露设备。

防病毒网关：病毒防御网关化的专业设备，具备病毒过滤、内容过滤、反垃圾邮件、日志审计、身份认证、高可用等 6 项功能。支持流杀毒、文件型杀毒、常用协议端口病

毒扫描、IPv4 和 IPv6 双协议栈的病毒过滤、病毒隔离等 5 种病毒过滤方法。

统一身份管理：对医院内所有应用实现统一的用户信息存储、认证和管理的系统。

用户身份鉴别：数据中心服务操作系统和数据库管理系统提供鉴别机制，保证用户身份安全可信，支持用户标识和用户鉴别。支持受控的口令或具有相应安全强度的其他机制进行用户身份鉴别，并对鉴别数据进行保密性和完整性保护。

个人隐私保护：患者隐私数据存储于数据库，具备隐私数据（敏感）防泄露能力。具备隐私数据字段级加密保护功能，并能提供第三方服务接口，支持动态脱敏和动态加密数据保护功能。支持代理、网关和混合接入模式，基于安全等级标记的数据标签技术和双机设备功能，保障连续服务能力。

在互联网项目建设方面，也要要求第三方合作公司保障网络、数据的安全性，杜绝泄露患者信息和随便利用患者诊疗数据的现象。

（五）提高患者隐私保护意识

对于患者、家属及探视者，要学会尊重他人隐私就是尊重自己隐私的理念，实现人人都能将他人的隐私权放在心上，自觉维护。

（六）重视敏感数据的处理

要重视患者数据去身份化与脱敏、身份加密等技术的研发与使用，开展数据风险分级评估、权限设置和审计追踪等。

保护患者隐私是一项长期且艰巨的任务，需要社会各界共同努力，隐私保护的各项措施才能发挥应有的作用。

第四节　数据脱敏与安全控制

数据脱敏又称数据去隐私化，或数据变形，是指对某些敏感信息通过脱敏规则进行数据的变形，实现敏感隐私数据的可靠保护，在很大程度上解决敏感数据在不可控环境中使用的问题。国内银行、通信运营商等是最早开始使用数据脱敏工具的单位。多以静态脱敏为主，在各行业中以金融、政府和医疗行业涉及敏感信息最多，这些行业都有明确的数据脱敏需求，特别是在应用开发、测试、培训等环节。因为应用开发、测试、培训等环境的安全风险较大，如果在这种情况下使用真实数据，恐将面临严重泄露。

一、数据脱敏的概述

数据脱敏是在保留数据原始特征的条件下，在给定的规则、策略下对敏感数据进行变换、修改，从而保护隐私数据。其中只有被授权的管理员或用户，在必须知晓数据信息的情况下，才可通过特定应用程序与工具访问数据的真实值，从而降低重要数据在共享、移动时的风险。

数据脱敏是大数据环境下最有效的敏感数据保护方法之一，在不降低安全性的前提下，使原有数据的使用范围和共享对象得以拓展。在数据脱敏系统的帮助下，能够按照数据使用目标，通过定义精确、灵活的脱敏策略，按照用户的权限等级，针对不同类别的数据以不同方式脱敏，实现跨工具、应用程序和环境的迅速、一致性的访问限制。

二、数据脱敏处理方法及原则

隐私数据的脱敏处理方法有两种。第一种是可逆性数据脱敏。数据可追溯，数据脱敏后能够复原，保证了在需要时能够找回原数据；第二种方法是不可逆性数据脱敏，脱敏后的数据不能还原，采用这种脱敏方法的数据没有可追溯的必要性，也是数据不被外泄的保证方式。

数据脱敏通常遵循的原则主要包括以下五点：

（1）数据脱敏算法通常应当是不可逆的，防止使用非敏感数据推断、重建敏感原始数据，但不是绝对的，在一些特定场合，也存在可恢复式敏感数据需求。

（2）脱敏后的数据应具有原数据的特征，因为它们仍将用于开发或测试场合。带有数值分布范围、具有指定格式的数据，在脱敏后应与原始信息相似。姓名和地址等字段应符合基本的语言认知，而不是无意义的字符串。在要求较高的情形下，还要求具有与原始数据一致的频率分布、字段唯一性等。

（3）数据的引用完整性应予保留，如果被脱敏的字段是数据表主键，那么相关的引用记录必须同步更改。

（4）对所有可能生成敏感数据的非敏感字段同样进行脱敏处理。例如，在患者诊治记录中为隐藏姓名与病情的对应关系，将“姓名”作为敏感字段进行变换。但是，如果能够凭借某“住址”的唯一性推导出“姓名”，则需要将“住址”一并变换。

（5）脱敏过程应是自动化、可重复的。数据处于不断的变化中，期望对所需数据进行一劳永逸式的脱敏并不现实。生产环境中数据的生成速度极快，脱敏过程必须能够在规则的引导下自动进行，才能达到可用性要求；另一种意义上的可重复性，是指脱敏结果的稳定性。在某些场景下，对同一字段脱敏的每轮计算结果都相同或者不同，以满足数据使用方可测性、模型正确性、安全性等指标的要求。

三、系统设计

（1）识别敏感数据。明确敏感信息字段的名称、敏感级别、字段类型、字段长度、赋值规范等内容，用于脱敏策略制定的依据。患者个人隐私数据主要包含患者的门诊号、住院号、姓名、姓名拼音、家庭住址、工作单位、身份证号、医保号、联系人、联系电话、操作人、医生、医嘱、检查、检验、手术、收费、随访等。这些隐私数据需要经过特殊处理，从而确保不被外泄。

（2）脱敏的方法：

①替换：以虚构的数据代替真实的数据，如建立一个较大的字典数据表，对每一真实值记录产生随机因子，对原始数据内容进行字典表内容的替换。这种方法得到的数据与真实数据非常相似。

②无效化：以特殊符号代替真值或真值的一部分，如遮盖身份证号前 6 ~ 14 位。

③乱序：对敏感数据列的值进行重新随机分布，混淆原有值和其他字段的联系，这种方法不影响原有数据的统计特性，如该列总金额与原数据无异。

④平均取值：针对数值型数据，首先计算它们的均值，然后使脱敏后的值在均值附近随机分布，从而保持数据的总和不变。这一方法通常用于成本表、工资表等场合。

⑤反关联：查找可能由某些字段推断出另一敏感字段的映射，如从出生日期可推断出身份证号、性别、地区的情况，并对这些字段进行脱敏。

⑥偏移：通过随机移位改变数字数据。

⑦对称加密：这种加密是一种特殊的可逆脱敏方法。通过加密密钥和算法对原始数

据进行加密，密文格式与原始数据在逻辑规则上一致，通过解密密钥可以恢复原始数据。

⑧动态环境控制：根据预定义规则，仅改变部分回应数据，如不在约定情况下访问业务数据时，控制数据内容，屏蔽特定字段内容。如不给 DBA 账号显示重要客户信息，仅对业务模块的关键用户显示（在生产环境中使用较多）。

（3）隐私数据脱敏程序对服务器的资源消耗较大，为了避免干扰医疗核心业务，保护主服务器与存储利用资源，系统需搭建两个脱敏服务器。其一是脱敏源服务器，定期从服务器拷贝数据到脱敏应用服务器中，脱敏程序也在服务器上运行；其二是脱敏目的服务器，保存脱敏程序处理后的去隐私化数据，是可对外使用的数据库服务器。

在法治意识日益增强的今天，患者隐私泄露问题仍广泛存在于各项医疗卫生活动中。医院作为患者隐私信息的重要承载体，医务人员需要高度重视，充分学习、了解隐私权和防泄露隐私的相关知识，制定规章制度和监督措施，注重落实，改善就医环境，增加技术措施，切实保护患者的隐私，培养和建立良好的医患信任关系，缓解医患矛盾，营造和谐、文明的医院氛围。

参考文献

［1］吕晋栋．基于 JCI 标准的医院信息化系统建设重点［J］．中国医院建筑与装备，2014，15（7）：50－52.

［2］王尚礼，史增祥．我院患者隐私权保护管理措施和实践体会［J］．中国医药科学，2011，1（6）：47－48.

［3］彭盼，杨晓文．不同质控方法在病案质量控制中的应用效果［J］．中国当代医药，2015，22（4）：158－159.

［4］刘晓晨，田丽娟，王昶．我国患者隐私保护现状及对策［J］．中国当代医药，2017，24（18）：13－15.

［5］吕晋栋，任晓强，陈莉．基于互联网的医院信息安全体系探讨［J］．中国医院建筑与装备，2018，19（3）：28－30.

［6］舒婷．互联网＋时代的患者隐私保护［J］．中国数字医学，2016，11（5）：41－43.

（本章作者：吕晋栋、彭盼、任晓强）

第二十章　WAF 安全管理

本章导读：

随着我国互联网 + 医疗技术的不断发展，基于 Web 的应用系统被广泛应用于医疗领域。国内越来越多的医院为患者提供网上预约挂号、缴费、查询报告、远程会诊等在线医疗服务，给医护、患者带来便捷的同时，Web 攻击事件频发、医疗数据泄露等安全风险迅速增长。Web 应用防火墙 WAF 的出现，在一定程度上解决了 Web 应用平台的安全问题，它通过执行一系列安全策略来防护 Web 应用程序常见的注入攻击、敏感数据泄露、XSS 跨站脚本攻击、安全配置错误等安全威胁，从而保障医疗数据的安全和业务的持续稳定运行。

第一节　WAF 应用背景

近年来，随着互联网的普及，我国互联网用户规模迅速扩大。2018 年 4 月，国家互联网应急中心发布《2017 年我国互联网网络安全态势综述》，据统计，截至 2017 年 12 月，我国网民规模达到 7.72 亿，互联网普及率达到 55.8%。而基于如此庞大用户量的互联网新型服务方式，如在线医疗服务、电子政务、电子商务、网上银行等新技术和新业务在为应用提供方便的同时，网络安全保障需求也快速增长。

伴随着互联网应用的不断深化，基于 Web 的应用日益增多，Web 攻击安全事件频发，如 SQL 注入攻击、XSS 跨站脚本攻击、命令执行、非授权访问/权限绕过、Cookie 篡改攻击、网页挂马攻击、Web 恶意扫描攻击、CSRF 攻击、拒绝服务器攻击、敏感信息泄露等。CNCERT 监测发现，2017 年，我国境内被篡改的网站数量约 2 万个，境外约 2.4 万个 IP 地址对我国境内 2.9 万余个网站植入了后门程序，有约 4.9 万个针对我国境内网站的仿冒页面。这给我国网络空间安全带来了巨大隐患，对我国互联网的稳定运行和信息数据的安全构成严重威胁。

针对此类安全威胁和攻击，WAF（Web Application Firewall，即 Web 应用防火墙）应运而生，其通过一系列的安全策略，对来自 Web 应用程序客户端的各类用户请求进行检测、分析和验证，确保用户请求的有效性、安全性和合法性，并对无效或非法的请求进行实时阻断或隔离，在应用层有效防护网站及 Web 应用系统的各类安全威胁，提高 Web 服务器的安全防御级别。

2017 年 6 月 1 日，我国第一部《网络安全法》正式实施，我国的网络安全管理迈入了法治新阶段。

第二节　Web 应用常见安全弱点与安全风险

Web 应用基于互联网，面向广大线上用户，用户面广，且形式多样，具有较强的交互性。Web 应用的安全弱点通常源于 Web 应用程序客户端面临各类非法的用户请求处理，即可能来自任何一位在线用户，包括已经通过认证的用户。病毒和黑客利用 Web 应用安全弱点对整个 Web 站点进行攻击，从而控制服务器，窃取数据，给人们造成不可估量的损失。知己知彼，方能百战百胜，对 Web 应用常见安全弱点与安全风险的有效掌握，有利于 Web 应用整体安全防护和策略升级。

一、Web 应用存在的常见安全弱点

（一）应用软件自身脆弱性

程序开发者在网页程序编写、检测过程中未考虑到的安全缺陷，未遵循安全代码开发原则，日后极有可能成为黑客用来发动攻击、进行页面篡改以及发布和传播网页木马的有效途径。而一款成熟的 Web 应用服务软件拥有海量的源代码，而在海量代码中寻找安全漏洞并进行修补，工作量大，维护成本高。

（二）验证机制不完善

如今，Web 应用程序功能越来越丰富，交互性更强，数据隐私权更加突出。验证机制是应用程序防御恶意攻击的核心机制，处于防御未授权的最前沿，如果不能很好地对用户请求信息进行有效验证，会给攻击者提供可乘之机。一旦攻击者突破这些防御，轻则造成网站页面被刷屏，重则导致整个网站瘫痪，更甚者，攻击者会控制 Web 应用程序的所有功能，并自由访问其中的数据，造成大量数据泄密。如果没有安全稳定的数据验证和认证机制，Web 应用程序将会存在很大的安全风险。

（三）服务器配置不合理

Web 服务器是 Web 安全防护的重要环节，虽然 Web 服务器做了相关的安全防护。但服务器端的安全设置较为专业、复杂，一旦设置不合理，Web 服务器端就很容易成为恶意攻击入侵的对象。

（1）补丁更新不及时。Web 服务器通常 7×24 小时在线，不会及时更新补丁，这更造成服务器容易被病毒或黑客入侵，从而使组织机构面临很大的网络安全风险。

（2）错误配置。错误配置包含不安全的默认设置和没有进行安全配置的应用程序。Web 应用在互联网上正常运行，必然会开放部分端口，攻击者会利用这些端口来进行攻击，导致存储在 Web 服务器上的一些敏感信息被泄露。

（3）开放端口。防火墙设备对于开放端口的 Web 服务没有防护能力，一般的网络中都会部署防火墙作为安全防护设备，但防火墙仅能控制非授权 IP 对内不得访问，而对外应用服务器的访问是被防火墙允许的。由于实现原理的限制，对于病毒或黑客在应用层面的攻击，防火墙的防御显得力不从心。

（四）人为失误造成安全隐患

网络应用较多，而维护人员相对较少。这些人员一方面要维护重要服务器的运行、网络服务的正常开展，另一方面又要监控网络运行和安全状况，工作压力很大，无法顾及所有服务器的实时安全情况，导致网络出现安全隐患却不能及时发现，或者发现后未能及时处理，最终这些微小的隐患可能造成更加严重的后果。

二、Web 应用常见安全风险

Web 应用存在以上弱点，会造成很多的安全漏洞，容易被黑客利用，从而去破坏、攻击 Web 站点，造成 Web 站点和 Web 服务器的瘫痪或者机密信息泄露。下面对几种常

见 Web 应用的安全风险作简要介绍，了解 Web 应用的安全威胁。

（1）注入攻击。随着互联网＋时代的到来，物联网、大数据和云技术应用的不断深入，SQL 注入攻击是一种日益增长的安全威胁。其主要依托用户提交的参数数据，恶意用户可以利用 SQL 注入点对网站发起攻击，对未做数据参数过滤、验证的网站进行恶意 SQL 代码插入，提交非法 SQL 语句查询数据库内容，导致数据库完全暴露，相应引发隐私泄露、网页篡改、发布非法言论、破坏库表结构、数据丢失等。同时恶意用户可以利用数据库本身的扩展功能与 SQL 注入漏洞，进一步攻击并控制服务器操作系统植入后门程序（Webshell 等）及网站挂接木马等。最常见的“拖库”事件，便是 SQL 注入攻击导致的。

（2）XSS 跨站脚本攻击。现在的 Web 应用程序中包含大量的动态内容以提高用户体验度，结构复杂。而动态站点容易受到“跨站脚本攻击”的威胁，此类攻击利用网站漏洞，在 Web 页面插入恶意 HTML 代码，一旦用户浏览此界面或者不小心点击了一个恶意链接，便会触发此类攻击。攻击者可盗取用户信息，修改用户设置，盗取/污染 Cookie 等敏感信息。

（3）CSRF 攻击。即跨站请求伪造，是一种常见的 Web 攻击。攻击者通过盗用用户身份，伪装成来自受信任用户的请求，来利用受信任的网站，欺骗用户的浏览器发送 HTTP 请求给目标站点。对于服务器来说这个请求是完全合法的，但完成了攻击者所期望的操作。攻击者可以利用盗用的用户身份进行邮件发送、发送消息，甚至盗取账号，获得管理权，进行购物等行为，可见存在巨大的危害性。

（4）失效的身份认证。会话管理是身份验证和访问控制的基础。攻击者通过破译密码、密钥、会话令牌，或者利用其他漏洞去暂时性或永久性冒充其他用户的身份。攻击者一旦成功，就可以执行其他用户的任何操作，只需要通过访问几个账户，或者使用一个管理员账户便可破坏相应的应用系统，从而导致社会安全欺诈、用户身份盗窃、敏感信息泄露等安全事件。

（5）敏感数据明文传输。敏感数据明文传输是一个很常见的漏洞，攻击者利用客户端（即浏览器）对未加密的敏感信息、不安全的密钥以及使用弱加密算法、弱协议和弱密码的信息，在数据传输过程中窃取密钥或从服务器端窃取明文数据。当攻击者获取这些数据之后，就可以用这些信息以合法用户的身份进入应用系统——甚至可能进入应用系统后台，一旦进入应用系统就可以获取更多的敏感数据，以及更有机会发现更多的漏洞。

（6）XML 外部实体（XXE）。攻击者利用上传 XML 文档或者在 XML 文档中添加恶意内容，攻击含有缺陷的 XML 处理器，利用外部实体窃取使用 URI 文件处理器的内部文件和共享文件、监听内部扫描端口、执行远程代码和实施拒绝服务攻击。XXE 缺陷可用于提取数据、执行远程服务器请求、扫描内部系统、执行拒绝服务攻击和其他攻击。

（7）安全配置错误。安全配置错误是最常见的安全问题，攻击者通过未修复的漏洞、访问默认账户、无效页面、未受保护的文件和目录等，以获得未授权的访问或对应用系统进行了解和分析。安全配置错误可能发生在应用程序堆栈的任何一个层面，包括平台、Web 服务器、应用服务器、数据库、框架以及自定义代码等。系统会在毫无察觉的情况下整体受到威胁，所有数据可能会被窃取或修改。因此，应对所有的操作系统、框架、库和应用程序进行安全配置，并及时进行修补和升级。

（8）使用含有已知漏洞的组件。组件（例如库、框架和其他软件模块）拥有和应用程序相同的权限。基于组件开发的模式，如果应用程序中含有已知漏洞的组件被攻击者利用，可能会造成严重的数据丢失或服务器接管。同时，使用含有已知漏洞的组件的应用程序和 API 可能会破坏应用程序防御、造成各种攻击并产生严重影响。

（9）不足的日志记录和监控。攻击者依靠不足的日志记录和监控，进行漏洞探测而不被知晓，从而达到攻击的目标，使攻击者能够进一步攻击系统、保持持续性或转向更多系统，以及篡改、提取或销毁数据。

（10）不安全的反序列化。攻击者通过修改序列化之后的数据字段，进行提权或越权操作。不安全的反序列化最严重后果是导致远程代码执行，即使反序列化缺陷不会导致远程代码执行，攻击者也可以利用它们来执行攻击，包括重播攻击、注入攻击和特权升级攻击。

随着在线医疗服务、电子商务、网上银行、电子政务的盛行，Web 服务器承载的业务价值越来越高，针对 Web 应用的攻击更加层出不穷。因此，一个好的安全架构和策略，对 Web 应用程序十分重要。

第三节　WAF 安全管理典型架构

如今，在互联网、大数据、云计算技术快速发展的背景下，医疗行业的信息化建设步伐大大加快，逐步向数字化医疗、智慧医疗发展。医院通过手机 APP、网站、第三方医疗服务平台等形式，优化医疗服务流程，为患者提供网上预约挂号、在线缴费、医疗信息查询、远程会诊等多种线上医疗服务，大量敏感的医疗数据在互联网中传输，患者的个人身份信息和医疗就诊信息存在泄露风险，如果被黑客攻击、窃取、利用，后果不堪设想。从以往的攻击中可以发现，攻击者一旦攻击成功，可以获取患者的姓名、身份证号和相关就诊信息，导致严重的数据泄露。为保障数据和业务的安全运行，Web 应用程序的安全管理架构部署至关重要。

传统的 Web 网络安全架构主要是采用防火墙作为安全防护的基础，采用 IPS 设备作为应用层安全检测设备，在 Web 服务器端部署安装杀毒软件，定期修复系统补丁及数据库备份。然而，根据调查，绝大多数的信息安全攻击主要发生在 Web 应用层面，由于实现原理的限制，传统的 Web 安全防护在面对开放端口的 Web 服务、对外应用服务器、SQL 注入等方面，特别是那些利用系统漏洞进行攻击和传播的黑客工具，以及蠕虫病毒的攻击时力不从心。防火墙仅能控制非授权 IP 对内不得访问，但对外应用服务器，防火墙允许其访问。

面对 Web 应用的安全威胁，医院迫切需要在应用层增加管控措施，对 Web 应用程序客户端的各类请求进行内容检测和验证，对访问 Web 网站的数据进行分析，确保其安全性与合法性，对非法的请求予以实时阻断，从而对 Web 网站进行有效防护，降低网站的安全风险。因此，Web 网站应用级入侵防御系统——WAF 应运而生。

与传统的防火墙不同，WAF 工作在应用层，对 Web 应用防护具有先天的技术优势。基于对 Web 应用业务和逻辑的深刻理解，WAF 的防御过程主要是通过解析 HTTP 请求，根据规则检测、分析，做出不同的防御动作，并将防御过程完整记录下来。WAF 着重分析穿过网络边界访问 Web 应用业务系统的行为，根据合理的站点安全和策略信息，控制和防御针对各种 Web 应用系统的攻击，大大提高 Web 应用的安全性，降低其安全风险。它的实现基本由五个模块组成，即配置模块、协议解析模块、规则模块、动作模块、错误处理模块。

WAF 安全管理架构中，Web 应用防火墙的部署一般采取旁路式或者串联式，下表是针对这两种部署方式的优缺点进行对比分析：

表 20-1 旁路式和串联式优缺点对比分析

旁路式		串联式	
优点	缺点	优点	缺点
部署简单 不影响网速	无法独立完成防御丢包率高 无法解析 HTTPS 数据包	主动防御无丢包 支持 HTTPS 解析	易形成带宽瓶颈

随着科技发展，Web 应用防火墙的带宽已满足串联式的网络带宽要求，在重视安全的情况下，建议采取串联式的安全架构部署，如图 20-1 所示。

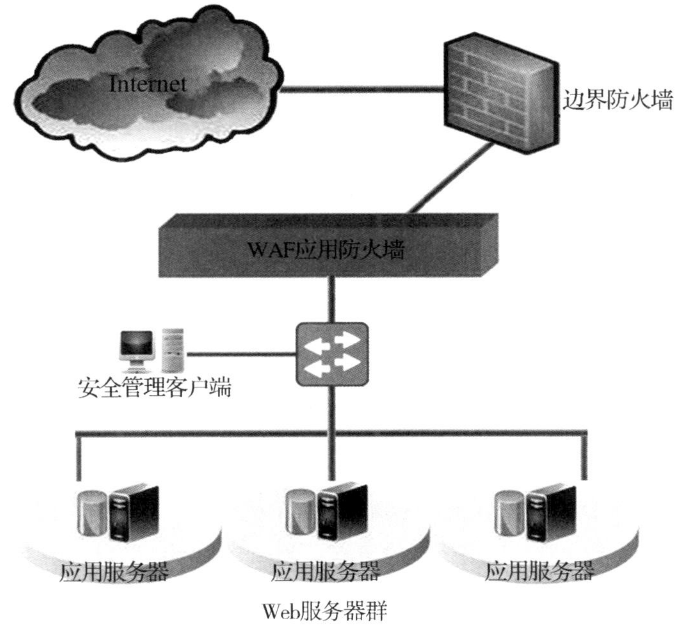

图 20-1 WAF 安全架构部署图

目前 WAF 在很多网站的安全防护领域被广泛应用，且在预防针对系统安全攻击方面表现出很好的效果。这种防火墙属于一种基础的安全保护模块，可以有效地进行关于 HTTP 访问的 Web 程序保护，在防护过程中需要扫描用户请求，且进行一定的过滤处理，对用户请求的各类网络数据包进行分析，据此来确保用户请求满足安全性要求。在检测到有攻击行为的请求时及时阻断，据此实现安全防护的目的。

WAF 作为保护 Web 应用的一道防线，具有很强的优势：

（1）Web 应用防火墙专注于应用核心层，对所有的应用信息进行过滤，从而能够发现违反预先定义好的安全策略的行为。

（2）Web 应用防火墙基于对 HTTP/HTTPS 流量的双向解码和分析，对各类请求进行异常检测，可应对 HTTP/HTTPS 应用中的 SQL 注入、XSS、CSRF、Cookie 篡改等威胁，有效解决网页篡改、网页挂马、敏感信息泄露等安全问题，充分保障 Web 应用的安全性。

（3）WAF 提供专用的应用层防御策略，为 Web 应用提供一个强大的外部输入验证机制，可以有效防止网页篡改、信息泄露、木马植入等恶意网络入侵行为，减小 Web 服务器被攻击的可能性。

（4）事前风险管理。WAF 智能分析应用缺陷、屏蔽恶意请求、防范网页篡改、阻断应用攻击。

（5）事中实时响应。WAF 模糊归纳和定位攻击，阻止风险扩散，将“安全事故”消除于萌芽之中，实现实时攻击防护。

（6）事后数据保护。WAF 具备行为审计功能，能够深度挖掘访问行为、分析攻击数据、提升应用价值，方便评估安全状况。

WAF 提供了有效的 Web 安全解决方案，提高了 Web 应用攻击防护能力，通过多种机制的分析检测，有效阻断攻击，保证 Web 应用合法流量的正常传输，这对于保障业务系统的运行连续性和完整性有着极为重要的意义。同时，针对当前的热点问题，如 SQL 注入攻击、网页篡改、网页挂马等，WAF 按照安全事件发生的时序考虑问题，优化最佳安全—成本平衡点，有效降低安全风险。

WAF 可有效提升 Web 应用的安全级别，在一定程度上保障 Web 应用的连续性和可靠性，但并不是 100% 就没有风险了。例如，在防护 SQL 注入攻击方面，不同数据库的具体实现模式有明显的区别，导致出现各类 SQL 注入攻击模式时，WAF 可能无法有效识别出新的 SQL 注入攻击模式。此外，WAF 也不能有效地解析应用程序的上下文，具有一定的应用局限性。

第四节　云 WAF

云 WAF 是一种新型的云安全服务模式，由云安全平台统一进行云 WAF 设备的管理，用户无须购买和部署 WAF 安全设备，无须改变现有网络拓扑结构，只需要按照自身需求购买云 WAF 服务即可。用户通过配置 DNS 的 CNAME 或 NS 记录，将流量引导至云 WAF 服务商，在云 WAF 上进行检测分析处理后，再将流量引回到 Web 应用，从而实现防御 DDoS、SQL 注入，跨站脚本攻击等。

相对上一节讲到的物理 WAF，云 WAF 具有免安装、免部署、免运维等特点，在很多方面存在优势：

（1）在安装方面，传统物理 WAF 进行安装部署时，需要改变原有网络拓扑设计，并且需要登入网络设备进行端口配置。WAF 还需进行防御策略配置，而云 WAF 则只要在 DNS 中加入一条 CNAME 记录，无须再配置安全策略。

（2）在运维方面，传统物理 WAF 设备昂贵，需要专门空间进行放置，同时配备专职网络工程师进行日常维护和安全策略配置。而云 WAF 只需要用户按需使用云 WAF 提供的安全能力即可。

（3）在扩展性方面，云 WAF 具有很强的扩展性，用户可以随意按需扩展云 WAF 的规模。

（4）在防御能力方面，具备 CDN、抗 DDoS 能力，因云 WAF 的实现原理与 CDN、抗 DDoS 类似，故在云 WAF 中可以同时开通 CDN、抗 DDoS、流量统计等功能，用户只需在云 WAF 平台配置便可使用，简化了 Web 应用的部署流程。

（5）在可靠性方面，云 WAF 构建在云平台之上，可充分利用云平台的高可靠性，如负载均衡、异地双活、数据冗余、在线迁移等，其可靠性要大大高于传统的安全硬件设备。

（6）在经济方面，云 WAF 利用规模效应，云 WAF 的服务价格会不断向下调整，为用户提供廉价、高效的安全服务。

云 WAF 作为一项新的防护措施，和其他防护措施一样，也存在一些弊端。云 WAF 是将流量引导至云 WAF 服务商，再对流量进行清洗，以此来保证用户请求的安全性。但是云 WAF 每处理一次请求，其中都要经过 DNS 解析、请求调度、流量过滤等环节，任何一个环节出现问题，都会导致网站无法正常访问。同时，云 WAF 会将网站访问数据记录到云端，若其中包含一些用户的隐私或者商业机密，则存在一定的数据泄密风险。

所有的技术都在不断发展，黑客的攻击手段也在不断进步，因而，在部署 Web 应用防火墙后，也要保持警钟长鸣。

参考文献

［1］国家互联网应急中心．2017 年我国互联网网络安全态势综述［EB/OL］．http：//www. cac. gov. cn/2018 –05/30/c_ 1122910613. htm.

［2］吕晋栋，任晓强，陈莉．基于互联网的医院信息安全体系探讨［J］．中国医院建筑与装备，2018，19（3）：28 –30.

［3］陈威，陈乐然，徐小天，等．基于 Web 应用系统脆弱性的攻击及其防御技术［J］．电信科学，2017，Z1：108 –116.

［4］李兴．为什么应用防火墙不能确保数据库安全［J］．计算机与网络，2015，24：56 –57.

［5］陈莉．医院网站的安全风险与管控措施［J］．信息安全与技术，2015，6（12）：56 –57.

［6］戚建淮，唐娟，宋晶，等．基于 SDN/NFV 构建防火云平台［J］．通信技术，2018，2：439 –444.

［7］李灏，王楠，赵少飞，等．基于云防护技术的网站整体安全解决方案研究［J］．中国科技成果，2016，4：24 –26.

［8］彭盼，吕晋栋，杨晓文．支付方式对门诊患者满意度影响的调查与分析［J］．中国卫生信息管理杂志，2018，15（4）：378 –381.

［9］陈树生，曲强，魏宾，等．医院网络安全防护建设与应用［J］．Network Security Technology & Application，2017，10：130 –131.

（本章作者：吕晋栋、任晓强、陈莉）

第二十一章　云计算应用及安全管理

本章导读：

云计算已从新兴技术发展成为当今的热点技术。从 Google 公开发布的核心文件到 Amazon EC2（亚马逊弹性计算云）的商业化应用，再到美国电信巨头 AT&T（美国电话电报公司）推出的 Synaptic Hosting（动态托管）服务，云计算从节约成本的工具到盈利的推动器，从 ISP（网络服务提供商）到电信企业，已然成功地从内置的 IT 系统演变成公共的服务。云计算凭借着分布式软件架构、分布式存储技术、分布式计算模式、大容量和无阻塞交换网络、资源动态调度和自动管控技术等消除了客户对云安全管理的担忧。云计算商业模式已成熟，整个生态系统已完善，云计算自然成为医院成功信息化必备的 IT 资源。相信云计算在医院的应用将越来越广泛。

第一节　概　述

一、传统信息化面临的挑战

信息技术的运用，可以有效优化过程管理，提升生产效率，产生较好的经济效益。随着信息化建设的不断深入，其发挥的积极作用越来越明显，各部门的工作效率也越来越高。但传统信息化建设采用以服务器为中心的建设方法，随着建设规模扩大以及应用的发展，它正面临诸多的问题与挑战。

（一）投资成本高、运行效率低

随着服务器、软件购买需求的增加，单位的固定资产变得越来越庞大。但大部分服务器资源使用率偏低，造成了 IT 资源的浪费。对医院来说，不断增加的 x86 服务器和存储设备，除硬件采购成本增加外，包括机房空间、供电等在内的其他资源的运行、管理成本也在大幅增加。

（二）确保业务不间断和灾难恢复越来越难

随着人们的工作越来越依赖 IT 系统的协助，应用系统持续运转的需求就越来越强烈。而硬件和软件故障、自然灾难，甚至设备维护所导致的停机时间，都有可能影响业务。

（三）安全保障困难

从目前单位网络状况分析来看，存在整体网络安全性偏低、网络边界不清晰的问题。数据安全无法得到保障，因为数据被泄露导致的安全问题越来越困扰行业的决策者们。随着行业信息需要共享，由此导致的各种问题如果得不到很好的解决，将严重影响单位的声誉，所以，单位需要建立一套对数据高度安全可控的系统。

（四）系统结构无法应对业务变化需求

应用系统服务器环境一旦搭建完成，就能很长时间保持配置状态稳定运行。在这种环境中组件都是被安装到特定计算机上，这就导致系统被紧密捆绑在硬件上，无法很好地适应变动。为了获得新的能力需要对硬件、软件以及接口的配置做更新。

二、云计算定义及优点

2006年，Google第一次提出了“云计算”这词，随即云计算成了近年IT领域一个非常热门的研究方向，受到世界各国的广泛关注。伴随互联网技术的发展、普及与应用，以及接入Internet网络的各类计算机数量的日益增多，云计算的空闲计算和存储能力也达到了惊人的数量级别。为了最大化利用这些计算机的计算和存储能力，满足人们日益增长的资源需求，人们开始重新审视服务模式的理念。通过融合并行计算、分布式计算、效用计算、虚拟化、网络存储、负载均衡和网络通信等技术，将计算资源、存储资源、通信资源和数据、软件资源等集中在一个虚拟的资源池中，通过互联网对外提供计算和存储等有质量保证的租赁服务，这种多技术的融合产物就是“云计算”。云计算具有按需自助服务、按需网络访问、资源池、快速弹性和度量化服务等几个本质特征。云计算的优点如下：

（1）云计算提供安全可靠的数据中心，能有效降低信息安全风险。目前，安全问题仍然是信息化的最大难题，而私有云模式可以提供有效的安全解决方案。

（2）云端向用户端提供运行、开发、部署、计算和存储所需要的基础设施、软件环境和相应软件服务，能有效减少信息化的实现成本。

（3）云计算打破了“交换孤岛”的僵局，通过建设共享数据库信息资源，实现数据资源交换，有效扩大信息共享的范围。

（4）云计算提供了全方位的高效交互平台，不仅能提升使用者的工作效率，且能有效满足数据需求者的个性化需求。

（5）云计算具备虚拟化技术特征，采用虚拟化技术能更好地提升资源利用率，通过有效利用物理资源降低管理成本，动态部署提升使用灵活性，并具有更好的安全性与可扩展性。

三、基于云计算的医院信息化

云计算自身具备的高性能、低成本、高可靠性等特点使其成为应对IT扩展挑战的利器。大型信息化平台在建设过程中的“云化”成为必然趋势。医疗云替代传统信息化平台优势明显，能解决其全部服务需求，为医院信息化建设提供平台和服务。

医院信息化的基本思想是通过与提供云计算的服务商签订合同，医院便能对硬件或软件以最小的投资完成计算任务。医院信息化发展的关键在于以患者为中心实现信息的共享、流动与智能运用。因此，唯有通过先进的信息化手段，建立共享服务，并在医疗卫生服务整个环节中实现整合，才能推动医院信息化发展。基于这种状况，建立新的医疗体系平台迫在眉睫。这就需要一个全新的平台为它服务，基于Internet的云计算平台将在其中发挥重要作用。在医院信息化建设中，通过云计算所提供的各种虚拟化服务，可以很好地解决现阶段存在的问题。云计算为不同种类的服务提供平台，医院可以租用平台上的服务。

（一）在线软件服务

对医院来说，云计算服务商所提供的操作系统软件、数据库软件、部分应用软件服务，能够支持医院要完成的各种类型的医疗软件应用并可进行即时软件更新、在线维护。医院除了可以根据自己的需要定制不同的软件应用外，还可以分享由各种系统连接在一起所形成的基础设施。这种服务大大降低了现阶段医院在支付软件许可上的费用，只在需要服务时才支付服务费用。现阶段各医院信息系统良莠不齐，技术标准不统一，该服务能使医院信息化建设的技术标准得到完善与统一。同时，由于现阶段部分行业软件的安装运行需要较高性能计算机设备的支持，因此医院必须加大对计算机硬件设备的投入。而该服务降低了对医院计算机设备的硬件需求，只需一台笔记本电脑或者一部手机，就可以通过各种软件应用高效、快速地获取相应的医疗信息。

（二）数据存储服务

由云计算服务商所提供的数据存储服务，构建医疗信息整合平台，将医院各系统之间的业务流程进行整合，医疗信息资源在医院各系统间得到必要的共享。通过医疗信息整合平台，患者信息得到必要的收集和存储，把医院从信息孤岛中解脱出来；改变因信息不能共享导致患者不方便就诊，手续烦琐，耗时、费钱、耗精力的现状，提高医院管理患者的能力。

（三）硬件租赁服务

由云计算服务商所提供的硬件租赁服务，可实现统一的服务器管理维护，减少医院的维护成本。按需租赁，也在一定程度上缓解了因业务发展而需要对数据库服务器进行扩容的紧迫性；能够大大减少医院对计算机相关设施的成本开支；削除了这些成本，将大大减轻小型医院所无法负担的 IT 维护任务，从而降低医疗卫生信息化建设的门槛，更有利于改善医疗卫生信息化建设不普及的现状。由云计算服务商所提供的计算分析服务，能够运用其本身超大规模的计算来提高对海量的医疗数据的分析能力和深度发掘利用水平，在海量的数据中找到它们的关联规则并对其进行精加工和深度利用，为各级医院临床一线提供更加全面、准确的数据，从而改善现有医院对医疗数据简单收集和整理的现状，同时为医生提供大量科学证据来支持其高效率、高质量的诊断，有效提高医疗质量。

基于云计算建成的医疗信息化平台能减少建设成本，加强信息共享，减少信息孤岛，优化医院业务流程，提升效率。此外，它还能克服传统医院信息化平台建设所面临的问题，利民惠医。当然，在进行医疗云部署时也需要密切关注软件改造维护时的兼容性、效益与规模的均衡、网络带宽以及数据安全保障等方面的问题。

第二节　基于云计算的医院信息化应用设计

为落实国务院办公厅发布的《关于促进和规范健康医疗大数据应用发展的指导意见》及《关于推进医疗联合体建设和发展的指导意见》，医院可以通过云模式搭建医疗电子病历系统、HIS 基础平台、医疗集成平台、数据中心、OA 办公系统等。系统设计目标是构造一个功能齐全、运行高效、使用灵活、维护方便、易于扩展、省投资、安全可靠的主机和存储系统。硬件平台建设规划采用集中部署方式，根据项目的要求，硬件规划内容为医疗机构及分支机构共享一套系统，满足集成平台信息系统建设。所有应用服务器采用虚拟化集群方式提供服务，在应用访问层除了外网的应用全部采用负载均衡方式部署外，业务压力较小的系统可以合并使用以节省资源。

一、设计思路与原则

医院进行云平台信息化建设时需要考虑原有数据与设备的兼容性以及业务的不可中

断性，并且采用分部部署、逐步完善的思路，在规划设计中需要考虑如下内容：

（1）规划建设专属云/公有云数据中心，该云数据中心通过专线与医院现有机房高速互联，同时与其他城市云数据中心通过专线高速互联，既可满足现阶段资源及功能需求，规划期内亦可实现异地灾备需求。

（2）云平台方案设计要充分考虑系统的先进性、实用性、开放性、扩展性和经济性等原则，以便达到既能满足现实应用，又能保护投资的目的。

（3）云平台功能齐全、运行高效、使用灵活、维护方便、易于扩展、省投资、安全可靠。

（4）云平台所在资源池具备大规模云主机资源的冗余能力，可满足未来医院 IT 系统扩容的需求，可满足 2—5 倍突发资源需求的能力。

（5）云平台支持专线链路互联，云数据中心对机房、网络、数据、管理等方面都具备安全、可信的服务能力。

（6）可通过稳定成熟的迁移方案，实现跨数据中心系统虚拟化和数据库的无缝迁移。

二、云平台规划与设计

（一）基础架构规划设计

云计算平台体系架构如图 21－1 所示。

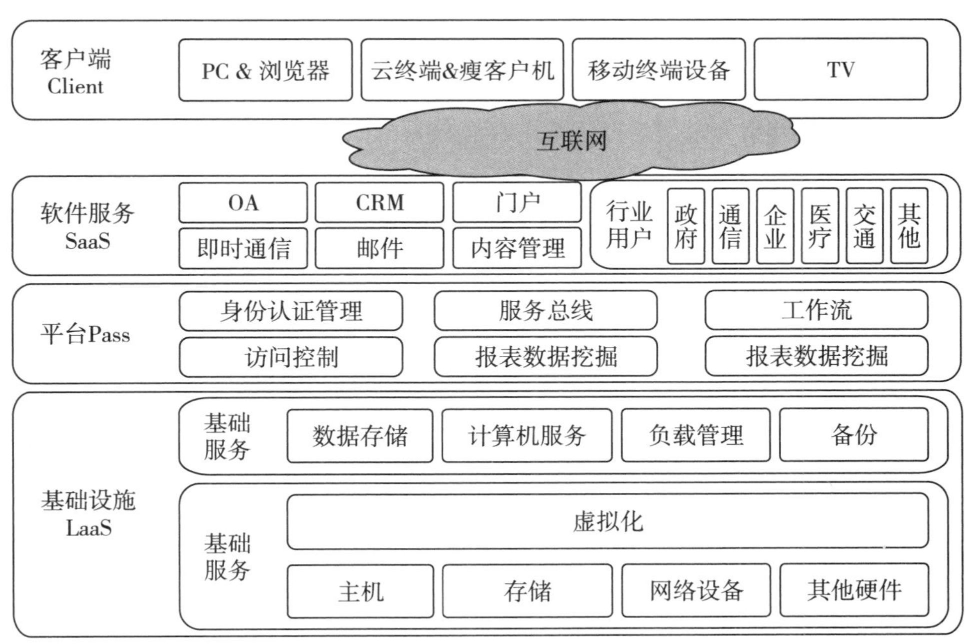

图 21－1 云计算平台体系架构

医疗云平台规划要实现如下需求：

（1）功能：需要建设专属云、虚拟云平台、虚拟云管理、容灾备份、第三方运维系统等。

（2）存储：需要存储及采用的存储类型有 FC SAN、IP SAN、FusionStorage 等，可采用的存储组网方式有 GE、10 GE、FC 等，明确是否利用旧存储设备。

（3）网络：需要BMC平面、管理平面、存储平面、业务平面、容灾备份平面、外部网络等。

（4）容灾备份：需要HyperDP、UltraVR、VIS等容灾备份手段。

（5）组件设计：组件设计主要是对解决方案各组件的规划，弄清楚采用什么方式部署组件；VRM和FusionManager可以部署在虚拟机上也可以部署在物理机上，根据管理规模和服务器的配置情况选择；VRM可以主备部署也可以单点部署，根据节点的可靠性和资源配置情况而定。

（6）网络设计：网络设计主要是对解决方案需要的网络设备和信息进行归纳汇总。基础网络设计提供交换机、防火墙等网络设备的基础规划信息，扩展网络设计提供在使用VPC、VxLAN、外部网络等虚拟网络特性时的规划信息。

（7）存储设计：存储设计主要是对解决方案需要的存储设备和容量等的归纳汇总。基本信息主要是对存储设备的类型（IP SAN、FC SAN、FusionStorage）、名称、管理信息等的设计。

（8）容量空间：容量空间设计主要考虑系统平台（FC、FM、FA）本身占用的存储空间和用户虚拟机占用的空间；RAID&LUN设计主要考虑不同场景对RAID和LUN的需求，依据业务对存储的可靠性、读写性能和磁盘利用率的要求，选择RAID级别和RAID容量，依据业务需求映射不同的LUN到主机。

（9）资源集群：资源集群管理是一组用于部署VRM、FM、FSM以及FusionA-ccess管理虚拟机使用的计算服务器，包括是否需要部署可选组件，如DNS、DHCP、AD、vAG、vLB，以及所有组件采用单点还是主备部署模式。

（二）医院云平台具体实现的基础平台规划方案

总体采用专属云/公有云服务模式部署。专属云是在云数据中心内，通过分配独占若干设备的计算资源及存储，从物理上隔离的专属虚拟化资源池，在专属云内用户独享计算资源及存储资源，并可在管理控制台统一管理。专属云区域通过使用专属高性能物理机+高性能专属存储部署数据库，通过云硬盘备份服务备份虚拟机及数据库数据。同时，从低成本考虑，部分应用系统、测试系统可放在计算及存储逻辑隔离的公有云区域。

专属云区及公有云区皆通过云平台负载均衡、高可用，并部署应用集群、本地数据盘备份；同时提供本地数据备份、异地数据备份及异地容灾能力，为客户提供高可靠、高安全、数据中立的专属云，并提供VIP运维支撑。

在整个云数据中心网络规划中，为了保障整体网络的安全性、扩展性以及易管理性，网络设计逻辑上划分为三个区域：外部互联区域、核心网络区域、云资源池区域。

1. 网络规划设计

（1）外部互联区域。外部互联区域包括互联网出口区、互联网接入区及DC互联区。在互联网接入区部署专线网关、VPN防火墙，可实现医院机房通过申请专线接入，也可以满足移动办公用户互联机构的VPN访问需求。

外部互联区域同时部署DDoS、IDS等设备，提供自互联网的网络层面的流量清洗攻击防护、基于四层的网络安全防护以及应用层面的安全防护处理，为对外发布的业务系统提供安全访问。所有外联流入的流量都需要细粒度的安全策略控制。

（2）核心网络区域。核心网络区域包括内网平面和外网平面，内网平面承载整个云平台的管理及运营，不对用户开放。外网承载用户业务及公网用户业务，服务器根据不同功能划分不同的分区，区域内部也分为内、外网两个平面，区域防火墙负责本区域与内、外网核心区互联及安全控制等功能。

内网平面和外网平面分别配置两台高端系列交换机，承载数据中心各区域互访的流量交互。两台交换机之间通过万兆互联，两台物理设备通过虚拟化技术虚拟成一台设备，同时也通过两台设备之间的互相备份增强了设备的可靠性，简化管理过程，降低管理成本。在两台核心交换机上部署两台核心防火墙，和交换机形成融合的安全防护体系。所有区域访问数据中心的流量全部通过核心防火墙，并针对各个区域做异构，达到最后一层安全防护。

2. 云资源池规划设计

云资源池区域分为专属云区域和公有云区域，专属云区域包含弹性云主机云区和数据库等物理裸机专区（可部署 Oracle RAC 等高性能要求的服务）。公有云区域包括弹性云主机。云资源池从云大资源池分配，极大地保证了云资源弹性，专属云区及数据库物理机专属保证计算、存储物理隔离，专属云主机及公有云主机，皆提供数据备份功能。

云平台通过弹性云主机部署业务系统和运维监控系统。各业务系统可以通过在 VPC（虚拟专属云）内划分多个子网，通过子网进行隔离，在子网内可以通过划分安全组方式进行子网内的网络安全隔离。如果需要子网之间互通，可以配置子网间的 ACL 进行互联。

云平台采用基于分布式 SSD 缓存加速的云硬盘服务及云硬盘备份服务完成数据保存和备份，在数据库物理机上可部署数据库业务，数据库业务可以和部署在弹性云主机的业务通过 VPC 网络互通。

数据库服务可采用专属物理主机服务，核心高性能数据库可快速搭建 Oracle RAC 集群，非核心高性能数据库按照单机模式安装 Oracle，数据库存储均采用 SSD 盘加速及备份服务，大大提高应用访问数据库性能和可靠性。弹性云主机和物理机均可通过云监控服务进行统一监控。

3. 部署规划

云平台部署在×省市节点，该节点提供用户级网络服务和安全产品，×省市节点该数据中心资源池提供网络设备（如内网核心交换机、外网核心交换机、路由设备、VPN 防火墙、专线网关、负载均衡）、安全设备（如 Anti - DDoS、IDS、Web 漏扫、防病毒、安全加固、WAF），均采用双节点冗余备份，核心层、汇聚层、接入层和虚拟网络层，从网卡、布线、交换机以及防火墙都是双平面冗余。专线/IPSecVPN 等链路冗余，当链路中断时，平台自动切换至冗余链路保证网络高可靠性，并通过弹性负载均衡服务保障应用级流量引导，避免了单点故障。

×省市节点数据中心具备了安全性、扩展性以及易管理性，如图 21 - 2 所示，管理网络和业务网络隔离，有两种网络：内部核心网络和外部核心网络（用户数据网络）。内部核心网络将所有的内部子区域连接在一起，内网核心在整个网络中是一个安全的区域且为管理系统核心。外网核心连接所有子区域并通过安全设备连接互联网，为互联网用户提供服务。外部核心也是业务系统的核心。

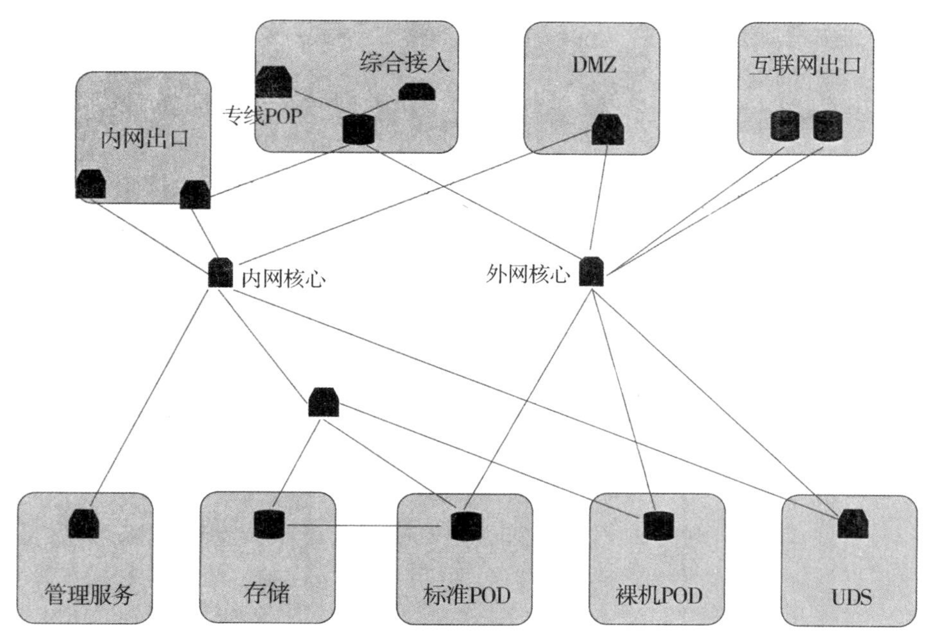

图 21－2　云资源网络规划图

根据不同的功能及安全级别，整个网络分为：互联网出口区、DMZ 区、综合接入区、裸机 POD 区、标准 POD 区、存储区以及管理服务区。其中管理服务区只与管理内网互联，其他区域同时与管理内网和业务外网互联，通过不同的 VLAN 或者 VRF 进行隔离；内网核心交换机双机独立部署，外网核心堆叠，内网核心与各区域汇聚设备之间通过 OSPF 动态路由交换路由信息，外网核心与各区域间使用静态路由互联。

第三节　云安全及管理

一、云计算安全与风险管理分析

（一）云计算安全发展分析

1. 全球云计算安全事故频发，数据安全问题日益凸显

近几年，全球云计算重大安全事故不断上演，安全问题依然不容忽视。2016 年 9 月，Cloudflare 数百万网络托管客户数据被泄露。2017 年 3 月，微软 Azure 公有云存储故障导致业务受影响超过 8 小时。2017 年 6 月，亚马逊 AWS 共和党数据库中的美国 2 亿选民个人信息被曝光。在这些安全问题中，云计算数据安全问题日益凸显。由于脱库、撞库等攻击手段，以及内部人员管理不善引发的大面积数据泄露事件不时发生，用户数据和个人信息被肆意收集、滥用导致的网络诈骗愈演愈烈。尤其是 2018 年生效的欧盟《一般数据保护条例》（GDPR），对数据处理者的数据保护能力提出了更为严格的要求。云服务商如何有效保护用户数据安全已成为政府、企业、个人和社会各界广泛关注的热点问题。究其原因，主要是云计算与传统信息系统的用户数据安全存在着本质区别：一是传统 IT 系统数据安全问题仍然存在；二是由于不涉及切身利益，云服务商在运营过程中易忽略长期潜在的未知安全问题；三是云服务商可能为了自身利益损害用户数据安全，

如将用户数据用来做机器学习、大数据分析，在用户合同到期后未完全删除用户数据，未经同意将用户数据转让给第三方等。

用户数据保护能力评估：包括事前防范、事中保护、事后追溯三个层面，涉及数据持久性、数据私密性、数据隐私性、数据防窃取性、数据可用性、数据访问安全性、数据传输安全性、数据迁移安全性、数据销毁安全性等 18 个评估内容。

云主机安全评估：从主动安全防范视角出发，对密钥管理、登录策略、访问控制策略、口令策略、Web 安全策略、敏感信息保护策略等 34 个评估点开展评估。

2. 我国云计算行业安全服务能力参差不齐

在云计算的背景下，“云上的世界更安全”已成为我们对公有云安全形态的“普遍认识”。无论是针对传统数据中心的安全防护还是基于云计算的虚拟化安全防护，业务驱动安全的本质并没有改变，不同之处在于虚拟化环境下，业务更为复杂，安全防护的方式也更加多元、复杂。近年来，云服务商对云计算安全越发重视。根据国家相关法律法规和上级监管部门的要求，云服务商在网络安全、系统安全、应用安全、数据安全等基础安全方面进行了落地实施，如在管理方面制定了安全管理制度和安全运维流程，确保安全工作开展合规；在技术方面严格控制运维人员的访问权限，定期开展对宿主机、应用软件、数据库软件的安全扫描及加固，确保安全风险可控。部分云服务商成立了专业部门负责推动安全工作的同步规划、同步建设、同步使用，确保其云计算平台运营安全。同时，根据云计算用户的安全需求，云服务商提供云抗 DDoS、云 Waf、云杀毒、云态势感知等安全服务，帮助云计算用户提升安全防护水平。但是，云服务商在安全服务能力上的表现参差不齐。部分厂商存在“重发展、轻安全”的思想，安全工作处于被动应对状态，对安全风险的把控能力不足。评估观察，一些厂商存在数据备份机制的不健全而导致用户数据泄露的风险、密钥管理策略的缺陷而导致用户私钥泄露的风险、业务安全风控能力不足而导致违规数据传播的风险，等等。因此，安全服务能力的建设应结合自身业务的发展与规划，采用同步规划、同步建设、同步运营的方式，增强配套的安全服务能力，提升防护效果。

3. 我国云服务商业务安全风控能力呈现产品化趋势

安全问题对云计算用户来说是个不可逃避的话题，一旦业务的正常逻辑被滥用、被篡改，将给其业务目的、业务结果带来极大的危险性，并使用户面临不可预估的损失和风险。因此，在“安全即服务”的今天，云服务商开始将其业务安全风控能力“云产品化”，这不仅为用户的业务安全保驾护航，更成为衡量云服务商实力的重要因素之一。目前，云服务商结合其云计算能力、大数据分析能力已对外提供信贷反欺诈、交易反欺诈、内容安全监控等业务安全风控能力。例如，腾讯云的直播安全解决方案可以为直播及内容服务企业提供图片、视频的鉴黄服务；阿里云提供防黄牛刷单、防注册链接被恶意滥刷、防黑产养小号、防肆意刷评论等风控能力；网易云提供防羊毛党、防好评、防刷点击等营销作弊行为；天翼云提供个人和企业信贷风控能力，通过信息采集、风险分值评估等方式对信贷风险提供监控和预警。可以看出，业务安全风控产品可对常见的骗贷、骗保、洗钱、赌博、盗刷、套现、刷单、违规内容传播等安全事件进行实时的预警和跟踪，为用户提供业务安全全程保障。但经调研发现，云服务商的业务安全风控产品在功能、性能和自身安全上均没有统一的技术要求，云计算用户使用此类产品时面临着防护失效的风险，以至于引发连带的商业危机甚至安全事件升级。因此，有必要加快制定相关的标准要求，进一步提升业务安全风控能力，规范行业健康发展。

（二）云计算风险管理发展分析

1. 云计算带来风险点变化

与传统IT系统相比，云计算面临的风险点发生变化，主要体现在如下几个方面：

传统安全边界消失：传统自有IT系统是封闭的，对外暴露的只是网页服务器、邮件服务器等少数接口。因此，传统IT系统以“边界”为核心，利用防火墙、入侵防御等手段可以有效阻挡攻击。而在云计算环境下，云暴露在公开的网络中，虚拟化技术使得安全边界概念消失，基于物理安全边界的防护机制难以在云计算环境中得到有效的应用。

用户具有动态性：云计算环境下，用户的数量和分类变化频率高，具有动态性和移动性强的特点，静态的安全防护手段作用被削弱，安全防护措施需要进行动态调整。

更高的数据安全保护要求：云计算将资源和数据的所有权、管理权和使用权进行分离，资源和数据不在本地存储，用户失去了对资源和数据的直接控制，再也不能像传统信息系统那样通过物理控制、逻辑控制、人员控制等手段对数据的访问进行控制。面对用户数据安全保护的迫切诉求和庞大的数据规模，云计算企业需要具有更高的数据安全保护水平和更先进的数据保护手段，避免数据不可用、数据泄露等风险。

合规检查更难：云计算企业必须符合广泛的、不断变化的法律法规要求。随着信息领域的迅速发展，各国、各行业都在加强相关的法律法规建设，云计算企业合规清单不断壮大，涉及网络、数据、信息等方方面面。由于云计算可能存在数据存储位置未知、数据来源难追溯、安全控制和责任缺乏透明性等问题，使得云计算企业和云客户在面临合规性检查时存在困难。2018年生效的欧盟《一般数据保护条例》（GDPR），首次对数据处理者的数据保护能力进行严格要求，赋予数据主体更多的权利，适用范围也大幅扩张。对云服务商来说，在欧盟境内设立分支机构或服务于欧盟客户时应满足GDPR要求，而即使服务于非欧盟客户，非欧盟客户又服务于欧盟客户时，云服务商也适用GDPR。不仅适用场景繁多，云服务商为满足GDPR要求所开展的工作也更加复杂。数据遍布于云环境，如何提高数据掌控与保护能力，满足用户多种权利，如何快速识别数据泄露事件，及时上报监管部门，都是云服务商合规的难点。

多种外部风险：云计算企业搭建云平台时，可能会涉及购买第三方厂商的基础设施、运营商的网络服务等情况。基础设施、网络服务等都是决定云平台稳定运行的关键因素。因此，第三方厂商和运营商的风险管理能力将影响云计算企业风险事故的发生情况。同时，云计算企业在运营时，可能将数据处理与分析等工作分包给第三方合作企业，分包环节可能存在数据跨境处理、多方责任难界定等风险。对于云计算平台，IaaS层主要考虑基础设施相关的安全风险，PaaS层需要保证运行环境和信息的安全，SaaS层从应用、Web、网络、业务、内容、数据等方面保证应用安全。在云平台的运营过程中，涉及复杂的人员风险、管理流程风险和合规风险。同时，云计算开源技术使用率不断攀升，开源风险也成为云计算领域的关注重点。

2. 云计算带来风险责任变化

不同云计算企业提供云服务的侧重点不同，企业在使用云服务时，可能会与多个云服务商合作。任何一个云服务的参与者都需要承担相应的责任，不同角色的参与者在承担各自责任的同时，还需要与其他参与者协同合作，共同规避云平台风险事件的发生。云计算责任共担模式在业界已经达成共识，但还没有统一的责任共担模型。已有部分厂商根据业务特点，建立了自己的责任共担模型。以亚马逊的 AWS 为例，AWS 作为 IaaS + PaaS 为主的服务提供商，负责管理云本身的安全，即保护所有运行 AWS 云服务的基础设施。客户负责“云内部的安全”，即业务系统安全。这种模式对于国内市场来说，可能会有局限性。在国内，尤其对于 SaaS 模式，很多用户仍会有“上云，安全就由云服务商负责”的误解。实际上，SaaS 模式下数据安全应由云服务商和客户共同负责，云客户应提高安全使用 SaaS 服务的能力，避免发生误删数据等风险事故。同时，不少信息技术水平较弱的客户，在接触云计算初期，安全风险防控能力不够强，购买 SaaS 服务后，会使用而不懂如何去进行安全防护，因此云服务商需要建立更强大的生态以保障云客户安全。

针对 IaaS、PaaS 和 SaaS 的不同特点，不同风险点的责任分担情况不同，建议云服务提供商应基于云客户的需求，提供云主机等服务和相应的安全策略。同时负责维护云平台的高可用性，在出现风险事件时，对基础环境、主机环境、网络环境甚至应用环境进行故障定位、处置和总结。针对国内市场，在 SaaS 模式下，云服务商应充分考虑云客户安全防护能力水平，提前告知服务使用方法，在云客户存在疑问时，及时提供解答和帮助，避免发生不必要的安全事故。云客户应基于云服务提供商提供的服务产品使用和安全说明，正确使用服务或产品，避免因为误操作、疏忽等因素造成云平台的风险，同时云客户应按照本公司风险管理要求，对云上信息系统进行风险评估与治理。数据保护贯穿数据使用的整个生命周期，需要云客户与云服务提供商共同维护数据安全。

3. 云计算风险管理手段多样化

传统 IT 系统在进行风险管理时，主要通过安全厂商进行安全检查，基于安全软件实现安全防护。而随着云计算风险点和风险责任的变化，除安全厂商外，云计算风险管理需要联动社会多方以提高风险管理能力，包括保险企业、第三方认证机构、监督管理机构等。云计算风险管理手段主要包括：通过事前评估规避风险、事中监控发现风险、事后处置解决风险，建立完善的风险评估体系，全方位保障云平台稳定运行；以金融带动风险管理发展，通过云保险分担事故带来的损失；联合云计算企业、云客户、安全厂商多方建立云计算风险信息共享平台，实现企业互惠共赢。

（1）建立完善风险评估体系，事前事中事后全面防护。

风险管理体系架构：云计算企业应建立合理的风险管理组织架构，明确责任分配，设立专门的风险管理岗位，监督并确保各项规范、制度和标准的落实。

风险管理策略：云计算企业应制定健全、可落实的风险管理与评估制度，并确保策略和方针能够根据企业、行业发展情况及时修订。

风险评估：云计算企业应通过自评估或第三方认证机构评估等方式定期开展风险评估工作，深度挖掘企业在运营过程中的风险点。

风险处置：云计算企业应依据风险评估结果及时采取应对措施，将风险控制在可接受水平。

风险监控：云计算企业应对风险的发生、风险管理策略的执行等进行监督和控制。

（2）云保险实现风险分担。

风险总是不可避免的，云计算企业或云客户为云计算投保，可以有利推动事故发生后的赔偿力度和执行程度，既可以保障云客户的事后权益，又分担了云计算企业的赔偿损失。

（3）风险共享，企业共赢。

与云计算相关的主流软件、硬件或开源技术在云计算企业中的使用较为集中，一旦某种软硬件或技术出现漏洞，众多云计算企业均会产生巨大损失。建立云计算风险信息共享平台，形成统一的风险知识库，实现风险的及时披露和风险处置手段互通互助，是促进国内云计算产业良性发展的重要手段。

二、云安全管理的特征

我们知道 IT 产品都存在“数据面、控制面、管理面”三个部分，在传统的 IT 系统中，控制面很“弱”，管理面非常“厚”，所有资源的调度、应用的管理和安装、业务的监控、故障修复等都是网管完成。而云计算是自动管控的，软件安装、资源调度、故障修复等都是自动的，因此，云计算的控制面“很强”，自动化是其主要特性，管理面相对来说“变薄”，这是云计算的管理系统和传统 IT 管理不同的地方，这与 IP 网络和 TDM 网络管理之间的差别类似：IP 的控制面很强（智能路由），管理面较弱；TDM 网络管理面很强，控制面较弱。这里需要特别注意的是，IP 管理面较弱给今天 IP 的故障定位带来了很多问题，云计算的管理开始简化和变薄，所以要加强故障定位的功能。

三、云平台安全管理要求

（一）基础网络安全管理要求

（1）网络设备的使用和维护文档齐全。

（2）专属云网络和互联网、外部网络的边界划分和安全控制措施须符合安全规划要求和“安全最小化”原则。

（3）开放网络服务，遵循开放服务最少原则，禁用不必要的服务和端口。

（4）专属云接入互联网、CN2、DCN 等外部网络出入口的网络安全由 SOC、IP 和传输专业负责保障（防攻击、路由冗余保护等）。

（二）虚拟化安全管理要求

（1）虚拟机管理器接口严格限定为管理虚拟机所需的 API，并关闭无关的协议端口。

（2）虚拟机管理器在进行补丁更新前，应对补丁与现有虚拟机管理器系统以及云资源池所承载业务系统的兼容性进行测试，确认后与系统提供厂商配合进行相应的修复，同时应对漏洞发展情况进行跟踪，形成详细的安全更新状态报表。

（3）删除测试过程中创建的非必要的虚拟机。

（三）云系统的安全管理要求

（1）单位租用云运营商资源需要遵循《中华人民共和国计算机信息系统安全保护条例》《中华人民共和国计算机信息网络国际联网管理暂行规定》以及其他法律、行政法规的规定。

（2）单位系统维护人员负责虚拟服务器操作系统、数据库等系统的日常维护及安全管理工作。

（3）系统须制定并执行维护作业计划，监控业务平台各系统包括但不限于 CPU、内存、磁盘、网络等的运行，并记录在案。

（4）系统须利用自有统计手段，定时进行系统运行情况分析，以预知资源更改需求。

（5）系统在可预知的业务高峰来临之前，进行系统巡检，并出具巡检报告。

（6）系统须制订备份计划，定期对业务系统的关键数据和配置进行异地备份。

（7）系统在正式上线前需关闭无用的服务和端口，Windows 平台要安装防病毒软件和软件防火墙，原则上要求单位系统上线前需完成安全漏洞扫描及漏洞整改，正式上线后须定期进行安全漏洞扫描、定期更新防病毒库。

（8）在不影响业务运行的前提下，定时更新医院系统的操作系统（特别是 Windows 系统），如因业务冲突或兼容问题不能做系统更新的，需明确由此可能产生的安全问题。

（四）重要日期及重要事件期间的云安全管理要求

（1）为保障春节、国庆等法定节假日以及发生互联网大会、国际峰会等重大事件期间专属云的稳定运行，执行“封网”制度，原则上暂停专属云一切配置调整动作，包括但不限于虚拟机调整、网络资源调整、存储资源调整等。

（2）云系统在“封网”期间停止一切系统调整。“封网”期间，如院方有非常紧急的云资源调整需求，必须经相关领导审批，在“窗口期”（每天 0 点至 6 点）内进行相关资源的调整和测试。

（3）在“封网”期间的维护“窗口期”内，原则上实行“集中维护”，即在限定地点，通过限定 IP 地址，单位系统维护人员在资源池维护人员陪同下，接入云资源池进行维护操作。

（五）云访问管控

1. 操作行为管控

所有最终用户的操作都必须在可审核、可监管的前提下进行。通过授权后，由安全管控平台代为执行操作，从而实现集中审计、集中访问控制，操作行为可快速查找。对于最终用户（包括网络管理人员、运维人员、使用系统的业务人员等）来说，如云端的维护人员，云运营商有一套规范的运维管理流程，规范运维人员不能触碰用户数据。而针对系统业务人员，可使用相关安全管控平台，用封闭环境把敏感应用及其相应的数据封锁起来，对系统访问的只能在这个受控环境中进行，确保数据不外泄。

最终用户授权后才能接入网络，才能访问内部网络上的相关资源，并且整个过程会保留痕迹，后期可追踪可审计。

2. 运维安全

所有运维操作需要先登录4A（双因子认证），并经过4A 跳转堡垒机，然后登录各系统，由 4A 提供审计功能，对所有的操作进行录屏，记录操作人员的管理维护操作。日志内容翔实，包括用户、操作类型、客户端、操作时间、操作结果等内容，以支撑审计管理员的行为，能及时发现不当或恶意操作。管理员访问管理系统，均采用 HTTPS 方式，传输通道采用 SSL 加密。

3. 分权分域

统一身份认证服务（Identityand Access Management，简称 IAM），可以实现组织用户的分权管理，实现云端服务的安全隔离。通过 IAM，可以根据现有人员结构，设计云端服务的访问隔离，如只让测试人员访问仿真环境，而运维人员分为几类运维；如授权某些运维人员只能访问云端的生产环境，某些运维人员只能访问 UAT 环境、SIT 环境等。这些借助于 IAM 都可以轻松实现按角色授权对云端资源的访问控制，从而实现资源隔离。统一身份认证服务是一项 Web 服务，公有云客户可使用这项服务在公有云中管理用户和用户权限。该服务面向多个使用 OBS、VBS、ECS 和 RDS 等公有云产品的用户或系统的组织。通过使用 IAM，可以集中管理用户、安全凭证（例如访问密钥），以及控制用户可访问哪些公有云资源的权限。即云端服务的管理员可以根据自己组织的人员结构，创建不同的 IAM 用户、用户组或角色，并规定可以为这些用户、用户组、角色授权访问那些云端资源。

IAM 用户访问云端资源的方式有：API、云管理控制台。API 方式需要云端管理员为每个 IAM 用户创建访问密钥。同时，可以为每个 IAM 用户开启双因子认证，目前云平台支持短信双因子认证，这样更加确保云端服务的安全可控。集中控制用户和安全凭证，可以控制每个用户的公有云安全凭证（例如访问密钥）的创建、轮换及撤销。集中控制用户访问，可以控制公有云系统中用户可访问的数据及访问的方式，授权包括对云端服务的只读权限、管理权限等。基于用户、用户组、角色的权限，可以基于用户的工作职责（例如管理员、开发人员等）限制用户的公有云访问权限。当用户进入组织时，可以轻松更新用户的公有云访问权限，以反映用户角色的变化。支持客服代理维护操作，可以通过代理注册功能让客服代替客户注册，也可以让客服通过切换角色完成代理维护工作。

第四节　基于云计算的医院信息化平台建设实例

依据以上设计原则，以某医院的医疗云计算平台建设作为实例介绍。采用分期部署，逐步完善的建设步骤。

一、一期建设示范

（一）概述

在第一期建设中，目前某医院结构化数据业务（HIS 基础数据、电子病历、集成平台、数据中心、OA 办公系统等）采用“公有云 + 专属云”混合云应用新模式及云网融合架构。专属云作为医院数据中心的物理扩展，解决机房及存储空间不足的问题。医院将医疗数据存储在云端，公有云则部署面向患者服务的应用，如挂号、微信支付等，加速互联网医院信息化进程，提升患者获得感。医院在短短两年时间内按计划、有步骤地完成以电子病历为核心，以临床业务为主线的信息系统建设，完成了医院集成平台的建设，盘活了医院数据，服务临床管理，并实现全院患者主索引、单点登录等。截至目前，医院已初步实现以电子病历为核心，以临床业务为主线的信息系统云端建设，医院运营效率及医疗质量都得到显著提升，医院完成了集成平台、数据中心等的云化。非结构化数据业务（放射、DR、B 超等图像类）采用租用 B 云（公有云）。B 云采用前置机作为中间机，处理图像传送（见图 21 - 3 和图 21 - 4）。前置机保留一些数据可以缓存处理，以缓解容量大、传输慢的现象。

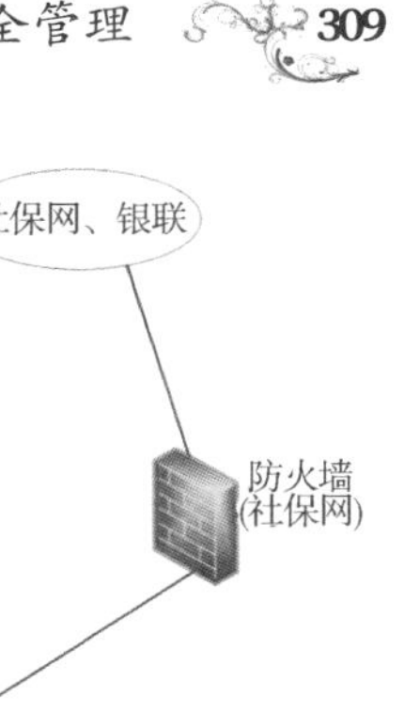
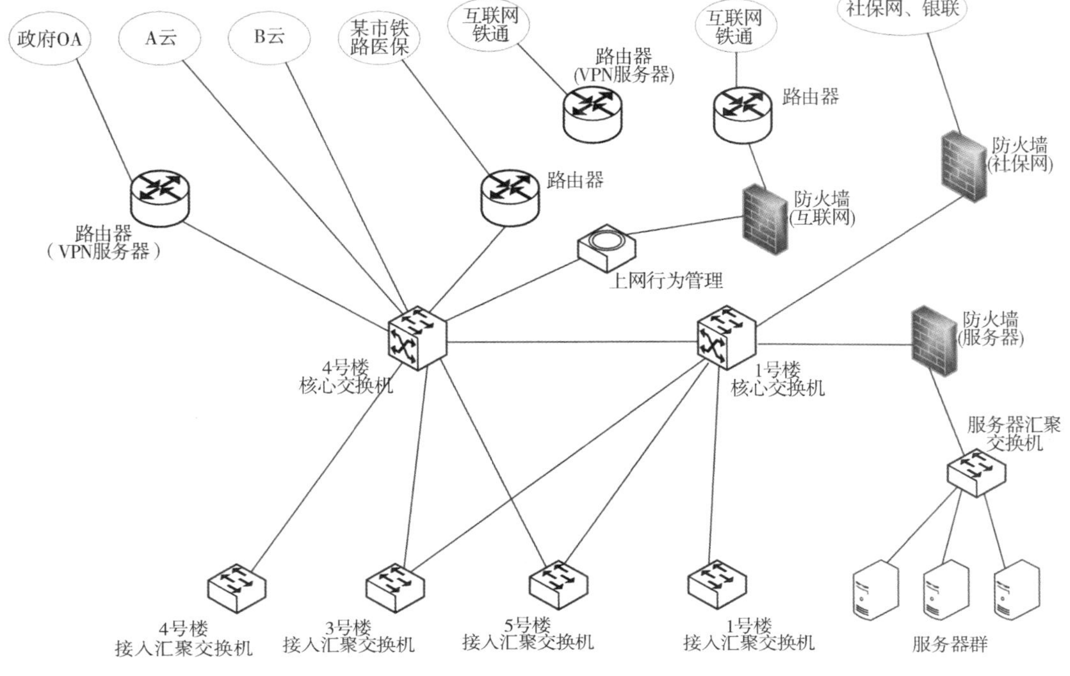

图 21－3　某医院网络拓扑图

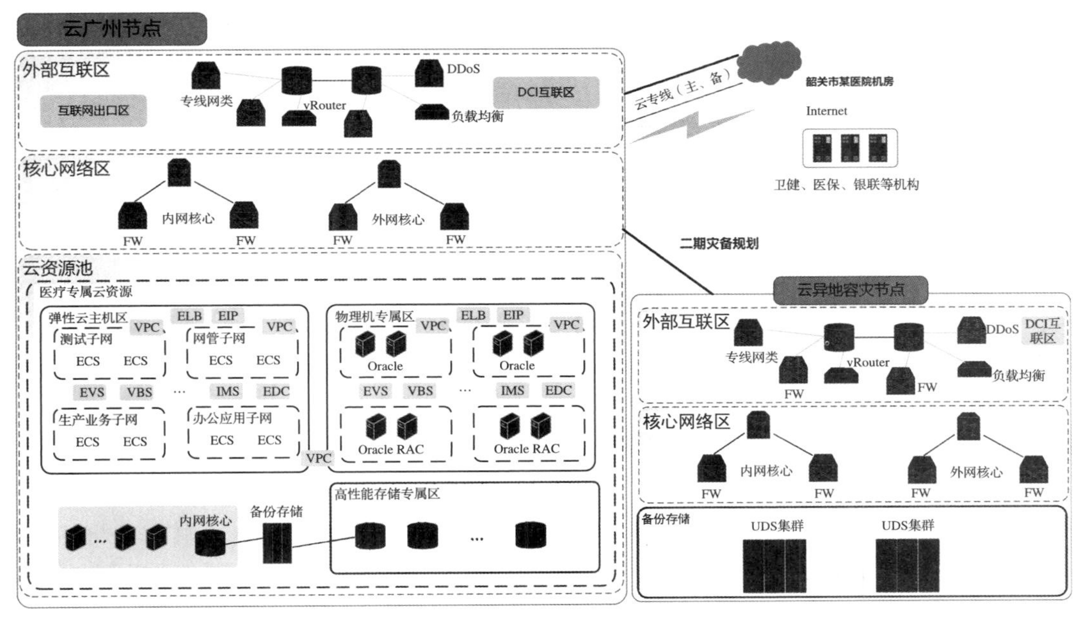

图 21－4　某医院云上拓扑图

（二）需求定制

云平台模式：HIS 基础数据、电子病历、集成平台、数据中心、OA 办公系统等结构化数据业务采用租用 A 云（混合云）的模式。放射、DR、B 超等图像类非结构化数据业务采用租用 B 云（公有云）。

链路部署：A 云采用主备两条云专线（PON 光网 + 城域网及 IPRAN）和4G VPDN 专线等冗余方案确保链路安全、稳定。B 云采用主备两条不同物理路由的专线组网确保链路安全。

存储模式：采用云资源池存储（采用分布式存储和多副本备份来解决海量信息的存储和系统可靠性，数据存储可以配置多份副本，保证数据的安全性）。

数据部署：A 云主数据库在物理机上采用 Oracle RAC 集群方式部署。辅助数据库采用单机版 Oracle 或 SQL 数据库部署。

服务器部署：采用物理机双机热备，采用 HA 集群。HA 群集一般具有一个或者两个甚至两个以上物理主机的逻辑集合，在一个 HA 群集中，每一台物理服务器配有一个 HA 代理，持续不断地检测群集中其他主机的心跳信号，某台物理机在连续三个时间间隔后都没有发出心跳信号，那么该主机就被默认为发生了故障或者与网络的连接出现了问题。在这种情况下，原本在该主机上运行的虚拟机就会自动转移到群集中的其他主机上。反之，如果一台主机无法接收来自群集的其他主机的心跳信号，那么该主机便会启动一个内部进程来检测自己跟群集中其他主机的连接是否出现了问题。如果真的出现了问题，那么就会中断在这台主机上所有正在运行的虚拟机，并启动预先设定好的备用主机。

网络部署：采用支持虚拟化的云平台，还支持交换机堆叠技术，通过堆叠，在提高可靠性的同时可以实现对交换机的集中管理和维护，降低用户的维护成本。

存储部署：需要支持各种不同的存储设备，包括本地存储、SAN 存储、NAS 存储和分布式存储，保证业务的适配性。用分布式存储架构，结合云硬盘备份服务可以完成高可用部署。

通信检测部署：在安装部署完成或者动态调整网络平面后，系统管理员可以通过系统巡检，对网络平面进行探测，检测网络平面配置的正确性，确保所有网络平面的健康。当检测到网络平面丢包、错包超过设定的阈值时，上报物理网络的通信告警。可以在控制台自定义安全监控和告警。

应用容灾部署：应用容灾不仅提供数据的实时同步，且可针对应用进行监管，异常时，由灾备端的应用接管相应的业务，并对外提供服务。正常情形下，灾备端的应用和生产端一一对应，即一主一备模式，当异常发生时，如生产服务器宕机，则应用自动切换到备机，由备机对应的应用对外提供服务，保证服务的连续性。在切换的同时，可选择是否将源端的 IP 地址也漂移到灾备端，实现应用程序对应用 IP 地址的透明访问。

系统容灾部署：采用整机迁移恢复模式，利用实时数据移动和硬件无关的转换技术提供独创的迁移流程，操作系统、应用程序和数据都可以在不同厂商、型号和配置的服务器轻松移动，可迁移恢复到驱动、CPU、内存和生产服务器完全不同的物理或虚拟服务器上。在迁移过程中生产系统无须停机，且将数据从生产服务器镜像到新服务器过程中，对生产系统的正常操作无任何影响，可在不影响生产系统正常运行的情况下，实时验证迁移是否成功。

云机房选址部署：选择高标准的 IDC 数据中心作为云机房（一级耐火等级，抗震等级达八级以上，地板承重为 1 000 kg/m^2，机房恒温恒湿，能源保障充分，等级保护三级）。

二、二期建设展望

二期建设计划将医疗 HIS 系统也部署到云上，医院已在云上搭建了 HIS 测试服务器。由于 HIS 业务的重要性，为保证医院在云计算出现灾难性故障时仍可以启用本地 HIS，需要把云上的业务数据备份到本地。备份分为同步和异步两种方式。同步要求每一份数据写入到公有云的同时要写入到本地，这对网络带宽及稳定性的要求极高，需要测试租用带宽是否可以满足同步备份的方式。异步方式可以设定备份的时差，降低了对实时性的要求，带来使用效率提升，但可能会丢失时差值内数据。这都需要在实际环境中进一步验证，以达到最优。

HIS 前置服务器和中间件服务器要部署和云上同版本的虚拟化软件。HIS 前端和中间件软件，稳定后版本变化一般不会太频繁，可以在变化时同步更新。

Oracle 数据库采用 DATA Guard 部署。DATA Guard 提供了一种数据同步技术来实现 Oracle 的高可用性、增强的性能以及自动的故障转移方案，为主数据库创建和维护多个备用数据库，主数据库的改变能够自动将信息从主数据库传送到备用数据库，并保证在此过程中没有信息丢失。Data Guard 有两种类型的备用数据库：物理备用数据库和逻辑备用数据库，虽然都是通过归档日志来实现主数据库和备用数据库的数据一致性，但是过程不相同：一个是通过物理磁盘的方式，一个是通过重新生成 SQL 事物来完成数据同步。

三、实施优势

通过上述案例，可以将云计算的意义总结如下：

（1）降低成本投入，减少运维费用：应用云计算，通过支付少量的租用费用，基层医疗机构就可获得云数据中心中多台服务器提供的服务，从而使基层医疗机构以较低的成本获得较高的效益。云计算模式对用户终端的配置没有限制，技术人员不必在升级医院的硬件上煞费苦心，服务器日常维护也由云服务提供商来提供，从而降低工作强度。

（2）资源整合，提高资源利用率：利用虚拟化技术，实现资源的弹性伸缩，每台服务器虚拟出多台虚拟机，避免原来的服务器只能给某个业务独占的问题。可通过灵活调整虚拟机的规格（CPU、内存等），增加/减少虚拟机，快速满足医院业务对计算资源需求量的变化。

（3）快速部署，弹性扩容：医院业务规模较小，可部署较少服务器，后续需要扩容时十分简单，只需要通过 PXE 或者 ISO 新装几台计算节点，然后通过操作维护 Portal 将服务器添加到系统即可。基于云的业务系统采用虚拟机批量部署，短时间实现大规模资源部署，快速响应业务需求，省时高效，根据业务需求可以弹性扩展/收缩资源以满足业务需要，人工操作较少，以自动化部署为主。传统业务部署以月为计划周期，基于云的业务部署缩短到以分钟/小时为计划周期。

（4）数据集中，信息安全：传统 IT 平台，数据分散在各个业务服务器上，可能存在某单点有安全漏洞的情况；部署云系统后，所有数据集中在系统内存放和维护，并提供以下安全保障：

①网络传输：数据传输采用 HTTPS 加密；

②系统接入：需要证书或者账号；

③数据安全：架构安全，经过安全加固的 VMM，保证虚拟机间隔离。

虚拟机释放时，磁盘被全盘擦除，避免被恢复的风险；系统内账户等管理数据加密存放。“云”中的服务器可快速利用克隆技术将某台服务器中的数据完全拷贝到另外的服务器上，并启动新的服务器来提供服务，从而使医院业务快速恢复。在网络、服务器、存储、软件资源的管理上更加科学有效。

（5）计算、网络、存储的完美融合：分布式的计算节点、分布式的存储，加上高性能的交换机堆叠，能够实现计算、存储、网络的融合，支撑医院高端核心应用。在硬件计算平台的计算密度、节能减排、背板带宽、智能管控与服务、计算与存储的弹性配置和灵活扩展、网络低速时加速方面具有领先的能力。

尽管基于云计算环境的安全建设模型和思路还需要继续实践和探索，但是将安全内嵌到云计算中心的虚拟基础网络架构中，并通过安全服务的方式进行交互，不仅可以增强云计算中心的安全防护能力和安全服务的可视交付，还可以根据风险预警进行实时的策略控制。这将使得云计算的服务交付更加安全可靠，从而实现对传统 IT 应用模式的转变。

随着云技术在医疗行业逐步渗透、不断深入，如何打造适合医院发展的那朵“云”尤为关键。上“云”带给医院很大实惠，但这也是刚刚开始，不要把云技术仅仅当作一个资源，而是要将医院各方面的资源进行协同，真正实现“云”落地。现在我们已经将“云”落地，那么下一步就是不断地发现问题、解决问题，最终让医疗云技术在“云端”实现自由翱翔。

（本章作者：刘涛）

第二十二章　态势感知系统管理

本章导读：

安全是发展的前提，发展是安全的保障，安全和发展要同步推进。要树立正确的网络安全观，加快构建关键信息基础设施安全保障体系，全天候全方位感知网络安全态势，增强网络安全防御能力和威慑能力。这是“态势感知”一词第一次进入大众视野。随着《网络安全法》和《国家网络安全战略》的相继出台，态势感知被提升到了战略高度，众多行业都开始倡导、建设和积极应用态势感知系统，以应对网络空间安全的严峻挑战。本章将从医院用户的角度出发，分析我们究竟面临什么样的安全隐患及安全问题，从而得出我们到底需要什么样的“态势感知”产品，它究竟需要怎样的功能才能满足医院用户的基本安全需求。

第一节　需求分析

一、信息安全建设现状与分析

随着医疗行业信息技术的飞速发展，医院信息系统的各类应用不断得到扩充，目前大多数医院都在逐步完善自己的信息系统，并逐步向“互联网 + 医疗”的外延拓展。信息系统极大提升了医院自身的管理和服务水平，但医院对信息系统的依赖性也越来越强。传统的纯内网环境已无法满足新时代背景下的各种业务需要，随着新业务的引入，必将打破业务内网的安全边界，由外网新业务建设带来的全网安全风险将大大超过以往纯内网的网络安全环境。

2016 年 12 月 27 日国务院印发的《“十三五”国家信息化规划》（国发〔2016〕73 号），提出要“健全网络安全保障体系”“全天候全方位感知网络安全态势，加强网络安全态势感知、监测预警和应急处置能力建设”。因此针对医院目前的“互联网 +”信息化环境，为了响应网络安全建设的号召，也为了能够更好地管理和优化自身网络安全建设，防止黑客攻击带来业务及声誉上的损失，医院都需要搭建一套属于自己的安全态势感知平台，让平台成为用户的安全大脑，为用户的网络安全决策提供服务。

二、行业现状和攻防对抗需求分析

（一）传统威胁有增无减，新型威胁层出不穷

随着网络的发展，互联网已经逐渐成为人们生活中不可或缺的重要依靠，信息安全问题也随之越来越严峻。近几年来，信息安全问题已经成为业界关注和讨论的热点，目前，木马、僵尸网络、钓鱼网站等传统网络安全威胁有增无减，分布式拒绝服务（DDoS 攻击）、高级持续威胁（APT 攻击）等新型网络攻击愈演愈烈。

面对越发严峻的安全形势，传统的安全行业也面临巨大的挑战。2018 年刚过完传统农历新年，就有数家医院遭受勒索病毒攻击，导致医院长时间无法为患者提供医疗服务，极大影响了医院正常业务的开展。

（二）已有检测技术难以应对新型威胁

传统的防御措施主要是依靠防火墙技术、入侵检测技术以及防病毒技术，任何一个用户，在刚刚开始面对安全问题的时候，考虑的往往就是这三样。传统的防御虽然起到了很大的作用，但还是面临着许多新的问题。

首先，用户系统虽然部署了防火墙，但仍然避免不了蠕虫泛滥、垃圾邮件、病毒传播以及拒绝服务的侵扰。并且未经大规模部署的入侵检测单个产品在提前预警方面存在着先天的不足，且在精确定位和全局管理方面还有很大的提升空间。

其次，虽然很多用户在单机、终端上都安装了防病毒产品，但是内网的安全并不仅仅是防病毒的问题，还包括安全策略的执行、外来非法侵入、补丁管理以及合规管理等方面。

所以说，虽然传统的防御仍然发挥着重要作用，但是用户已渐渐感觉到其不足之处，因为它已经无法检测和防御新型攻击。简单地说，网络攻击技术已经超越了目前大多数医院使用的防御技术。

（三）未知威胁检测能力成为标配

Gartner 公司的 2016 年信息安全趋势与总结中提出，当前我们所知道的关于安全的一切都在变化：常规路线逐渐失控；所有的实体需要识别潜在的攻击者；大量的资源将会组合使用；常规安全控制手段逐渐失效；需要把以堆叠来保护信息的方式进行改变；入侵、高级持续性攻击极难被发现。

《Gartner 2016 年信息安全趋势与总结》中提出："传统的安全手段无法防范 APT 等高级定向攻击；随着云计算、BYOD 的兴起，用户的 IT 系统将不再完全属于用户自己所有或维护管理；仅仅靠防范措施不能够应对安全威胁，安全监控和响应能力是医院安全能力的一个关键点；没有集体共享的对威胁和攻击的情报，单个用户将无法保卫自己。"报告中还发表了一组数据，预测到 2020 年，60% 的信息安全预算将用于快速检测和响应方面，而 2013 年还不到 10%。

三、现有安全体系的不足分析

医院之所以难以及时发现黑客入侵，主要原因可以总结为"三个看不清"和"三个看不见"，继而由此产生的安全技术保障体系和安全治理管理体系的脱节，简单堆砌的防火墙、入侵检测、防病毒等产品无法提供信息安全管理决策所需的数据支撑，而管理决策体系确定的安全策略也缺乏对应的抓手来检测是否真正实现和落地了。

（一）看不清自身业务逻辑

信息安全保障的是核心业务和数据资产，如果我们都不清楚被保护的主体包含了哪些系统、哪些资产以及它们之间是如何交互、如何互相访问的，那么就谈不上建立针对性的安全保障体系。越来越多的黑客攻击已经开始基于业务逻辑和业务流构建自己的攻击过程，例如著名的孟加拉央行劫案，都不是通用安全防护设备能够应对的；而来自内部员工恶意的窃密和攻击，多数时候甚至都不是严格意义上的网络攻击行为，这更加无法依赖标准化交付的安全产品实现。

而"看不清"自身业务主要包括以下三个维度：

（1）看不清的新增资产产生安全洼地。

关键 IT 资产的梳理和清单目录是许多 IT 运维人员最头疼的问题，特别是随着 IT 资产逐步向虚拟化迁移，新增部署一台虚拟机往往只需要数分钟的时间，而在服务器上开启服务或者端口的管控机制也不健全。

看不清的新增资产会因为缺少安全检查与访问控制，成为攻击者攻入关键业务区的跳板；看不清的资产配置信息及开放的服务端口，会由于缺乏安全访问规则的控制，成为远程接入的最佳途径；看不清的资产漏洞，会由于没有适当的安全加固，最简单的攻击代码都能轻易攻陷这些机器。

（2）看不清的业务关系使业务安全防护失效。

目前大部分安全防护的重点均停留在网络与应用系统侧，对业务与数据访问的防护还不健全。黑客在突破和绕过边界以后，往往利用合法用户的计算机与身份对数据库、财务系统、客户关系管理系统等关键资产进行非法访问、数据窃取与资产破坏。而这些访问往往只是正常的增、删、查、改操作，并不需要借用攻击代码或恶意软件，传统基于网络和应用系统的防御措施往往无法识别。

（3）缺乏有效手段主动识别新增业务。

过去的 IT 管理需要大量管理设备与专业人士进行业务资产的识别与梳理，很多情况下要发现新增业务资产往往只能依赖定期的安全巡检，效率不高且滞后。如果不能通过自动化的手段对新增业务资产及其开放端口、使用协议、系统配置信息进行识别，以及对关键业务访问关系及其流量模型的可视化呈现，那么管理人员手里的资产台账永远都只是过去时态，难以应对安全事件分析的需求。

（二）看不见潜藏威胁隐患

“三个看不见”，即看不见黑客发起的内网横向攻击、看不见内部人员的违规操作以及看不见内网异常行为，其中：

“看不见黑客发起的内网横向攻击”是指攻击者绕过边界防护向医院内网发起横向移动攻击是无法检测到的。例如通过失陷主机向内网业务资产或业务资产管理员发起的横向移动或者跳板攻击，包括内网嗅探、内网扫描、漏洞利用、远程控制、攻击会话等都无法被边界设备检测。

“看不见内部人员的违规操作”是指攻击者的行为往往不是病毒、漏洞利用等明显恶意行为，而是通过社会工程学、钓鱼、跳板等更加隐蔽的手段获取高级管理员的账号与权限。同时，内部潜藏的恶意用户也会通过窃取、窥探等手段获得合法权限。

“看不见内网异常行为”是指攻击者在嗅探、突破、渗透、横移、会话维持、捕获占领的整个攻击链中，会将关键文件进行打包加密甚至隐写，所有的网络会话也会在加密通道上传输。而会话维持以及远程控制服务器的通信会夹杂在代理、VPN 隧道、NTP、DNS 等正常网络协议中混淆视听，从而隐藏自己的攻击行为。

在看不见的环境中与黑客较量无异于遮住眼睛与人搏斗，只有看清了全网业务和流量，对内部的攻击行为、违规操作和异常行为进行持续检测，利用威胁情报、流量监测、机器学习等核心技术有效识别内网中潜伏的威胁，才能通过可视化平台将这些安全状态实时地展现给安全部门，从而让内鬼和黑客无所遁形。

（三）缺乏整体安全感知能力

安全技术保障体系和安全治理管理体系的脱节，主要是指安全组件发现的安全问题缺乏相应的检测分析能力和追溯能力，无法提供有效的事件应对处置闭环；而安全治理所需系统状态、安全态势也缺乏相应的感知和可视手段，无法实现真正的看到和看懂（见图 22－1）。

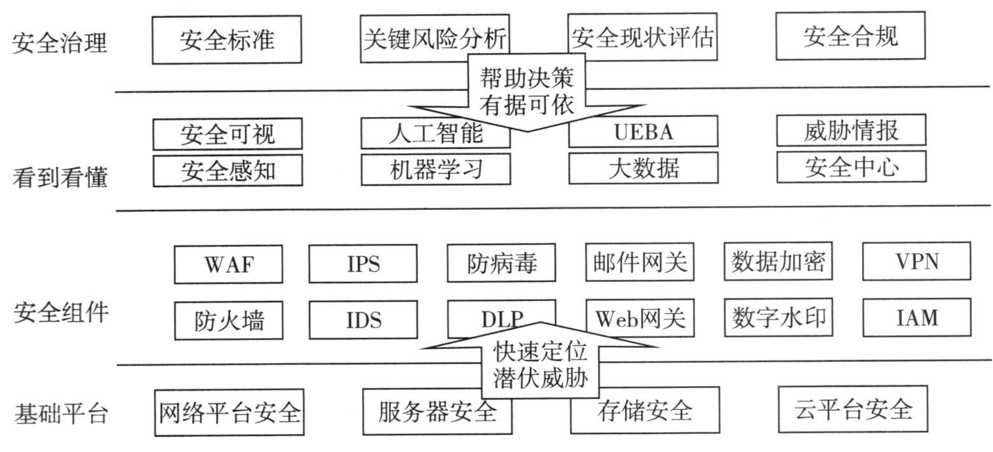

图 22－1　传统的安全体系缺乏看到和看懂的感知环节

（1）事后难以追溯取证。

市面上绝大多数网络安全类产品只能保持 HTTP、DNS 等常见应用日志的记录，而 ARP 请求、数据包和特殊的网络行为则无法存储和识别。首先，这将导致日志记录太过单一，引起文件误报等行为，给用户决策带来干扰。其次，在追溯网络犯罪过程中没有原始的数据包作为支撑，当我们排查故障的时候很难准确定位问题环节，导致深入追溯分析受阻，给攻击目标带来无法挽回的损失。

（2）单点检测管中窥豹。

现如今的安全防御软件检测方式单一。如传统防火墙根据一定格式的协议对文件访问进行过滤，不能防范攻击者的 IP 欺骗攻击；反病毒软件根据病毒特征或者黑白名单判断文件攻击性，但无法阻止变种软件攻击等。而当前新型病毒具备多样性和高度隐藏功能，能够在不同的环境中通过合理的变形和伪装躲避反病毒软件的查杀，最终侵入系统核心部位。

这些新型攻击手段，显然需要防御者能够综合分析多维度的信息，进行综合判断才能进行及时的检测和处置。

第二节　态势感知系统核心价值

一、看清业务逻辑

信息安全的核心目标是解决组织和医院核心业务的安全、稳定运行，如果安全检测系统不了解信息系统的资产有哪些、业务逻辑关系如何，而是无论在哪一个客户的网络中都使用同一套安全判断准则，那么它提供的检测能力显然是脱离实际的。所以未知威胁检测和安全感知的首要需求就是看清业务逻辑，即：

（1）能够对业务系统的核心资产进行识别，梳理用户与资产的访问关系；

（2）对业务资产存在的脆弱性进行持续检测，及时发现新业务上线以及系统更新产生的漏洞及安全隐患，识别新增业务资产以及业务访问关系。

二、看见潜在威胁

信息安全是一个涉及多个领域的复杂问题，攻击者可能包括外部黑客、心怀不满的员工以及内外勾结等情况，攻击更是包括了暴力攻击、社会工程学、恶意代码、APT、漏洞利用等数百种不同手段。防御者需要全面监控，但攻击者只需要突破一点即可，如果没有系统的检测能力，即使别人告知你被黑客攻击了，你都找不出黑客是怎么攻击的。

而新一代的未知威胁检测和安全感知技术，正是由于其对现有业务及其逻辑关系具备深入的理解，因而能够有别于传统检测系统，实现更加全面的潜伏威胁检测和安全态势感知分析：

（1）传统的安全防御体系过于关注边界防护，对绕过边界防御进入内网的攻击缺乏监测手段，因此需要对东西向流量和访问行为进行监测和分析，弥补传统边界和静态防御的不足。

（2）黑客攻击过程特别是以窃取信息为目的的 APT 攻击，都具备较长的攻击链条，如果能够对网络内部信息资产已发生的安全事件进行持续检测，就能够通过对不同事件和告警之间的关联分析，真正还原整个攻击链，从而及时遏止黑客进一步攻击，在产生实际危害前进行封堵。

（3）对内部用户、业务资产的异常行为进行持续检测，通过建立合法行为基线，对传统入侵防御系统无能为力的内鬼作案和内外勾结窃取敏感信息行为进行监控。

（4）针对新型威胁快速更新迭代的特点，就更加需要建立海量威胁情报关联体系，通过国内外权威情报库和云端关联强化新型威胁检测能力。

三、看懂安全风险

信息安全系统除了需要能够及时发现问题外，还需要保障系统的易用性，确保客户技术人员能够方便快速地发现安全问题、了解影响范围、定位问题源头，从而提供响应的展示告警和分析举证服务。只有人性化的安全事件分析告警和举证分析服务，才能真正为安全保障部门的事件分析和应急处置提供有效帮助：

（1）打破传统的网络拓扑展示局限，采取基于系统业务逻辑的业务访问视图，是否安全、哪里不安全一目了然。

（2）从运维和安全应急人员视角，从失陷业务、风险用户和有效攻击等不同维度分析和展示安全风险，方便定位安全问题。

四、辅助分析决策

除了专业的威胁检测和风险分析效果，安全感知的核心目标还是全面展示安全态势与辅助安全决策分析：

（1）安全态势展示：可视化的形式呈现关键业务资产及针对关键业务资产的攻击与潜在威胁，通过全网攻击监测、分支机构监管、风险外联监测等多个不同视角的大屏展示，提供对失陷业务和主机的报告导出和分析服务，为信息安全主管提供驾驶舱式的辅助决策服务。

（2）辅助决策分析：通过访问逻辑展示、主机威胁活动链分析、安全日志举证和查询以及基于特定资产的深度业务逻辑分析和威胁攻击链钻取，可以更快速定位问题影响和源头，进行相应的分析研判。

第三节　态势感知系统综合管理

一、全网业务资产可视化

（1）主动识别资产：通过流量探针可主动识别业务系统下属的所有业务资产，可主动发现新增资产，实现全网业务资产的有效识别。

（2）资产暴露面可视：将已识别的资产进行安全评估，将资产的配置信息与暴露面进行呈现，包括开放的端口、可登录的 Web 后台等。

（3）违规资产发现：通过网络数据包分析，对未备案的新增资产进行实时告警，发现脱离 IT 部门管控的违规资产。

二、全网访问关系可视化

依托于可视化技术，通过展示用户、业务系统、互联网之间的访问关系，能够识别访问关系的 Who、What、Where、When、How，通过不同颜色区分不同危险等级用户、业务系统。提供以下展示：

（1）全网业务可视化：基于全网业务对象的访问关系的图形化展示，包括用户与业务、业务与业务、业务与互联网三者关系的完全展示，并提供快捷的搜索。供 IT 人员在业务迁移和梳理时直观地查看业务关系，是否有遗漏的业务未被防护、是否存在内部攻击、是否有业务外连、是否存在外部攻击等行为。

（2）基于业务视角的可视化：可呈现当前业务由内而外、由外而内两个方向所有可视化访问关系，包括是否被攻击、是否违规、是否被登录、是否外发攻击等。并用不同颜色图标标识访问源和目标是否已失陷，供 IT 人员识别潜在风险。如已被控制的用户不停攻击当前业务，那么在可视化关系图上可以很明显地看到这个横向攻击。

（3）基于用户的可视化：可呈现该用户已经通过哪些应用、协议和端口访问了哪些业务，这些访问是否属攻击、违规、远程登录等行为，可清晰地看出已对哪些业务产生影响，也能推导当前用户是否已失陷（或可疑）。

三、多维度威胁检测能力

（1）基础安全检测：提供漏洞利用攻击检测、Web 应用攻击检测、僵尸网络检测、业务弱点发现等多维的威胁检测能力。

（2）违规行为检测：主动建立针对性的业务和应用访问逻辑规则，包括白名单和黑名单两种方式，并对检测到的违规访问在安全感知平台上通过可视化方式展示，及时知道内网是否存在违规的行为。

（3）异常行为检测：基于多种分析引擎的网络异常行为分析，通过机器学习算法结合威胁情报，能够从大量的样本中进行学习，总结攻击者伪装的规律，从而发现这些高级的未知威胁。

（4）潜在风险访问：将可能失陷的终端对业务系统的访问路径、存在异常流量及行为的终端/服务器的访问路径进行预警，帮助管理员及时响应安全事件并进行安全策略调整。

（5）威胁关联分析：将流量探针监测到的安全事件进行关联分析，结合黑客攻击链进行关联分析，并确定更加高级的安全威胁，通过场景关联分析引擎对同类事件进行聚合，对相关事件进行关联，定位主机威胁活动链。

四、安全风险告警和分析

（1）失陷业务/风险用户检测：通过外发异常流量、网页篡改监测、黑链检测等检测技术确定业务系统/资产是否已被攻击，并将资产存在的后门进行检测，通过邮件告警等方式向管理员告知已失陷的安全事件。

（2）失陷业务和风险用户举证：事件化、多维度的失陷主机检测，对风险业务、风险用户进行详细举证，将目标资产发起的和遭受的攻击/异常活动进行汇聚整理成安全事件，而不再是大量的日志罗列，可直接看懂当前主机正在进行的活动，或遭受的活动到底是什么。

（3）主机威胁活动链：以攻击链的形式展示主机被入侵后发起的威胁活动情况，直观显示被入侵后主机是否被利用产生威胁，且威胁程度是否逐步升级的情况。

（4）有效攻击事件分析：通过旁路镜像的方式可将攻击回包状态进行完整的检测，结合业务系统的漏洞信息，可以识别攻击成功的有效安全事件。

五、全局视角态势可感知

（1）整体安全态势：结合攻击趋势、有效攻击、业务资产脆弱性对全网安全态势进行整体评价，以业务系统的视角进行呈现，可有效地把握整体安全态势，进行安全决策分析。

（2）多维度大屏展示：风险外连监测大屏、分支安全监测大屏、全网攻击监测大屏等多个维度，为关注不同安全视角的用户提供灵活的选择方式。

（3）失陷主机报告：将所有风险业务、风险用户及其所有安全事件、举证、风险和建议都导出来，形成 Html 文档，方便安全管理员进行详细定位。

（4）综合风险报告：提供报表形式的可视化风险报告，评估医院全网安全状况，并对存在的攻击、后门、风险业务、风险用户等问题进行展示说明，适合对领导进行汇报。

基于“看清业务逻辑、看见潜在威胁、看懂安全风险、辅助分析决策”的思路，“态势感知”的主要能力通过技术监测手段和相关安全监测服务共同实现。由态势感知系统为用户构建基本的潜伏威胁检测和安全感知能力，用户自身或第三方安全工程师将利用态势感知所呈现的最终结果实现检测响应的闭环服务。

第四节　案例简介

医院简介：

上海某大型三甲医院是一所集医疗、教学、科研、预防为一体的卫健委直属三级甲等医院，2017 年医院门（急）诊量逾百万人次，医院运营效率位居全国同类型医院第一位。

客户痛点：

等级保护安全建设作为医疗卫生单位每年的重点投入项目，在安全加固方面已经建设得相对完善了。但是随着智慧医疗 、“互联网 + 医疗”、大数据等新技术新平台的探索和建设，医院多系统数据共享和调用带来的横向访问逻辑复杂化，使得内部安全域之间和内部的安全监管需求产生更高的要求。简单堆砌的防火墙、入侵检测、防病毒等类型的安全产品无法提供管理决策所需的数据支撑，而管理决策体系确定的安全策略也缺乏对应的抓手。

客户需求：

（1）“互联网＋医疗”大势所趋，内外网打通后的安全接入和安全防护亟待解决。

（2）设备堆叠，问题处置不闭环，效率十分低下。

信息系统防护看似固若金汤，但是安全设备堆叠，安全组件发现的安全问题缺乏对全攻击链的检测分析能力和追溯能力，无法提供有效的事件应对处置闭环。对安全问题的处置也不够自动化，运维管理人员需要逐一对设备做策略调整，效率低下。用户希望能结合现网设备，做到半自动化运维。

（3）勒索病毒爆发，处理工作很烦琐，人员严重不足。

2017 年 5 月爆发的勒索病毒以及后续的各种勒索挖矿变种，让医疗行业人心惶惶。上级监管单位也要求医院严格自查，避免中招。医院 2 000 多台 PC 终端及业务服务器，全部摸排一遍工程浩大。用户需要简单直观地定位威胁影响面，有的放矢地进行排查，并且未来可以长期实时监控内部网络及终端/服务器的安全状态。

态势感知解决方案：

在内外网核心各旁路部署一台流量探针，监测镜像核心交换机所有交互流量。

在安全管理区域部署安全态势感知平台，对探针镜像的流量进行持续检测与分析。同时与网内其他深信服科技有限公司下一代防火墙、上网行为管理等安全设备实现线上的联动，形成内部业务自适应安全能力，能够一键处置安全隐患。

解决方案价值体现：

深信服科技有限公司针对医院网络的实际安全建设诉求，提出针对性的安全解决方案，不只是从安全合规的角度出发，更是从全网安全监测预警的维度进行持续保护。通过态势感知与安全设备的联动，形成安全可视、动态感知、协同防御的主动防御体系，为用户的安全决策提供依据。

（本章作者：钟一鸣）

第二十三章　国产密码技术与应用

本章导读：

对国家密码管理局商用密码管理要求、密码安全管理基本要求进行标准解读，根据医院医疗信息系统实际情况与密码安全保护需求，采用自主可控度、可信度更高的国产加密算法。对传输、存储的敏感医疗数据进行识别，并在其传输和存储过程中进行加密处理。建立统一密码安全服务平台，提供统一认证、集中授权、传输加密、存储加密、行为抗抵赖等密码服务。基于平台形成数据安全交换总线，在可信范围内完成数据共享与流转。

第一节　国产密码的必要性与重要性

一、密码技术基础知识

密码是一门科学，有着悠久的历史。密码在古代就被用于传递秘密消息。在近代和现代战争中，传递情报和指挥战争均离不开密码，外交斗争中也离不开密码。密码一般用于信息通信传输过程中的保密和存储中的保密。

密码技术包括几个关键要素，分别是：明文，密文，密钥。密码算法包括加密算法（encrypt）和解密算法（decrypt）。密码算法是实现密码对信息进行“明”“密”变换的一种特定的规则。不同的密码算法有不同的变换规则。因此，密码算法也是加密算法、解密算法、签名算法和认证算法等各类算法的统称。

关于密码算法的基础知识点，主要包括：对称密码、非对称密码、杂凑算法、随机数生成。

（一）对称密码

对称密码算法主要是分组密码和流密码及其应用。分组密码中将明文消息进行分块加密输出密文区块，而流密码中使用密钥生成密钥流对明文消息进行加密。世界上应用较为广泛的算法包括 DES、3DES、AES，此外还有 Serpent，Twofish，MARS 和 RC6 等。对称加密的工作模式包括电码本模式（ECB 模式），密码反馈模式（CFB 模式），密码分组链接模式（CBC 模式），输入反馈模式（OFB 模式）等。

其主要特点是加解密双方在加解密过程中要使用完全相同的一个密钥。具有加解密速度快和安全强度高的优点。目前应用较多的国外算法有 3DES、AES，国产算法有 SM1、SM4、SM7。

（二）非对称密码

非对称密码算法又称公钥密码，是现代密码学最重要的发明和进展。非对称密码要求密钥成对出现，一个为加密密钥，可以对外公开（称为公钥），另一个为解密密钥，用户自己唯一拥有（称为私钥）。公钥密码的优点就在于：也许使用者并不认识某一实体，但只要其服务器认为该实体的 CA（认证中心 Certification Authority）是可靠的，就可以进行安全通信。

非对称密码体制由 Diffie 和 Hellman 提出。1978 年 Rivest，Shamir 和 Adleman 提出 RSA 密码体制，基于大素数分解问题。后来，基于有限域上的离散对数问题产生了 ElGamal 密码体制，而基于椭圆曲线上的离散对数问题产生了椭圆曲线密码体制 ECC。目前应用较多的国外算法有 RSA、DSA、DH、ECC 等，国产算法有 SM2、SM9。

（三）杂凑算法

杂凑算法又称 hash 函数，就是把任意长的输入消息串变成固定长的输出串的一种函数。这个输出串称为该消息的杂凑值。一个安全的杂凑函数应该至少满足以下 4 个条件：

（1）输入长度是任意的。

（2）输出长度是固定的，根据目前的计算技术应至少取 128bits 长，以便抵抗暴力破解攻击。

（3）对每一个给定的输入，计算输出即杂凑值是很容易的。

（4）给定杂凑函数的描述，找到两个不同的输入消息杂凑到同一个值是计算上不可行的；或给定杂凑函数的描述和一个随机选择的消息，找到另一个与该消息不同的消息使得它们杂凑到同一个值是计算上不可行的。

杂凑函数主要用于完整性校验和提高数字签名的有效性，目前已有很多方案。这些算法都是伪随机函数，任何杂凑值都是等可能的。输出并不以可辨别的方式依赖于输入；在任何输入串中单个比特的变化，将会导致输出比特串中大约一半的比特发生变化。

目前国外算法有 MD5、SHA1、SHA2、SHA3，国产算法有 SM3。

（四）随机数生成

随机数生成一般是指生成伪随机序列的算法，通常由随机数发生源和后续处理函数组成，随机数发生源用于提供随机种子，后续处理函数用于平衡随机数的质量。输入长度是任意的，输出长度是固定的。我国密码产品中采用的密钥要求用数字物理噪声源芯片等硬件生成，输出的数据应能够符合《GM/T 0005—2012 随机性检测规范》。

不同的密码算法可用于保护信息的不同属性，包括：

（1）对称密码、非对称密码：防止信息被窃听，保护信息的机密性。

（2）单向散列函数、消息认证码、数字签名：防止信息被篡改，保护信息的完整性。

（3）消息认证码、数字签名：防止攻击者伪装成真正的发送者，对身份进行认证。

（4）数字签名：防止发送者事后否认自己做过，增强不可否认性。

如今，密码技术被广泛应用于社会和经济活动中，例如：可以将密码技术应用在电子商务中，对网上交易双方的身份和商业信用进行识别，防止网上电子商务中的“黑客”和欺诈行为；应用于增值税发票中，可以防伪、防篡，杜绝了各种利用增值税发票偷、漏、逃、骗国家税收的行为，并大大方便了税务稽查；应用于银行支票鉴别中，可以大大降低利用假支票进行金融诈骗的金融犯罪行为；应用于个人移动通信中，大大增强了通信信息的保密性，等等。

二、密码技术安全风险

密码算法对密码系统的安全性有着至关重要的意义。衡量密码算法的优劣采用的是密码强度的概念。密码强度不高的密码算法极易被对方分析攻破，导致密码系统失灵或被对方利用。为了研究高强度的密码算法，普遍采用数理逻辑的方法，这些方法许多都是数学中研究的课题，属于计算方法问题。计算方法在数学中通常称为算法，这也是将密码变换规则称为密码算法的原因。

密码算法存在被“破解”的风险，例如 MD5、SHA－1 杂凑密码算法，因为 MD5 算法和 SHA－1 算法碰撞攻击实例的公布，对 MD5、SHA－1 算法的攻击从理论变为现实，继续使用 MD5、SHA－1 算法存在重大安全风险。因此国家密码管理局已发布公告要求相关单位应全面应用 SM3 等国产密码算法，严格按照《商用密码管理条例》等相关法律法规的要求开展商用密码研发、生产、销售、使用等活动。

目前，主流国际密码算法均由美国国家安全局等美国机构发布，对于我国来说自主可控性极弱。除了上述所说已被“破解”的 MD5、SHA－1 算法外，上文所说的著名的 RSA 密码算法，由三位麻省理工学院教授 Ronald L. Rivest，Adi Shamir 和 Leonard M. Adleman 提出并以三人名字首字母命名，后来这三名教授还联合成立了同名的 RSA 公司。作为全球重要的密码算法企业，RSA 公司的客户几乎遍及各行各业，包括电子商务、银行、政府、电信运营商、航空航天等。全球超过 7 000 家大型企业、逾 800 万名用户接受它的服务，中国的三大运营商及不少银行、制造业企业也都是它的客户。但就是这样一家世界知名的密码技术企业，在 2013 年被爆出与美国国家安全局达成了 1 000 万美元协议，被要求在部分加密技术中放置后门。

因此，以国产密码算法替代国际密码算法已势在必行。国家密码管理局发布的《商用密码管理条例》（修订稿）强化了密码应用要求，突出对关键信息基础设施信息系统的密码应用应采用基于国产密码算法的商用密码产品。《网络安全法》《密码法》《商用密码管理条例》《网络安全等级保护条例》《关键信息基础设施安全保护条例》等法律法规的出台与实施，使得商用密码使用由行政推进向依法规范应用转变。国家层面、各省、各部门紧紧围绕“力争到 2020 年实现商用密码在面向公众的政务信息系统、基础信息网络、重要信息系统和重要工业控制系统中的全面应用”的总体目标推进各项工作。

第二节　国产密码相关标准

一、商用密码管理条例

1999 年 10 月 7 日国务院发布实施的《商用密码管理条例》规定，商用密码是指对不涉及国家秘密内容的信息进行加密保护或者安全认证所使用的密码技术和密码产品。

《商用密码管理条例》明确了商用密码是用于“不涉及国家秘密内容的信息”领域，即非涉密信息领域。商用密码所涉及的范围很广，凡是不涉及国家秘密内容的信息，又需要用密码加以保护的，均可以使用商用密码。比如：商用密码可用于医院的各类敏感信息的传输加密、存储加密，防止非法第三方获取信息内容；也可用于各种安全认证、网上支付、数字签名等。

此外，《商用密码管理条例》指明了商用密码的作用，是实现非涉密信息的加密保护和安全认证等具体应用。加密是密码的传统应用。采用密码技术实现信息的安全认证，是现代密码的主要应用之一。

商用密码包括商用密码技术和商用密码产品，也就是说，商用密码是商用密码技术和商用密码产品的总称。

商用密码技术，是指能够实现商用密码算法的加密、解密和认证等功能的技术（包括密码算法编程技术和密码算法芯片、加密卡等的实现技术）。商用密码技术是商用密码的核心，国家将商用密码技术列入国家秘密，任何单位和个人都有责任和义务保护商用密码技术的秘密。

因此，医院信息系统应全面采用基于国产密码技术的商用密码产品进行密码安全应用建设。

二、网络安全等级保护

国家网络安全等级保护制度是我国网络安全的基本制度，也是基本国策。在网络安全等级保护基本要求中，采用符合国家密码管理局要求的密码技术对信息系统网络安全进行安全建设与保护。

以等级保护三级为例。

（一）网络和通信安全

本项要求包括：

（1）应采用校验码技术或加解密技术保证通信过程中数据的完整性。

（2）应采用加解密技术保证通信过程中敏感信息字段或整个报文的保密性。

解读：采用基于国产密码算法的密码技术建立加密网络传输通道，对其中传输的数据进行完整性和保密性保护。

（二）设备和计算安全

1. 身份鉴别

本项要求包括：

（1）应对登录的用户进行身份标识和鉴别，身份标识具有唯一性，身份鉴别信息具有复杂度要求并定期更换。

（2）应具有登录失败处理功能，应配置并启用结束回话、限制非法登录次数和当登录链接超时自动退出等相关措施。

（3）当进行远程管理时，应采取必要措施，防止鉴别信息在网络传输过程中被窃听。

（4）应采用两种或两种以上组合的鉴别技术对用户进行身份鉴别。

解读：采用基于国产密码算法的密码技术建立加密网络传输通道，对身份鉴别信息进行保密性保护。采用基于密码技术的数字证书、动态密码等技术，建立“双因素”身份认证机制。

2. 访问控制

本项要求包括：

（1）应对登录的用户分配账号和权限。

（2）应重命名默认账号或修改默认口令。

（3）应及时删除或停用多余的、过期的账号，避免共享账号的存在。

（4）应授予管理用户所需的最小权限，实现管理用户的权限分离。

（5）应由授权主体配置访问控制策略，根据访问控制策略规定主体对客体的访问规则。

（6）访问控制的粒度应达到主体为用户级或进程级，客体为文件、数据库表级。

（7）应对敏感信息资源设置安全标记，并控制主题对有安全标记信息资源的访问。

解读：采用基于国产密码算法的密码技术对主体、客体进行标记，并通过加、解密权限控制实现文件、数据库表的访问控制。

（三）应用和数据安全

1. 身份鉴别

本项要求包括：

（1）应对登录的用户进行身份标识和鉴别，身份标识具有唯一性，鉴别信息具有复杂度要求并定期更换。

（2）应提供并启用登录失败处理功能，多次登录失败后应采取必要的保护措施。

（3）应强制用户首次登录时修改初始口令。

（4）用户身份鉴别信息丢失或失效时，应采用鉴别技术重置或其他技术与措施来保证系统安全。

（5）应对统一用户采用两种或两种以上组合的鉴别技术实现用户身份鉴别。

解读：采用基于国产密码算法的密码技术的数字证书、动态密码等技术，建立“双因素”身份认证机制。

2. 访问控制

（1）应提供访问控制功能，对登录的用户分配账号和权限。

（2）应重命名默认账号或修改这些账号的默认口令。

（3）应及时删除或停用多余的、过期的账号，避免共享账号的存在。

（4）应授予不同账号为完成各自承担任务所需的最小权限，并在它们之间形成互相制约的关系。

（5）应由授权主体配置访问控制策略，根据访问控制策略规定主体对客体的访问规则。

（6）访问控制的粒度应达到主体为用户级，客体为文件，数据库表级、字段级。

（7）应对敏感信息资源设置安全标记，并控制主体对有安全标记信息资源的访问。

解读：采用基于国产密码算法的密码技术对主体、客体进行标记，并通过加、解密权限控制实现文件、数据库表级和/或记录、字段级的访问控制。

3. 数据完整性

本项要求包括：

（1）应采用校验码技术或加解密技术保证重要数据在传输过程中的完整性。

（2）应采用校验码技术或加解密技术保证重要数据在存储过程中的完整性。

解读：采用基于国产密码算法的密码技术对传输中的数据和需存储的数据在传输和存储后进行完整性校验，以保证数据的完整性。

4. 数据保密性

本项要求包括：

（1）应采用加解密技术保证重要数据在传输过程中的保密性。

（2）应采用加解密技术保证重要数据在存储过程中的保密性。

解读：采用基于国产密码算法的密码技术对传输中的数据和需存储的数据进行加密后传输和存储，以保证数据的保密性。

（四）管理要求

1. 安全建设管理

本项要求包括：

（1）应确保信息安全产品采购和使用符合国家有关规定。

（2）应确保密码产品采购和使用符合国家密码主管部门的要求。

（3）应预先对产品进行选型测试，确定产品的候选范围，并定期审定和更新候选产品名单。

解读：所用产品取得了国家密码管理局颁发的商用密码产品型号证书，并采用国产密码算法。

2. 安全运维管理

本项要求包括：

应使用符合国家密码管理规定的密码技术和产品。

解读：所用产品取得了国家密码管理局颁发的商用密码产品型号证书，并采用国产密码算法。

关于保护对象整体安全保护能力的要求（规范性附录）：

建立统一的支撑平台。本部分针对较高级别的保护对象，提到了使用密码技术、可新技术等，多数安全功能（如身份鉴别、访问控制、数据完整性、数据保密性等）为了获得更高强度，均要基于密码技术或可信技术。为了保证保护对象的整体安全，应建立基于国产密码算法密码技术的统一支撑平台，支持高强度身份鉴别、访问控制、数据完整性、数据保密性等安全功能的实现。

解读：不应通过分散的密码安全产品单点满足相关密码安全需求，应从全局视角做好密码安全应用顶层设计，通过基于密码技术的统一支撑平台来实现医院信息系统在各层面、各节点的密码安全需求，符合等级保护的各项密码安全规范。

三、信息系统密码应用基本要求

《信息系统密码应用基本要求》是国家密码管理局于 2018 年 2 月 8 日发布的密码行业标准，自发布之日起实施。该标准规定了信息系统商用密码应用的基本要求。

标准参考和沿用了等级保护标准中，根据信息系统受破坏后产生的危害范围及严重程度对信息系统重要程度进行定级的方法，并根据系统重要等级须进行相应级别的安全建设。根据相同的方法确定信息系统安全等级后，参考《信息系统密码应用基本要求》相应级别的标准进行密码安全建设。

以等级保护三级为例，《信息系统密码应用基本要求》给出的密码安全建设要求见表 23－1：

表 23-1　信息系统密码应用基本要求解读表

一、物理和环境安全	解读
(1) 应使用密码技术的真实性功能来保护物理访问控制身份鉴别信息，保证重要区域进入人员的真实性	通过基于国产密码算法的密码技术进行进出医院机房等关键区域的电子门禁认证
(2) 应使用密码技术的完整性功能来保证电子门禁系统进出记录的完整性	通过基于国产密码算法的密码技术对医院机房等关键区域的电子门禁进出记录进行完整性校验，保证其在存储时不被篡改
(3) 应使用密码技术的完整性功能来保证视频监控音像记录的完整性	通过基于国产密码算法的密码技术对医院视频监控影像记录进行完整性校验，保证其在存储时不被篡改
(4) 宜采用符合 GM/T 0028 的三级及以上密码模块或通过国家密码管理部门核准的硬件密码产品实现密码运算和密钥管理	所用产品或密码模块取得了国家密码管理局颁发的商用密码产品型号证书，并采用国产密码算法
二、网络和通信安全	解读
(1) 应在通信前基于密码技术对通信双方进行身份认证，使用密码技术的机密性和真实性功能来实现防截获、防假冒和防重用，保证传输过程中鉴别信息的机密性和网络设备实体身份的真实性	通过基于国产密码算法的密码技术，如数字证书、动态密码技术，进行网络通信前的身份认证
(2) 应使用密码技术的完整性功能来保证网络边界和系统资源访问控制信息的完整性	通过基于国产密码算法的密码技术对网络访问控制信息进行完整性校验，保证其不被篡改
(3) 应采用密码技术保证通信过程中数据的完整性	通过基于国产密码算法的密码技术建立网络加密传输通道，对网络通信数据进行完整性校验，保证其不被篡改
(4) 应采用密码技术保证通信过程中敏感信息数据字段或整个报文的机密性	通过基于国产密码算法的密码技术建立网络加密传输通道，对敏感信息数据字段或整个报文进行机密性保护，保证其不被窃听
(5) 应采用密码技术建立一条安全的信息传输通道，对网络中的安全设备或安全组件进行集中管理	通过基于国产密码算法的密码技术建立用于网络安全设备或安全组件管理的网络加密传输通道，对其进行机密性保护，保证其不被窃听
(6) 宜采用符合 GM/T 0028 的三级及以上密码模块或通过国家密码管理部门核准的硬件密码产品实现密码运算和密钥管理	所用产品或密码模块取得了国家密码管理局颁发的商用密码产品型号证书，并采用国产密码算法
三、设备和计算安全	解读
(1) 应使用密码技术对登录的用户进行身份标识和鉴别，身份标识具有唯一性，身份鉴别信息具有复杂度要求并定期更换	通过基于国产密码算法的密码技术，如数字证书、动态密码技术，进行网络设备、服务器等登录前的身份认证

（续上表）

三、设备和计算	解读
(2) 在远程管理时，应使用密码技术的机密性功能来实现鉴别信息的防窃听	通过基于国产密码算法的密码技术建立用于网络设备、服务器等的网络加密传输通道，对身份鉴别信息进行机密性保护，保证其不被窃听
(3) 应使用密码技术的完整性功能来保证系统资源访问控制信息的完整性	通过基于国产密码算法的密码技术对系统资源访问控制信息进行完整性校验，保证其不被篡改
(4) 应使用密码技术的完整性功能来保证重要信息资源敏感标记的完整性	通过基于国产密码算法的密码技术对重要信息资源敏感标记的完整性校验，保证其不被篡改
(5) 应采用可信计算技术建立从系统到应用的信任链，实现系统运行过程中重要程序或文件完整性保护	通过基于国产密码算法的密码技术对系统、应用的身份和特征进行识别，并对其完整性进行校验，建立系统与系统间、系统与应用间、应用与应用间的身份互信关系
(6) 应使用密码技术的完整性功能来对日志记录进行完整性保护	通过基于国产密码算法的密码技术对系统日志进行加密存储，通过完整性校验保证其不被篡改
(7) 宜采用符合 GM/T 0028 的三级及以上密码模块或通过国家密码管理部门核准的硬件密码产品实现密码运算和密钥管理	所用产品或密码模块取得了国家密码管理局颁发的商用密码产品型号证书，并采用国产密码算法
四、应用和数据安全	解读
(1) 应使用密码技术对登录的用户进行身份标识和鉴别，实现身份鉴别信息的防截获、防假冒和防重用，保证应用系统用户身份的真实性	通过基于国产密码算法的密码技术，如数字证书、动态密码技术，进行应用系统登录前的身份认证
(2) 应使用密码技术的完整性功能来保证业务应用系统访问控制策略、数据库表访问控制信息和重要信息资源敏感标记等信息的完整性	通过基于国产密码算法的密码技术对业务应用系统访问控制策略、数据库表访问控制信息和重要信息资源敏感标记等进行完整性校验，保证其不被篡改
(3) 应采用密码技术保证重要数据在传输过程中的机密性，包括但不限于鉴别数据、重要业务数据和重要用户信息等	通过基于国产密码算法的密码技术建立网络加密传输通道，对鉴别数据、重要业务数据和重要用户信息等进行机密性保护，保证其不被窃听
(4) 应采用密码技术保证重要数据在存储过程中的机密性，包括但不限于鉴别数据、重要业务数据和重要用户信息等	通过基于国产密码算法的密码技术对鉴别数据、重要业务数据和重要用户信息等进行加密存储，保护其机密性，保证其不被窃取
(5) 应采用密码技术保证重要数据在传输过程中的完整性，包括但不限于鉴别数据、重要业务数据、重要审计数据、重要配置数据、重要视频数据和重要用户信息等	通过基于国产密码算法的密码技术建立网络加密传输通道，对鉴别数据、重要业务数据、重要审计数据、重要配置数据、重要视频数据和重要用户信息等进行完整性保护，保证其不被篡改

（续上表）

四、应用和数据	解读
（6）应采用密码技术保证重要数据在存储过程中的完整性，包括但不限于鉴别数据、重要业务数据、重要审计数据、重要配置数据、重要视频数据和重要用户信息、重要可执行程序等	通过基于国产密码算法的密码技术对鉴别数据、重要业务数据、重要审计数据、重要配置数据、重要视频数据和重要用户信息、重要可执行程序等进行加密存储与完整性校验，保证其不被篡改
（7）应使用密码技术的完整性功能来实现对日志记录完整性的保护	通过基于国产密码算法的密码技术对应用日志进行加密存储，通过完整性校验保证其不被篡改
（8）应采用密码技术对重要应用程序的加载和卸载进行安全控制	通过基于国产密码算法的密码技术对系统、应用的身份和特征进行识别，并对其完整性进行校验，建立系统与系统间、系统与应用间、应用与应用间的身份互信关系，仅有可信应用能够正常加载与卸载
（9）宜采用符合 GM/T 0028 的三级及以上密码模块或通过国家密码管理部门核准的硬件密码产品实现密码运算和密钥管理	所用产品或密码模块取得了国家密码管理局颁发的商用密码产品型号证书，并采用的是国产密码算法

总结如表 23－2 所示。

表 23－2　信息系统密码对应等保级别

<table>
<tr><th colspan="2">指标要求</th><th>等保二级</th><th>等保三级</th></tr>
<tr><td rowspan="4">物理和环境安全</td><td>身份鉴别</td><td>宜</td><td>应</td></tr>
<tr><td>电子门禁记录数据完整性</td><td>宜</td><td>应</td></tr>
<tr><td>视频记录数据完整性</td><td>－</td><td>应</td></tr>
<tr><td>密码模块实现</td><td>宜</td><td>宜</td></tr>
<tr><td rowspan="6">网络和通信安全</td><td>身份鉴别</td><td>宜</td><td>应</td></tr>
<tr><td>访问控制信息完整性</td><td>宜</td><td>应</td></tr>
<tr><td>通信数据完整性</td><td>宜</td><td>应</td></tr>
<tr><td>通信数据机密性</td><td>宜</td><td>应</td></tr>
<tr><td>集中管理通道安全</td><td>－</td><td>应</td></tr>
<tr><td>密码模块实现</td><td>宜</td><td>宜</td></tr>
</table>

（续上表）

指标要求		等保二级	等保三级
设备和计算安全	身份鉴别	宜	应
	访问控制信息完整性	宜	应
	敏感标记完整性	宜	应
	日志记录完整性	宜	应
	远程管理身份鉴别信息机密性	宜	应
	重要程序或文件完整性	–	应
	密码模块实现	宜	宜
应用和数据安全	身份鉴别	宜	应
	访问控制	宜	应
	数据传输安全	宜	应
	数据存储安全	宜	应
	日志记录完整性	宜	应
	重要应用程序的加载和卸载	–	应
	抗抵赖	–	–
	密码模块实现	宜	宜

第三节　国产密码类型

国产密码算法（简称国密算法）是指经过中华人民共和国国家密码局认定的国产商用密码算法。从功能上看，商用密码技术主要包括加解密保护技术和安全认证技术；从内容上看，商用密码技术主要包括密码算法（主要有对称密码算法、公钥密码算法、杂凑算法）及密码协议（主要有密钥交换协议、IPSec VPN 协议、SSLVPN 协议）等；从实现上看，包括密码算法编程技术和密码算法芯片、加密卡、加密机等技术。

商用密码的应用领域十分广泛，主要用于对不涉及国家秘密内容但又具有敏感性的内部信息、行政事务信息、经济信息等进行加密保护。比如：商用密码可用于企业内部的各类敏感信息的传输加密、存储加密，防止非法第三方获取信息内容；也可用于各种安全认证、网上银行、数字签名等。所以，国家将商用密码技术列入国家秘密，任何单位和个人都有责任和义务保护商用密码技术的秘密。

正因为商用密码应用领域非常广泛，所以它也与我们的生活息息相关。国家为了保障商用密码安全，成立国家密码管理局，负责国密算法研究与认证，积极推进商用密码标准和法规建设，制定了一系列密码标准，包括 SM1（SCB2）、SM2、SM3、SM4、SM7、SM9、祖冲之密码算法等。其中 SM1、SM4、SM7、祖冲之密码算法是对称算法，SM2、

SM9 是非对称算法，SM3 是哈希算法。

目前，已经公布算法文本的有 SM2 椭圆曲线公钥密码算法、SM3 密码杂凑算法、SM4 分组对称密码算法、SM9 标识密码算法等。SM1、SM7 对称算法不公开，使用该算法时，需要对经国家密码管理局测评认证通过的加密芯片、加密卡的接口进行调用，一般应用在对安全保密程度要求更高的金融及政府领域。

下面我们来进一步了解国产密码算法的类型。

一、SM1 对称算法

国密 SM1 算法是由国家密码管理局编制的一种商用密码分组对称算法，分组长度为 128 位，密钥长度都为 128 比特。

SM1 算法优点是：安全保密强度及相关软硬件实现性能与 AES 相当，算法不公开，只能通过加密芯片的接口进行调用。

目前，国内采用该算法已经研制了系列芯片、智能 IC 卡、智能密码钥匙、加密卡、加密机等安全产品，可应用于电子政务、电子商务及国民经济的各个应用领域（包括国家政务通、警务通等重要领域）。

二、SM2 椭圆曲线公钥密码算法

SM2 椭圆曲线公钥密码算法是我国自主设计的公钥密码算法，包括椭圆曲线数字签名算法、椭圆曲线密钥交换协议和椭圆曲线公钥加密算法，分别用于实现数字签名、密钥协商和数据加密等功能。SM2 算法就是一种 ECC 椭圆曲线密码机制，但在签名、密钥交换方面不同于 ECDSA、ECDH 等国际标准，而是采取了更为安全的机制。

国密管理局制定的 SM2 算法标准包括五个部分，并在每个部分的附录详细说明了实现的相关细节及示例。

第一部分为总则，主要介绍了 ECC 椭圆曲线密码基本的算法描述，包括素数域和二元扩域两种算法描述。

第二部分为数字签名算法，适用于商用密码应用中的数字签名和验证，可满足多种密码应用中的身份认证和数据完整性、真实性的安全需求。这个算法不同于 ECDSA 算法，其计算量大，也比 ECDSA 复杂些，这样会更安全。

第三部分为密钥交换协议，与 ECDH 功能相同，但复杂性高，计算量加大。密钥交换协议是两个用户 A 和 B 通过交互的信息传递，用各自的私钥和对方的公钥来商定一个只有他们知道的秘密密钥。这个共享的秘密密钥通常用在某个对称密码算法中。该密钥交换协议能够用于密钥管理和协商。

第四部分为公钥加密算法，使用 ECC 公钥进行加密和 ECC 私钥进行加密算法，其实是在 ECDH 上分散出流密钥，之后与明文或者是密文进行异或运算，并没有采用第三部分的密钥交换协议产生的密钥。

第五部分为参数定义，规定了 SM2 椭圆曲线公钥密码算法的曲线参数，并给出了数字签名与验证、密钥交换与验证、消息加解密示例。

SM2 算法优点是：比国际上公布的 ECC 算法复杂，相对来说算法速度慢一点，但更安全。

与 RSA 算法不同的是，SM2 算法是基于椭圆曲线上点群离散对数难题，相对于 RSA 算法，256 位的 SM2 密码强度已经比 2 048 位的 RSA 高。但现今对椭圆曲线研究的时间

短，虽然经过许多优秀的数学家的努力，但至今一直没有找到亚指数级算法。正是由于目前所知求解 ECDLP 的最好方法是指数级的，这使得我们选用 SM2 算法作为加解密及数字签名时，所要求的密钥长度比 RSA 要短得多。国际的 RSA 算法和国产的 SM2 算法的主要特性对比如表 23 – 3 所示：

表 23 – 3 RSA 算法和 SM2 算法的主要特性对比

主要特性	RSA 算法	SM2 算法
计算结构	基于特殊的可逆模幂运算	基于椭圆曲线
计算机复杂度	亚指数级	完全指数级
安全性难度	基于分解大整数的难度	基于离散对数问题 ECDLP 数学难度
相同的安全性能下所需要的公钥位数	较多	较少（160 位的 SM2 与 1 024 位的 RSA 具有相同的安全等级，256 位的 SM2 密码强度已经比 2 048 位的 RSA 高）
密钥生成速度	慢	较 RSA 算法快百倍以上
加解密速度	一般	较快

2010 年 12 月 17 日，国家密码管理局公布了我国自主研制的 SM2 椭圆曲线公钥密码算法。为保障重要经济系统密码应用安全，国家密码管理局于 2011 年发布了《关于做好公钥密码算法升级工作的通知》，要求：“自 2011 年 3 月 1 日起，在建和拟建公钥密码基础设施电子认证系统和密钥管理系统应使用 SM2 算法。自 2011 年 7 月 1 日起，投入运行并使用公钥密码的信息系统，应使用 SM2 算法。”

三、SM3 杂凑算法

SM3 杂凑算法是国密管理局制定的杂凑算法标准，该算法是不可逆的，适用于商用密码应用中的数字签名和验证消息认证码的生成与验证以及随机数的生成，可满足多种密码应用的安全需求。和 SM2 算法一起公布，标准规定在 SM2、SM9 公钥密码算法机制中要使用 SM3 算法。

为了保证杂凑算法的安全性，其产生的杂凑值的长度不应太短，例如：MD5 输出 128 比特杂凑值，输出长度太短，影响其安全性。SM3 算法对输入长度小于 2 的 64 次方的比特消息，经过填充和迭代压缩，生成长度为 256 比特的杂凑值，其中使用了异或、模、模加、移位、与、或、非运算，由填充、迭代过程、消息扩展和压缩函数所构成。

下面我们来说说 SM3 杂凑算法的优点：

第一，2005 年，山东大学的王小云等人给出了 MD5 算法和 SHA – 1 算法的碰撞攻击方法，现今被广泛应用的 MD5 算法和 SHA – 1 算法不再是安全的算法。

第二，MD5 算法的输出长度为 128 比特，SHA – 1 算法的输出长度为 160 比特，SM3 算法的输出长度为 256 比特，因此 SM3 算法的安全性要高于 MD5 算法和 SHA – 1 算法。

第三，SM3 算法是在 SHA – 256 基础上改进实现的一种算法。SM3 算法采用Merkle – Damgard 结构，消息分组长度为 512 位，摘要值长度为 256 位。SM3 算法的压缩函数与

SHA－256 的压缩函数具有相似的结构，但是 SM3 算法的设计更加复杂，比如压缩函数的每一轮都使用 2 个消息字。目前来说，SM3 算法的安全性相对较高。

四、SM4 对称算法

SM4 是一个分组对称加密算法，是国家密码管理局于 2012 年发布的，随 WAPI 标准一起公布，是中国无线标准中使用的分组加密算法，用于无线局域网产品，密钥长度和分组长度均为 128 位。加密算法与密钥扩展算法都采用 32 轮非线性迭代结构，每轮使用一个轮密钥。解密算法与加密算法的结构相同，只是轮密钥的使用顺序相反，解密轮密钥是加密轮密钥的逆序。

相比国际 AES 算法、DES 算法，SM4 算法具有以下优点：

第一、SM4 算法在设计上实现了资源重用，即密钥扩展过程和加密过程类似，软件实现和硬件实现都容易，实现时硬件资源占用较少，运算速度快。

第二、SM4 算法在计算过程中增加非线性变换，理论上能大大提高其算法的安全性，并且经过我国专业密码机构的充分分析测试，可以抵抗差分攻击、线性攻击等现有攻击，目前针对 SM4 的研究最多能分析 32 轮中的 23 轮，具有良好的安全强度。

SM4 算法的缺点：消息安全取决于对密钥的保护，泄露密钥就意味着任何人都能对消息进行加密和解密。由于其加密过程和解密过程互逆，这两个过程均使用相同的保密密钥，使得对称密钥加密体制的适用范围受到了很大限制。

五、SM7 对称算法

SM7 算法是一种分组密码算法，分组长度为 128 比特，密钥长度为 128 比特。SM7 的算法文本目前没有公开发布。使用该算法时，需要对经国家密码管理局测评认证通过的加密芯片、加密卡的接口进行调用。

目前 SM7 适用于非接 IC 卡应用，包括身份识别类应用（例如门禁卡、工作证、参赛证），票务类应用（例如大型赛事门票、展会门票），支付与通卡类应用（例如积分消费卡、校园一卡通、企业一卡通、公交一卡通）等。

六、SM9 非对称算法（标识密码算法）

为了降低公钥密码系统中密钥和证书管理的复杂性，以色列科学家、RSA 算法发明人之一 Adi Shamir 在 1984 年提出了标识密码（Identity－Based Cryptography）的理念。标识密码将用户的标识（如邮件地址、手机号码、QQ 号码等）作为公钥，用户的私钥由密钥生成中心 KGC 根据系统主密钥和用户标识计算得出。用户的公钥由用户标识唯一确定，从而用户不需要第三方来保证公钥的真实性。但那时，标识密码的思想只停留在理论阶段，并未出现具体的实施方案。

SM9 是 2008 年国家密码管理局颁发的标识密码算法，是基于椭圆曲线上的对的标识密码算法，与 SM2 类似，其标准包含四个部分：总则、数字签名算法、密钥交换协议、密钥封装机制和公钥加密算法。

第一部分，相比 SM2，总则添加了适用于椭圆曲线对的相关理论和实现基础。

第二部分，数字签名算法适用于接收者通过签名者的标识验证数据的完整性和数据发送者的身份，也适用于第三方确定签名及所签数据的真实性。

第三部分，密钥交换协议的通信双方可以通过双方的标识和自身的私钥经过两次或者三次信息传递过程，计算获取一个由双方共同决定的共享密钥。密钥封装机制和公钥加密算法中，利用密钥封装机制可以封装密钥给特定的实体。

第四部分，公钥加密和解密算法即基于标识的非对称密码算法，该算法使消息发送者可以利用接收者的标识对消息进行加密，唯有接收者可以用相应的私钥对该密文进行解密，从而获取消息。

基于椭圆曲线对的算法同样使用了国家密码管理局批准的 SM3 密码杂凑算法和随机数发生器，密钥封装机制和公钥加密算法中使用了国家密码管理局批准的对称密码算法和消息认证码函数。具体算法、流程图和示例详见 SM9 标准。

SM9 非对称算法（标识密码算法）的优点：SM9 使用了椭圆曲线上的对这一个工具，不同于传统意义上的 SM2 算法，可以实现基于标识身份的密码体制，也就是用户的身份信息，即标识就是公钥。相比传统意义上的公钥密码体制，它省略了交换数字证书和公钥的过程，使安全系统变得易于部署和管理，非常适合端对端离线安全通信、云端数据加密、基于属性加密、基于策略加密的各种场合。

随着国家密码管理局对 SM9 算法的规范和推广，用户将越来越熟悉标识密码。标识密码技术在网络安全、信息安全、电子政务等领域的优秀表现表明，它还将更广泛地应用于安全电子邮件、加密短信、加密通话、电子证照管理、电子病历、手机电子钱包、电子图书馆、身份证与社保等的多卡合一后的管理使用等诸多领域。

七、祖冲之密码算法

祖冲之密码算法（ZUC）由中国科学院等单位研制，运用于下一代移动通信 4G 网络 LTE 中的国际标准密码算法。祖冲之密码算法的名称源于我国古代数学家祖冲之，祖冲之密码算法是由我国学者自主设计的加密和完整性算法，是一种流密码。它是两个新的 LTE 算法的核心，这两个 LTE 算法分别是加密算法 128 - EEA3 和完整性算法 128 - EIA3。祖冲之密码算法由 3 个基本部分组成，依次为：①比特重组；②非线性函数 F；③线性反馈移位寄存器（LFSR）。

八、小　结

从密码应用实践来看，国产密码算法在设计、实现方面均有优势，密钥替换攻击是目前多个数字签名算法不能抵御的攻击方法，但是 SM2 数字签名算法抵御密钥替换攻击方面的优势是安全，SM2 算法的性能与 ECDSA 等国际算法相当，但签名长度更短。SM3 算法能够抵御差分分析且具有较强的扩散性，在硬件实现面积和性能上占优。SM4 算法在设计上实现了资源重用，即密钥扩展过程和加密过程类似，实现时硬件资源占用较少，目前针对 SM4 的研究最多能分析 32 轮中的 23 轮，具有良好的安全强度。

新型计算的威胁和新型应用的需求，一直是推动密码技术进步的两大主要动力。第二次世界大战的军事通信需求，催生了机械密码的巅峰时代；图灵炸弹的攻击威胁和全球网络的安全通信需求，推动了现代密码学的出现。当前，量子计算的威胁和互联网安全的需求，催生着密码技术的革命性突破与发展。

随着破译方法、硬件技术的发展，技术和方法总是不停向前推进。因此，密码算法、应用及标准化工作也应不断地发展。我们应在国家统一的密码管理政策指导下，调动社会各方面的积极性，加快商用密码发展，加强信息化密码保障的体系建设，促进信息化建设健康发展。

第四节　国产密码技术应用

一、密码技术应用需求

医院信息系统直接涉及人口健康信息、患者的个人隐私、医院的运营数据等敏感数据，需要通过密码技术提升下列五个方面的安全保护能力。

（一）可信身份认证

医院信息系统的用户垂直覆盖医院各级人员，直接面向所有的工作人员，并与区域医疗、医保、银行等单位的各类系统对接。人员系统身份不同、权限不同，只有保证人员身份的真实可信，才能确保对用户进行有效的访问控制，相关业务和工作才能够有序开展。

（二）数据完整性保护

医院信息系统的电子健康档案和电子病历等敏感信息会在各系统、医院平台和区域医疗平台之间流转，需要对数据完整性进行保护。

（三）行为的可追溯和抗抵赖

医院信息系统各类用户众多，涉及医疗诊治、数据直报、健康服务、管理等各项工作，各环节工作质量、数据处理结果直接影响到整个业务流程的有效运转，因而对行为人的操作需要进行必需的身份认定和审计记录。

（四）隐私保护

医院信息系统中的居民健康档案、电子病历等个人健康信息包含大量居民个人隐私，这些数据一旦泄露将直接导致患者利益或名誉受损，甚至对社会稳定造成一定影响。数据可能在产生、传输、存储、再利用过程中存在泄密风险。包括：

（1）服务端信息存储泄密：数据库中的数据信息，造成泄密主要有两大来源：其一，来自网络的攻击如病毒、木马等，通过相关的技术手段非法获取或篡改后台用户存储的信息。其二，系统内部的运维人员，尤其是数据库 DBA，可以在运维过程中获取或篡改大量有效的数据信息。

（2）数据传输过程泄密：个人健康信息在不同系统之间需要进行查阅，数据通过网络进行传输，大量的网络监听软件对信息进行抓取与监控，信息传递过程中涉及数据泄密。

（3）数据查询端信息泄密：医疗系统庞大，涉及大量的医务人员以及管理人员，当前大部分系统的认证方式主要是用户名和口令，口令复杂度较低、口令修改周期没有具体要求，用户认证强度不够，接入系统中的用户无法进行准确的身份识别，造成查询端用户数据泄密。

（五）风险控制需求分析

数据以明文形式存储，存在较大的风险隐患。因此采用数据加密存储，特别是采用国产加密算法进行加密后存储，能极大提高数据的安全性，即使在网络安全屏障被攻破时，加密后的数据依然无法被破译。

因此，数据存储时风险控制需求主要包括如下两方面：

（1）可以有效抵御数据泄密造成的有效信息泄密，保障数据的安全性。

（2）可以检查数据信息是否被篡改，防止有效信息被恶意篡改，保障数据有效性。

二、总体设计与部署

（一）工作目标

医院进行国产密码应用工作的目标是采用国家密码管理局推荐的国产加密算法进行操作员身份鉴别、密钥的安全管理、数据的加解密保护和数据完整性保护，保护相关信息、关键参数设置等敏感数据与信息的安全，包括：

（1）数据在医疗机构之间进行信息传递时，需要进行身份认证，保证在传输过程中机构的身份可信。

（2）数据采用加密方案传递，确保在整个数据传输过程中的信息安全性。

（3）数据在医疗机构进行存储时，应采用加密技术对身份鉴别信息、敏感业务信息进行加密存储，防止敏感数据泄露。

（4）建立可靠的责任认定机制，通过电子签名和时间戳技术，采用符合日常办公习惯的电子签章技术，实现任何操作和行为均可追溯，有效防止内容否认、时间否认和行为否认，以此约束各类用户的工作质量。

（5）利用电子签名技术建立完整性保护机制，保证数据在产生、传输、存储、再利用的整个生命周期过程真实、完整、准确，保证“数出有源”。

（二）设计原则与依据

1. 安全性原则

密码安全性与密钥安全性紧密相关。为保证密钥安全，采用了密钥分层保护和密钥分散保护机制。采用主传输密钥保护各业务应用密钥传输；根据业务密钥的应用将密钥分开保护存放，并对密钥应用的使用次数和使用权限进行限制。密钥的存储介质应为国家密码管理局批准的设备，禁止任何方式导出密钥。一旦密钥的使用次数达到设定的次数，密钥对应文件目录将禁止访问和使用。使用分散因子分散后的过程密钥进行身份认证和数据加解密保护。

2. 可靠性原则

采用国家密码管理局批准的密码技术，质量可靠，能在长时间、高负荷的使用场景下保持稳定性和高可靠性。

3. 易维护原则

加密设备软硬件均应提供自检功能，使用过程中能将维护的工作量降到最小。

4. 可扩展性原则

在系统根据使用状况需要增加一些功能或者提高系统处理能力时，在满足系统安全需求的条件下，可较容易地通过分布式或其他方式提升系统的性能和多样性。

5. 合规性原则

符合《商用密码管理条例》《网络安全等级保护条例》《信息系统密码应用基本要求》标准。

（三）总体架构

根据上述目标和依据，医院进行密码安全应用建设，需在原业务系统层与外部接入层之间建立独立的密码安全层，由密码安全层负责业务系统、接入机构内部及外部的密码安全需求实现。

通过建立密码安全层，形成医院信息系统密码安全总体架构如图 23－1 所示。在应用系统和节点用户之间建立基于国产密码技术的密码安全层作为医疗数据安全交换的“数据总线”，对医疗信息系统中医疗数据的产生、传输、存储、流转等过程进行密码安全保护。

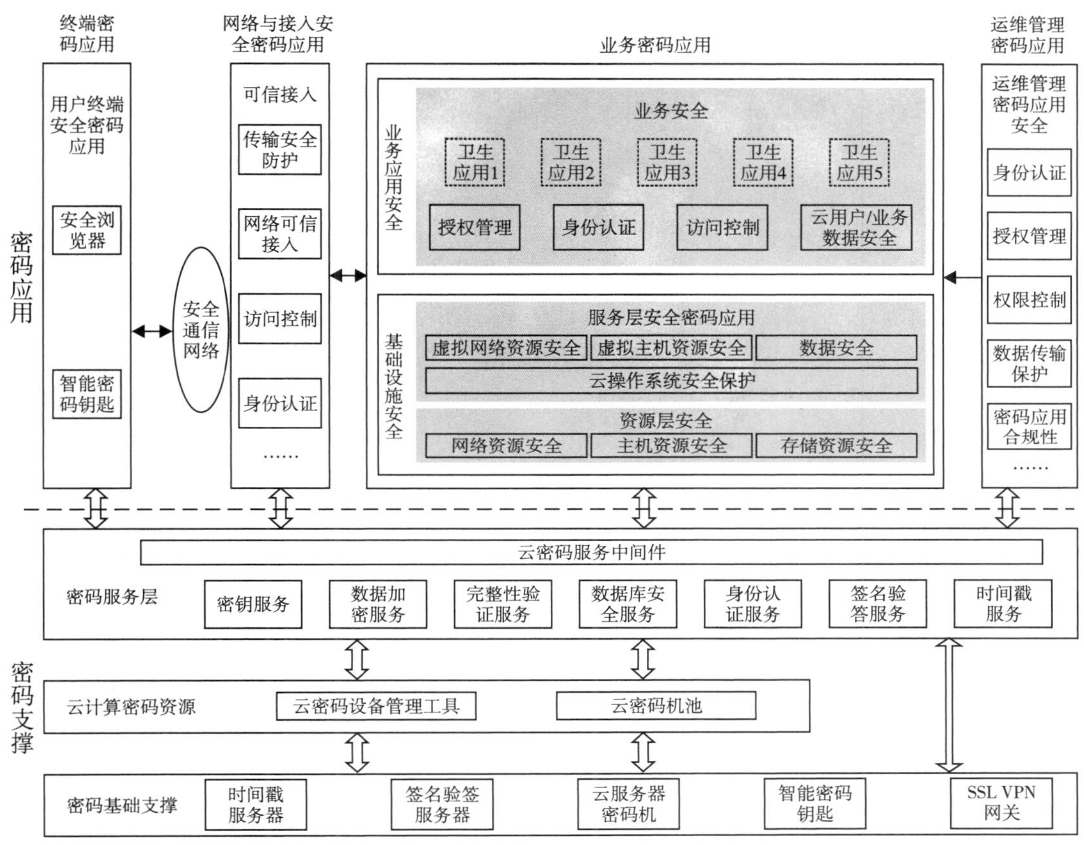

图 23－1　医院信息系统密码安全总体架构图

密码安全层作为系统统一的（国产）密码安全服务提供者，包括密码安全管控平台和密码安全技术组件两部分：

（1）密码安全管控平台负责提供与业务资源层和外部接入层的对接，对其产生的网络、应用访问请求、数据传输、数据存储加密等按照需求进行管理。

（2）密码安全管控平台下辖多类密码安全技术组件并预留功能与性能扩展空间，设计涵盖数字签章、身份鉴别、存储加密、传输加密模块，对人口健康信息云平台数据的产生、传输、存储、流转等过程进行保护。

建设总体效果包括：

（1）统一认证，可信互联。所有接入角色，包括应用服务器、数据库服务器、文件服务器、终端用户、对接系统、合作机构等均通过密码安全高强度身份鉴别，获得可信的身份，以可信的身份建立网络中各机构与角色的可信互联关系。

（2）集中授权。通过统一认证获得在网络、主机、数据、应用层的身份后，根据身份集中授予各机构在相关层次的权限，包括网络访问权限、文件访问权限、数据访问权限、业务权限等。

（3）数据安全传输。网络中各机构均通过加密隧道进行互联，保证数据传输机密性、完整性，并基于此完成网络访问控制。

（4）数据安全存储。医疗信息系统中产生的（包含敏感）医疗数据，经加密后存入数据库与文件服务器，保证数据存储机密性、完整性，并基于此完成数据、文件的访问控制。

（5）行为审计与抗抵赖。各机构通过密码安全层完成的业务行为均绑定高强度认证身份，事后无法抵赖。

三、详细设计

（一）密码服务能力实现

1. 身份鉴别

采用基于国产密码算法的数字证书认证体系，在网络中部署身份认证管理系统、数字签名验证服务器、电子签章系统、时间戳服务器，提供可信数据、可信行为、可信时间等业务安全支撑服务，有效保证医疗数据的真实性、完整性和合法性，实现患者隐私保护，保证诊疗服务行为、公共卫生服务行为、卫生管理行为的时间公正性，建立抗抵赖机制。

需部署和采用的产品和技术措施包括：

（1）身份认证管理系统。

身份认证管理系统为各类用户提供身份信息注册、登录认证功能，可以对不同的系统进行分级认证，也可以对系统内的不同用户分级认证。采用数字证书、安全组件、密码运算、数字签名、数字信封等技术来保障用户身份的真实性，可以有效避免身份冒充、身份抵赖、重放、中间人攻击的风险，保证认证登录的安全性。

（2）数字签名验证服务器。

数字签名验证服务器作为软硬件集成化证书应用安全设备，为平台业务系统提供数字签名及验证、数据加解密等功能服务。

（3）电子签章系统。

电子签章类似于手写签名或印章，以电子形式存在，依附在电子文件（Word，Excel，HTML）上并与其关联，可用于辨识电子文件签署者身份，保证文件的完整性，并表示签署者同意电子文件所陈述事实的内容，从而使文件作者简单、轻松地完成对电子文件的签章操作，也确保被签章文件的真实性和完整性，以及签章者身份的真实性和不可抵赖性。电子签章系统在技术原理上还需要利用成熟的组件技术、PKI 技术、图像处理技术以及智能卡技术，按照一系列的标准体系进行有机结合，最终实现对电子文档的图像形式签名。

（4）时间戳服务器。

时间戳服务器作为软硬件集成化的可信时间服务设备，为平台业务系统提供时间戳签发与验证、时间同步等功能服务，应具备高性能、高可靠性、跨平台、可扩展和快速部署能力。时间戳服务器由时间戳请求模块、时间戳签发模块、时间戳验证模块、时间戳管理模块四部分组成。

用户（如医生、护士客户端，其他业务系统等）使用数字证书在平台上进行统一身份鉴别，通过调用客户端控件实现对存储在 USBkey 内数字证书的读取、解析、验证和展现，实现基于数字证书的安全登录。常规流程如下：

①用户在系统客户端插入 USBkey，输入 Pin 进行证书口令校验，获取卡中证书用户信息；

②客户端通过 Webservice 方式调用数字签名验证服务器验证接口，登录认证是基于随机数的签名和验证，可防止重放攻击；

③数字签名验证服务器验证用户证书信任链；

④数字签名验证服务器验证用户证书有效期；

⑤基于最新的证书吊销列表（CRL），数字签名验证服务器验证证书是否被吊销；

⑥验证证书信息是否在信息系统具有对应的用户账户及操作权限，确认用户身份。

2. 数字签名

数字签名验证服务器实现基于数字证书的身份认证、数字签名、数据加密等功能，其核心是将提交的医疗数据进行数字签名，以保证数据的不可抵赖性、完整性，并在查询相关数据时，实现用户对所查询数据的有效性验证。通过部署数字签名验证服务器实现电子病历生成等医院内部重要业务环节的数字签名及验证。

为确保医疗数据具有法律效力，必须按照《电子签名法》的要求，由国家认可的第三方电子认证服务机构签发的数字证书对其完成数字签名，才能具有法律效力。通过数字签名验证服务器实现电子病历客户端的数字签名，以及医院信息系统的签名验证等功能。

数字证书签名常规流程如下：

①证书用户成功登录；

②获取被签名的内容（原文）；

③客户端签名，调用签名接口进行数据签名；

④调用签名验证服务器签名接口；

⑤验证客户端签名值，原文内容使用服务器证书进行签名，然后将签名值返回；

⑥将原文、客户端签名和服务器端签名入库；

⑦保存原文、客户端签名和服务器端签名值；

⑧保存成功，签名流程完成。

3. 传输加密

医院网络中各用户完成认证后，互相通信均采用加密方式传输，用于保护终端用户与业务系统之间、终端用户与终端用户之间、业务系统不同组件之间的数据传输安全性。用于传输加密的安全通信网络密码应用产品根据所保护对象的不同，一般部署在医院网络出/入口、网络核心节点等处。

安全通信网络密码应用产品有：网络传输加密类产品（如网络层密码设备、传输层密码设备、链路层密码设备等）、网络保护类产品（VPN 网关）等。

医院网络的传输加密一般通过 VPN（传输层安全—SSL/TLS 和网络层安全—IPSEC 等）结合认证协议（基于数字证书的、基于目录和域的、基于对称密钥和票据的、各种可扩展身份验证协议等）来实现。

IPSec VPN 是一种网络层加密设备，专门为 TCP/IP 体系的网络层提供隧道传输和加密功能，保证数据传输时的保密性和安全性，一般用于网络区域到网络区域的安全传输加密，例如：医院本部与医院分部、分院之间网络传输加密。

SSL VPN 用于实现终端用户访问系统过程中的传输加密采用 SSL 安全认证网关，通过基于国产密码的加密技术在物理网络层之上建立虚拟网络层，各主机在接入网络后须经过身份认证方能接入虚拟网络层，并可根据其认证身份的不同将其划入不同的虚拟安全域。因其虚拟化的特性，该安全域可以通过软件技术自由定义其属性、权限，管控其按照最小权限原则访问相关系统和组件，同时数据传输将通过加密隧道进行保护，保障中心与业务人员之间的信息安全传递。

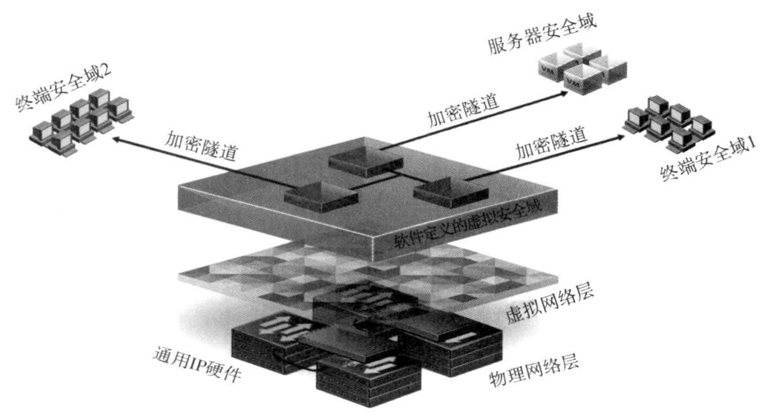

图 23 - 2　**传输加密架构图**

通过建立网络传输加密通道，完成鉴别数据、重要业务数据和重要用户信息、日志信息等的安全传输，保证其机密性与完整性。符合相关规范要求。

4. *存储加密*

（1）结构化数据加解密。

为了保证数据的机密性，需要采用基于国产密码算法的服务器密码机，对敏感信息采用国产密码技术进行加密。示意过程见图 23 - 3：

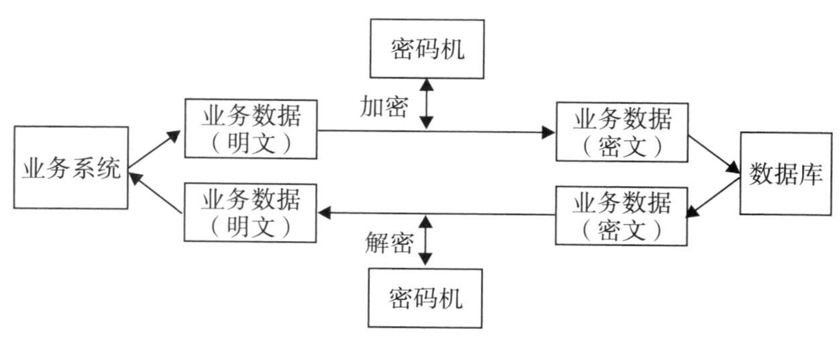

图 23 - 3　**国产密码加密流程图**

上图包括明文数据的入库过程以及密文信息数据的出库过程，医疗信息系统在系统内存中使用明文信息，信息在入库前调用服务器密码机对用户信息的每一字段项进行加密处理，将加密后的密文信息存储进数据库。医疗信息系统再次使用用户信息时，将再次提取密文信息再调用密码机进行解密，在特定业务过程中使用。信息只在系统内存中短时间存在，大大降低了数据信息批量泄密风险。

通过服务器密码机实现业务系统数据、日志数据存储的加密与解密，并通过不同机构身份对文件、数据库表级和/或记录、字段级的加密和解密权限控制，实现文件、数据库表级和/或记录、字段级访问控制。符合相关规范要求。

（2）数据防篡改。

为了保证数据的完整性，需要采用基于国产密码算法的服务器密码机对信息进行完整性保护。示意过程见图 23－4：

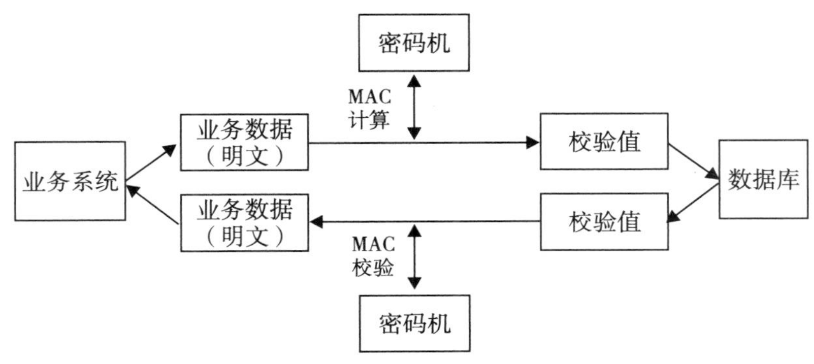

图 23－4　数据防篡改示意图

上图包括数据的入库过程以及数据的出库过程，数据 MAC 处理是针对医疗数据进行密码 MAC 计算，计算数据 MAC 值，结果可随医疗数据一同存储。数据在系统使用过程中，进行信息出库，并对 MAC 值进行校验。数据 MAC 计算可以有效防止明文或密文数据被黑客或运维人员恶意篡改，能快速定位被篡改的业务数据，从而保障医疗数据的整体安全。

通过服务器密码机实现业务系统数据、日志数据存储的完整性校验，实现相关数据的完整性保护。符合相关规范要求。

（3）非结构化数据加解密。

针对医院信息系统的非结构化业务数据，采用基于国产密码算法的文档安全管理系统进行文件加密并安全存储，同时能与其他业务系统进行对接，提供业务层级数据透明化访问和权限控制。

文档安全管理系统的加密技术方式包括：

①业务数据加密：采用动态加解密（也称实时加解密、透明加解密等），即数据在使用过程中（动态），系统自动对数据进行加密或解密操作，无须用户的干预。

②手动加密：采用静态加解密（手动加解密），在加密期间，待加密的数据处于未使用状态（静态），这些数据一旦加密，在使用前须先通过静态解密得到明文，然后才能使用。

文件常规加密流程如图 23 – 5 所示：

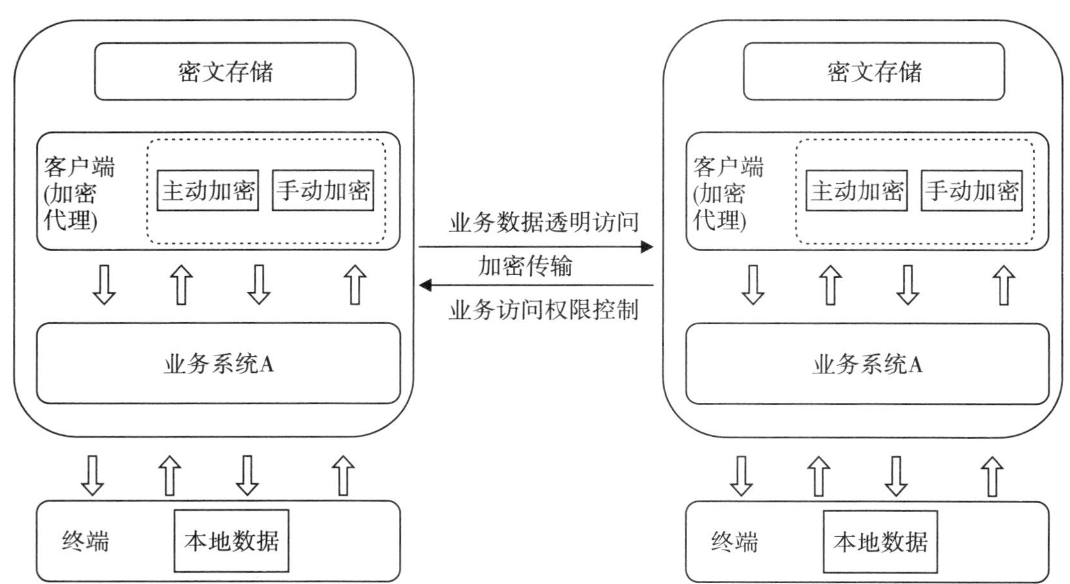

图 23 – 5　文件常规加密流程图

通过文档安全管理系统实现业务系统文件、日志文件存储的透明加密与交互，并通过不同机构身份对文件的加密和解密权限控制，实现主机层文件级访问控制。符合相关规范要求。

（二）密码应用管控

密码安全管控平台整合密码服务功能后，对外提供统一认证服务、集中授权服务，通过可信的身份与权限管理，实现网络间各角色的可信互访。用于终端用户与业务系统之间、终端用户与终端用户之间、业务系统与业务系统之间保障访问者身份可信、权限合法以及保障资源节点可信。

统一认证服务 + 集中授权服务用于在用户或终端接入云平台时确认访问者身份，从而确定该用户是否具有对某种资源的访问和使用权限，进而使云平台的访问策略能够可靠、有效地执行，防止攻击者假冒合法用户获得资源的访问权限，保证系统和数据的安全，以及授权访问者的合法权益。

统一认证服务一般使用 CA 发放的证书，用户在使用 CA 证书登录过程中，系统会根据证书内的颁发者信息，自动查找系统内部配置的信任链，完成证书的认证操作。比如颁发者是 A 部门，系统通过颁发者信息，查找信任链里面关于 A 部门的信任链，完成证书认证，从而确认访问者的身份。

集中授权服务根据统一认证服务对访问者身份的认定结果，基于令牌有效性验证，将其身份“同步”至 SSL VPN 网关、服务器密码机、文档安全管理系统中，基于权限库中对该身份的权限配置，授予访问者访问网络、数据库、虚拟机、文件、日志等相应权限。

密码安全管控平台整合密码服务功能过程中，通过负载均衡和虚拟化技术，可对密码服务功能进行“池化”，建立“密码资源池”，由密码资源池管理系统进而通过软件的方式进行智能化、自动化的业务编排和管理，以完成相应的密码应用功能，从而实现一种灵活的密码服务，将平台具有的密码运算资源虚拟化为按单元分配、动态调度的密码服务资源。接受密码服务设备的注册、注销、密码运算资源分配、任务调度、负载均衡，并对密码服务设备进行状态监控；在密码资源池管理系统的调度下，密码安全管控平台可实现高可靠性、高安全性、易扩展的功能。

（三）密码应用合规性管理

建立国产密码应用合规性分析子系统，对医院运营维护管理的密码应用进行全面管理，采用技术和管理相结合的方式对密码应用的合规性进行监督检查。进行下列密码应用合规性管控：

1. 基本信息管理

对医院密码应用的基本信息进行调查、登记与维护，建立密码应用信息产品基础数据库，包括产品的品牌、类型、通用型号等信息，并通过信息系统资产管理的方式，将重要系统所涉及的机房设备相关资产、硬件设备相关资产、软件产品相关资产、数据资源相关资产进行资产对象化并录入医院密码应用管理数据库，从而在线构建详细、内联的重要系统医院密码应用管理数据库，为医院识别、明确重要系统的基本构成，并提供在线实时监控管理，同时也为重要系统后续的国产密码应用建设、运维、管理等工作提供详尽的基础信息支撑。

2. 指标差距管理

提供国产密码要求的指标差距分析与整改向导，通过内建管理平台中的有关信息系统密码应用基本要求合规性的多种指标数据库，与密码应用管理数据库基本信息资产进行匹配后，构建信息系统密码应用基本要求合规状态属性模型，为医院的每项资产提供相应的信息系统密码应用基本要求合规性推荐指标、操作指引、操作记录及符合性辅助判断等关键功能。

3. 安全风险管理

提供相关信息资产安全风险的评估跟踪、风险分析及加固建议、辅助加固、复查对比等功能，并提供有关安全风险评估、加固工作的分析、指导与管理等管理方面的相关功能。

（四）密码应用服务支撑 API

上述密码服务不由服务器密码机、SSL VPN 等产品分散提供单点提供，而通过密码安全管控平台对后端密码安全能力进行整合后，以 API 接口的方式提供各系统进行调用。相关 API 包括：

1. 身份鉴别服务 API

（1）数字证书导入 API：

用于支持数字证书的获取；

用于支持数字证书的更新导入。

（2）身份认证 API：

用于支持身份认证与验证。

（3）应用开发支持：

用于支持 C/S 应用开发 API；

用于支持B/S应用开发的ActiveX/NP控件API；

用于支持iOS/Android开发的API。

2. 签名验签API

(1) 数字签名/验证API：

用于支持PKCS#7 Attach数字签名/验证；

用于支持PKCS#7 Detach数字签名/验证；

用于支持国产密码Q7 Attach数字签名/验证；

用于支持国产密码Q7 Detach数字签名/验证；

用于支持SM2裸签和裸签名验证。

(2) 文件签名/验证API：

用于支持PKCS#7 Detach；

用于支持文件签名/验证；

用于支持SM2文件裸签名和裸签名验证。

(3) 数字信封API：

用于支持PKCS#7数字信封制作/解析；

用于支持PKCS#7带签名的数字信封制作/验证；

用于支持国产密码Q7数字信封制作/解析；

用于支持国产密码Q7带签名的数字信封制作/验证。

(4) 摘要API：

用于支持SM3数据摘要；

用于支持SM3文件摘要。

(5) 加解密API：

用于支持SM1算法加解密；

用于支持SM4算法加解密；

用于支持RC4算法加解密。

(6) 条码API：

用于支持制作二维码和解析二维码；

用于支持采用二维码签名和验证；

用于支持生成39条码、128条码、交叉25条码；

用于支持生成PDF417条码、库德巴条码。

(7) PDF签名API：

用于支持PDF国密算法签名/验证。

3. 数据存储解密服务API

(1) PKCS#11接口：

完全遵循PKCS#11标准，可用于Windows、IBM AIX、UNIX、HP UNIX、Linux、SUN Solaris等多种平台。

(2) SDF接口：

SDF接口符合GM/T 0018—2012《密码设备应用接口规范》国产密码规范，可用于Windows、IBM AIX、UNIX、HP UNIX、Linux、SUN Solaris等多种平台。

（3）CSP 接口：

用于支持 CSP 接口标准调用。

（4）JAVA 接口：

用于支持 JAVA JCE 标准调用。

四、应用场景

（一）用户高强度认证

医院通过 PKI－CA 服务系统与 RA 服务系统，完成对业务人员和接入机构的证书发放，提供接入系统内的机构与人员身份认证的证书体系。证书采用 USBkey 模式。

在区域卫生信息平台上建立基于数字证书的统一认证管理平台，实现医院信息系统上所有用户的统一管理，实现统一认证和单点登录，实现严密的访问控制，确保用户身份的真实可靠。结合 USBkey 认证系统，主要负责人员接入系统时，可以通过 USBkey 传统身份认证介质进行用户身份认证。

各内部用户、外部用户、应用系统主机的网络权限、数据访问（加解密）权限均受平台统一密码安全策略管控，所有信息系统的用户认证必须先到密码安全管控平台进行统一身份认证，确认合法身份后将其划入虚拟安全域中，并对该安全域内的主机进行权限访问控制，授予其相应的网络、数据访问权限，管控其按照最小权限原则访问相关系统、组件、数据，防止非法与越权访问。

（二）安全的数据传输与权限管控

采用 SSL VPN 网关负责业务人员的接入，业务人员接入时须先进行身份认证，确认合法身份后建立加密隧道，将其划入虚拟安全域中，并对该安全域内的主机进行权限访问控制，管控其按照最小权限原则访问相关系统和组件，保障中心与业务人员之间信息的安全传递。同时，SSL VPN 网关对信息系统与外部进行数据传输时的整个报文进行加密，黑客无法在传输过程中通过监听、劫持等方式窃取数据，也无法对数据进行篡改，保障信息系统与用户之间信息的安全传递，保证数据传输的机密性和完整性。

（三）安全的数据存储与权限管控

采用服务器密码机和文档安全管理系统提供数据库（结构化数据）与文档（非结构化数据）加密，保障本层数据安全存储，防止数据存储泄密。完成对系统指定数据字段的加密存储、查询及校验。

医院信息系统中的 HIS 系统、电子病历系统、PACS 系统、分级诊疗与远程医疗协同平台、医疗大数据平台等存在大量的个人健康信息及重要业务数据和关键敏感信息，按要求须对其进行加密保护。将应用系统与密码安全管控平台及相关密码组件对接，将重要业务数据、关键敏感信息交由密码组件进行加密后再交由应用系统存储到对应的数据库服务器、文件服务器中。应用系统需调用上述数据时再由密码组件对其进行解密，供应用系统使用，从而保证其机密性和完整性。

（四）可信的行为审计

部署数字签名验证服务器、时间戳服务器、电子签章系统，提供可信数据、可信行为、可信时间等业务安全支撑服务，有效保证数据的合法性，有效保证诊疗服务行为、公共卫生服务行为、卫生管理行为的时间公正性，建立抗抵赖机制。

五、算法配用

为保证算法安全性与合规性，国产密码应用建设采用 SM2、SM3、SM4 等算法。分别通过下列产品提供。

SM2 是国家密码管理局于 2010 年 12 月 17 日发布的椭圆曲线公钥密码算法，在国家商用密码体系中被用来替换 RSA 算法。SM2 算法采用 ECC 椭圆曲线密码机制，但在签名、密钥交换方面不同于 ECDSA、ECDH 等国际标准，而是采取了更为安全的机制。另外，SM2 推荐了一条 256 位的曲线作为标准曲线。SM2 标准包括总则、数字签名算法（包括数字签名生成算法和验证算法）、密钥交换协议以及公钥加密算法（包括加密算法和解密算法）四个部分。算法由经国家密码管理局审批的服务器密码机、云密码资源池（云密码机、云密码卡）、USBkey、网络密码机、SSL VPN 网关等提供。

SM3 密码杂凑算法是国家密码管理局编制的商用算法，用于密码应用中的数字签名和验证、消息认证码的生成与验证、随机数的生成，可满足多种密码应用的安全需求。此算法对输入长度小于 2 的 64 次方的比特消息，经过填充和迭代压缩，生成长度为 256 比特的杂凑值，其中使用了异或、模、模加、移位、与、或、非运算，由填充、迭代过程、消息扩展和压缩函数所构成。算法由经国家密码管理局审批的服务器密码机、云密码资源池（云密码机、云密码卡）、USBkey、网络密码机、SSL VPN 网关等提供。

SM4 分组加密算法在 2012 年被国家商用密码管理局确定为国家密码行业标准。该算法的分组长度为 128 比特，密钥长度为 128 比特。加密算法与密钥扩展算法都采用 32 轮非线性迭代结构。加解密算法均采用 32 轮非平衡 Feistel 迭代结构，该结构最先出现在分组密码 LOKI 的密钥扩展算法中。SMS4 通过 32 轮非线性迭代后加上一个反序变换，这样只需要解密密钥是加密密钥的逆序，就能使解密算法与加密算法保持一致。SMS4 加解密算法的结构完全相同，只是在使用轮密钥时解密密钥是加密密钥的逆序。算法由经国家密码管理局审批的服务器密码机、云密码资源池（云密码机、云密码卡）、USBkey、网络密码机、SSL VPN 网关等提供。

（一）国产密码安全建议配置清单

1. 中小型医院

编号	产品名称	单位	数量
1	密码安全管控平台	套	1
2	服务器密码机	台	1
3	文档安全管理系统	套	1
4	SSL 安全网关	台	1
5	数字签名验证服务器	台	1
6	电子签章系统	套	1
7	时间戳服务器	台	1
8	证书管理服务	年	3
9	个人数字证书	张/年	500
10	证书介质 USBkey	枚	500

2. 大型医院

编号	产品名称	单位	数量
1	密码安全管控平台	套	1
2	服务器密码机	台	4
3	文档安全管理系统	套	1
4	SSL 安全网关	台	4
5	数字签名验证服务器	台	3
6	电子签章系统	套	1
7	时间戳服务器	台	3
8	证书管理服务	年	3
9	个人数字证书	张/年	2 000
10	证书介质 USBkey	枚	2 000

3. 区域医疗平台

编号	产品名称	单位	数量
1	密码安全管控平台	套	2
2	服务器密码机	台	6
3	文档安全管理系统	套	2
4	SSL 安全网关	台	6
5	数字签名验证服务器	台	4
6	电子签章系统	套	2
7	时间戳服务器	台	4
8	证书管理服务	年	3
9	个人数字证书	张/年	6 000
10	证书介质 USBkey	枚	6 000

（本章作者：林锴、谢飞）

第二十四章 软件定义新一代智慧网络

本章导读：

当前医院网络安全建设存在误区，传统医院网络安全是在现有医院网络架构基础上进行安全加固的，存在先天不足。本章旨在阐述应用软件定义核心技术来构建新一代医院智慧网络安全平台，软件定义的新一代医院智慧网络架构，取消传统落后的物理隔离网络架构。整个医院调整为全网逻辑隔离，设定安全域，整合医院网络资源、规范安全策略。围绕医疗服务过程中产生的资源，医护及患者需要获取的信息都能极其便捷、智能、安全地获取。如果说硬件的安全防护设备更多的是针对网络的限制部署，而软件则能做到满足资源获取的需要来个性化配置。新一代软件定义的智慧网络安全平台，硬件网络设施和安全产品数量少、投资低、管控强、运维轻松、抵御新型网络威胁和病毒攻击更为有效。

第一节 传统医院网络架构面临创新网络需求

近年来，随着连接互联网的智慧医疗发展，传统医院网络技术架构受到了挑战，传统网络技术已不足以适应新环境下产生的新场景；另外，面向互联网的医疗创新业务的快速发展，也会对网络的性能、弹性等特性提出更高的要求。

所以未来医疗信息化网络技术必将进行变革式的创新发展：

（1）建立面向互联网业务的敏捷网络，即未来智慧医疗网络能够高效满足互联网方式下医疗创新应用的多样化需求。

（2）建立面向传统内网临床大数据中心资源动态变化的弹性网络，即在大流量挑战下保证网络的平稳运行。

（3）建立面向数字化、智能化运维模式的网络，即在网络运维压力暴增的情况下，能够做到先于业务发现网络问题。

在智慧医疗的新常态下，网络运维模式需要形成闭环来提升自身价值，通过对流量数据的采集分析，实现对网络的问题预测、排障、优化，甚至做到对网络攻击的规避，提升整体网络的稳定性。

而软件定义网络技术则通过分布式架构理念，将网络中数据平面与控制平面分离，从而实现了对网络的灵活控制，为核心网络及应用的创新提供了优化平台，与智慧医疗网络发展趋势相契合，是实现智慧医疗网络服务的有效支撑技术。

面对新型环境的挑战，未来医疗信息网络安全管理的需求可总结为高安全、高敏捷、高性能、高可用、高弹性与高可管理。

（1）高安全：医疗业务的专业性、特殊性对承载网络的第一要求即保证数据的安全性，因此医疗网络必须具备能够抵御系统外部攻击，保证数据的完备性与私密性。

（2）高敏捷：可实现业务快速上线，面对应用的变化达到资源的按需变更，通过新技术应用打破因重安全而舍效率的困局，在云计算新环境下实现安全与高效并重。

（3）高性能：面对智慧医疗和临床大数据的各种应用，实现时延和带宽等关键指标的跨越式提升，同时注重资源的高效利用，通过尽可能少的资源实现最大的性能服务。

（4）高可用：网络架构持续稳定是影响医疗数据中心全局的服务能力，网络架构需要稳定可靠的技术构建，使网络服务具备 7×24 小时连续性服务的业务能力。

（5）高弹性：一是内部弹性强化，传统网络区域成为限制资源共享的壁垒，需要将其打破，实现网络资源池整合以及灵活共享与隔离；二是外部弹性兼容，支持老架构升级改造，从而使原有网络可以平滑过渡到新架构。

（6）高可管理：一是实现管理体系的简化，支持多传统网络安全设备的功能直接整合；二是实现管理自动化与智能化，提供端到端的业务可视和故障快速定位、排查能力，使日常运维从大量人工维护的高工作量和能力落后的被动局面中解放出来。

第二节　软件定义网络实践和关键技术环节

一、对传统网络重新定位规划

以往医院总是先把网络构建好，再行网络安全部署。而现在我们的做法则是：先对网络安全进行顶层设计，再行网络架构。也就是说，网络架构不仅仅是承载整个医院的信息系统应用，更是安全服务的载体。而新一代的医院网络安全也应让网络架构发挥最大的成效，不但要安全而且要方便，让医院轻松获取所需网络资源的群体安全。抓住网络的本质和安全的需要，做好规划等于成功了一半。

规划的重点就是：颠覆传统物理隔离网络架构，在软件定义的策略下，使用全网逻辑隔离构建全新网络，并对安全区域重新定义划分。过去医院采用传统的物理隔离的方式，内外网物理隔离，需要交互的直接通过 DMZ 区进行交互，如图 24－1 所示：

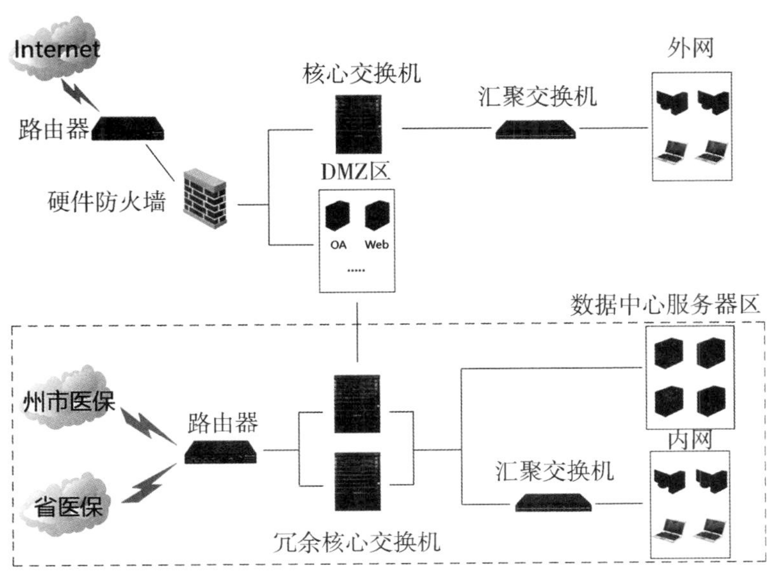

图 24－1　医院传统内外网物理隔离网络架构图

在此网络架构下，医院从核心交换、汇聚及接入均需要不同的网络链接，来获取被物理隔离的资源。或者不通过 DMZ 区，而是采用直接映射、路由、VPN 等方式，但均不同程度地存在以下问题：①从核心交换到汇聚再到接入，三层交换设备各需要安装 2 套；②获取内外网资源需要两台终端或两条网络线路；③DMZ 区可同时链接内外网资源，导致存在巨大安全漏洞和隐患；④作为医院最重要的数据中心和内网客户端无法分离，混杂在一个网络内，无法解决内网自身的不安全问题。此传统星型网络架构方式就是集中式网络架构，就像传统“城市小区”，导致了以下问题：

①网络资源池化能力不足，计算、存储和机房场地资源的碎片化；

②新业务上线，依赖手工配置，流程较长，操作复杂；

③应用、系统、网络相对割裂，端到端的可视度和排障能力严重不足。

二、构建软件定义的新一代智慧网络平台的关键技术环节

针对以上存在的问题，我们对传统的医院网络重新做了规划和构建，对网络架构及安全管理作了如图 24 －2 所示的软件定义的构建：

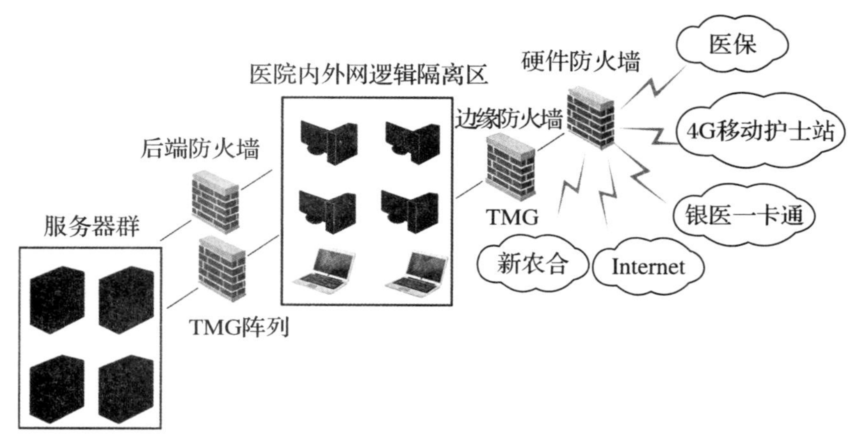

图 24 －2　全网逻辑隔离的软件定义网络平台架构

在新的构建中可以清晰地看到：整个医院网络架构分成了三个大的安全域，而网络架构则由“汇聚 + 核心”的传统集中式，变成了如图 24 －3 所示的一张弹性的、扁平化的大网。

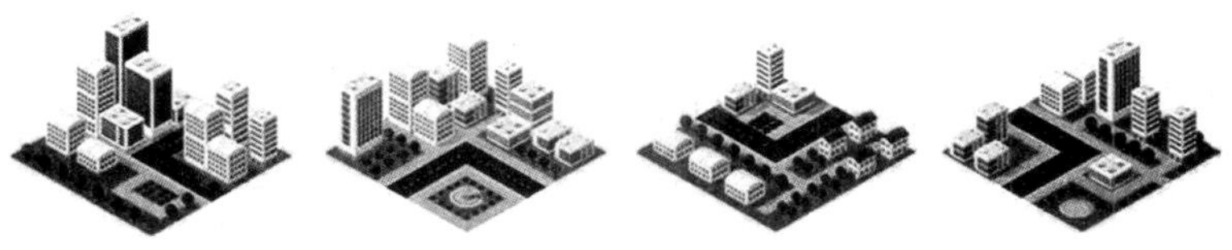

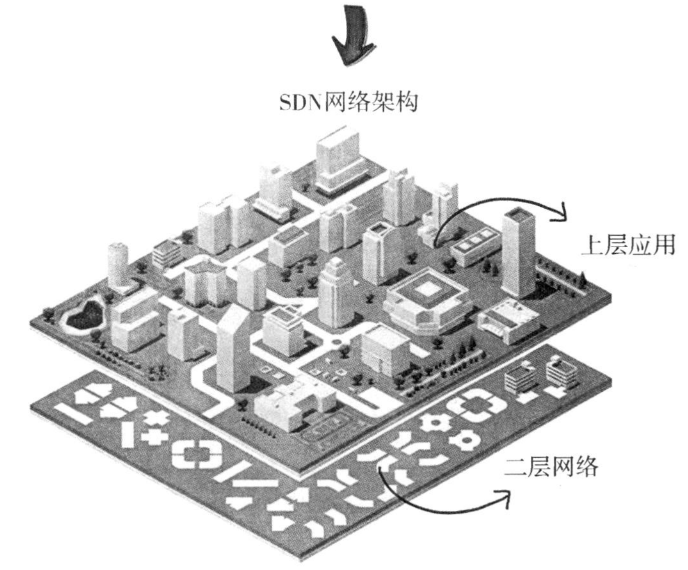

图 24－3　传统网络和软件定义的网络架构平台的直观对比图

其中软件定义的网络平台和硬件防火墙把互联网＋及第三方应用隔离在外面。医院传统的内外网合并成全网逻辑隔离区域，该区域与外界交互必须经过软件定义的网络平台和硬件防火墙。最核心的医院数据中心区域架设了软件定义的后端网络平台阵列。当软件定义的网络平台由于自身环境发生故障时，其阵列将发挥冗余作用；无故障时软件定义的网络平台可智能地启动负载均衡（NLP），理论上网络安全处理能力可提升双倍。

技术难点在网络规划、网络原理及网络配置的运用和对软件定义的安全策略的熟练掌握上。结合网络构建，全网划分为八大安全区域。显然，凡是和医院数据中心服务器区进行交互，必须经过多道软件定义平台的隔离和验证，把医院内外网物理隔离合并成逻辑隔离，并且和医院数据中心区域进行了严格的划分。由于网络规则的定义及运用非常严密，且医院终端接入区域和数据中心划分严格，得用软件隔离。因此撤销核心交换机的汇聚作用在于把汇聚交换机、接入交换机均直接逻辑隔离。两台软件定义的服务器均启用 4 块网卡，负责网络安全定义允许的各协议网络数据流，启用 DNS 服务器配合防火墙对医院所有接入终端进行命名、登记及寻址。于是，传统的内网终端访问数据中心 HIS、LIS、PACS、EMR 等所有数据库都将先经过软件定义的网络平台的验证。同时，核心交换机不再担负核心交换的作用，改由软件定义的平台来交互，这彻底改变了医院网络数据控制环节。因此，传统的医院网络架构变为更符合网络交换原理的“三层”交互，如图 24－4 所示。

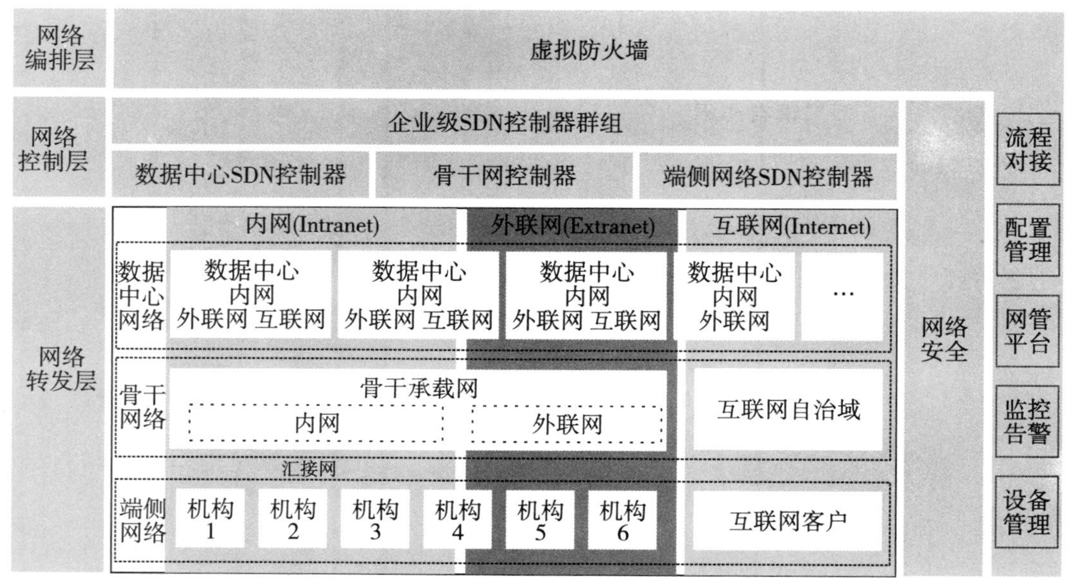

图 24－4　基于软件定义的网络平台的三层数据交互

（1）网络编排层：依托软件定义的平台（主要依靠虚拟防火墙的整合功能）实现上层流程的统一编排，提供网络服务目录。

（2）网络控制层：通过软件定义的平台构建核心，对编排层提供网络服务能力及智能化管理能力。

（3）网络转发层：包括临床大数据中心、广域网和端侧网络医保类外联网络，通过虚拟化承载更多业务网络数据的转发。

第三节　案例及成果

云南省某市人民医院由信息科自行规划和建设软件定义的新一代医院智慧网络，从 2016 年上线至今已经稳定可靠地运行了两年多，其发挥了“一箭七雕”的作用，这是明显有别于传统网络架构下取得的成绩。

一、去中心化，取消核心交换机

取消核心交换机，由于网络结构彻底变化，今后医院已无须购买特别昂贵的核心交换机，仅需带宽达标的具备三层交换能力的交换机即可。取消核心交换机主要是运用网络结构原理，由软件定义的防火墙取代核心交换机原有的主干网络吞吐交互及冗余功效。

二、淘汰过时的物理隔离网络架构

淘汰物理隔离网络，整个医院网络从核心层到汇聚层无须两套网络设备，而是整合成一套，节约大量的终端信息点位、电脑及大量的交换机设备，按该院应用规模，节约资金达百万余元。

三、安全运维统一化、可视化

无须购买网闸、上网行为管理、流量监测等多达 9 种硬件安全设施，直接使用功能高度整合的软件定义的功能。借助新一代软件定义的智慧安全网络平台，通过策略设置，该院运行在私有云平台的核心服务器，可随时进行 OS 等的安全更新，确保更新资源可靠，防止病毒攻击。

四、抵御新型病毒有心得

“勒索病毒”和“永恒之蓝”等针对企事业单位内网攻击的新型病毒，在新一代智慧医院网络安全平台上，根据病毒特点，通过 1 分钟的安全策略设定即可保护整个医院数据中心免遭外部病毒攻击，效果明显，这在以往是完全做不到的。

五、IT 资源池化，提升资源利用率

所有医院终端按需要提供安全的网络资源，这极大地方便了医护人员、患者获取医院信息系统资源及互联网资源，为医院推行互联网应用扫清了障碍。取消类似于本地及互联网都有镜像的本地存储，节约硬件投入。如所有医院都购买的 CHKD 系统，现该院每台不开通上网的终端通过新一代网络安全平台，直接由客户端发起，自动连接到互联网下载最新的医学期刊，信息安全及资源管控高度智能化。

六、所有应用安全加固、接入互联网 + 应用更轻松

传统内网应用包括 HIS、PACS、EMR 等以及医保、4G、银医不再直接链接或通过路由器链接数据中心服务器，而是必须经过软件定义的网络平台验证才能完成会话及读写访问。

该院在新一代智慧安全网络平台上，接连发布了包括医生移动查房 APP、智能 AI 系统等应用，安全可靠。

七、经济效益和技术效益

因无须内外网物理隔离，网络设备投入减少一半，在核心交换、楼层汇聚方面的网络设备投资显著减少。探索一个高效益低成本的网络安全和网络规划解决方案，提高网络运维能力。最大的功效是医院信息中心通过自行部署，使整个医院网络安全的把控能力得以前所未有地提升。随着医院信息化的持续应用，整个信息科团队的安全运维能力将会发挥越来越显著的作用。

第四节　总　结

在普遍依赖厂商提供网络架构、网络安全的解决方案的现状下，医院自身更多的是被动式接受安全方案，缺乏对方案的可靠性、经济性及后续运维复杂性的评判和合理定位。我们探索和寻求一种有别于传统模式的网络架构，利用最新的软件定义网络来重新规划和实施整体的网络架构和安全提升。紧密结合和围绕医院信息化的各种应用，在遵循网络原理的基础上，研究和探索医疗信息化的共享交互规律。弥补安全隐患，切实打造安全、高效、低成本的全网逻辑隔离的软件定义的智慧型互联网医院，取得了一些宝贵的经验，获得了较好的经济效益和技术效益。这与目前国内金融机构、大型国企、发达地区医院开始普及应用软件定义的新一代网络如出一辙。

但由于构建难度较大，对不具备网络安全技术的医院，必须请专业公司进行部署软件定义的网络平台，医疗机构应尽快培养和引进安全技术人才，充实运维队伍。

参考文献

[1] 孙国强，由丽孪，陈思，等. 互联网 + 医疗模式的初步探索 [J]. 中国数字医学，2015. 10.

[2] 秦华. 去中心化的 SDN 接入身份认证研究计算机系统应用 [J]. 2018，27 (9).

[3] 杨锴. SDN 在高校网络的应用发展与探索 [J]. 电脑知识与技术，2017 (35).

[4] 黄晟. 医院智能化网络建设探讨自动化应用 [J]. 2018 (8).

（本章作者：黄瑜、王君）

第二十五章　医院信息安全管理与等级保护制度

本章导读：

建章立制，一直以来是各医院管理的法宝，但医院信息系统千头万绪，需要的管理制度也五花八门，需要时却无从写起。本章按照 ISO/IEC 27001：2013 信息安全管理体系和等级保护要求的管理制度，整理出一份较为完整的文档，供大家学习参考。

信息安全管理制度是实现信息安全管理的重要方面，是信息安全考评和检查的重要内容。现阶段各医院都制定了相应的信息安全管理制度，然而大部分制度在执行过程中存在两类特别严重的问题：

（1）制度只是制度，放在抽屉贴在墙上，只是用来应付检查或者评测。

（2）制度要求的内容无法落地或者执行的内容与要求存在较大偏差。

因此医院制定信息安全管理制度不能只考虑各种合规测评，更应考虑制度的全面性与可执行性，要明确信息安全管理体系建设目标。

医院制定信息安全管理体系应包括信息安全策略、信息安全规范、信息安全操作流程和细则，涉及管理要素和技术要素，覆盖信息系统的终端层、物理层、网络层、系统层、应用层五个层次以及通用信息安全管理规范。在每个流程及规范细则上应配套相应的流程图与表单，规范具体执行的行为与流程。

根据多年的信息安全管理经验，参考各行业单位制定的信息安全管理体系制度，我们整理了一份信息管理体系制度文件与相关的表单样本，其中，ISO/IEC 27001：2013 信息安全管理体系标准是我们最好的参考标准。由于管理体系的参考样本内容较多，我们在这里只列举一下目录，详细内容请扫描本章节结尾处的二维码下载电子文档。

表 25－1　医院信息安全管理与等级保护制度

制度名称	主要内容	包含的子项与表单
信息安全管理体系	包含信息安全管理的目标与总体要求，建立和管理信息安全管理体系的方法，文件要求、管理职责、资源管理及预防与纠正措施	
信息安全组织机构	包含信息安全管理的工作职责与岗位说明，关键活动的授权和审批以及各个岗位的沟通与合作说明	《联系方式一览表》 《定期审查审批项目一览表》 《需审批的关键活动一览表》 《外联单位一览表》
信息安全管理办法	包含信息安全方针与要求，信息安全管理体系的组织架构图，主要安全策略	《信息安全等级保护工作小组名单表》

（续上表）

制度名称	主要内容	包含的子项与表单
信息安全文件控制程序	包含信息安全管理文件的编制、批准、发布、发放、归档、作废、销毁和文件审批管理以及外来文件管理	《文件审批记录》 《文件跟踪记录》 《文件审批表》
安全检查管理制度	包含信息安全检查周期、检查过程以及检查方法和手段	《信息安全检查表》
人员信息安全管理制度	包含信息管理人员的岗位信息安全检查、资产的归还、访问权的撤销、离职后信息安全职责的追踪和管理、外来人员信息安全管理	《安全技能考核表》 《安全培训及考核表》 《离职/转岗工作移交表》 《外来人员访问信息区域登记表》
人员录用管理制度	包含信息管理人员录用前的告知义务，录用途径，录用的条件、要求、禁忌，入职报到手续与流程，试用期与转正	《面试人员档案》 《新员工报到手续表》 《员工试用期鉴定表》 《员工转正申请表》 《人事档案目录表》 《员工档案信息表》 《档案调阅登记表》 《培训报到通知单》 《培训记录表》 《员工试用期通知单》 《员工转正通知单》 《员工保密协议》 《安全协议》
资产采购管理办法	包含信息资产、用品及耗材的采购管理	《采购申请单》 《采购审批单》
资产与设备信息安全管理制度	包含信息资产的安全制度与设备安全管理制度，信息资产的安全制度包含管理人员的工作职责、工作程序，设备安全管理制度包含设备的购买、登记、领用、报废及使用、维护维修、责任制度的规范	《资产标签》 《资产登记卡》 《资产移动申请表》 《资产清单列表》
办公环境管理制度	包含办公环境的信息安全管理，办公场所的标识管理、工位管理、环境管理要求	
惩戒管理制度	包含计算机应用与管理违规行为处罚规定，计算机信息类违规处罚，证据的收集、保存及提供	

（续上表）

制度名称	主要内容	包含的子项与表单
外来人员访问管理制度	包含对外来人员访问管理的应用标准、受控区域及管理制度	《进入机房申请表》 《外部人员接入单位网络申请表》 《内部人员出入内部机房记录表》 《外部人员出入内部机房记录表》
系统建设管理制度	包含在系统建设过程中，相关信息安全的建设，针对设备选型、采购和安装、软件开发管理、工程实施、测试验收、系统交付及系统建设服务商的选择	《系统交付清单》 《系统培训记录》 《设备采购申请》
系统验收控制方法	包含软件验收控制方法、软件验收测试人员规范	
系统交付控制方法	包含软件系统交付控制方法以及交付人员规范	
变更控制管理制度	包含信息安全管理中，针对变更的管理，日常变更的实施管理规范，重大变更的实施、验证和归档，以及变更失败的处理措施	《变更申请表》
机房管理制度	包含信息安全管理中对机房的管理，包含机房的管理规定、管理制度、值班管理制度	《进入主机房申请表》 《外网接入申请表》 《内部人员出入机房记录表》 《设备进入机房登记表》
网络安全管理制度	包含网络安全规划、接入控制、安全审计、设备管理、网络安全检查、访问控制以及网络保密安全规定与网络服务安全的管理规范	《网络设备表》 《网络维护记录》 《网络更改申请》 《网络安全检查记录》 《网络规划评审表》
系统安全管理制度	包含系统维护管理、访问控制、用户安全管理、系统审计、监视系统的使用、系统备份与时钟同步的管理规范	《系统授权移动申请》 《系统授权一览表》 《监控事件维护记录》
服务器管理制度	包含服务器的登记与标记、使用与维护、移动管理、报废与销毁的管理范围	《服务器标签格式》 《服务器变更申请》 《服务器维护记录表》 《服务器登记表》
访问控制策略配置管理制度	包含访问控制策略的具体方法	《远程访问审批表》 《访问控制策略变更审批表》

（续上表）

制度名称	主要内容	包含的子项与表单
补丁管理制度	包含对补丁管理的控制策略具体方法	
介质管理制度	包含对介质的购置、使用及维护管理、分类与标识、定期检查、维修与报废	《介质领用申请表》 《维修移动报废申请表》 《介质检查记录表》 《介质借用/使用登记单》
防病毒管理制度	包含对防恶意代码系统的规划和部署、日常管理、恶意代码的查杀与处理	《病毒查杀记录》
备份恢复管理制度	包含对主要数据的备份方案制订、计划实施、介质的标识，以及备份介质的安全存放与定期测试	《数据恢复记录表》 《服务器备份方案》 《数据备份日志》
安全事件管理制度	包含信息安全事件分类、分级、预防、报告、应急响应、调查处理、整改、奖惩和备案	《信息安全事件报告》
信息安全应急预案	包含应急预案的定义、影响信息系统安全的突发事件、应急预案的必要性制定、一般处理流程及应急预案	《应急预案》 《应急预案报告》

若想了解更详细的制度内容，请扫描关注下面的二维码：“医信微平台”—“企业服务”—“管理制度”栏目下载。

（本章作者：魏书山）

第二十六章　网络安全培训教育

本章导读：

网络安全培训教育共分四节：第一节是医院要准确认识网络安全培训教育的地位和作用；第二节是培训教育目标；第三节是培训教育主要内容；第四节是培训教育机制与方法。通过这四节内容，希望能对医院网络安全培训工作有所帮助。

第一节　网络安全培训教育的地位和作用

一、认清医院人才队伍的现状，是我们准确认识网络安全培训教育作用的前提

2016 年 4 月 19 日，国家网络空间安全战略得以明确，以及 2017 年 6 月 1 日《网络安全法》的全面实施，使网络安全正式成为我国改革发展历史进程中不可或缺的一部分，网络安全对国家安全可谓牵一发而动全身。网络安全是社会各个产业健康发展的重要推动力，同时也是老百姓物质与精神生活的重要保障。

《中华人民共和国网络安全法》第二十条明确指出，国家支持企业和高等学校、职业学校等教育培训机构开展网络安全相关教育与培训，采取多种方式培养网络安全人才，促进网络安全人才交流。同月，教育部在工学门类下增设网络空间安全一级学科。这些举措标志着网络安全高层次人才培养的步伐开始加快。

在 2017 年 12 月 24 日第十二届全国人民代表大会常务委员会第三十一次会议上，全国人民代表大会常务委员会执法检查组关于检查《中华人民共和国网络安全法》和《全国人民代表大会常务委员会关于加强网络信息保护的决定》实施情况的报告中指出，我国网络安全人才严重短缺，在参与调查的 10 370 人中，有超过 69% 的受访者认为，所在单位或者熟悉的人中，能够熟练从事网络安全防护的专业技术人才较少，无法满足现实需要，其中有 21. 6% 的受访者认为所在单位基本上无人熟悉网络安全防护技术。从检查的情况看，不管是经济发达地区还是经济相对落后地区，网络安全技术人才都比较匮乏，现有的网络运营单位技术人才多侧重于系统使用、操作维护，对网络安全风险的监控、应急处置和综合防护则能力不足，难以适应保障网络安全的需要。有的关键信息基础设施核心业务系统虽然安装了防护系统，但由于缺乏高水平的安全技术人才，没有对安全软件进行升级和打补丁，从而使网络安全防护产品难以有效发挥作用。不少政府门户网站没有专门的网络安全技术人才，网站管理人员没有接受过系统的网络安全技能培训。

总体而言，目前我国的网络安全人才队伍建设存在以下三个突出问题：

（一）供需严重失衡

据相关统计，从我国网络安全人才受教育程度来看，本科学历的信息人才占比较大，达 61. 8%，硕士研究生以上学历占 9. 6%，大专约占 25. 2%，其他约占 3. 4%。从网络安全人才年龄分布来看，我国的人才队伍呈年轻化趋势，30 岁以下网络安全人才占比最大，约为 67. 2%，31 ~ 40 岁的占比约为 28. 7%，41 ~ 50 岁约为 3. 5%，51 岁以上仅为

0.6%。另据2017年《第十一届网络空间安全学科专业建设与人才培养研讨会》发布的信息，目前我国有105所高校设置网络安全相关的本科专业，每年培养本科生和研究生约1万人、大专生约2万人。

根据《中国网络安全从业人员现状调研报告（2017年度）》，国内网络安全从业人员年平均薪资在12.2万~17.8万元，大幅超出国家专业技术人员的年平均薪资76 325元，也高于信息技术从业人员的年平均薪资120 864元。网络安全从业人员基本属于"卖方市场"，尤其是优秀的网络安全人才受到抢夺，推高了网络安全从业人员的整体薪酬水平。国际上的情况也是如此，网络安全从业人员的薪酬比信息技术从业人员大约高出9百分点。

网络安全从业人员的供需矛盾不仅仅体现在从业人员绝对数量上的不足，更体现在不同类型人才供给和需求之间的错位。当前的网络安全从业人员中从事运营与维护、技术支持、管理、风险评估与测试的人员相对较多，战略规划、架构设计、网络安全法律相关从业人员相对较少；各类人才均存在缺口的前提下，战略规划（49.2%）和架构设计（46.8%）岗位人才的短缺情况最为突出，运营维护（16.1%）和技术支持（14.5%）岗位人才短缺情况相对比较缓和。人才队伍呈现底部过大、顶部过小的结构，"重产品，轻服务，重技术，轻管理"的现象仍很普遍。人才的作用没有得到有效发挥，尤其缺乏技术和管理能力兼备的"将才"。42.8%的网络安全从业人员认为关键信息基础设施运营单位有必要设置专职的网络安全管理岗位，如首席网络安全官（CISO），54.2%的受访者认为所有单位都需要设立这样的岗位。

（二）教育培训不足

从人才队伍的入口来看，网络安全从业人员的来源一是各类院校，二是IT人员乃至非科班的人员转化而来。加强网络安全从业人员队伍建设，需要学历教育、职业培训、用人单位内训等多种方式共同发力。但当前的现状是：学历教育需要经过大约4年的人才培养周期，每年仅能输出3万名毕业生，而且目前还存在着偏重理论、实践门槛高、与产业脱节等问题，短期之内无法满足各界对网络安全人才的需要。职业培训周期短、针对性强、紧跟业界前沿趋势，是从业人员和准从业人员理想的能力提升方式。然而不少用人单位疏于培养自有人才，不愿投入足够的资源开展内训或进行专业培训。从业人员在所属单位能够得到定期、有计划目标培训的仅占22.8%。国外调研结果显示，44%的受访者能得到恰当程度的培训，但仍被认为有待加强。

（三）人才评价手段有限

调研报告显示，25.9%的从业人员在技术职称序列上没有清晰的归属。网络安全从业人员由于兴趣爱好等内在驱动因素进入行业，之后发生职业流动则主要是受薪酬和晋升空间因素的影响。优秀人才流失严重，根源在于网络安全作为一个职业来说缺乏能够有效"衡量人才的尺子"，导致人员责、权、利难以对等实现。人员能力的提升难以在所在单位得到重视，一方面是用人单位留住人才越来越困难，另一方面是优秀的人才在资本的驱动下，在职业流动中寻求人才升值的体现。网络安全缺乏考核从业人员专业能力的评价指标体系，就无法形成一个能够囊括全频谱类别角色、覆盖完整职业生命周期，且为业界普遍认可的职业发展路线图。

国内出现真正意义上的网络安全从业人员只有二十余年的历史，作为一个相对年轻、新兴的职业，网络安全从业人员的职称评审多依附于信息技术等类别之下，大量政府部门、事业单位以及关键信息基础设施运营单位的网络安全从业人员在评审职称或进行其他评价时存在困难，特别是寻求向高级别、专家型人才进阶时常常无路可循。而企业中即使设立了相应的人才评价标准和级别，也往往各行其是、互不兼容。这样的状况既不利于国家对网络安全人才队伍建设的整体规划和引导，也不利于从业人员依照职业路线图寻求职业发展。

我们将视线转向医院的角度，经调研，大部分医院基本没有网络安全专业科班人员。医院从事信息化建设的人员组成基本情况是：①计算机专业人员，这类纯技术型人员占比较大；②医学院校信息管理专业人员，这类人员拥有计算机和医学双重背景，也比较受欢迎；③其他专业人员，如临床医护人员，有一定能力的计算机爱好者，从其他公司挖过来的工程师，其他关系户等。根据某省“十二五”医院信息化建设情况调查，网络安全专业人员能分配到医院工作的基本没有。

造成这种局面的原因除上述我国网络安全人才队伍建设存在的三大突出问题外，还存在两个带有医院行业特色的问题：

（1）医院信息化专业人员待遇低。

根据某省“十二五”医院信息化建设情况调查，医院信息化专业人员多数只能与医院后勤人员待遇持平，很多技术人员还拿不到全院绩效的平均奖。

（2）个人发展空间受限。

我国目前没有卫生信息技术的专业职称系列，职称晋升难度大，导致网络安全专业人员能在医院中从业的基本是凤毛麟角，发达地区三级医院的情况可能会好些。西部某省 380 多家三级医院没有一名“网络安全专业”毕业生。目前各医院从事网络安全的，基本是通过培训获得相应资质的计算机相关专业人员。

这种情况在短时间内不可能改变，要保证这支队伍与网络安全事业需要同步跟进，坚持多方面的实际培训和教育是唯一的选择。

二、准确认识网络安全是医院信息化建设不能突破的底线，是我们坚持网络安全培训的动力

信息化是支撑现代医院管理的工具，它能提升医疗服务水平和能力，让老百姓感受到更多、更便捷的优质医疗服务。在当今极其复杂的网络环境下，特别是医院推进“互联网 +”的服务模式后，保证网络安全更是医院信息化建设不能突破的底线。任何时间、任何地点、任何事项，离开了网络安全都是“浮云”。医院出现网络安全事故不仅会造成医疗安全事故，还可能造成不可控制的社会负面影响。要保证底线不被突破，技术、设备是基础，但网络安全管理者是关键，而让掌控网络安全底线关键的管理者有足够的能力才是根本，这也是我们要坚持不懈培训和教育的动力。

三、网络安全培训教育是安全管理者个人成长的助推器

当医疗事业与互联网发展结为一体的时候，网络安全就是戴在医院头上的“紧箍咒”，戴上了就别想取下来。如何戴、是否适合、有无破损、如何修复等问题，随着医疗业务深入发展，需求会层出不穷。要保证这个“紧箍咒”戴在头上永远都“舒服”，就需要我们管理者不断地评估、总结、调整、防范、修复，这是一个前无古人，只见“来者”的过程。更何况网络安全是一门涉及计算机科学、网络技术、通信技术、密码技术、信息安全技术、应用数学、数论、信息论等多种学科的综合性学科，要成为一个有能力的“来者”就算是专业人员也需要继续教育。非专业人员就更需要不断培训和教育，以获取足够的与时俱进的知识和技能。因此我们要把网络安全培训教育，作为个人成长的助推器，就如同医院的医生从实习生到真正的医者，每一步成长离不开后培训教育的助推器一样。同理，离开培训教育这个助推器，网络安全管理者也将不可能获得足够的知识、技能。我们要让自己有能力使医院网络安全的“紧箍咒”戴在头上永远都“舒服”。

四、网络安全培训教育是法律赋予各级医院的责任和义务

《网络安全法》第三章第三十四条规定：“要定期对从业人员进行网络安全教育、技术培训和技能考核”是“关键信息基础设施的运营者应当履行的”“安全保护义务”之一。医院不断地对网络安全人员进行培训和教育是保证单位自身利益必须承担的责任和义务。

第二节　网络安全培训教育的目标

一、整体目标

（一）培养良好的网络行为意识

意识决定行为，良好的网络行为是信息安全的基础，培养正确的网络行为意识，应该是培训教育的第一课，也是最难的一课。医院的网络体系比较复杂，有内网、外网、专网、互联网、移动互联网等。尤其在医院业务内外网没有做彻底物理隔离的环境下，因网络行为不当造成的系统感染病毒，轻者信息丢失、数据错乱，重者系统瘫痪。因此培养全员职工良好的网络行为意识是保证网络安全的第一要务。

（二）强烈的安全责任意识

任何网络安全事故都将给医院带来不可估量的损失，其中责任意识缺位造成损失的例子就不在少数了。为了增强全体员工的网络安全责任意识，各级各单位都制定了严格、详尽的网络安全责任制，制度固然重要，但意识培养、责任树立才是根本。比如现实工作中我们反复强调用户密码长度、密码健壮度的重要意义，要求大家在设置密码的时候一定要高度重视。但由于责任意识不到位，不把密码设置当回事，因密码设置不当造成安全事故的教训是十分惨痛的。例如，在2017年12月8日美国4iQ的创始人兼首席技术官Julio Casal表示，该公司于本月5日在地下黑客论坛上发现了一个包含有14亿（1 400 553 869）个登录凭证的数据库。其中的用户名和密码均以明文形式存储，并未采取任何形式的加密，数据库文件大小累计超过41GB。研究人员表示这个41GB的庞大数据库包含14个亿用户名、邮件和密码组合，它们很可能是分散的，被分到两个至三个目录中。这个庞大文档最近的更新时间是2017年11月底，且这些数据并非来自新的数据泄露事件，而是来自过去发生的252次数据泄露和凭证列表。14亿份密码在暗网流通，成为史上最大规模密码泄露事件。而究其原因，发现复用密码且设置简单是罪魁祸首，数据库中最常见也最糟糕的密码是“123456”“111111”“888888”“20181012”“password”和单位、姓名拼音缩写等。由于安全责任意识不到位，类似上述的密码设置在我们医院终端用户中大量存在。这种责任意识首先要从医院的领导层开始要求，如果他们的责任意识不到位，医院网络安全的保证就无从谈起，更不可能落实。

（三）自觉树立敬法遵纪的意识

《网络安全法》明确了单位和个人在互联网活动中的法律行为，这是我们在工作和生活中必须遵守的准则，安全法还告知我们网络“安全无小事”，不能掉以轻心。除了法律规定的安全法则要自觉遵守外，医院在进行“数字化医院”“智能化医院”“智慧医院”建设的过程中，为确保系统安全都制定了相应的操作规定，这些规定就如现实生活中不能擅闯的“红灯”，而擅闯者均是缺乏敬法遵纪的意识，才造成大小不等的安全事故。当出现网络安全事故的时候，一声叹息和“悔不当初”是没有用的。曾有医院因无视《知识产权保护法》使用盗版软件，让数据一夜之间不知去向，虽然“悔不当初”，但也无力回天。尤其在当前的社会医疗环境中，哪怕是误操作也会造成我们意想不到的安全事故。我们不能因为法律意识缺失而造成网络安全事故，更不允许由此造成对医院、社会的负面影响。必须自觉树立对法律的敬畏意识，严格遵守必需的相关规程。

二、从业者的培训目标

（一）明确自己和医院网络安全的关系

医院信息化建设最“虐”人的是网络安全，最要命的也是网络安全。对一个从业者来说，如果医院的网络安全了，那么你就安全了，反之你肯定不会安全！这就是你和医院网络安全的关系。你一旦被医院网络安全“虐”上了，你唯一能做的就是纵使医院网络安全“虐”你千百遍，都永远待它如“初恋”！而且还要有心甘情愿地被“虐”且不离不弃的恒心。

（二）培养自觉承担“守护神”的责任担当

网络信息安全无国界、无地域、无时限，已成为生活、事业中最重要的安全内容——避不了，逃不脱，防不胜防。这就是我们所处的信息安全的“新常态”，现在是，将来也是。

在这种常态下医院网络安全的责任“重于泰山”，当好它的“守护神”就是你的责任，没有这样的责任担当，医院网络安全的防盗门就守不住。

（三）自觉树立终生学习的能力

网络安全管理的主角永远是人，管理的前提是了解，了解的过程就是学习。

网络安全健康就如人体健康一样，需要专业人员的诊治和呵护，而网络安全威胁与人体健康威胁一样时时都有新情况、新问题，尤其面对各种“变异”的时候，更需要不断地进行知识更新。名医是在不断用新知识对抗人体出现的各种疑难杂症中成长起来的，而合格的网络安全从业者，也只能用最新的知识去解析来自各方的安全威胁，并在此过程中成长自己，因此自觉学习应该成为一种习惯。

当医院的信息化程度越高，系统就越复杂，而其中的安全隐患就越多。尤其在应用不断深化的过程中，由于我们相关知识的缺乏，导致出现问题都无法解读，或者我们只能“见子打子”，那就只能永远被动挨打。

数字经济时代让“医疗大数据”的经济价值不断提升，同时不法分子也虎视眈眈，在不停地研究如何用更隐蔽、更巧妙的方法获取这些数据为己“造福”。因此保证数据准确、完整，需要安全管理者具备与时俱进的防范知识和相应技能。在这项工作中“以其昏昏使人昭昭”是不可能的。如果从业者只是被动地指望组织派送学习，没有自觉终身学习的能力，终究会被淘汰出局。始终保持“新鲜感”，克服“安全疲劳”，高度关注新动态、新技术，自觉学习、提升自己是必需的能力。

(四) 要培养科学研究的工作能力

网络安全防控是门全新的学科，它在不断探索研究中发展。面对这份新事业，只做一个盲目的被动“消防员”肯定不行，唯有用科学的态度、科研的思路，才能寻求到最正确的工作之路。这个过程中打开思路、拓展视野、改进方法、丰富理论、提升技能，随时掌握世界新业态、准确预测新趋势，才是成就事业的最佳途径，也只有这样才不会在“同一条河边湿脚”。每一个从业者要从不会科研到让科研成果推动医院网络安全与医院信息化建设相依相伴、健康前进。

三、从业者的培训类型

要建设一支政治强、业务精、作风好的强大队伍。结合医院具体工作而言，一是要作风过硬、意识明确；二是要理论扎实、技术精湛且适应性强；三是要敏感度高，善于挖掘信息化过程中可能存在的安全威胁，采用恰当综合保护并克服系统脆弱，有能力控制和降低网络安全风险度。最后，要熟悉医院的业务流程和信息化系统的特点，具备独立研究、解决问题及相应的组织才能。

医院网络安全人才培养是为了更好地保护医院信息网络，保障其基础平台、应用系统、网络、数据等各种信息资产的安全使用和保存，因此需要培养面向各个层面的网络安全人才。根据现阶段的要求，医院至少需要如下三类专业人员：

(一) 安全技术开发人才

网络安全技术开发人才要求具备良好的网络安全基础知识、较强的动手实践能力、熟练的产品设计开发能力、良好的规划设计以及软硬件实践能力。

(二) 安全管理服务人才

对医院来说，需要专门的网络安全管理人才来护航医院安全和正常运行。网络安全管理服务人才是一种复合型和应用型的人才，不仅需要具备一定网络安全技术能力，能够正确使用、配置、维护常规的网络安全设备，还必须具有一定的管理和法律知识，能正确规划、实施和维护信息系统的安全保障体系。

(三) 安全运维服务人才

医院系统承载着大量的个人信息以及健康数据，运维环节的数据泄露是重要的安全隐患之一。但大部分医院对于系统运维“主力军”缺乏有效的管理与监控措施，一旦出现数据泄露，不仅会给医院带来经济损失，还可能造成极为负面的社会影响。目前，随着新技术新应用的发展，对安全运维人员的合规意识、技术要求越来越高。因此，医院必须有一支专业技能出色、服务保障能力强的队伍。

第三节 网络安全培训教育的主要内容

一、相关的法律法规培训

国家和卫生行业从网络安全的角度制定了不同要求的网络安全法律法规。在这些法律法规中，我们重点要准确、全面地学习和了解以下法律法规：《网络安全法》《“十三五”全民健康网络与信息安全规划》《卫生行业信息安全等级保护工作的指导意见》等。

二、医院网络安全建设规划培训

医院网络安全是一项系统工程，它是医院信息化建设的重要内容。按照目前国家对网络信息安全的要求，医院应该有网络安全建设的单独规划，并且在医院网络安全建设中严格按照规划要求执行，使网络安全建设科学有序地进行，使建设的过程可追踪、建设的责任可追究、建设的效果可评价。

医院网络安全规划的制订要在网络安全风险评估的基础上进行，准确地找出自身网络安全的“痛点”是风险评估的基本条件，不怕揭短是先决条件，不怕“家丑外扬”是必需的心态。国家互联网信息办公室 2017 年 10 月 30 日公布了《互联网新闻信息服务新技术新应用安全评估管理规定》，我们除了要严格遵守国家的规定，还要结合行业的特点系统地学习相关知识，使自己具备科学评估安全风险的知识和能力。

三、经典案例解读能力培训

医院的网络信息安全防控有很多成功的经典案例，也有不少惨痛的教训案例。这些案例都是很好的教材，深入解读可以获得举一反三的效果，尤其是教训案例可以避免类似错误的发生。

四、基础网络安全防控能力的培训

基础网络安全防控能力培训要从全面准确地解剖医院网络现状着手，就像医学生的最基础课程是人体解剖学一样，只有做到深入地了解，才能准确地把握关键环节和关键点，才能把防控措施做到有的放矢。

五、防范“黑客”攻击能力培训

随着信息技术的不断发展，“黑客”的水平也越来越高。我们的水平不能预测未来“黑客”的攻击手段，但我们要具备一般“黑客”攻击的手段和技能，一旦出现“中招”，我们有能力接招并且拆招。

第四节　网络安全培训教育的机制与方法

一、医院主要领导须高度重视

目前医院部分领导对计算机和网络安全知识接触少，没有深刻认识到信息技术固有的特点，重平台、重硬件、重业务而忽视网络安全问题，有“说起来重要，干起来次要，忙起来不要”的现象，对员工的培训和实际操作能力缺乏重视。因此医院网络安全人才的培训和教育必须得到医院主要领导的大力支持和参与。

二、培训机制

建立行之有效的培训机制是保证培训效果的必要条件。医院网络安全培训有别于医技人员的专业培训，它是一种特殊的行业培训，既需要系统的专业培训，也需要“应急”式培训。建立必要的培训制度和激励机制是十分必要的。首先，医院把网络安全培训教育纳入医院人员培训的统一规划、统一要求、统一考核，要有相应的继续教育学分的要求，并将学分获取纳入职称晋升、年终评优等指标体系，在培训教育中享受医院医技人员同等的待遇。其次，医院可根据国家的要求，结合自身的业务要求，和高校、培训机构建立长期稳定的合作关系，科学建立培训体系和课程。

三、建立网络安全管理人员的业务档案

建立网络安全员的业务档案应该是医院网络安全工作的重要部分，其档案考核的指标体系设置中还要有离开本医院后的行为要求，以保证在人员离职后医院网络安全的可控和可持续。

四、建立网络安全人员的轮岗制度

网络安全员岗位是医院网络安全的核心岗位，对于核心岗位的管理要防止一人独揽，更要防止“人走茶凉”，在岗位管理中要做到未雨绸缪，建立轮岗制度是重要的保障措施。

（本章作者：易易、陈伟）

第二十七章　IT 审计

本章导读：

从 IT 审计的概念、目标及分类出发，针对医院网络安全建设的要求，重点讲述运维安全审计、网络安全审计、日志应用审计、数据库审计、漏洞扫描审计、防病毒审计、应用系统安全审计中的内容及解决方案。

第一节　概　述

一、IT 审计的概念

（一）审计的概念

在 IT 行业形成之前，已经有了审计的概念。审计最早是经济领域的专业词汇，是一种具有独立性的经济监督活动，对被审计对象的真实性、正确性、合规性、合法性、效益性进行审查和监督，评价其经济责任。审计具有独立性、权威性、公正性的特征。

（二）IT 审计的概念

IT 审计的概念存在多样性，从广义的角度，“IT 审计”的概念仍然来源于“经济审计”概念的扩展，是对信息系统的规划、开发、使用维护等相关活动和对产物进行完整、有效的检查和评估。本章节中的“IT 审计”是指为保障医院信息系统安全运行而进行的事后证据审查统计行为，不涉及信息系统的整个生命周期的审计。

（三）审计和统计的关系

审计的过程中会用到统计的方法，但统计的结果不完全只用于审计。统计是审计工作的一项重要的基础性工作，它通过运用科学的方法，收集与整理审计活动中的各种数据资料，以便及时、准确地反映审计工作成果和发展变化。

二、IT 审计的目标

IT 审计的目标就是利用 IT 信息系统运行过程中的各种记录（即法律意义上的原始证据），采用统计和分析的方法，为 IT 管理者提供具体 IT 活动或决策的判别依据。不一定要时刻审计，但内容可时刻被审计。

英国政府发布的《BS7799》，美国政府 2002 年颁布的《萨班斯法案》（*Sarbanes－Oxley Act*），国际标准化组织发布的《信息安全标准 ISO27001》，中国政府发布的《企业内部控制规范》《网络安全等级保护条例》等，均要求所涉及的企事业单位的经营活动、内部管理、项目和投资等，都要有控制和审计手段。因此，管理人员需要具备有效的技术手段，真正做到可以控制、限制和追踪用户的行为，判定用户的行为是否对单位内部网络的安全运行带来威胁。尤其在当前互联网的外部威胁越来越不可控的情况下，企业单位的内网安全形势愈加严峻。

三、IT 审计的内容

（一）IT 审计的范围

IT 审计范围通常由应用系统驱动，从本书第四章可以看出医院的应用系统由两部分组成：内部应用系统和互联网应用系统。因此医院的 IT 审计也应从这些应用系统入手，不仅包括应用系统本身，而且包括应用系统运行所需要的环境，即包括网络设备、安全设备、主机系统、数据库、终端等。

（二）IT 审计的内容分类

（1）设备操作类，包括网络设备、安全设备、主机系统、数据库等的操作维护记录等。

（2）业务运行类，包括终端入网记录、终端访问记录、服务器登录记录、服务器访问记录、防病毒记录、入侵检测记录、防火墙拒绝访问流量记录、数据库访问记录、应用访问记录等。

（3）系统运行状态类，包括各种运行设备任意时刻的 CPU 占用率、内存使用率、硬盘使用率等，系统运行过程中的告警统计分析，漏洞扫描结果等。

（三）IT 审计的对象

（1）网络设备，如交换机和路由器、无线设备等。

（2）安全设备，如防火墙、入侵检测/入侵防御、防病毒系统、终端网络准入系统、桌面管理系统、上网行为管理设备、防垃圾邮件网关、堡垒机等。

（3）主机系统，如 Windows 和 Linux/Unix 等。

（4）数据库系统，如 Oracle、MSSQL、MySQL、DB2、Dbase 等。

（5）应用系统，包括所有的业务软件系统，如 HIS、LIS、PACS 等。

（四）IT 审计的输出分类

（1）运维安全审计：对所有审计对象的所有运维管理操作要求有记录。

（2）网络安全审计：对所有与网络访问相关的行为都要有记录，包括终端访问记录、服务器被访问记录、入侵攻击记录、防火墙异常流量记录。

（3）终端安全审计：对所有有线终端和移动终端的网络接入、使用要求有记录。

（4）服务器主机安全审计，包括 Windows 和 Linux/Unix。

（5）数据库安全审计，包括 Oracle、MSSQL、MySQL、DB2、Dbase 等。

（6）应用系统安全审计，包括所有的业务软件系统，如 HIS、LIS、PACS 等。

（7）漏洞扫描审计：对所有审计对象定期进行漏洞扫描的结果进行审计。

（8）防病毒审计：对所有审计对象定期进行病毒防护的结果进行审计。

（9）邮件审计：对所有审计对象定期进行邮件内容扫描审计。

（10）系统运行状态审计：网络层面包括拓扑的改变记录，设备层面包括资源利用率的统计分析，应用层面包括业务连续性的回归审计。

四、IT 审计的实现方式

无论被审计的对象是谁，无论要审计的内容是什么，根据“证据采集”方法的不同，IT 审计的实现通常包括 3 种方法：业务流量监听、设备日志采集、主动信息探测。

（一）业务流量监听

对于流量监听，IT 审计设备针对原有业务流量部署方式通常有两种：流量串接或流量镜像。流量串接方式指的是业务流量要通过审计设备，如图 27－1 所示。流量镜像方式中业务流量不通过审计设备，而是通过交换机镜像功能复制业务流量，如图 27－2 所示。可以看出，对于流量串接方式的设备，当设备故障时原有业务会被影响；而流量镜像方式的设备，审计设备的故障对原有业务没有任何影响。凡以审计为主要目的的设备，要求镜像部署，比如上网行为管理、数据库审计、IDS 等；以业务控制为主要目的但同时提供审计功能的设备，以实现业务控制为首要要求，比如防火墙和 IPS 必须流量串接，而数据库防火墙既可以串接也可以旁路部署。对于流量串接的设备，要尽量做到物理连接的旁路部署，比如防火墙可采取单臂旁路部署，利用交换机策略将路由引流至防火墙，当防火墙失效时，交换机业务流量不再向防火墙引流。

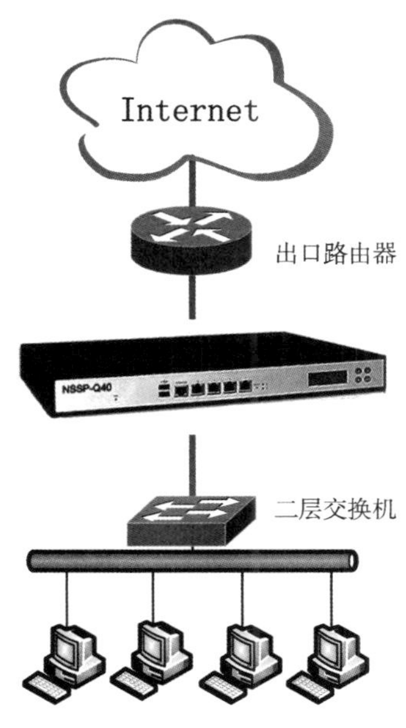

图 27－1　流量串接部署方式

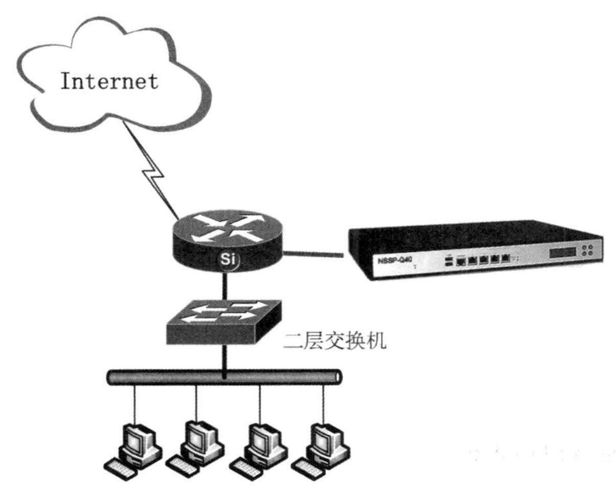

图 27－2　流量镜像部署方式

（二）设备日志采集

日志通常分为两类：设备操作日志和业务运行日志。设备操作日志是设备自身在操作、维护、管理过程中产生的日志，比如设备配置的修改日志；而业务运行日志是设备运行过程中与功能业务相关的日志，比如网络或数据库的访问日志。日志既可以本地保存也可以远程保存，但从安全性等角度考虑，应该要求日志远程保存。原因是如果发生系统入侵，获得管理员权限等的入侵者有时候很容易清除本地保存的日志信息。此外，根据《网络安全等级保护条例》等标准要求，日志应集中存储、统一分析。

（三）主动信息探测

对于信息的主动采集，通常用于系统运行状态的审计，比如系统漏洞扫描、设备运行状态轮询等。

IT 审计的基本原则是不能影响原有业务，这种影响通常包括两部分内容：

（1）某业务对象由于开启审计功能而对原有业务性能产生影响，比如数据库自身开启日志审计功能后会大大降低业务访问能力。

（2）新增审计设备流量串接部署方式时，审计设备的故障对业务的影响，比如发生防火墙故障时会影响业务访问。

五、IT 审计的相关标准

（1）《中华人民共和国网络安全法》，2017 年 6 月 1 日。

（2）《网络安全等级保护条例（征求意见稿）》，公安部，2018 年 6 月 27 日。

（3）中华人民共和国公安部令第 82 号，《互联网安全保护技术措施规定》，2006 年 3 月 1 日。

（4）中华人民共和国国家标准 GB/T 22239—2008《信息安全技术信息系统安全等级保护基本要求》。

（5）《信息安全技术网络安全等级保护基本要求（送审稿）》。

（6）《互联互通标准医院信息互联互通标准化成熟度测评指标体系》，国家卫生标准委员会信息标准专业委员会、卫生部统计信息中心。

（7）《全国医院信息化建设标准与规范（试行）》，国家卫生健康委员会规划与信息司、国家卫生健康委员会统计信息中心，2018 年 4 月。

第二节　运维安全审计

本书第八章“安全运维管理”已经对堡垒机的安全运维做了详细介绍，其中包含了部分运维审计内容，比如运维行为回放、运维操作日志等。本章涉及的运维安全审计比堡垒机涉及的审计内容更广泛，凡是与设备操作相关的内容都可以归并到本章内容。简单来说，堡垒机的运维审计是对信息节点合法运维的审计，而对信息节点运维的审计目的是预防入侵者或未遵照安全规范的操作管理员未通过堡垒机进行信息节点操作管理的审计。

一、合规运维的审计

（一）运维安全策略

（1）要求所有信息节点（网络设备、安全设备、主机、数据库）必须通过堡垒机进行运维管理。

（2）信息节点可将维护管理的地址限制为堡垒机地址。

（3）配置防火墙的 ACL 进行不影响业务的访问控制策略，只允许堡垒机地址访问 telnet/ssh/RDP 端口。

（4）对于不能用访问端口控制的数据库采用数据库防火墙，安全策略针对运维区域（包括第三方开发者区域）对生产数据库的各种运维操作进行审计。

（二）运维安全审计内容

（1）堡垒机对运维行为的审计，包括报表统计、运维回放等。

（2）防火墙对 telnet/ssh/RDP/ftp 端口异常访问流量的审计。

（3）数据库防火墙的异常访问行为的审计。

二、设备操作的审计

要求所有信息节点（网络设备、安全设备、主机、数据库）的用户验证、登录、操作等行为都有日志记录并远程发送给日志审计平台。按照法规规定，这些可用于问题追溯的日志必须保存 6 个月以上。同时，为了预防安全问题的发生，要求定期对异常设备操作日志进行审计分析，比如分析登录失败日志存在的原因。

三、审计内容的具体要求

运维审计不仅要求详细记录用户操作的每一条指令，而且要求将所有的输出信息记录下来；具备审计回放功能，能够模拟用户的在线操作过程。运维审计系统能够在自身记录审计信息的同时在外部日志平台上做存储备份，可以极大增强审计信息的安全性，保证审计人员有据可查。

对于生成的日志要求支持丰富的查询和操作：

（1）支持按服务器方式进行查询。通过对特定服务器地址进行查询，可以发现该服务器上发生的命令和行为。

（2）支持按用户名方式进行查询。通过对用户名进行查询，可以发现该用户的所有行为。

（3）支持按登录地址方式进行查询。通过对特定 IP 地址进行查询，可以发现该地址对应主机及其用户在服务器上进行的所有操作。

（4）支持按照登录时间进行查询。通过对登录时间进行查询，可以发现特定时间内登录服务器的用户及其进行过的所有操作。

（5）支持对命令发生时间进行查询。通过对命令发生的时间进行查询，可以查询到特定时间段服务器上发生过的所有行为。

（6）支持对命令名称进行查询。通过查询特定命令如 ls，可以查询到使用过该命令的所有用户及其使用的时间等。

（7）支持上述六个查询条件的任意组合查询。如，可以查询“谁（用户名）”“什么时间登录（登录时间）”服务器并在“什么时间（命令发生时间）”在“服务器（目标服务器）”上执行过“什么操作（命令）”。

第三节　网络安全审计

IDC 的权威数据显示：医院 80% 以上的 IT 管理人员无法准确了解自己的网络。对网络管理员来说，自己的网络就像一个黑盒子，里面跑了些什么应用以及网络的状况根本不清楚，而管理员无法知道异常流量的类型、来源、具体流向、流量大小、持续的时间等，也无法有效规划网络资源的使用，导致网络安全管理处于无序状态。为了加强对网络的控制和管理，需要有效的管理手段对医院的网络安全进行审计。

网络安全审计是通过业务流量监听的方式进行审计的。首先医院需要知道自己的业务流量模型，医院的业务规模都不大，通常每一个业务都由有限数量的 IP 组成，所以业务流量模型可以等同于 IP 流量模型。早期每一个 IP 都对应一台服务器，即对应交换机的一个端口，所以也可以用交换机端口流量统计等效业务流量统计，但近年来虚拟机的兴起，使得服务器端口都保护多个业务 IP 的流量，所以交换机端口流量模型渐渐地不能和业务流量模型等效。

网络管理者必须基于内容对网络使用进行管理，包括以下几点：

（1）谁在上网（哪个员工用哪个终端）。

（2）什么时间上网（工作时间/周末、上班时间/休息时间、上午/下午）。

（3）访问哪些业务（HIS、LIS、PACS 等）。

（4）占用的带宽、会话、流量是多大（每种应用占用了多大的带宽、多少会话数、流量有多大）。

网络安全审计由以下几项内容组成：终端网络准入审计、业务访问审计、入侵检测审计、防火墙异常流量审计。

本书第六章“终端安全”详细介绍了医院的有线终端和移动终端的身份识别和身份认证等相关内容，本章重点描述的是终端准入相关的审计。比如，如果使用 Mac 地址作为终端身份识别的判别依据，那么某个 Mac 地址上网的审计记录包括从哪个交换机端口上线、什么时间访问了哪些记录等，这是审计的内容；而是否存在 Mac 地址仿冒是身份认证的相关内容，不是本章的内容。

终端网络准入审计内容包括终端信息、使用者身份信息、位置、登录时间以及异常登录行为。

业务访问审计通常在服务器端进行，审计内容包括访问流量中的客户端和服务器的地址信息、端口信息、访问时间、访问内容以及异常访问行为。目前在医院的 Internet 出口，该项内容有公安部 82 号令的强制要求，通过上网行为管理设备完成审计。在医院内网没有强制要求，很多医院并没有实现对所有网络业务访问的记录。

入侵检测审计常规上要求对所有访问流量进行审计分析，但医院的网络模型通常是客户端访问服务器的流量比较多，客户端之间互访的流量非常少，所以入侵检测应重点针对客户端访问服务器的流量进行审计。入侵检测基于设备的特征库，常常存在误报，需要人工进一步分析。

防火墙异常流量审计在医院内网很有必要，因为医院内网的访问资源是有限资源，基本可以设计成基于白名单的访问，所以对异常访问流量要进行进一步审计分析，以确保不发生安全事件。

第四节　数据库审计

医院应用系统要么是基于浏览器、Web 服务器、数据库典型的三层部署架构，要么是基于客户端和数据库的两层部署架构，可见无论哪种架构，数据库都是信息系统的核心资产。数据库中存储着大量的患者信息、财务信息、医疗信息。数据库成为医院核心数据的存储载体，它可以类比所有业务系统的心脏，心脏的安全与稳定直接关系着前台业务的安全与稳定，数据库的安全直接关系着医院的命脉，其遭受的各种攻击，会直接导致用户敏感数据泄露。

而承载数据的容器——数据库，已然成为安全威胁的重点。数据库安全控制已经受到了广泛的关注，是信息系统安全的一个主要研究领域。存储在数据库里的大量敏感信息的安全风险主要体现在以下四个方面：

（1）内部用户可以很方便地利用内部网络通过各种通信协议进行刺探、获取、删除或者篡改重要的数据和信息。

（2）内部授权用户对系统不熟悉而导致的误操作也时常给业务系统造成难以恢复的损失。

（3）外部非授权人员（如黑客）对数据库进行恶意入侵，获取、加密或者删除数据库里的数据。

（4）所有针对数据库的安全事件发生后，无法进行有效的追溯和审计。

数据库安全审计是医院 IT 审计中至关重要的一环。涉及数据库安全性的产品包括数据库审计平台和防统方设备等，这些产品基于旁路审计原理，系统采用旁路接入部署方式，只要在交换机上设置端口镜像或采用 TAP 分流，不需要对现有的网络体系结构（包括交换机、防火墙、应用层负载均衡设备、应用服务器等）进行调整，这样的审计原理有如下好处：一是接入成本很低；二是繁重的审计工作不影响原业务系统的运行与性能，接入风险低；三是使审计系统相对独立，难以被发现，不易受到攻击，审计系统自身安全性高。具体如图 27－3 所示。

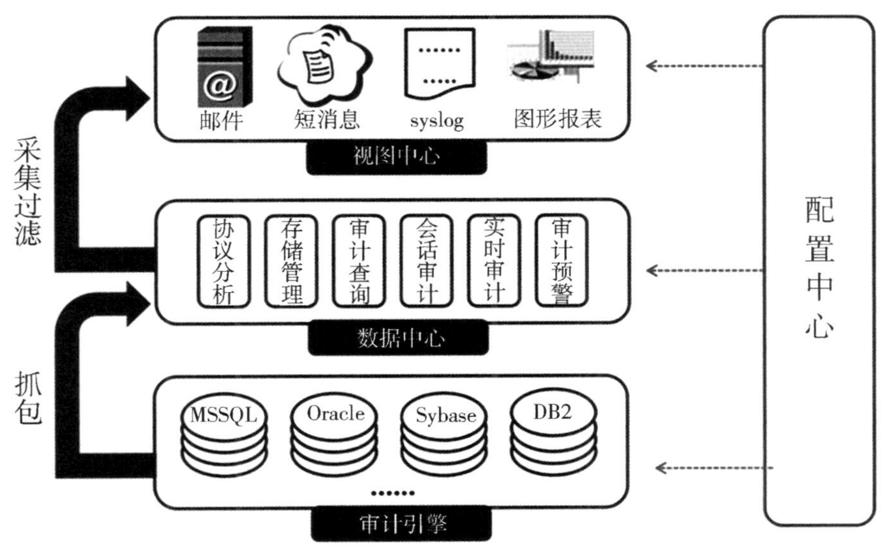

图 27－3　数据库审计部署架构图

一、数据库自身的审计功能

目前市场上主流的数据库如 Oracle、MSSQL、MySQL、DB2 等，数据库系统都拥有自身的审计功能，但存在如下一些不足：

（1）审计规则配置复杂，对管理员要求很高，不方便使用。

（2）丧失了审计的中立性和独立性原则。

（3）某些原因决定了某些数据库操作审计记录不完整，比如缺乏对 select 操作的审计。

（4）占用服务器资源，影响业务系统的运行。

（5）审计记录容易被删除，记录安全性难以保证。

（6）各种数据库系统的审计信息格式复杂，不统一，难以集中审计，影响审计效果。

二、数据库审计平台

数据库审计系统是能够实时监视、记录网络上的数据库活动，对数据库操作进行细粒度审计的合规性管理系统。它通过对用户访问数据库行为的记录、分析和汇报，帮助用户事后生成合规报告、事故追根溯源，同时加强内外部网络行为记录，提高数据资产安全。

（一）数据库操作审计

数据库操作审计主要包括语句的解析，操作类型、操作字段和操作表名等的分析。

（1）支持语句操作响应时间的审计，支持语句操作返回行数的审计，支持数据库操作成功、失败的审计。

（2）支持数据库绑定变量审计，支持访问数据库的源主机名、源主机用户的审计。

（3）可审计操作的客户端名称。

（4）可进行语句、语法解析，分析语句的操作类型、操作对象等信息。

（5）支持数据采集规则定义，对不关心的数据可以不采集，有效保证系统审计的稳定性与针对性。

（二）细粒度审计

数据库审计系统完整记录对数据库的所有操作，通过实时监测并智能地分析、还原各种数据库操作，解析数据库操作，还原 SQL 操作语句；跟踪数据库访问过程中的所有细节，提供数据库操作行为、应用服务器行为、终端录像，为追踪、惩罚犯罪分子提供强有力的证据。

（1）全方位的数据库活动审计：实时监控来自各个层面的所有数据库活动以及活动的内容。如：来自应用程序发起的数据库操作请求、来自数据库客户端工具的操作请求、来自数据库管理人员远程登录数据库服务器产生的操作请求、操作返回的结果等。

（2）潜在危险活动重要审计：提供对 DDL 类操作、DML 类操作的重要审计功能，重要审计规则的审计要素可以包括用户、源 IP 地址、操作时间、使用的 SQL 操作类型。当某个数据库活动匹配了事先定义的重要审计规则时，一条告警将被记录以进行审计。

（3）支持对数据库 SQL 操作语句的细粒度审计，可完整解析协议的所有 17 个字段。

（4）支持正常请求信息的解析，同时支持对返回值行列结果全解析和全记录。

（5）支持多元素符合逻辑的事件定义，包括操作时间域、操作方式、数据库用户名、数据库名、表名、应用程序名、执行时长、操作成功/失败、操作内容等。

（6）会话分析与查看：单个离散的操作（Sql 操作、ftp 命令、telnet 命令）还不足以了解用户的真实意图，一连串的操作所组成的一个完整会话展现，可以更加清晰地判断用户的意图（违规的、粗心的、恶意的）。

（7）敏感信息细粒度审计：对业务系统的重要信息，提供精确到字段及记录内容的细粒度审计功能。自定义的审计要素包括登录用户、源 IP 地址、数据库对象（分为数据库用户、表、字段)、操作时间段、使用的SQL操作类型、记录内容。

(8) 支持超长SQL语句、注释内容、多嵌套语句、绑定变量、RPC的审计。

(三) SQL模版管理与敏感数据

数据库审计系统通过SQL语法分析,自动识别并抽取数据库句式语义相同但参数不同的语句,实现了SQL语句的归类及合并,构建SQL模版。如果一个被审计监控的业务系统每天都重复着同样操作,被原始SQL语句占据的空间就大大减少,节省了大量的存储空间。同时,数据查询效率大幅度提升。

SQL模版管理可协助管理员对审计数据进行处理,将大量的、常见的语句设置为安全规则或过滤规则,大大增加了规则的准确度,优化系统识别事件规则库,形成安全语句和敏感语句管理,对信任语句正常执行,对敏感语句进行及时告警。

(四) 查询条件精准检索

对用户而言,一旦发生安全事件,需通过查询事件的前后过程数据,以便获取有效的信息来协助管理人员找到相应的操作过程。系统支持以地址、性能消耗、语句数量等条件在TB级海量数据中快速检索,且能实时以图形化方式统计、展示查询结果。

(五) 运维审计、辅助决策

数据库审计系统提供实时的数据库运行状态监控,针对数据库访问流量、语句数量、SQL模板量、语句耗时等进行专项的界面分析;可针对执行量最多、访问最慢的语句进行梳理和呈现,提供专业的性能诊断分析,帮助用户优化数据库性能。

(1) 每日、每周的业务繁忙高峰,并提供具体峰值。

(2) 提供对业务性能消耗最大的操作内容,并提供日触发次数。

(3) 以力导向布局图和明细数据的方式实时监测当前连接会话,以便问题发生时定位故障点和责任人。

(六) 安全事件回查追溯

当发生安全事件时,安全管理员可对过去某一时段的事件进行回查追溯,真实展现当时的完整操作过程,便于分析和追溯安全事件。很多安全事件或者与之关联的事件在发生一段时间后才引发相应的人工处理,这时,作为独立审计的数据审计系统就发挥作用了。由于有全审计功能,数据都保存在后台(包括相关的告警),可快速定位相关事件,缩小范围,使得追溯变得容易。同时,由于独立监控审计模式,使得相关的证据更具公正性。

三、如何应用数据库审计

说起审计,常常会和"事后"两个词连起来,变成"事后审计"。大多数情况下大家会认为审计仅在发生事情后,追查问题,确定责任的时候才用到,平时使用率不高。随着技术的不断进步,现有的数据库审计产品已经能在很多场景下,帮助我们的运维人员解决工作中的问题。

(一) 业务审计

针对医院在经营过程中容易产生的业务风险实施审计策略。在医院经营过程中,经常遇到的业务风险包括:

(1) 统方:利用信息技术手段,通过业务系统前台和数据库后台进行的统方行为。统方的实现一般情况下需要获取以下信息:医生信息或医疗组信息、药品名称、药品数量和时间范围。业务前台可用统方的模块，不同的 HIS 系统入口不同，名称也不同，需重点关注药房的统计模块和医院的“双十排名”。同时利用数据库后台工具对 HIS 系统发起的统方操作也是关注的重点。后台统方操作可以有很强的操作隐蔽性，可将获取统方数据的复杂操作，拆分成细小的多步执行，使得整个操作不满足统方特征必需的几个要素。此时我们可以通过 SQL 模板的功能，关注关键表的操作，过滤正常大触发量的业务操作，剩下的就很可能是异常行为。

（2）资金账户监控：目前大部分医院都采用医保卡和医院预缴卡并存的付费方式。许多患者在就诊完毕后，并不会将卡上余额提走。随着时间的推移，用户并不记得卡上的具体余额，甚至这些卡有可能丢失。而实际上用户预存到就诊卡上的现金，映射到信息系统中也就是一些字段里的数值。因此有权限的人员就能通过修改这些数值从而获取利益。在日常的数据库运维过程中，通常情况下不会涉及资金表或字段的修改，但一旦发生需要引起足够的重视。

（3）关键结算操作监控：HIS 系统是医院信息系统的核心，负责患者的就诊、处方和结算等一系列操作。几乎所有的其他信息系统都需要和它对接。在结算环境，由 HIS 系统开具检测检查任务，由相应的信息系统完成该任务后，通知 HIS 系统进行结算。而异常情况是，检验检查任务完成后，若信息系统发起撤销操作，那么就产生漏费的情况。所以这些接口上的通信也是业务方面需要重视的问题。

（二）运维审计

运维审计主要关注特权用户的敏感操作、异常地点异常时间的登录、偶发性数据库语句的产生、非数据库服务的监听和主动对外的连接行为。具体描述如下：

1. 特权用户的敏感操作

重点关注特权用户对数据库环境的配置修改操作。内容包括但不限于数据库密码策略的修改；赋权给角色；赋权给用户；操作（修改、删除和增加等）业务数据表的行为；数据库链（DB_ LINK）的操作行为，导致所有操作行为都通过另一台数据库主机实现等。

2. 异常地点异常时间的登录

重点关注高权限的账号从未知或不可靠的地点登录访问数据库；在非上班时间或非正常时间登录访问数据库。

3. 偶发性数据库语句的产生

该审计功能非常依赖数据库审计产品的技术能力。需要将语义相同，但实际操作对象或信息不同的数据库语句，抽象归纳为一个语义类型，并加以统计，从中发现极少执行或偶发执行的语句。因为在长时间的业务运行过程中，所有的业务语句都不应极少或偶发执行，因此这些操作需要引起足够的重视，有可能是黑客入侵后自行操作的内容。

4. 非数据库服务的监听和主动对外的连接行为

数据库服务器最重要的工作是对外提供数据库服务，一般都有固定的网络监听端口，例如 Oralce 的 1521，SQL Server 的 1433 和 MySQL 的 3306 等。但如果数据库服务器发生非数据库的连接访问，都应该引起我们的重视。例如开启了 FTP 服务、远程桌面服务、文件共享服务等。这些服务可能是后门，也可能在某些特定的环境下，可以让数据库执行不可预知的指令，或者将数据库文件全部拷走，而审计无法发现。更需要注意的是，数据库服务器正常情况下不会主动向外发起访问，这样的行为可能是某软件的更新请求，也有可能是木马的反弹式连接。利用数据库审计的网络发现行为，可以很好地及时发现异常操作。

（三）安全审计

可利用数据库审计的入侵检测模块，有效发现口令暴力破解、缓冲区溢出、SQL 注入和异常数据封装等攻击行为。这里所说的 SQL 注入并不是应用系统的 SQL 注入，而是数据库自身的注入漏洞，这种漏洞比应用系统的注入漏洞危险性更高。对于 SQL 注入漏洞的存在，主要是由于数据库中提供的系统或用户函数存在参数检查不严和语句执行的缺陷。异常数据封装是指，在数据库的通信服务端口中传输非数据库协议的内容，这将使数据库产生大量的报错信息，消耗有限的连接池资源。

（四）辅助决策

利用数据库审计的语句归类统计分析功能，协助用户发现影响业务性能的原因。通过统计调用最频繁的语句，执行时长消耗最大的语句，结合数据库的缓冲区命中率查询，确定需要优化的方向。

四、数据库审计技术

（一）旁路式 VS 主机探针

概括来讲，当前主流的数据库审计技术分为旁路式（数据包解码）和主机探针（安装代理程序）两大类（见下表）。两类数据库审计的技术路线区别，在于两者的部署方式、获取数据库访问记录的途径不同以及 SQL 解析方式不同，因此审计效果也自然不同。

表 27－1　旁路式 VS 主机探针

对比项	旁路式	主机探针
部署方式	不需要在数据库服务器上安装任何软件或代理程序，也不需要被审计数据库的用户名和密码	在数据库服务器上安装代理程序，获取日志信息，再通过主机网卡传递到外部服务器上
审计记录来源	通过交换机的端口镜像将访问数据库的网络流量传递到审计设备上	依赖数据库软件自身的审计日志
SQL 解析方式	基于网络协议解析和 SQL 语法的解析方式	无须网络协议解析，不担心网络问题（如丢包、重传、乱序）对审计结果的影响
限制条件	无限制条件，仅需要交换机的端口镜像	需要数据库开启完整的审计功能
对被审计对象的影响	对被审计对象无任何影响	影响被审计对象服务器的性能，甚至代理程序的 BUG 会导致服务器的宕机

（续上表）

对比项	旁路式	主机探针
云化数据库的审计	在私有云中可通过配置虚拟化平台的镜像功能获得审计流量。在公有云中需在数据库服务器上安装流量转发探针（不同产品的实现原理不同，可以是主机探针的代理软件，也可以是仅转发流量的轻量级探针）	与物理环境无差异
三层关联审计	通过将应用服务器前端的数据一并镜像到审计设备上，利用相关技术实现前后端数据的关联	不支持，没有应用层插件

下文从3个维度详细比较两种技术路线的差异：

1. 审计结果全面性的表现

（1）旁路式：通过镜像流量的方式进行全流量采集，基于全量数据库流量进行语句和会话分析，再通过对SQL语句的协议解析，能够审计操作时间、源IP、客户端工具名称、客户端计算机名、数据库用户名、数据库名、语句耗时、SQL模板分类（不同厂商名称不同，实现效果也不同）和返回结果集等信息，并将不同的SQL操作重组还原到相应的会话中，重塑整个操作过程。目前大部分厂商已能支持主流的数据库类型，并且能够审计普通用户和超级用户的访问行为，但不足之处在于无法审计数据库操作前后的数据对应关系。

（2）主机探针：属于注册代理程序的“主机探针”审计，利用数据库的自身审计插件（如Oracle的FGA&TRIGGER）读取数据库自审计日志，依赖的是数据库自身审计能力，如果数据库自身不具备审计能力，那么这类数据库审计产品就无法支持对此类型数据库的审计；并且，数据库自审计功能一般只提供增、删、改、查语句和部分数据定义语句，无法提供全操作类型的审计，也无法完整审计结果集。但从另一个角度来看，主机探针的方式也有其亮点，能审计前后数据的变化（功能开启后，性能开销较大）和本地操作，这些不通过网络的流量，所以传统的流量镜像方式捕获不到。不过旁路式的审计，也可以通过增加远程流量探针的方式，实现这项功能。

2. 审计结果的完整性

（1）旁路式：由于是基于全流量的审计，配合传输层的协议标签，加上SQL语句词法的协议解析和特征捕获等技术，可以准确关联语句和会话，进行精确的审计结果查询分析；准确关联应用用户与SQL语句，并能根据SQL语句会话中的前后管理关系，进行策略制定，这样可以实现对业务行为的审计。在此基础上形成的规则库，也能够更准确地识别风险访问。

（2）主机探针：由于是基于正则表达式完成SQL语句规则，无法基于通信协议解析命中语句规则。在实际工作中，会导致语句和会话无法关联，不能按照会话进行语句梳理汇总，那么会缺乏连贯分析能力；并且，由于不是基于流量和协议的SQL语句解析，对于目前用户普遍要求的应用关联审计，也无法实现。

3. 审计对数据库的影响

（1）旁路式：旁路镜像流量的方式，对客户端和应用系统到数据库的访问完全透明，且目前的交换机都提供足够丰富的背板带宽，所以这种方式无论是对数据库服务器还是对网络性能都不会产生任何影响。审计设备从上线部署乃至故障宕机，都不会使业务中断。这也是目前市面上大多数审计厂商，选择旁路镜像方式的原因。

（2）主机探针：一方面，由于原始审计信息是记录在数据库中的，需要定期获取到审计设备上，这其中可能产生较大的延迟。另一方面，开启数据库自审计功能本身会占用大量内存，如果遇到高压力并发的情况，会拖慢数据处理能力，影响服务器系统的I/O，占用网络的通信带宽，影响正常业务访问。

（二）需要关注的其他技术点

（1）双向审计：需要能实现对查询结果的分析，不只能实现单包返回状态的分析。

（2）超长SQL语句审计：需要能审计超长SQL语句（单语句超过4K），不能遇到超长语句就做截断或丢弃处理。

（3）对绑定变量的审计：在SQL语句传输过程中，绑定变量并非与SQL语句在一个数据包中体现，由于网络抖动重传等原因，使得绑定变量会在后续的若干个数据包中，因此要能准确识别关联SQL语句会有一定的难度。

（4）对海量数据的实时查询：目前许多医院每日的接诊量非常大，每日产生的SQL语句都在千万级，需要能实现对多天亿级的数据秒级快速查询，同时能针对查询结果同步生成图形化分类分析报告。

（5）对SQL语句的抽象化存储：可将语句内容不同，但语义相同的语句进行抽象化合并，并能对合并后的数据进行统计分析和定义语义策略。

（6）多条件的查询操作：需要能提供丰富的查询条件，除了常用的IP地址、数据库用户名、表名、语句关键词外，最好还能涉及会话语句种类、会话语句数量、统一时间分段等条件。

五、数据库审计的实践

（一）关于资金与费用相关异常事件的发现

对于医院数据库需要审计发现的业务安全问题，不仅仅是“统方”，还包括许多与资金费用相关内容。下面我们以资金归集和CT漏费两个案例，来说明数据库审计在医院网络环境中的深入应用。

1. 资金归集

目前大部分医院都采用医保卡与医院预缴卡并存的付费方式。出现过预缴卡一直存放于患者手中，但存放于预缴卡上的资金不翼而飞的情况。通过查询该账号的资金流水，没有发现缴费和提现等操作，但发现在某一时间节点存在的患者认定的资金，后续时间该资金在没有任何操作记录的情况下消失了。

利用数据库审计的全面审计能力，针对“预缴金表”和患者账号的关联信息，定位到了事件的整个过程。

事件由内部管理员所为，并已存在较长时间，将大量“僵尸卡”（长期不在使用的预缴卡，比如患者以为丢失）上的资金，划转到指定预缴卡上。

具体操作过程：首先嫌疑人通过查询筛出长期不使用的僵尸账户，开通一张空卡，将目标卡信息复制到空卡中，再将目标卡锁定，然后通过社会人员取现，再将信息替换回去。重复上述动作，套取现金。其精明的地方在于，黑客搜索所谓的僵尸账号，以躲过用户的发现；套取的单笔金额小，且都是每年结算对账后的数据，院方财务难以发现异常。

数据库审计可利用全面审计能力对操作进行记录，并通过过滤客户端工具名称、筛选涉及敏感表的操作，定位到具体的操作语句。再利用该语句的 SQL 模板，可筛选出所有与之类似的操作，定位到具体嫌疑人。

2. CT 漏费

医院曾经出现过已拍了 CT 片子，但结算清单中没有这项记录的神奇事件。HIS 系统中每天都有大量开单、再撤销的记录。但当班医生没有撤销操作，而且片子也拍了，这到底是怎么回事呢？是否收费模块有问题呢？是否拍片后其他医生能直接调用撤销操作呢？是否存在某些隐藏的调用方式而信息科不知道呢？是否信息科内部有人员参与减免用户的收费呢？这些问题在当时一直困扰着信息科的人员。

通过数据库审计关键字与会话关联功能，输入患者住院号 ID，所有与之相关的记录全面展现，查询退费语句，定位到退费终端和操作员，通过监控操作流程一切正常；通过患者 ID 号查询 HIS 系统向 PCAS 系统的请求信息，HIS 系统有向 PCAS 发送拍片的任务，但存在 PACS 向 HIS 系统发送撤销任务的语句。

PACS 系统上常规只存在三种操作，“已收费未拍”“已收费已拍”和“未收费未拍”。但实际模拟找到了第四种操作——“撤销”。通过大量的调查，最终结果是：当班护士因为某种原因在拍完片子后执行撤销操作，因此在 HIS 系统上没有记录，患者自然不用付费。通过此次事件，院方发现在该问题上每年有十几万的损失，责令 PACS 厂商修复该漏洞。

（二）异常数据库连接的发现

某医保中心数据库时常出现崩溃的情况，经过排查，原因为某医院对数据库产生了大量的连接（连接数是其他同级别医院的两倍）。同时伴随着这些连接，还产生大量的 TNS－12569 错误（该错误是指服务器收到的数据与预期不符，校验错误）。

从数据库连接数过多和大量报错这些表征，首先想到的自然是数据库语句是否异常，数据量是否过大。整个医保结算体系采用 C/S 的架构，由部署于医院结算终端上的客户端软件，直接访问医保的数据库系统，完成业务操作，通过审计的数据库操作记录，可以知道：院内存在大量问题的主机，在访问医保中心数据库时，其数据库操作存在异常，记录中没有 SQL 语句和数据库登录请求，仅包含断开连接的操作信息。据此，可判断该连接不是合法 SQL 通信，可能存在隐匿通信，并初步判断其实质为 HTTP 连接藏匿于数据库连接通道内。进一步追踪该隐匿通信，通过隐匿通道检测等技术手段，验证确有 HTTP 连接藏匿于数据库连接通道内，并通过该连接所用的源 IP、源端口等特征确认了进行隐匿通信的进程为安装于医院终端上的某桌面管理软件。

经分析，该桌面管理软件中具有非法外联检测的功能，其原理为：当发现终端访问的网络不是自己内部网络时，根据预设策略尝试访问互联网网站，如果访问成功则代表存在非法外联。该功能在尝试所有可能存在的外联链路过程中，将医保的数据库服务器也作为应用代理尝试访问：将访问请求封装成代理信息，通过数据库端口传给数据库服务器。因连接数量过大，最终导致医保数据库服务器的崩溃，产生了大量的数据校验和错误的告警。数据库审计系统的深度分析能力在这个案例中为定位问题起到了关键作用。

（三）找出影响业务系统数据库性能的原因

业务访问缓慢，一般都由三个原因造成：服务器性能不足、网络带宽不够和应用设计不合理。服务器性能和网络带宽的改善属于相对被动的改善行为，而应用设计的优化是在前两者无须投入的情况下可优化的部分。但如何进行设计优化，从哪优化又是一个头疼的问题。下文以两个实际的样例来说明如何利用数据库审计产品，进而发现应用设计有待优化的地方。

1. 数据输入内容未限制

某医院根据要求在 HIS 系统中增加实名制就医的模块，上线初测时常发生数据库死锁的现象。通过数据库审计的力导图功能，定位数据库死锁时连接的主机；通过力导图功能，定位死锁发生时连接的客户端主机；通过主机的会话关联，定位到具体原因。在测试时，由于输入信息限制不严格，可以将身份证号前三位以模糊匹配的方式输入，使得数据库需要将本省的所有身份证号遍历一遍并返回，直接导致大数据量的查询死锁。

2. 数据对接压力预计不足

某医院对接了网上预约挂号的功能后，导致 HIS 系统运行非常缓慢。通过数据库审计的 SQL 模板分析功能，获知当前 HIS 系统每日产生 8 000 万的 SQL 明细数据，而预约挂号的查询语句就占了 3 000 万，大量的预约查询信息不断与 HIS 系统产生交互，最终阻碍了业务的正常访问。

六、非法“统方”防范

（一）认识统方

1. 统方介绍

所谓“统方”，是指医院对医生用药信息量的统计，它在医学临床研究领域是掌握一手资料辅助医学治疗不可或缺的统计方法。但是，因商业目的为医药营销人员“统方”，则是非法行为。它是建立医药回扣黑色利益链的重要一环：营销人员通过个人灰色途径获取医院“统方”数据后，就可能针对性地给医生送回扣，刺激医生在开处方时多用其代理的药品或高值耗材，从而提高销量，增加收入。

医药营销者支出的回扣成本，最终必定会转嫁到患者身上。为此，国家卫健委要求：医疗机构要对医院信息系统中有关药品、高值耗材使用等信息实行专人负责、加密管理，未经批准不得“统方”，严禁为商业目的“统方”。

2. 统方的途径

随着信息化的发展，统方的手段也在不断进步，从早期的手工统方，到信息系统统方；从 HIS 系统统计模块统方，到数据库后台工具统方；从内部人员统方，到外部的黑客统方产业链；从数据库后台工具手动执行命令统方，到针对不同 HIS 版本的自动化统方；从面向单个医生个体发放回扣，到向一个医疗组发放回扣。下面我们具体介绍一下各种统方的操作手法：

（1）手工统方。

医生手工统方，通过手工记录或定期查询处方信息。这种统方并不十分准确，医生比较麻烦，并且很多HIS系统已经限制了每次查询处方的时间范围（每次只可查询1～2天的处方信息）。

（2）信息系统统方。

药房统计，数字准确，但很多医院的HIS在药房统计时不提供医生信息。但对于专科用药，因为使用部门单一，只要对比库存和进货量，即可获知开药总量。通过面向医疗组发放回扣，可避开不知道医生信息的问题。

科室电脑调单，内容详细，但比较麻烦；科室护士统方，一般找负责领药的护士，信息准确，但涉及范围太多；科室医嘱，找个医生就行，但数字不十分准确，可能会有些退药信息查不到。最准确直接的，还是数据库后台统方，不仅能看到自己想要的数据，有时还能得到竞争对手的数据。

（3）外部黑客统方。

目前外部黑客统方大都使用自动化脚本，针对指定HIS系统，通过HIS系统的漏洞进行定向统方。黑客要进行统方，首先需要接入医院网络，再运行统方脚本，最后获得统方数据。这其中最重要的是接入医院网络，目前已知的接入方式有以下三种：

①通过医院各个位置部署的工作终端，如自动报告单打印机、挂号机、影像打印机等，将接在这些设备上的网线拔下，串联到一个无线路由器，然后再躲到某个角落进行统方。其好处是只要物理无线路由设备不被发现，就能长期进入医院网络进行统方操作。

②许多医院都架设了无线接入设备，提供无线查房的功能。黑客通过破解无线路由的密码，接入医院网络，再通过4G网络，在远程进行破解和统方操作。其优点是机动性强，不易发现，即便被抓到，在现场的人员也能将问题推得一干二净。

③利用安装PE启动U盘，将统方自动化工具拷贝到医生工作站的指定目录中，双击运行，即可获得统方数据。该方案的优点是，只要一次性投入，购买自动化统方工具，后续的工作只要一般性的技术人员即可完成，省去雇佣黑客或长期购买数据的高额费用。

（二）统方的防范

1. 统方权限控制和操作审批流程

对HIS系统中因财务核算、统计等工作需要而产生的具有统方功能的报表（例如双十排名、抗生素排名）进行全面筛选，严格使用人员的操作权限。操作人员使用该类报表，必须事先向医院纪检部门备案，同时在HIS系统中增加多重角色认证，需要不同角色的人员输入各自的密钥才能执行该操作。从管理和技术两个层面做好防护工作。

2. 加强运维管理

操作人员密码应定期更改，防止密码泄露而被非法使用。信息部门应加强对机房、服务器的管理，服务器操作系统密码也应定期更改，任何人未经批准不得进入机房，物理接触数据库服务器。操作系统权限与数据库管理权限分离，禁止一人掌管两套密码。部署堡垒机，所有远程操作都应在指定可控的范围内执行。

3. 实行网络准入控制

外来电脑未经批准不能接入内网。同时，对内网电脑的IP地址和MAC地址一一绑定，防止非法接入。

4. 部署防统方系统

在加强管理的同时，通过和安装防统方系统（或数据库审计系统），全面监控统方行为，针对性地配置防统方策略，从而彻底防止非法统方行为。

通过信息系统执行的统方操作可以分为两种：一种是从 HIS 功能模块发起的统方操作；另一种是通过数据库后台工具进行的统方操作。

对于通过 HIS 系统发起的统方操作，可通过针对性分析 HIS 功能模块操作时触发的统方语句，制定精准的告警策略。

对于通过数据库后台操作的统方，由于操作语句变化多样，组合方式任意，且关键表在正常业务过程中存在大量正常操作，这给精确定义带来很大的难度：定得太细，怕会漏报；定得太宽，误报又太多。此时，可以先通过关键表的宽泛定义，再通过 SQL 模板按类过滤误报的语句（都是业务操作型语句），那么后续无论 SQL 语句如何变形，都将被准确识别。同时解决了报警精准、误报率低的要求。

5. 服务器安全加固

对 HIS 应用和服务器进行全面的安全加固，关闭不必要的远程服务，并定期进行风险评估，确保在应用和操作系统层面没有可被利用的漏洞。

第五节　日志应用审计

一、主机日志审计

医院的业务提供一定不能缺少服务器主机，主机操作系统包括两大类：Windows Server 和 Unix/Linux。这些通用操作系统存在多个系统版本，而且每个版本都可以公开查到系统漏洞，所以主机很容易成为攻击者攻击的对象。因此对主机的日志审计必不可少，这些各种类型的日志可以作为安全事件发生后问题追溯的原始依据。

以 Windows Server 为例，主机日志包括系统日志、安全日志、应用日志等。这些日志以文件形式存在于主机本地，同时还有文件大小限制，当日志量较大时，日志保存时间甚至不超过 3 天。因此需要辅助第三方日志审计平台搜集主机的日志信息并保存 6 个月以上。

对日志审计平台，要可以根据时间、日志源、日志类型进行审计，对海量日志中的异常日志提供报警机制，以进一步分析。

对于海量的日志有两种过滤机制：日志发送前过滤和日志接收后过滤。日志发送前过滤通常在日志源端进行，比如当 32 位程序运行在 64 位操作系统，每秒钟主机都会进行大量告警，而这些告警实际没有太大的安全意义，可以在日志发送前即过滤掉。有些日志虽然海量但仍然需要保存，比如身份认证日志，某些业务存在大量的用户登录日志，这些重要安全事件虽然海量但仍然需要记录，以供日后的不时之需。

二、漏洞审计

医院信息节点可能存在安全漏洞的地方包括：终端、网络安全设备、服务器主机及应用系统。因此对信息系统进行漏洞审计时要分别针对这三部分信息节点进行。

终端由于不对外提供服务，所以终端的漏洞基本上都是操作系统的漏洞。终端又分为有线终端和移动终端，有线终端基本上都是基于 Windows 系统的 PC 机，移动终端 iOS 和 Android 系统都有。

网络安全设备要么是基于自有的嵌入式 OS，要么是基于开源的 Linux 系统内核。网络服务已经作为操作系统的一部分，网络服务的漏洞也以系统漏洞的形式表现出来。

服务器主机操作系统主要分两类：Windows Server 系统或 Linux/Unix 系统构成。除了操作系统本身的漏洞，根据对外服务的差异，还存在中间件与应用系统的漏洞，比如 IIS、Web、apache 等。如果提供的是数据库的服务，还存在数据库系统的漏洞及数据库应用的 SQL 注入漏洞等。

医院可以采用自有的漏洞扫描设备或者由第三方机构提供漏洞扫描服务，但获得的漏洞扫描报告大多不会引起重视，明知有漏洞却不做补丁更新，这可能有以下几个原因：

（1）不了解漏洞的实际危害性。

（2）不了解应用程序和主机系统版本、数据库系统版本的兼容性。

（3）补丁更新对系统业务连续性和业务稳定性的影响。

所以对漏洞扫描结果进行审计时，必须添加对业务影响的判断，比如会被勒索病毒利用的高危漏洞，就一定要消除，否则会造成丢失数据等巨大危害。

三、防病毒审计

有关防病毒安全已经在第六章做了介绍，可知医院防病毒审计的原始证据通常来自两部分：终端/主机防病毒的信息统计和网络防病毒行为统计。

主机防病毒软件通常采用客户端分散防护和服务器集中管控方式，服务器端可以提供对系统整体的防病毒情况的安全审计。根据防病毒软件工作机制的不同，比如传统的特征码识别与目前流行的 EDR 方式，分别进行不同的人工分析和鉴别。

网络防毒墙或网络设备的防病毒模块目前还以病毒特征库识别方式工作居多，同时可以对病毒传播的行为进行统计分析，会对 HTTP、FTP、邮件等病毒传播途径进行控制，并提供审计报告。

医院可以通过防病毒管理制度对上述两部分审计内容进行定期归并处理，人为分析后作为进一步防病毒处理的依据。

四、应用审计

医院的业务应用大部分都是定制开发，因此应用审计同样需要定制开发，即在前期业务应用软件需求定义时即要考虑审计的功能需求，既不能影响业务的性能，又能提供业务访问的追溯性。考虑到应用性能的要求，目前市场上大部分应用软件的自身审计功能是缺失的，常用第三方数据库审计代替自行开发的应用审计。

应用审计通常是业务应用软件的一个功能模块，且审计权限与普通用户权限和管理员权限分离。审计要求的原始信息包括：用户身份验证信息、用户登录位置信息、普通用户操作信息、管理员操作信息、用户退出信息等。比如当系统出现信息异常更新时，可以根据操作的用户名、使用的终端信息、修改的内容提供给监管层做进一步分析。

参考文献

[1] 王韬，沈崇德，尚邦治，等．医院信息化建设［M］．北京：电子工业出版社，2017.

[2] 陆斌杰．医院信息系统实用维护手册［M］．上海：世界图书出版公司，2012.

[3] 陆斌杰，董亮，冯杰，等．解密数字化医院［M］．上海：上海教育音像出版社，2012.

［4］俞华．医院内外网融合的网络架构配置实践［J］．中国数字医学，2017，12(3)：94－96．

［5］夏冰．网络安全法和网络安全等级保护2.0［M］．北京：电子工业出版社，2017．

（本章作者：冯杰、邓泽全）

第二十八章　医院电子数据保全与存证应用

本章导读：

我国现行法律未能完全对接上信息技术的高速发展，信息系统运行使用过程中的法律风险未受重视；不熟悉信息化技术的律师较难评估在信息系统运行过程中的法律纠纷；部分纠纷发生后的法律解释存在争议；除了法律解释的纠纷外，重点还存在用户抵赖和质疑的纠纷风险，如质疑医院内部人员利用计算机泄露医疗数据、篡改电子病历数据等；在医患关系有待改善的现今社会，当出现医疗数据泄露或者数据被篡改、删除的时候，作为医疗机构如何追踪溯源明确责任人与自证清白？基于此现状，本章提出一些思路与实现路径。

第一节　医疗数据的相关法律定义与风险分析

一、医疗数据的权利定义

我国现行法律如《执业医师法》《侵权责任法》《医疗机构管理条例实施细则》《病历书写基本规范》等并未对病历的权利主体做出明确规定。但这些法律对病历的制作者——医疗机构作了诸多限制性规定，如医疗机构应当应患者的需求而复制或封存病历，所有病历的修改应当留下可供辨认的痕迹，未经患者同意或非经司法医疗机构授权不得将病历资料提供给他人；医疗机构的门诊病历保存期不得少于十五年；住院病历保存期不得少于三十年。病历作为权利客体，在法律上应当为医疗机构与患者共同共有，当其成为数据时，医疗机构与患者亦是其共同共有人。所谓共同共有，是指共有各方对共有客体不区分份额的共同所有。保存病历纸质或病历数据的医疗机构只是病历物理性介质的持有人，而非法律上的完整权利所有人。

病历数据的制作者系非医疗机构而是其他机构如移动/互联网医疗的运营商时，其通过线上的咨询、问诊、处方等医疗行为而形成的病历数据，亦应遵守上述法理，即移动/互联网运营商与特定患者构成病历数据的共同所有人。

二、医疗数据安全的相关法律要求

医疗健康信息安全是居民个人健康隐私的保护屏障，居民健康与疾病信息属于个人隐私的一部分，受法律保护。如果发生医疗健康个人隐私数据泄露，对患者医疗安全、声誉和医疗机构的信誉度都会造成不良影响，需要承担相应的法律责任。

如何保障居民个人健康与疾病信息，《网络安全法》也给出了明确的规定，比如，网络运营者应当对其收集的用户信息严格保密，并建立健全用户信息保护制度；网络运营者收集、使用个人信息，应当遵循合法、正当、必要的原则，公开收集、使用规则，明示收集、使用信息的目的、方式和范围，并经被收集者同意；网络运营者不得泄露、篡改、毁损其收集的个人信息，未经被收集者同意，不得向他人提供个人信息等。

三、数字医院面临的信息科技法律风险

数字医院的建设不仅是满足医疗业务的需求，从另一角度来看也是诊疗的过程、结

果电子化的过程，资产数据化的过程。诊疗与医院运营管理需要遵循相关的行业标准规范与法律要求，信息化所面临的信息安全风险是与生俱来的，当诊疗与医院运营管理通过信息化手段来支撑与实现的时候，所面临的法律风险与信息安全风险就融合在一块了，由此我们给出一个新的定义：信息科技法律风险，就是运用信息科技手段过程中所产生的法律风险。如图 28－1 所示。

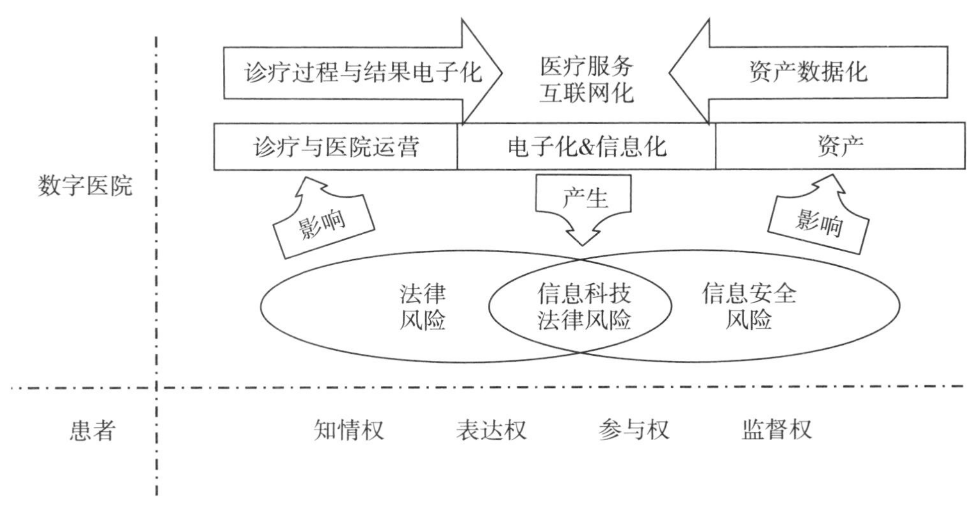

图 28－1　信息科技法律风险示意图

我国的民事诉讼法、行政诉讼法、刑事诉讼法都已经将电子证据规定为法定证据种类之一，但是医疗机构诊疗与运营管理数字化后，电子数据存在计算机等电子介质上，具有看不见、摸不着、易篡改、易伪造等特性，电子数据的特性与司法审理时对证据的要求截然相反，导致发生纠纷与法律诉讼的时候面临维权难、举证难、取证难等难题。

第二节　现有措施的不足与难点

一、电子数据成为电子证据的难点

电子数据存在于业务系统的数据库中，但是这些电子数据的存储都具有一些特性，诸如易破坏、易篡改、易伪造等，均不符合司法部门对于证据提交的相关要求，并且众多的电子数据格式不同、变现方式不同，同时也不具有关联性，如何将分散的电子数据进行司法证据的关联，也就是说，如何将电子数据有效地转化为电子证据，是我们现阶段面临电子数据进行司法审判的重点。

（一）电子数据的无形性

一切由计算机处理的信息都必须转换为二进制的机器语言才能被计算机读懂，即无论使用何种高级语言或输入法向计算机输入信息，都必须经过数字化的过程，因此我们所谓的电子证据其实质只是一堆按编码规则处理成的“0”和“1”，看不见、摸不着，如何将电子数据转化为电子证据?

（二）表现形式的多样性

与普通的物证、书证的单一性相比，电子信息通过显示器展现在阅读者面前的不仅可以表现为文字、图像、声音或它们的组合，还可以是交互式的、可编译的。

（三）客观真实性

如何防止人为篡改、差错和故障影响等因素，电子证据应该是所有证据种类中最具证明力的一种。它存储方便、表现丰富，可长期无损保存及随时反复重现。它不像物证一样会因周围环境的改变而改变自身的某种属性，不会像书证一样容易损毁和出现笔误，也不像证人证言一样容易被误传、误导、误记或带有主观性。电子数据一经形成便始终保持最初、最原始的状态，能够客观真实地反映事物的本来面貌。

（四）易破坏性

与电子证据的客观真实性相对应，当有人为因素或技术的障碍介入时，电子证据极容易被篡改、伪造、破坏或毁灭，并且与其他几种证据形式相反：被破坏后不留痕迹，难以查清和进行判断。

（五）不易采用性

电子数据存在于业务系统的数据库中，但是这些电子数据的存储都具有一个普遍的特点，那就是分散性。众多的电子数据格式不同、变现方式不同，并且不具有关联性，如何将分散的电子数据进行司法层面的关联，也就是说如何将电子数据有效地转化为电子证据是一个难题。

信息系统运行过程中的数据是动态变化的，但是我们在举证维权过程中需要溯源整个事件的过程，仅提供结果数据并不能成为有效的证据。

二、现有措施的不足

（一）CA 电子签名

国家电子签名法明确了 CA 电子签名的法律效力，但是 CA 在使用过程中只能对身份与结果进行认证，并不能记录产生结果过程中的相关行为与事件；信息系统的结果数据只能是孤证，我们溯源整个事件需要证据链来支撑，孤证不足为证，证据的相互补充说明、相互印证即形成证据链。

（二）IT 审计技术

现有医疗机构一般通过数据库审计、运维审计、日志审计、网络审计等审计措施来实现对内部与第三方服务人员的监督审计，但是审计措施在落地执行过程中策略不完整或者缺失，审计的技术手段不符合法律对电子证据的要求，导致审计结果只能做旁证；审计结果无法进行关联，无法形成有效的证据链。

（三）法律风险意识

各医疗机构对法律风险的关注更多还是停留在传统的法律纠纷上，对于运用信息科技所带来的法律风险较少关注，面临这类法律诉讼纠纷时无从下手，并且对于证据的提取也无所适从，单位的法律顾问对这类的新型法律问题也缺乏经验。

第三节　构建基于法律风险防控的电子数据存证平台

一、数字医院电子数据存证的几个关键点的定义

（1）信息科技法律风险：医疗机构人员及委托人凭借自身权力、职务便利或自身影响力，利用与信息系统有关的内部控制缺陷或漏洞，违规操纵或破坏信息系统及信息数据资产，做出不廉洁与违反法律行为的可能性。

（2）电子权力：信息系统及其支撑环境的控制与使用权力。包括电子业务权力和电子技术权力。

（3）电子业务权力：现实职权在计算机程序上的映射或嵌入（指用户在应用系统中拥有的角色与权限）。

（4）电子技术权力：职权电子化时洐生的一种新型权力，即对支撑业务运行的计算机网络系统等一系列的管理权、控制权和知情权，它具有对电子业务间接的管理权力。

（5）敏感信息：与电子权力运行过程直接或间接相关的，通过伪造、修改、删除、查看或泄露将会产生法律风险的数据信息。

（6）电子岗位：根据现实人员职权电子化的要求在信息系统中所设立的与现实岗位相对应的虚拟岗位。

（7）控制有效：通过一项或多项控制措施的执行与实施，满足相关控制目标的要求或通过一项或多项控制措施将风险降低到可接受水平。

（8）控制缺陷：通过一项或多项控制措施的执行与实施，不能完全满足相关控制目标的要求或通过一项或多项控制措施将风险降低，但仍然存在不可接受风险。

（9）控制缺失：没有为某个或多个控制目标建立控制措施或没有为某类或某项风险制定处置措施并执行该措施。

二、开展电子数据存证的前置工作

开展电子数据存证的前置工作是进行信息科技法律风险评估。信息科技法律风险排查、评估、定级的主要方法包括但不限于：

①调研访谈；

②文档查阅；

③现场观察；

④日志分析；

⑤穿行测试；

⑥漏洞扫描；

⑦渗透测试；

⑧综合分析等。

参考的工作矩阵如表 28－1 所示：

表 28－1　信息科技法律风险评估表

编号	工作项	任务名称	活动清单	计划输出
1	项目启动	启动会议	会议 PPT 及议程	《项目启动会 PPT》
			召开会议	《会议纪要》
2	准备工作	项目准备	法律法规收集	《法律法规收集清单》
			业务调研	《调研收集文档清单》

（续上表）

编号	工作项	任务名称	活动清单	计划输出
3	评估工作	权力梳理	电子权力流程梳理分析	
			编制电子业务权力流程图	《电子业务权力流程图》
		风险点排查	人员访谈	
			文档查阅	
			现场观察	
			电子业务流程图分析	
			电子业务权力风险点排查	《电子业务权力风险点排查表》
			电子技术流程图分析	
			电子技术权力风险点排查	《电子技术权力风险点排查表》
			岗位职责对应收集分析	《电子岗位职责对应表》
			编制职责分离控制矩阵表	《职责分离控制矩阵表》
			敏感信息分级分类	《敏感信息分级分类对应表》
		控制措施评估	人员访谈	
			现场观察	
			穿行测试	《穿行测试记录表》
			机构控制有效性评估	《机构控制有效性评估表》
			电子业务权力控制有效性评估	《电子业务权力控制有效性评估表》
			电子技术权力控制有效性评估	《电子技术权力控制有效性评估表》
4	评估报告	评估报告	评估材料总结及分析	
			编写评估报告	《阶段性项目汇报》《评估报告》
			编写防控整改建议	《防控整改建议书》
			项目总结汇报	《项目总结汇报 PPT》

根据信息科技法律风险评估模型框架以及评估方法，结合医疗机构实际情况，此次评估流程主要分为以下六个步骤，如图 28－2 所示。

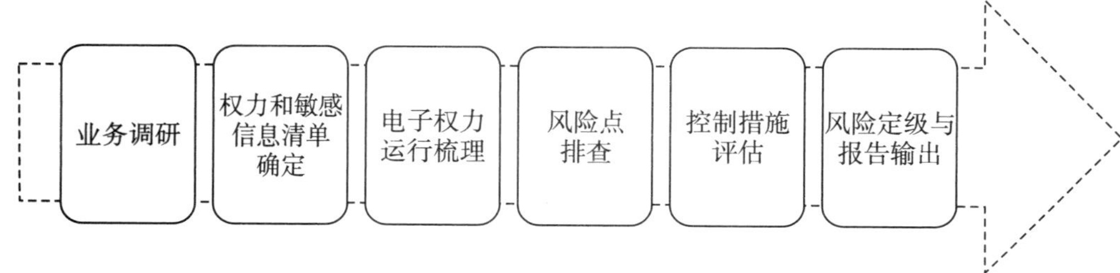

图 28－2　信息科技法律风险评估流程图

（一）业务调研

业务调研主要围绕评估目标和评估方法，根据行业相关规定，收集整理相关法律法规、交易中心内部制度文件、电子招投标系统相关业务人员的岗位职责和工作规范、信息系统开发和运维文档、信息资产清单等资料和文件，并与相关业务人员访谈调研，对材料进行整理和分析提取，形成评估基础材料。

（二）权力和敏感信息清单确定

根据信息科技法律风险评估分岗查险原则，按照现实人员在系统中的权力映射情况（即电子岗位及其权限设置情况）与对敏感信息的处理权限进行权力清单的确定。

敏感信息主要指与电子权力运行过程直接或间接相关的，通过伪造、修改、删除、查看或泄露将会产生法律风险的数据信息。并根据敏感信息的重要程度以及安全属性进行分级分类。根据敏感信息的定义，通过以下六大敏感信息分类分析查找医疗机构信息系统的敏感信息：国家秘密、公众隐私、商业秘密、内部未公开重要信息、重要业务数据、业务相关监管数据。

结合敏感信息的 CIA 属性和对业务影响的重要程度，将敏感信息进一步划分为 A、B、C 三个等级。A 级代表敏感数据与系统业务流程密切相关的数据，对数据的泄露和破坏将对系统业务流程的运行造成严重的威胁和影响；B 级代表敏感数据与业务系统业务流程有关联，对数据的泄露和破坏将对系统业务流程的运行造成一定的威胁和影响；C 级代表敏感数据与业务系统并无直接的关联关系，数据的泄露和破坏对系统业务流程的运行基本不产生威胁和影响，如监督监管接口数据等。

（三）电子权力运行梳理

根据业务调研资料以及现场观察，从业务层、信息层、应用层和基础设施层自上而下进行全面梳理。电子权力运行流程梳理包括两大部分：

一是电子业务权力运行流程梳理。电子业务权力运行流程梳理主要是在明确业务流程流转情况的基础上，全面排查与明确业务流程各环节电子业务权力的运行情况，以便明权确权，并绘制电子业务权力运行流程图。电子业务权力运行流程图包括整体业务流程流转情况、业务流程节点信息、业务流程节点的输入输出信息、业务流程节点的控制要求、业务流程节点所涉及的电子业务岗位、电子业务岗位的角色权限、电子业务岗位角色对应的实际使用人员等。

二是电子技术权力运行流程梳理。电子技术权力运行流程梳理主要是根据业务流程运转情况识别与梳理医疗机构信息系统所涉及的敏感数据流转情况，明确系统建设、上线运营所衍生的电子技术权力运行情况，并根据数据流向绘制电子技术权力运行流程图。电子技术权力运行流程图主要包括敏感信息流转途径，敏感信息处理系统或设备的管理人员、敏感信息的接触与使用人员，各人员对敏感信息的处理权限等。

电子权力运行流程梳理主要内容包括：

①重要系统业务流程梳理；

②重要系统业务流程分解；

③重要系统各业务流程节点权责明确；

④重要系统电子业务权力分配情况排查；

⑤重要系统敏感数据识别与分级分类；

⑥重要系统数据流向分析；

⑦重要系统数据流各节点电子技术权力分配情况排查。

（四）风险点排查

根据调研收集的信息和电子权力流程图进行电子权力风险点排查。电子权力风险点排查包括电子业务权力风险点排查和电子技术权力风险点排查。电子业务权力风险点排查是针对各个流程节点可能存在的法律风险进行排查；电子技术权力风险点排查是针对信息数据的保密性、可用性、完整性三个属性，检查数据流经信息层、应用层、主机层和网络层过程中，可能发生的信息科技法律风险。

（五）控制措施评估

控制措施评估主要从机构控制有效性和岗位控制有效性两方面进行评估。

机构信息科技法律风险评估主要从机构的治理环境、廉政文化建设、风险管理以及控制活动（包括职权电子化过程的控制活动与电子权力运行的控制活动）等方面评估机构信息科技法律风险防控的整体情况。机构控制措施评估结论包括符合、部分符合和不符合。

岗位信息科技法律风险控制有效性评估，是对具体岗位在各个业务流程节点以及数据流节点落实机构信息科技法律风险防控体系要求情况的实质性检查，控制有效性评估采用详细评价法与风险基础评价法两种方法相结合的形式进行。评估内容包括电子业务权力和电子技术权力，评估结论分为控制有效、控制缺陷和控制缺失。

（六）风险定级与报告输出

根据权力的重要程度、自由裁量权的大小、腐败现象发生的概率及危害程度等因素，按照“高”“中”“低”三个等级对存在控制缺陷与控制缺失的风险进行评定。通过与医疗机构项目相关负责人进行前期工作资料包括权力流程图、权力清单和敏感信息清单确定，风险排查表、风险评估表的确认，总结编写《医疗机构信息系统信息科技法律风险评估报告》。

同时，为指导电子权力主体进一步完善业务流程和提高服务水平，并制订相关责任认定方案或应急处理机制，减少法律纠纷事件的发生，对用户和业务合作伙伴与电子权力主体之间易产生纠纷，导致责任主体不明确的风险点进行排查。并在排查的基础上提出纠纷风险的处置建议。

三、有效证据链的设计保证电子证据的真实性与关联性

（一）你是谁？

要通过 CA 电子身份认证，保证信息系统的账号与现实人员的身份能一一对应，明确现实人员在系统中的真实身份，防止账号冒用与虚设账号；部署可信时间戳服务器，保证所有系统时钟同步，明确事件发生的准确时间。

（二）你能干什么？

部署账号密码与权限统一管理平台，特别是针对特权账号的管理要重点关注；确保正确的人能有恰当的权限，在正确的时间，以恰当的方式，访问该访问的系统，且所有牵涉其中的人都认为该访问是正确的；杜绝特权凭证共享，为特权使用赋以个人责任，为日常管理实现最小权限访问模型，对这些凭证执行的活动实现审计功能。

（三）你干了什么？

建立基于业务流程的全流程审计体系，主要由信息系统内部控制审计、信息系统组

成部分审计以及信息系统生命周期审计所组成。一是信息系统内部控制审计，包括一般控制审计和应用控制审计。一般控制审计是对信息系统的开发、实施、维护及运行审计，主要对系统的开发维护过程以及信息系统的环境安全和技术安全进行审查。应用控制审计即业务流程审计，与一般控制审计相对应，主要对交易的完整性、准确性、有效性、机密性和可用性以及在应用处理中的数据的控制审计，通常分为应用程序级一般控制审计、业务流程控制审计、接口控制审计、数据管理系统控制审计四类。二是信息系统组成部分审计，由计算机硬件、系统软件、应用软件所组成。这部分审计以应用软件审计为主要内容，主要对应用程序的控制措施、合法性、正确性和效率性进行审查。三是信息系统生命周期的审计，即信息系统的规划、开发、设计、编码、测试等全过程，主要是对信息系统的可行性、全面性、适当性进行审查。

四、电子数据存证平台建设目标与技术实现

（一）建设目标

以法律风险防控为目标，充分发挥信息科技手段在医疗机构提供诊疗服务过程中合规、明责、制约、留痕、追溯和敏感信息保护方面的优势，落实等级保护工作，满足网络安全法及其他法规的要求（自证），构建第三方电子数据存证（他证），与自证结合形成证据闭环，最终实现以下几个目标：

（1）数据蜕变：让虚拟的信息系统运行数据具备真实的、不可篡改的性质，最终实现电子数据向电子证据的转化。

（2）法律化进程：利用第三方保全的办法记录事实真相，通过司法途径使实际业务逐步向法制化迈进。

（3）司法服务：减少信息系统在证据举证过程中的繁重工作，加强电子数据在案件审理中的司法力度。

（4）司法保障：满足电子数据的法律效力，消除信息系统的法律风险，加强信息系统运行的司法保障。

（二）技术实现

通过部署电子数据中心与取证引擎，对信息系统运行过程中的网络日志、服务器日志、应用系统日志、中间件日志、数据库日志与关键业务流量等数据进行取证保全，将取证回来的原始数据保存在电子数据中心；对取证回来的数据固化后登记到存证云区块链网络上，存证云区块链网络由医疗机构、存证云平台、法律司法机构共同参与构成，共同维护数据的真实性。

电子数据保全与存证总体系统架构如图 28－3 所示：

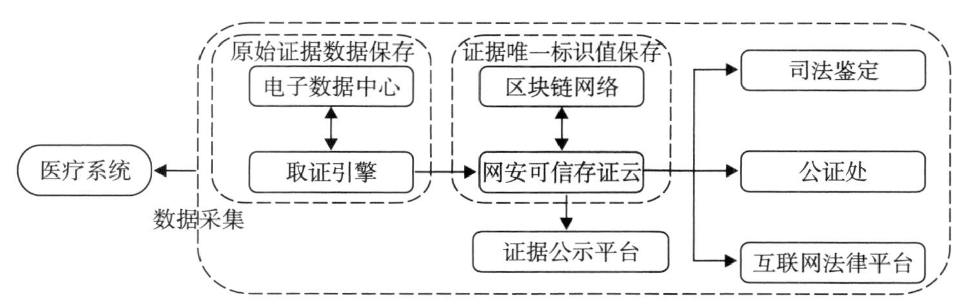

图 28－3　**电子数据保全与存证总体架构图**

电子数据保全与存证实现过程如图 28－4、图 28－5 所示。

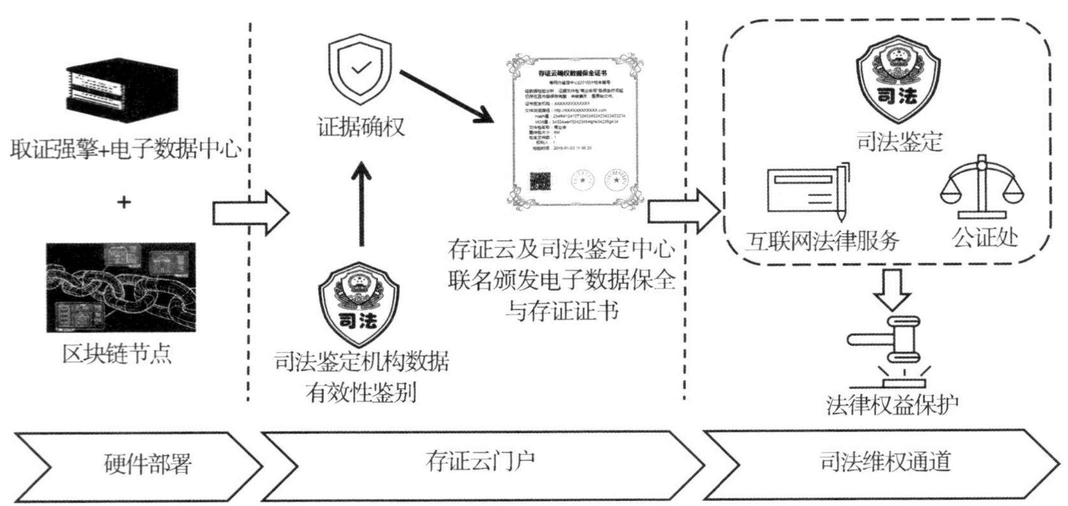

图 28－4　电子数据保全与存证证据保全整体流程图

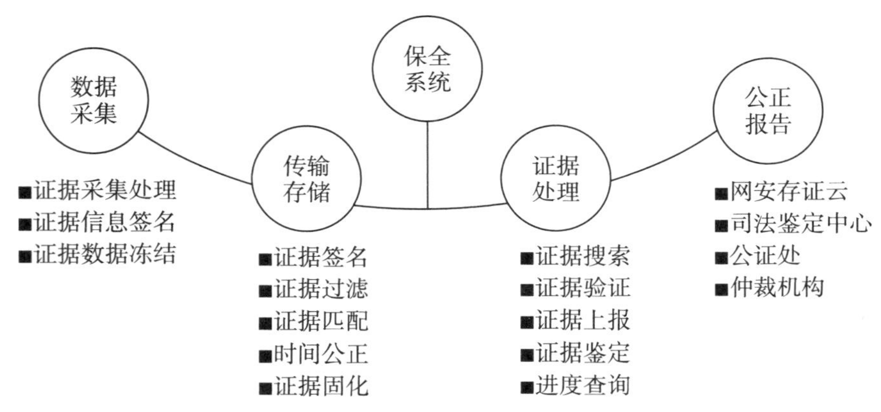

图 28－5　电子数据保全与存证节点步骤图

通过图 28－4 和图 28－5 可知：

①移动端或 PC 端提交数据至业务系统；

②取证引擎对相关业务数据（包括且不限于关键应用流量、网络设备日志、安全设备日志、服务器与操作系统日志、中间件应用系统日志、数据库审计日志、业务系统审计日志等，账号审计等）进行采集，并利用接口的数字证书进行数字签名；

③签名完成后将相关业务数据连同数字签名发送至证据保全系统（电子数据中心）进行证据冻结；

④证据保全系统进行证据冻结后使用证据保全系统的数字证书进行二次数字签名，并加盖时间戳；

⑤最后将证据保全系统保存的数据进行哈希运算，产生的哈希值登记到存证云区块链网络同时发送至司法鉴定中心；

⑥日后出现纠纷时相关业务数据可以进行在线取证申请，可以直接在现有取证页面完成在线取证，并可以连接公证处，对存证云的取证服务进行公证；

⑦在用户有需求的情况下，相关数据也可以发送至司法鉴定中心出具鉴定报告或发送至仲裁机构进行相关仲裁处理。

五、电子数据存证平台未来的应用拓展

电子数据存证平台的建设已经构建了一个多方不同角色参与的区块链网络平台，利用区块链的特性与智能合约等功能可以拓展多方面的应用，如临床试验记录、监管合规性和医疗/健康监控记录领域，以及在健康管理、医疗设备数据记录、药物治疗、计费和理赔、不良事件安全性、医疗资产管理、医疗合同管理、机构医疗信息安全与隐私保护、个人医疗信息安全与隐私保护、医疗保险和供应链管理等方面都能发挥专长。

目前来说，利用区块链技术来实现医疗数据共享落地是比较成熟的应用方向。在医疗机构及相关联的组织之间实现电子病历的数据安全共享，为患者提供安全的电子病历及检验数据的对外查询等。数据共享方向的应用落地已经有许多专业人士在研究实践，并有了一些成功案例与应用的技术方案。

通过基于区块链的电子数据存证平台的建设，在解决医疗机构数据安全与法律风险防范的同时提供了一个基础的区块链网络平台，可见其未来的应用拓展空间无限。

第四节　医院电子病历数据保全与存证应用

电子病历作为医院信息化建设的核心工作，眼下已被大部分医院采用。但伴随而来的，是电子病历信息的法律效力问题，是诉讼中的电子病历真实性认证问题，这尤其值得关注。在大部分医疗纠纷案件中，病历法律效力的认证是司法机关不可回避的工作难点。按照民事诉讼法证据规则的相关规定，病历作为证据材料应当具备证据“三性”，即真实性、合法性、关联性，其中病历的真实性承受的质疑最多。

目前医院电子病历的防篡改与保障真实性的手段一般采用CA证书与电子签章两种手段，但是这两种方式只能对最终的书写结果进行签名认证，而不能对书写过程是否合规合法、是否被篡改等进行证明；但是要证明电子病历的真实性、合法性、关联性，除了需要对身份进行电子实名认证及结果电子签章外，更需要对电子病历的产生过程进行证据保全，形成全过程的举证。要实现电子病历书写过程及结果的全流程举证，通过第三方的电子数据保全与存证是目前最佳的方式；通过取证引擎对电子病历书写过程进行行为动作的取证采集、应用系统日志及其他相关数据的采集，保证电子病历从书写到保存全过程留痕可追溯，最终形成电子病历产生全过程的证据链，保证电子病历的真实性、合法性与关联性。

（本章作者：魏书山）